Oliver Bertram

Women'sHealth

DER FITNESS-KOMPASS

Das perfekte Training genau für dich

pietsch

Titelbild: Shutterstock.com/Rocksweeper

Fotonachweis: siehe Seite 250

ISBN 978-3-613-50921-4

Ein Unternehmen der Paul Pietsch Verlage GmbH & Co. KG

1. Auflage 2021

Sie finden uns im Internet unter www.pietsch-verlag.de

Lektorat: Ulrike Ruh, Niko Schmidt
Einbandgestaltung und Layout:
grafik & design Kornelia Erlewein
Druck und Bindung: Graspo CZ, 76302 Zlín
Printed in Czech Republic

Anlegen
Desserts

51

Obstsalat mit Holunderblütensirup

1 Heidelbeeren waschen und trocknen. Kiwi schälen und in Stücke schneiden. Banane schälen und in Scheiben schneiden.

2 Obst in eine Schüssel geben und vorsichtig mit dem Holunderblütensirup vermengen. Obstsalat in Gläsern verteilen.

3 Sahne steif schlagen und auf den Obstsalat geben. Sofort servieren.

125 g ***Heidelbeeren***
2 reife ***Kiwi***
1 ***Banane***
2 EL ***Holunderblütensirup***
125 ml ***Schlagsahne***

15 Minuten

Wer keinen Mixer an Bord hat, kann die Sahne auch in ca. 3 Minuten in einer größeren Schüssel mit einem Schneebesen steif schlagen. Ein größeres Schraubglas tut es auch – dann die Sahne darin ca. 3 Minuten kräftig schütteln. Wer gar keine Lust auf Sahne schlagen hat, kauft Sprühsahne. Zum Umrechnen: 100 ml flüssige Sahne sind ca. 4 EL Sprühsahne.

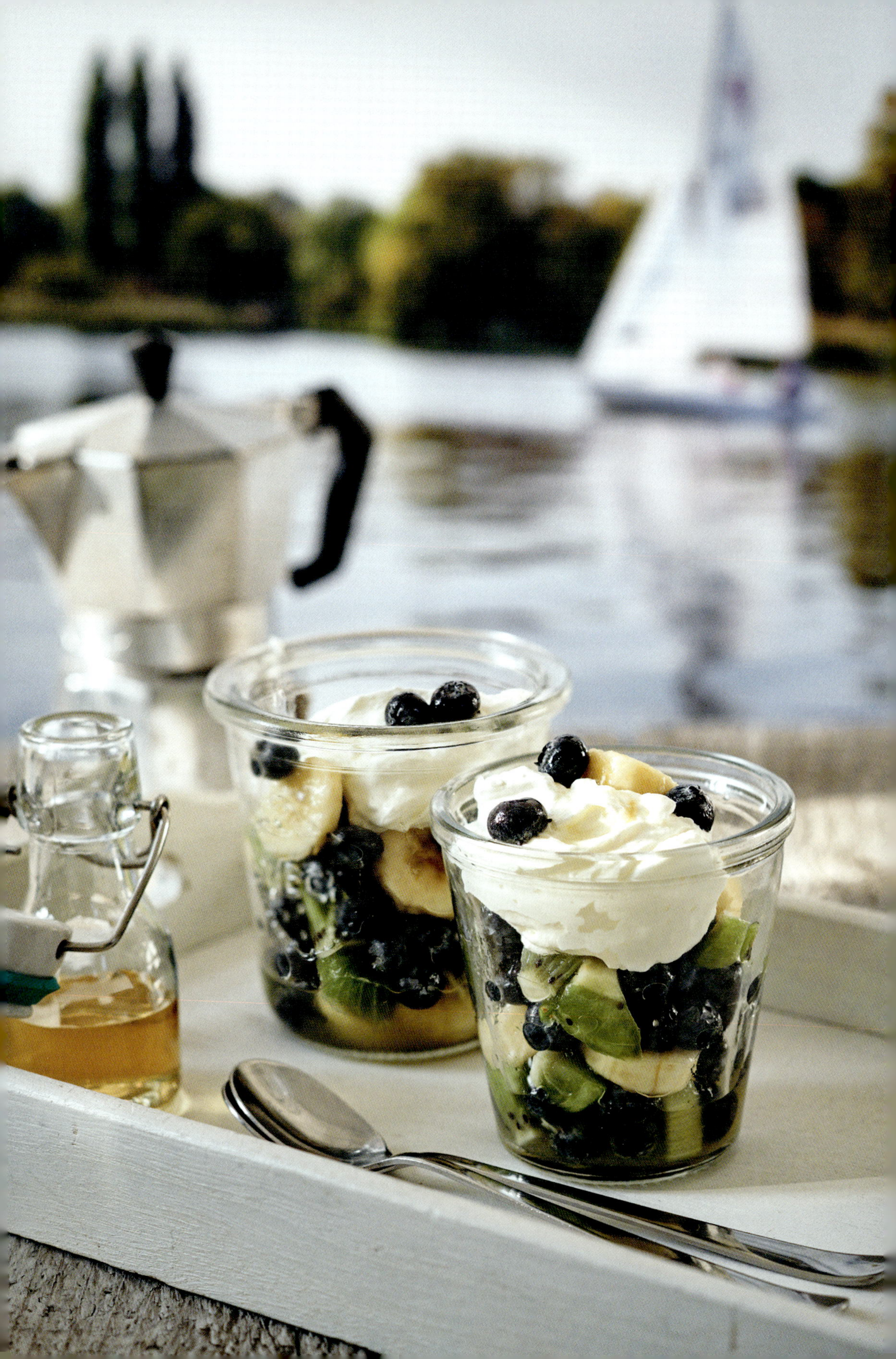

52

Kaiserschmarrn mit Äpfeln

1 Eier, Zucker, Milch und Mehl zu einem glatten Teig verrühren und ca. 10 Minuten quellen lassen.

2 In der Zeit Apfel waschen, trocknen, vierteln und entkernen. Fruchtfleisch fein würfeln und zum Teig geben.

3 Butter in einer kleinen beschichteten Pfanne mit Deckel erhitzen und den Teig in der Pfanne geben. Dabei die Apfelwürfel etwas verteilen. Bei schwacher Hitze geschlossen 20–25 Minuten stocken lassen.

4 Mit zwei Gabeln den gebackenen Teig in Stücke zupfen und etwas weiterbraten. Nach Geschmack mit Zucker bestreuen und anrichten.

2 **Eier**
25 g Zucker *(2 EL)*
175 ml **Milch**
80 g **Mehl** *(5 EL)*
1 rotschaliger **Apfel**
2 EL **Butter**

35 Minuten

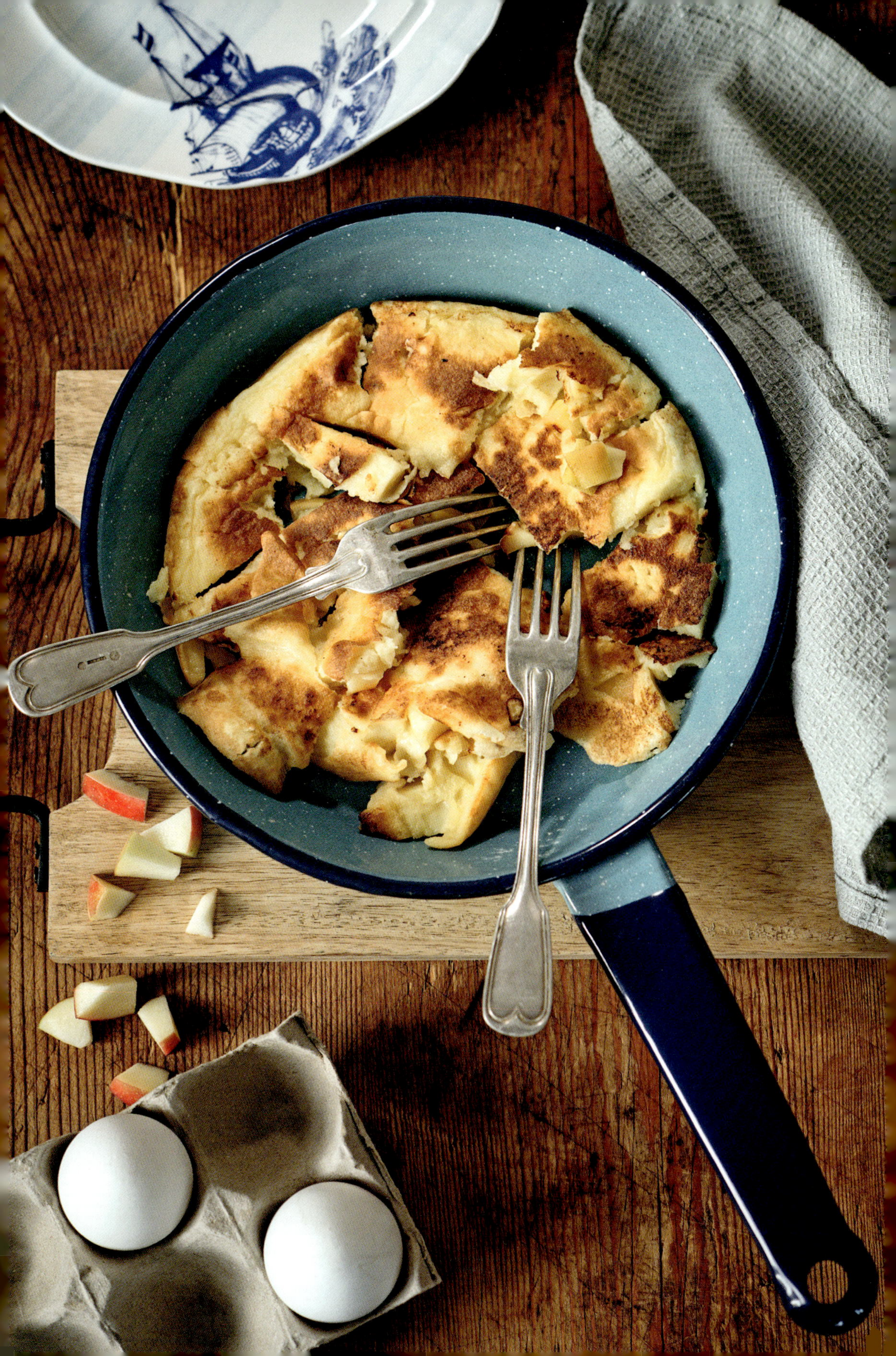

53

Pflaumen Tirami su mit Cantucchini

1 Pflaumen abgießen und dabei den Saft auffangen. Saft, 1 EL Zucker, Zimt und Rum in einen kleinen Topf geben. Aufkochen und um die Hälfte einreduzieren. Saftmischung vom Herd nehmen und in eine Schüssel gießen. Abkühlen lassen.

2 Quark und 1 EL Zucker glatt verrühren. Sahne steif schlagen und unter den Quark heben.

3 Ein Glasgefäß mit Cantucchini auslegen. Kekse mit Hälfte der Saftmischung beträufeln. Anschließend die Hälfte des Quarks darauf locker verteilen und üppig mit Pflaumen belegen.

4 So weiterverfahren, bis die Zutaten aufgebraucht sind. Die letzte Schicht sollen Pflaumen sein. Wenn möglich, ca. 2 Stunden zugedeckt kühl stellen. Besteht diese Möglichkeit nicht, sofort verzehren.

1 kleines Glas **Pflaumen**
(Füllmenge 540 g)
2 EL Zucker
1/2 TL gemahlener Zimt
4 EL brauner **Rum**
250 g **Sahnequark** *(40 % Fett)*
100 ml **Schlagsahne**
15 **Cantucchini** *(ital. Mandelkekse)*

25 Minuten
(ohne Abkühl- und Kühlzeit)

⚓

Wer keinen Mixer an Bord hat, kann die Sahne auch in ca. 3 Minuten in einer größeren Schüssel mit einem Schneebesen steif schlagen. Ein größeres Schraubglas tut es auch – dann die Sahne darin ca. 3 Minuten kräftig schütteln. Wer gar keine Lust auf Sahne schlagen hat, kauft Sprühsahne. Zum Umrechnen: 100 ml flüssige Sahne sind ca. 4 EL Sprühsahne.

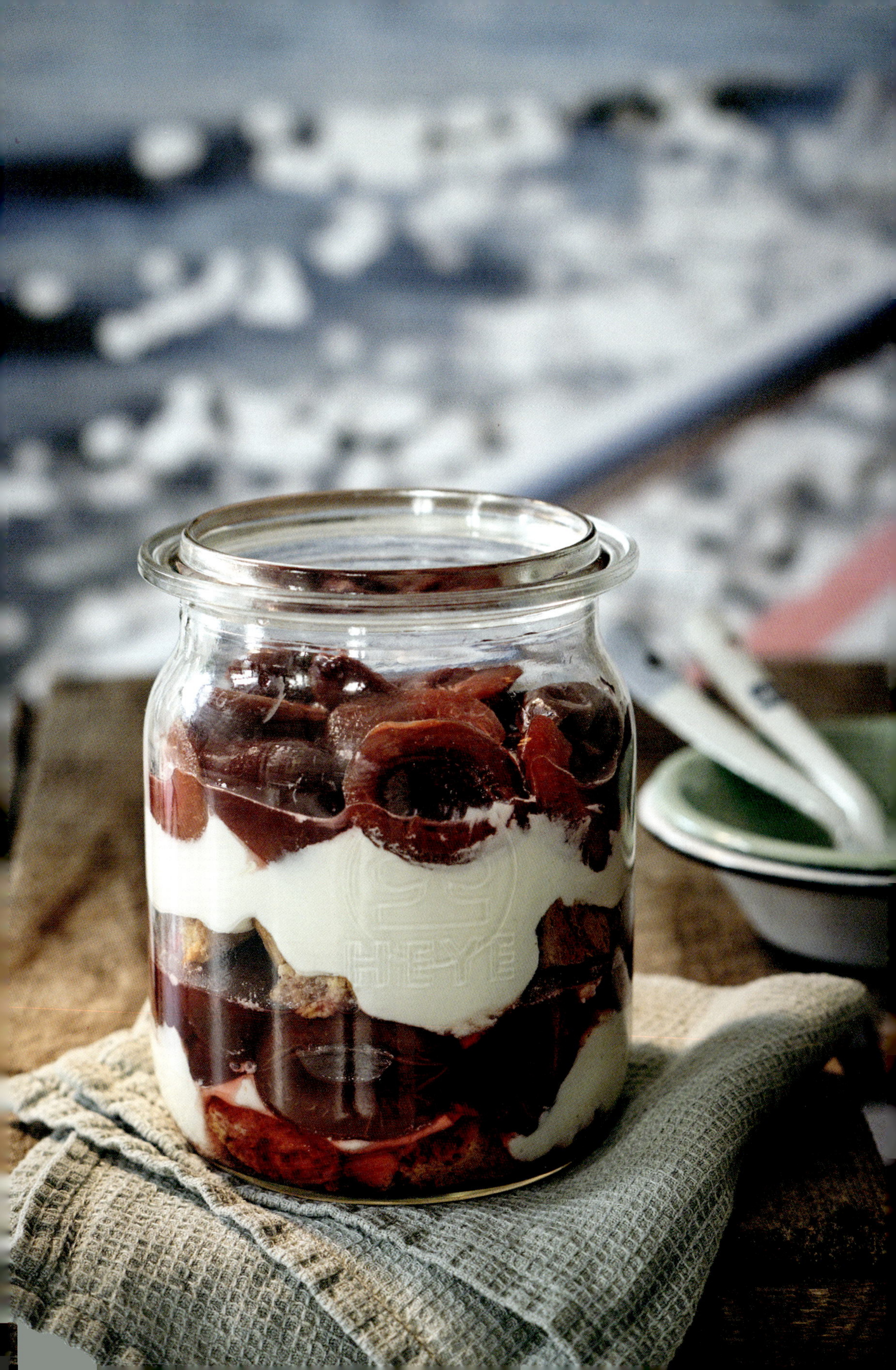
HEYE

54

Arme Ritter mit Kirschen

1 Kirschen abtropfen lassen und den Saft dabei auffangen. Saft mit Zucker und Zimt aufkochen. Stärke und 2 EL kaltes Wasser verrühren und in den kochenden Saft geben. 5 Minuten offen köcheln lassen. Vom Herd nehmen und die Kirschen unterheben. Auskühlen lassen.

2 Toastscheiben entrinden. Ei und Sahne verquirlen. Toastscheiben in der Eiersahne sorgfältig wenden und im heißen Öl bei mittlerer Hitze goldbraun backen.

3 Toastscheiben in Dreiecke schneiden, nach Geschmack mit Zucker bestreuen und den Kirschkompott dazu servieren.

1 kleines Glas ***Kirschen***
(Füllmenge 350 g)
1 EL Zucker
1 Msp. gemahlener Zimt
1 TL ***Speisestärke***
4 Scheiben ***Toastbrot***
1 ***Ei***
100 ml ***Schlagsahne***
2 EL Sonnenblumenöl

30 Minuten

Ob Süß- oder Sauerkirschen, ist Geschmackssache. Unübertroffen sind frische Früchte direkt vom Bauern. Einfach beim Spazierengehen auf Verkaufsstände in den Gärten achten (»Kasse des Vertrauens«). Alternativ passen auch Brombeeren, die man mit etwas Glück im Spätsommer am Wegesrand pflücken kann.

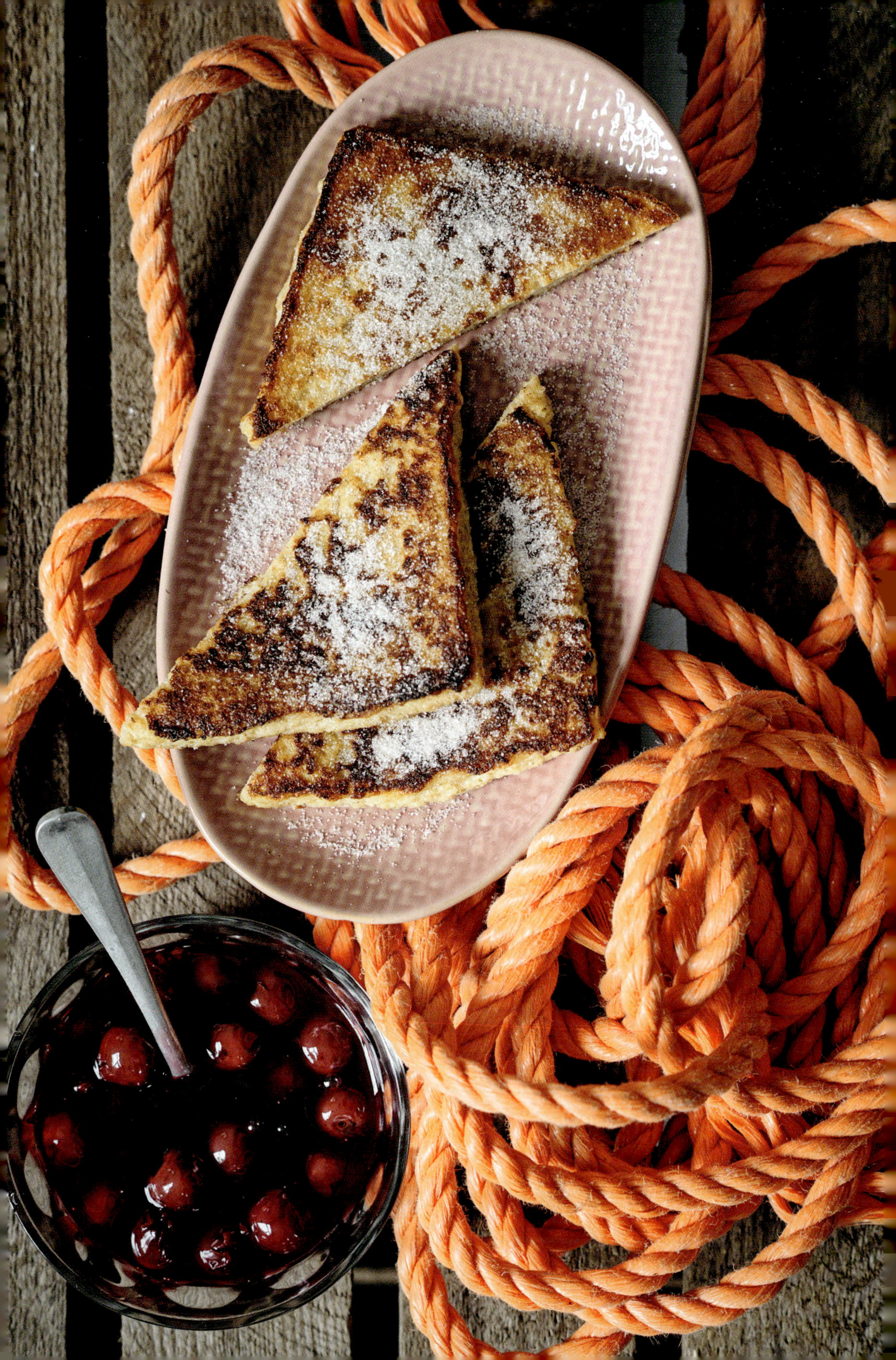

55

Stracciatella-Creme mit Himbeeren

1. Mascarpone, Quark und Zucker glatt verrühren. Masse halbieren und eine Hälfte mit Kakao verrühren.

2. Zartbitterschokolade fein hacken und mit der anderen Hälfte verrühren.

3. Cremes abwechselnd mit Himbeeren in ein Glas schichten. Mit je einer Himbeere verzieren. Anschließend am besten mindestens 1 Stunde kühl stellen. Schmeckt aber zur Not auch ohne Kühlung!

250 g ***Mascarpone***
250 g ***Speisequark*** *(20 % Fett)*
3 EL Zucker
1 gehäufter TL ungesüßtes ***Kakaopulver***
50 g ***Zartbitterschokolade***
100 g ***Himbeeren***

15 Minuten

Das übrig gebliebene Kakaopulver und der braunen Rum vom Pflaumen-Tiramisu (S. 136) lassen sich wunderbar in eine heiße Rumschokolade verwandeln. Für zwei Becher: 150 ml Milch mit 2 EL ungesüßtem Kakaopulver und 2 EL Zucker so lange verrühren, bis sich der Zucker gelöst hat. 400 ml Milch aufkochen und die Kakaomischung zügig einrühren. Kakao in zwei Becher verteilen und pro Becher 1 EL braunen Rum zugeben. Ein Klecks aufgeschüttelte Sahne und ein paar Schokostreusel machen die Rumschokolade perfekt.

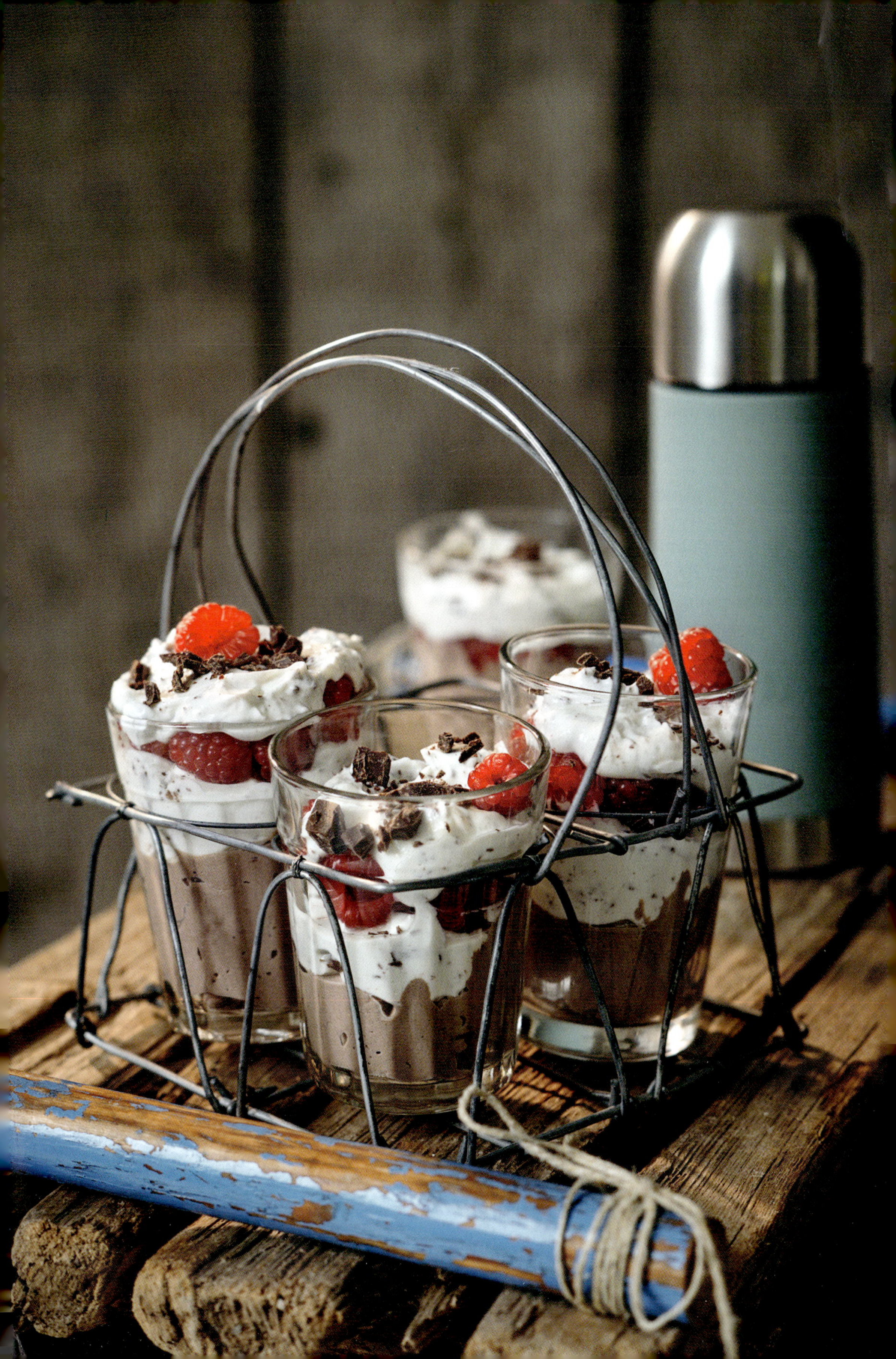

Register

Danke!
Verlag und Autoren danken den stillen, im Hintergrund mitwirkenden Personen und Firmen sehr herzlich: A.W. Niemeyer für die Bereitstellung von diversen maritimen Utensilien, Johanna für ihre Mithilfe, Manfred für sein unheimlich großzügiges Überlassen des Bootes sowie seinem Bootsnachbarn, der uns mit dem nettesten Hund im Hafen bekannt gemacht hat – ihr habt die Produktion dieses Buches zu einem freundschaftlichen Fest gemacht!

Bibliografische Information der Deutschen Nationalbibliothek
Die Deutsche Nationalbibliothek verzeichnet diese Publikation in der Deutschen Nationalbibliografie; detaillierte bibliografische Daten sind im Internet über *http://dnb.dnb.de* abrufbar.

1. Auflage
ISBN 978-3-667-12090-8

Lektorat: Birgit Radebold
Rezepte und Texte: Ira König
Fotos: Maike Jessen
Umschlaggestaltung und Layout: Felix Kempf, www.fx68.de
Lithografie: Mohn Media, Gütersloh
Gesamtherstellung: COULEURS Print & More, Köln
Printed in Slovenia 2021

FSC
www.fsc.org
MIX
Aus verantwortungsvollen Quellen
FSC® C106954

Delius Klasing Verlag, Siekerwall 21, D - 33602 Bielefeld
Tel.: 0521/559-0, Fax: 0521/559-115
E-Mail: info@delius-klasing.de
www.delius-klasing.de

INHALT

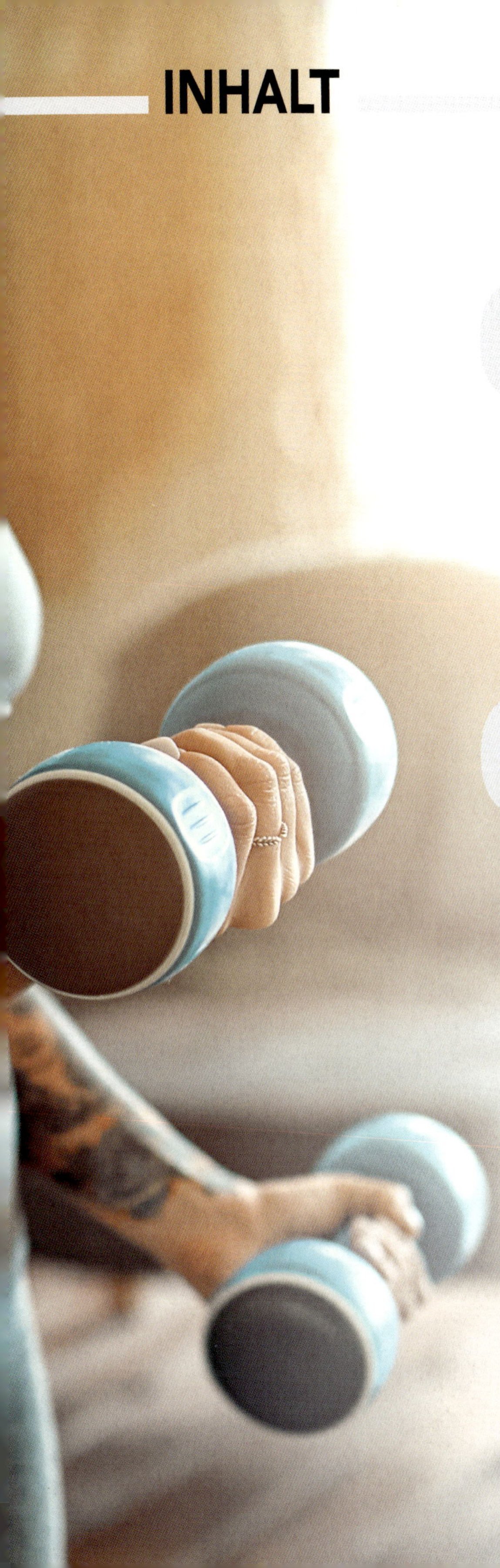

Inhalt

03

WAS HAST DU VOM FITNESS-TRAINING?

04

WAS BEWEGT DICH?

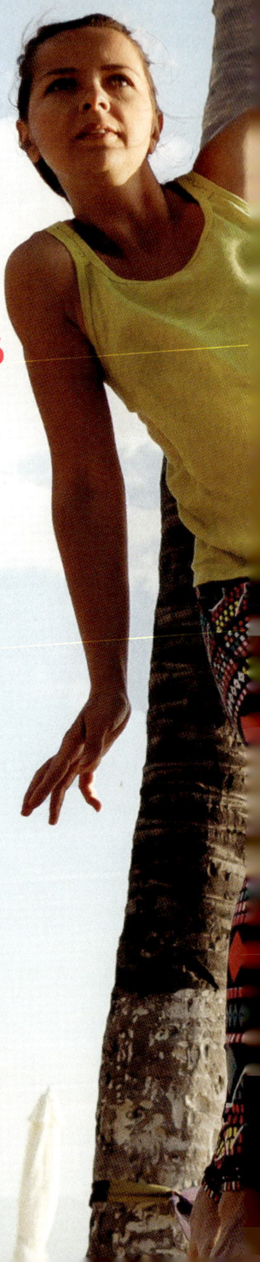

05

WIE TANKST DU ENERGIE?

DIE OPTIMALE FITNESSERNÄHRUNG 180

06

WAS BRAUCHST DU FÜR DEIN TRAINING?

EQUIPMENT-BERATUNG FÜRS HOME-GYM UND TIPPS ZUR STUDIOSUCHE 202

WARM-UP

EINLEITUNG

Willkommen zu diesem umfassenden Kompendium – wunderbar, dass du dich für Fitness interessierst! Entweder bist du schon ein »alter Fitnesshase« und suchst hier nach Impulsen für die persönliche Trainingsoptimierung – dann wirst du jede Menge Inspiration finden. Oder aber du betrittst gerade wirklich Neuland in der Fitnesswelt. Glückwunsch, dann setzt du in diesem Moment den ersten Schritt hin zu deinem besten »Ich« aller Zeiten!

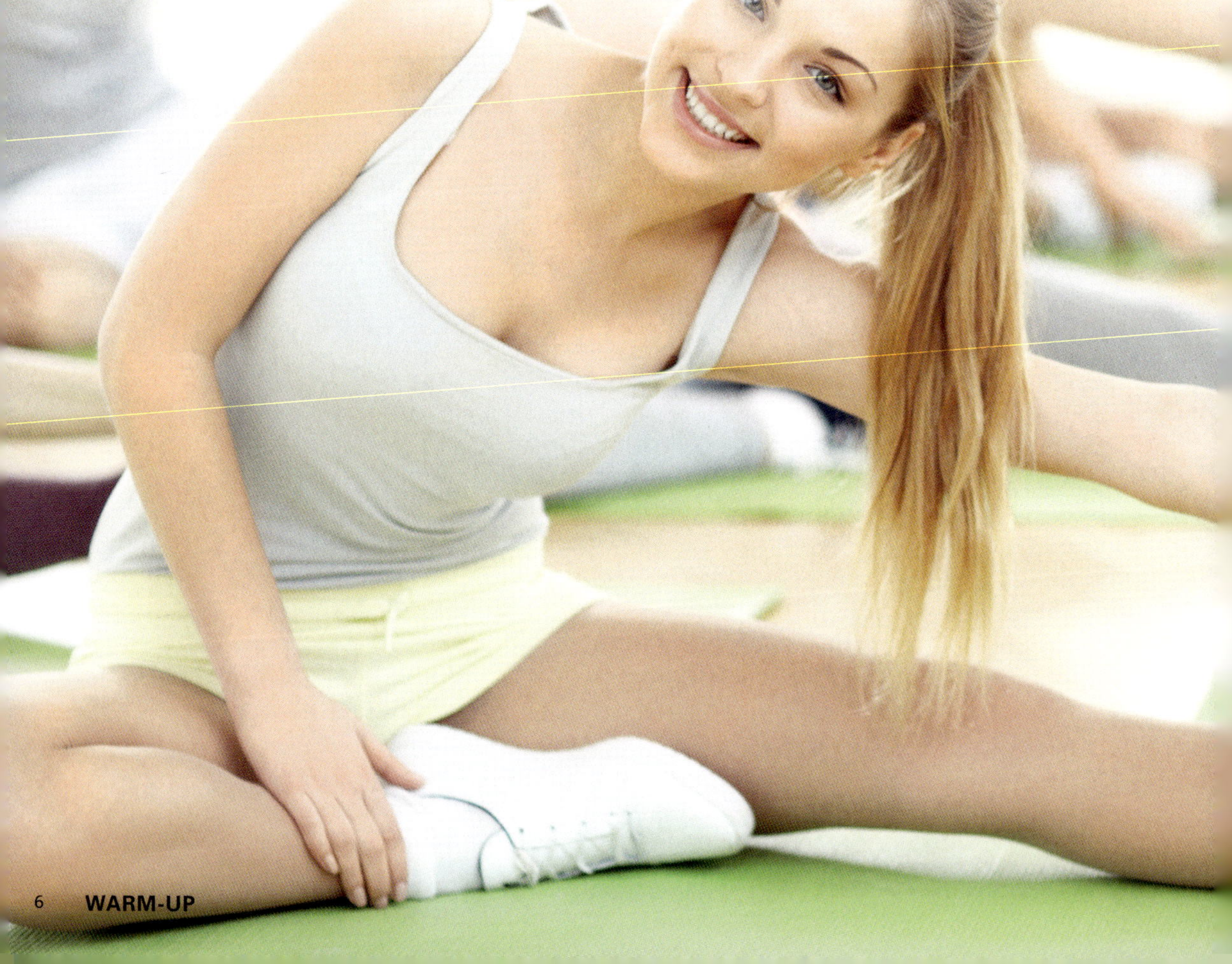

Du hast ein Trainingsziel? Wir haben die Lösung – oder besser: viele Lösungen!

Denn dieser Kompass gibt dir alles an die Hand, was du zum Thema Fitness wissen musst:

- Die Vorstellung **aller mit Fitness erreichbaren Ziele** sowie der dazu nötigen, maßgeschneiderten Informationen,
- alle **Infos zur persönlichen Trainingsgestaltung**,
- Dutzende coole **Trainingskonzepte** speziell für Frauen,
- ebenso viele frauentaugliche **Tools für dein Home-Gym** und für unterwegs,
- die **passende Ernährung** zu deinem Fitnessziel,
- wertvolle Hinweise für Sport & **Fitness in und nach der Schwangerschaft** sowie im Laufe deiner Regel,
- Tipps zur **Fitnessstudiowahl**,
- die wichtigsten **Workoutregeln und Trainingsprinzipien**,
- **anatomische Grundlagen** für jede Bewegung,
- **Motivationstipps** und Grundzüge des **mentalen Trainings** und
- vieles, vieles mehr.

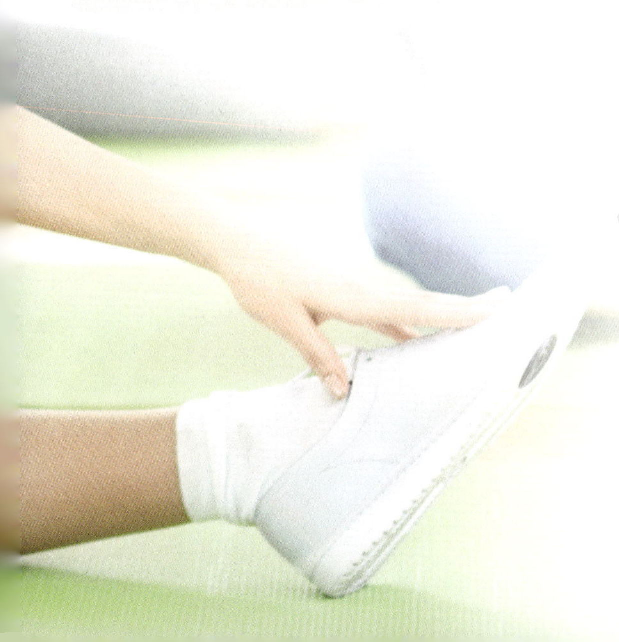

Kein Plan? Kein Problem! Wir sagen dir, wo es langgeht!

Die Antwort auf die Frage, wie du fit wirst, hängt davon ab, was du erreichen willst. Auch wenn du überhaupt keinen Plan hast: Dieser Kompass holt dich dort ab, wo du gerade stehst, und führt dich durch den Dschungel der Fitnessangebote und Trainingsmöglichkeiten, bis du weißt, was du willst, und dein Ziel erreichst. Alle entscheidenden Informationen – etwa über Krafttraining, Ausdauertraining sowie Ernährung – sind stets ausgerichtet auf die gleich folgenden zentralen Ziele von Fitness. Immer wieder begegnen dir dabei umfassende Tabellen, die dir auf einen Blick die optimalen und zu dir passenden Mittel und Wege zeigen, wie du deinem Wunschziel auf direktem Wege näher kommst. Und um diese Ziele geht's in Sachen Fitness:

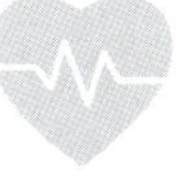

→ **Gesundheit und allgemeines Wohlbefinden,**

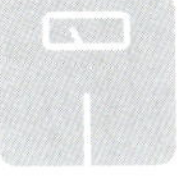

→ **Abnehmen,**

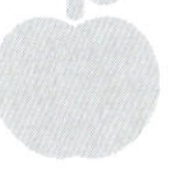

→ **der Kampf gegen beziehungsweise die Prävention vor Beschwerden (inklusive »Fit sein im Alter«),**

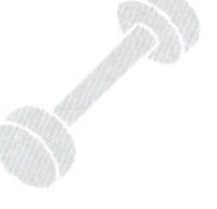

→ **Bodyshaping und Muskelaufbau sowie**

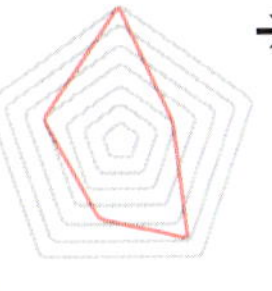

→ **Ausbau deiner Leistungsfähigkeit, also: mehr Kraft, Ausdauer, Beweglichkeit, Schnelligkeit, Koordinationsvermögen.**

Was sind deine Ziele?

Dieser Kompass kann dir vielleicht nicht alle denkbaren Fitnessfragen beantworten (das kann dir kein Buch versprechen), aber doch sehr viele. In jedem Fall bekommst du das Rüstzeug, um deinen Traumkörper, deine Bestform, deine Trainingsziele zu erreichen! Wir wünschen dir viel Erfolg dabei!

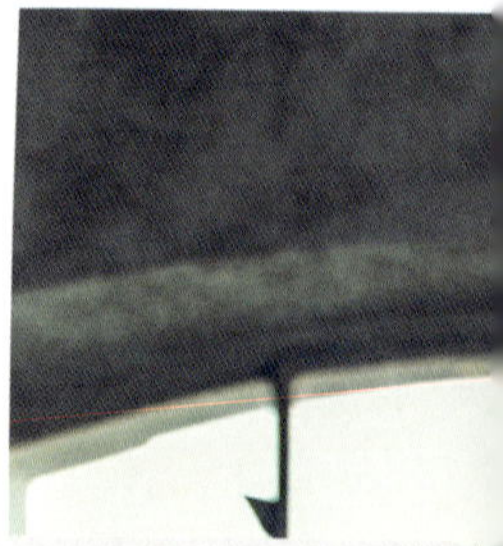

Das findest du in diesem Fitness-Kompass

Kapitel 1 beginnt mit einem kurzen Streifzug durch die **Anatomie** deines Körpers. Erfahre hier die Grundzüge, die dir beim Training zugutekommen: wie dein Körper funktioniert, wie Muskeln aufgebaut sind oder welche entscheidende Rolle dein Bindegewebe, die Faszie, spielt.

Kapitel 2 beschäftigt sich mit **Trainingslehre und Trainingsgestaltung**: Und dabei mit Fragen wie: Was ist Fitness eigentlich? Welche Konditionsfaktoren bestimmen deine Leistungsfähigkeit? Wie reagiert dein Körper auf Training? Das Wissen darüber stellt die Weichen für deine optimale Trainingsgestaltung. Darum folgen den vorgestellten wissenschaftlichen Erkenntnissen und Grundprinzipien der Trainingslehre auch gleich ganz konkrete Tipps für deine Trainingsplanung: Warum ist die Regeneration so wichtig, und wie erhole ich mich richtig? Wie wärme ich mich korrekt auf? Wie atme ich eigentlich unter Belastung? Im abschließenden, motivierenden Teil beschäftigt sich das Kapitel mit deinem Mindset und stellt mentale Trainingstechniken vor, mit denen du stets fokussiert und motiviert bleibst.

Kapitel 3 beschäftigt sich intensiv mit den genannten **Fitnesszielen** – und versorgt dich so mit allen Informationen darüber, wie du dein Training ganz konkret ausrichtest, um dich gesund und fit zu halten, abzunehmen, Muskeln aufzubauen, kräftiger, ausdauernder oder beweglicher zu werden. Vor allem die detaillierten Informationen zu Kraft- und Ausdauertraining sowie zum Dehnen sind entscheidend für deinen Trainingserfolg! Denn je nach Zielsetzung unterscheidet sich hier das optimale Vorgehen teilweise fundamental – gut, dass du dann weißt, wie du zielführend handelst.

Kapitel 4 rundet das Thema Trainingsgestaltung ab mit einer umfassenden Vorstellungsrunde von frauentauglichen **Trainingskonzepten**: Von Aerobic bis Zumba findest du hier über 35 Konzepte, mit denen du dich fithalten kannst: Bodyweight- und Funktionelles Training, HIIT, diverse Kampfkünste, viele Yogaformen, Fitnesssportarten, unterschiedlichste Kursformate, spezielle Konzepte wie Propriozeptives Training, Plyometrisches Training und vieles, vieles mehr. Mehr Anregungen, wie du allein oder in der Gruppe, indoor oder outdoor, im Studio oder im Home-Gym trainieren kannst, kannst du nicht bekommen!

Kapitel 5 knöpft sich das Thema **Ernährung** vor. Denn wenn du deinen Körper formen und deine Leistungsfähigkeit verbessern willst, kommst du daran nicht vorbei. Erfahre hier, wie du dich grundsätzlich gesund ernährst, wie dein Stoffwechsel arbeitet und welcher Stoffwechseltyp du bist, wie einzelne Nährstoffe wirken etc. Auf Basis dieser Informationen bekommst du Empfehlungen, welche Ernährungskonzepte für dich und dein Trainingsziel passen, und konkrete Tipps für dein Essverhalten – inklusive einer kurzen Vorstellung des Themas Intervallfasten.

Das abschließende **Kapitel 6** greift das Thema **Equipment** auf: Vor allem präsentiert es dir die 38 besten Tools mit denen du dein Home-Gym bestücken oder immer und überall trainieren kannst. Nutze die allgemeine Kaufberatung zur optimalen Einrichtung deines Home-Gyms, oder auch die vielen konkreten Tipps und Hinweise bei jeder Produktkategorie. Schließlich behandelt das Kapitel auch die Frage, ob du lieber im Fitnessstudio oder daheim trainierst – oder beides kombinierst. Erfahre in diesem Zusammenhang, woran du ein gutes Fitnessstudio erkennst – und einen guten Coach.

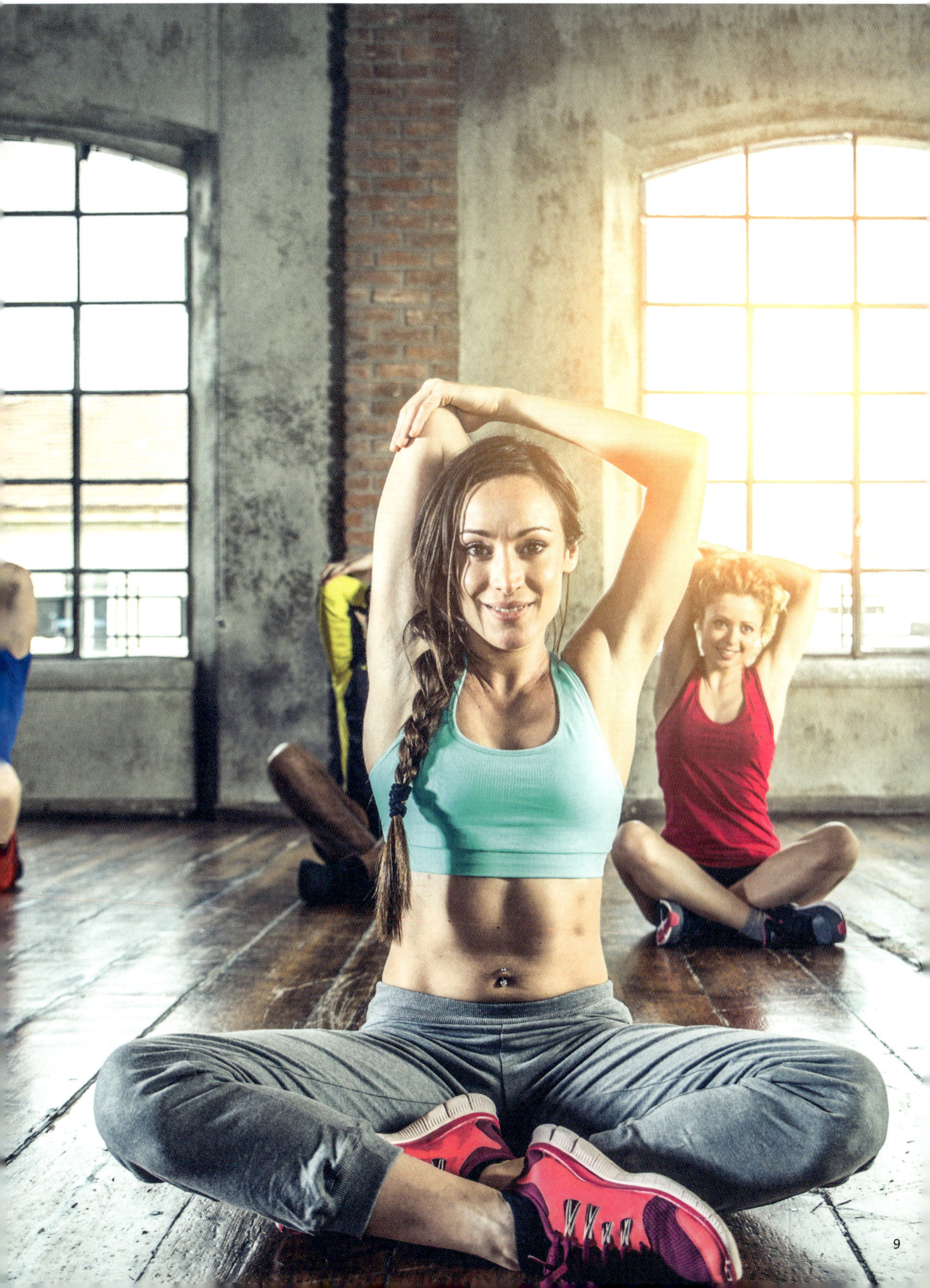

WAS BEWEGST DU IM TRAINING?

ANATOMIE DEINES KÖRPERS

Was immer du erreichen willst: Im Mittelpunkt deiner Trainingsbemühungen steht immer dein Körper. Du trainierst mit ihm und für ihn. Deshalb solltest du verstehen, was deinen Körper in Bewegung setzt und wie er auf Bewegung reagiert. Mit diesem Verständnis über anatomische Strukturen wird es dir leichter fallen, dein Training passend zu gestalten, Bewegungen optimal auszuführen und deinem Fitnessziel somit näherzukommen – egal, ob du abnehmen, Muskeln festigen oder leistungsfähiger werden willst.

01

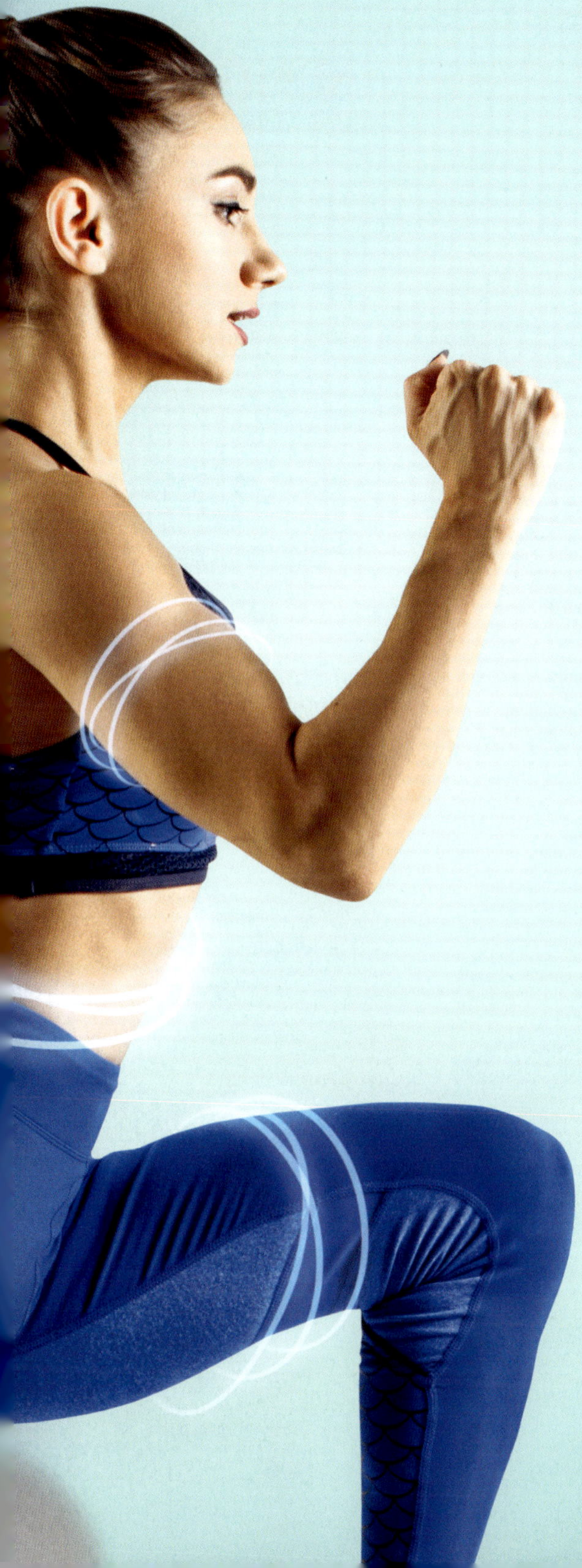

Dein Köper ist ein effizientes Wunderwerk der Natur – unmöglich für Menschen (zumindest noch), etwas Vergleichbares zu kreieren. Er besteht aus Billionen von Körperzellen, von denen jede an ihrem richtigen Platz ist. Dabei zeigt der Blick in den Körper eine geordnete, sinnvolle Struktur auf allen Ebenen – wie zum Beispiel in Gestalt der verschiedenen Körpersysteme.

Veranschaulichung verschiedener Körpersysteme

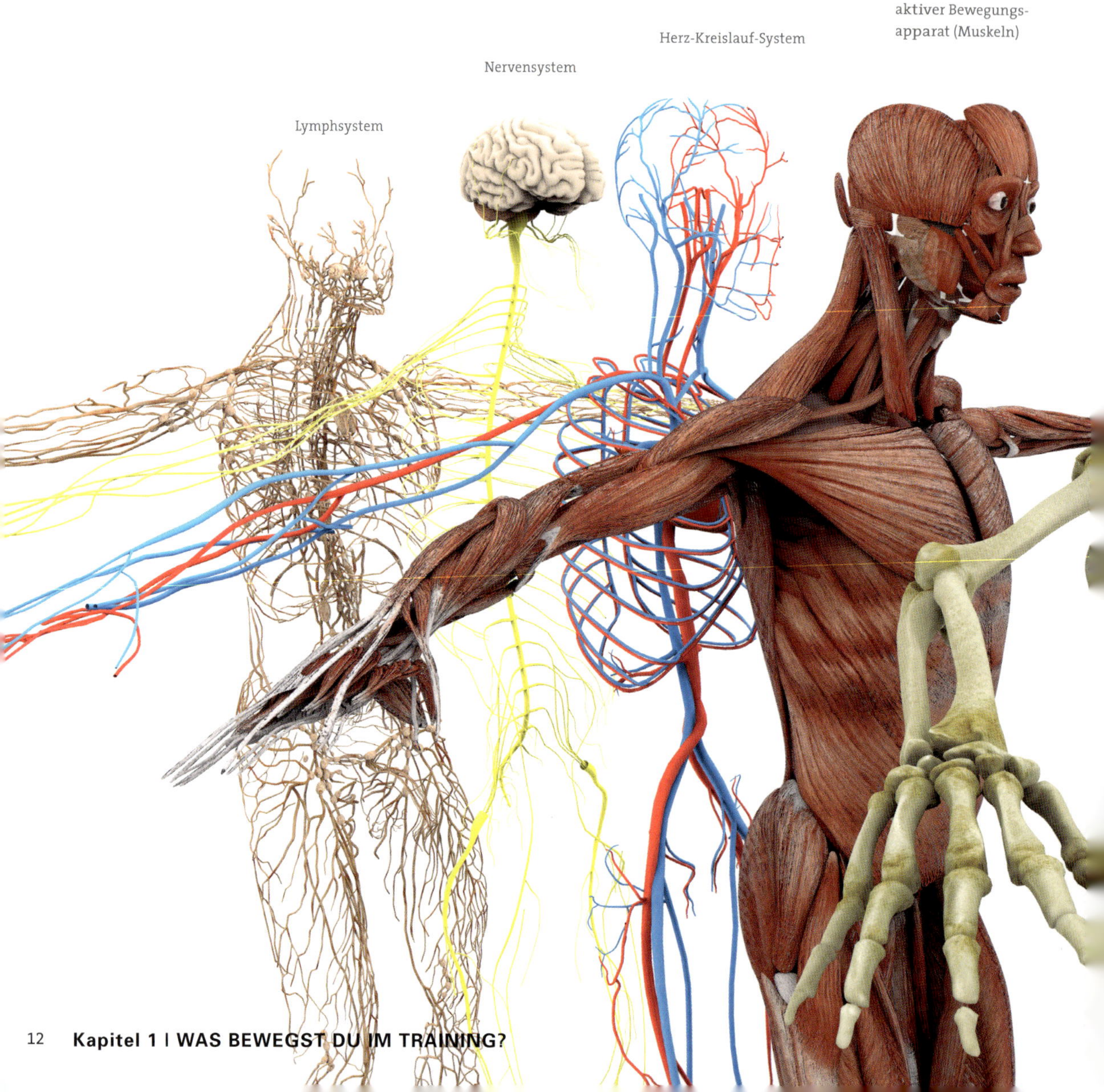

Die Körpersysteme

Das im Zusammenhang mit Fitnesstraining unmittelbar betroffene Körpersystem ist dein Bewegungsapparat, zu dem wir gleich ausführlicher kommen.
Es gibt aber noch andere, weniger sichtbare Systeme, die auch für Bewegung und Sport unerlässlich sind und die du beim Training immer mitdenken solltest. Allen voran und für Ausdauerleistungen bedeutsam ist dein Herz-Kreislauf-System:

passiver Bewegungsapparat (Skelett)

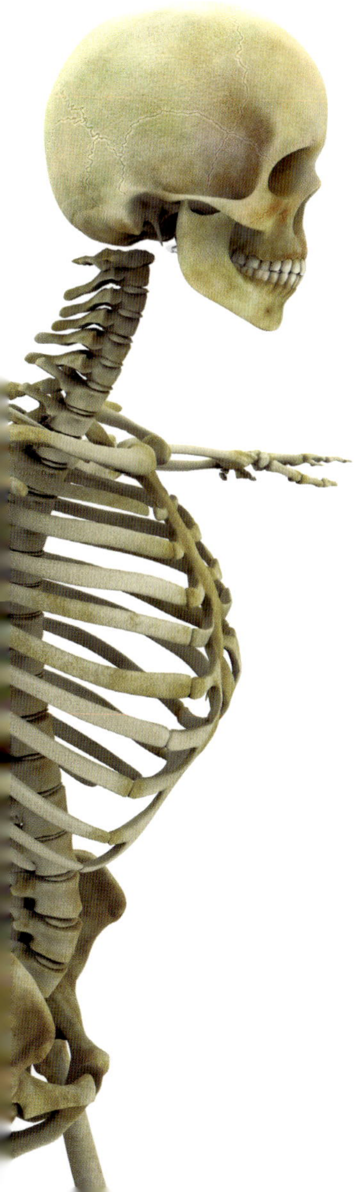

Die kardiovaskulären Strukturen sind die Versorgungsinfrastruktur im Körper. Zu ihnen zählen das Herz, aber auch sämtliche Blutgefäße, durch die das Blut fließt. Auch das Blut selbst zählt dazu, denn es enthält wichtige Transportmittel zum Beispiel für den Sauerstoff, den es aus dem Atmungssystem erhält: Dieses versorgt deinen Körper mit Sauerstoff und befreit ihn gleichzeitig von Kohlendioxid. Dein Blut sorgt schließlich auch dafür, dass Energie in Form von Kohlenhydraten und Fetten im Körper verteilt werden, sodass diese Energieträger mittels des Stoffwechsels in den Muskelzellen in Kraft umgesetzt werden können.

Messbare Faktoren der Fitness deines Herz-Kreislauf-Systems sind zum Beispiel dein Puls, dein Blutdruck, die Gefäßstrukturen, deine maximale Sauerstoffaufnahmekapazität etc.

Dein Bewegungsapparat, also Knochen und Muskeln, kann sich nicht von selbst bewegen. Er benötigt eine Art Bewegungs-»Software« (wobei es sich bei dem Gehirn, den Sinnesorganen und Hormonmolekülen genau genommen auch um »Hardware« handelt) bestehend aus weiteren Körpersystemen: dem Nervensystem, dem Hormonsystem und den Sinnesorganen.

Das Nervensystem ist unmittelbar mit dem Bewegungsapparat verknüpft. Dabei sind das Muskel- und Fasziengewebe mit unzähligen Sensoren ausgestattet, die permanent Informationen verarbeiten und ans Gehirn senden. Das Gehirn selbst steuert jede Bewegung, die du ausführst. Um dies tun zu können, benötigt es Orientierung – mittels der Sinnesorgane. Auf Basis der Informationen von Augen, Ohren etc. setzt das Gehirn Bewegungen in Gang. Dabei ist das Nervensystem schließlich auf die Hilfe des Hormonsystems angewiesen.

Nerven-, Hormon- und Sinnesorgan-System verbesserst du allesamt durch regelmäßige Bewegung und Training (siehe dazu auch das neuroathletische Training auf Seite 177). Die Sportwissenschaft spricht von der endokrinen Adaption.

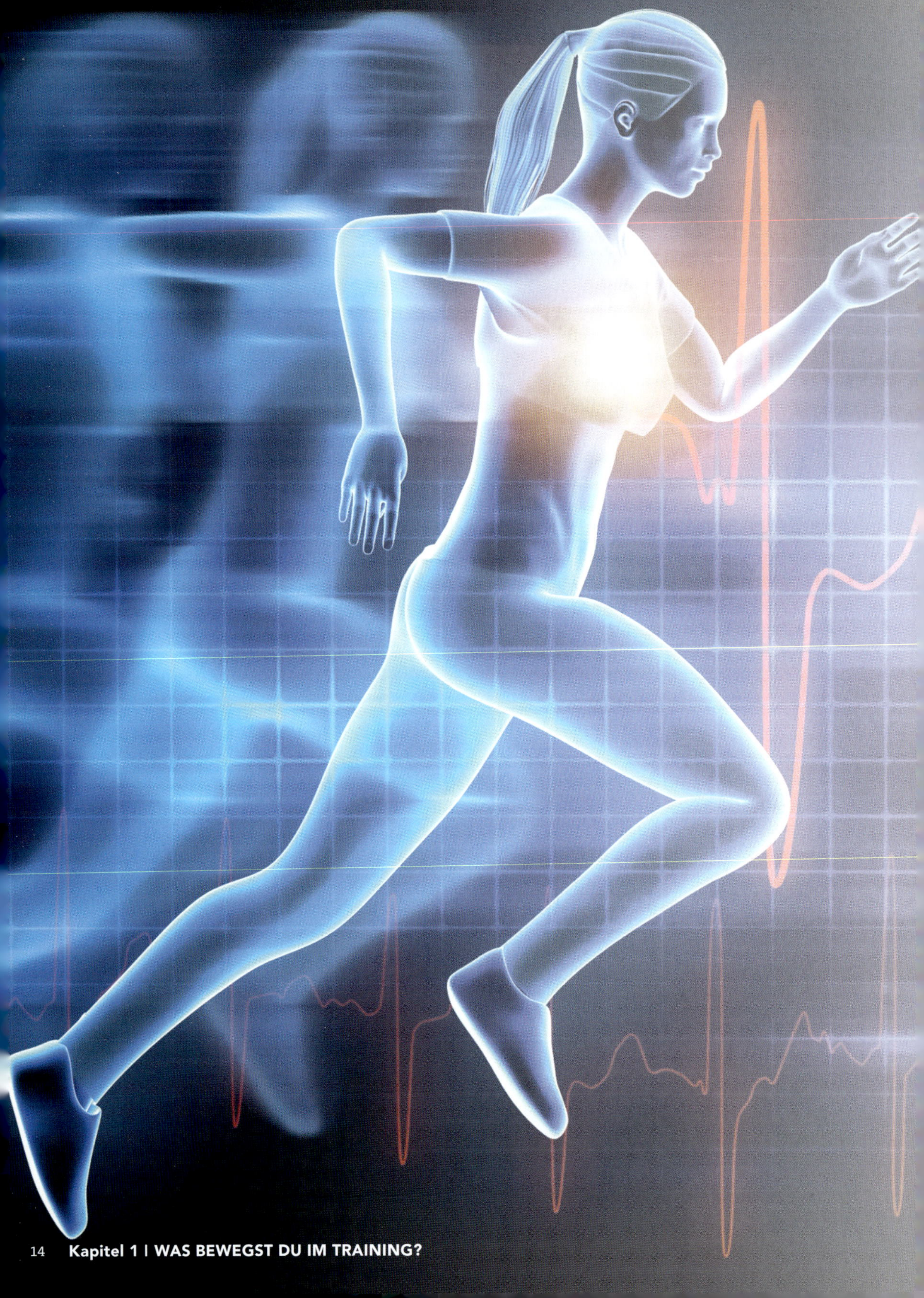

Die Bewegungs-Hardware: der menschliche Bewegungsapparat

Nun aber zum zentralen Körpersystem, das dich beim Training und uns in diesem Kompass beschäftigt – dein Bewegungsapparat mit zwei unterscheidbaren Grundstrukturen:

1. den Knochen (und Gelenken), die als passiver Bewegungsapparat oder auch Stützapparat bezeichnet werden, und

2. den Muskeln (und Sehnen sowie weiterem Bindegewebe), die als aktiver Bewegungsapparat bezeichnet werden.

Die Knochen sind eine echte Stütze und bedeutsam für die Integrität deines Körpers, allerdings spielen Sie im Zusammenhang mit Fitness eine untergeordnete, wahrlich passive Rolle. Die etwas mehr als 200 Knochen an deinem Körper ergeben das Skelett. Damit sich die Knochen zueinander bewegen können, ohne ihren Kontakt zum nächsten vollends zu verlieren, gibt es die Gelenke. Insgesamt ergibt dein Skelett so ein verkettetes System von Hebeln und Achsen, welches durch Muskeln in Bewegung kommt. Knochen haben eine erstaunlich feste Struktur, die sie sehr strapazierfähig macht. Gleichzeitig sind sie sehr leicht und machen maximal ein Achtel deines Körpergewichts aus. Möglich ist diese Mischung aus Robustheit und Leichtigkeit, da die Knochen in ihrem Inneren aus einem schwammartigen Gewebe mit viel Hohlraum bestehen.

Der aktive Bewegungsapparat: die Muskulatur

Dein Körper verfügt über mehr als 600 Muskeln, von denen du rund 400 willkürlich steuern und für Bewegungsabläufe einsetzen kannst – die Skelettmuskulatur. Diese Muskeln stützen, halten, bewegen die Knochen in alle biomechanisch möglichen Richtungen – die wichtigsten davon kannst du dir auf der folgenden Doppelseite anschauen. Den Rest deiner Muskeln kannst du nicht willkürlich steuern. Sie bilden die sogenannte viszerale Muskulatur, die sich um innere Körperprozesse wie die Arbeit von Organen, Verdauungssystem etc. kümmert.

Das reine Gewebe der Skelettmuskulatur wird dabei unterstützt von »Hilfsstrukturen« wie dem Muskelfasziengewebe inklusive der Sehnen, Schleimbeuteln etc. Wenn du alle Muskeln zusammennimmst, machen sie rund 40 Prozent deines Körpergewichts aus. Und jedes Kilo ist es ohne Einschränkung wert – vor allem auch für alle Abnehmwilligen! Und zwar nicht nur, weil Muskeln deinen Körper straffer und attraktiver modellieren oder dich leistungsfähiger machen.

Die wunderbare Welt deines Muskelgewebes

Darüber hinaus hat Muskelgewebe einige weitere große Vorteile für dich – die beiden wichtigsten:

1. Muskeln fungieren als Heizkörper.
   Muskelgewebe liefert dir rund um die Uhr Wärme – eine überlebenswichtige Eigenschaft, ohne die du viel schneller frieren oder erfrieren würdest. Der Grund: Muskeln stehen dauerhaft unter Spannung, auch wenn keine Bewegung ausgeführt wird. So kann sich der Körper ohne größere Anstrengung permanent gegen die Schwerkraft aufrecht halten und ist immer bereit für plötzlich notwendige Bewegungen.

2. Muskeln sind ein prima Fatburner.
   Die genannte Dauerspannung in den Muskeln, die auch Grundtonus genannt wird, verbraucht reichlich Energie. Das macht das stoffwechselaktive Gewebe zu einer heiß begehrten Substanz für alle, die abnehmen wollen: Denn ein hoher Verbrauch des Körpers beschleunigt Abnehmenvorhaben beziehungsweise verringert die Wahrscheinlichkeit zuzunehmen (siehe ab Seite 189).

Das funktioniert aber nur perfekt, wenn du deinen Körper mittels (Kraft-)Training überzeugst, Muskulatur zu halten oder aufzubauen. Denn für ihn ist der permanente Energieverbrauch ein Dorn im Auge: Er will viel lieber immer so viel Energie wie möglich sparen – das ist ein Überlebensprinzip von letztlich allen Organismen. Und deshalb trennt er sich schnell von jedem Gramm ungenutzten Muskelgewebe.

Die Skelettmuskulatur des Körpers von vorn

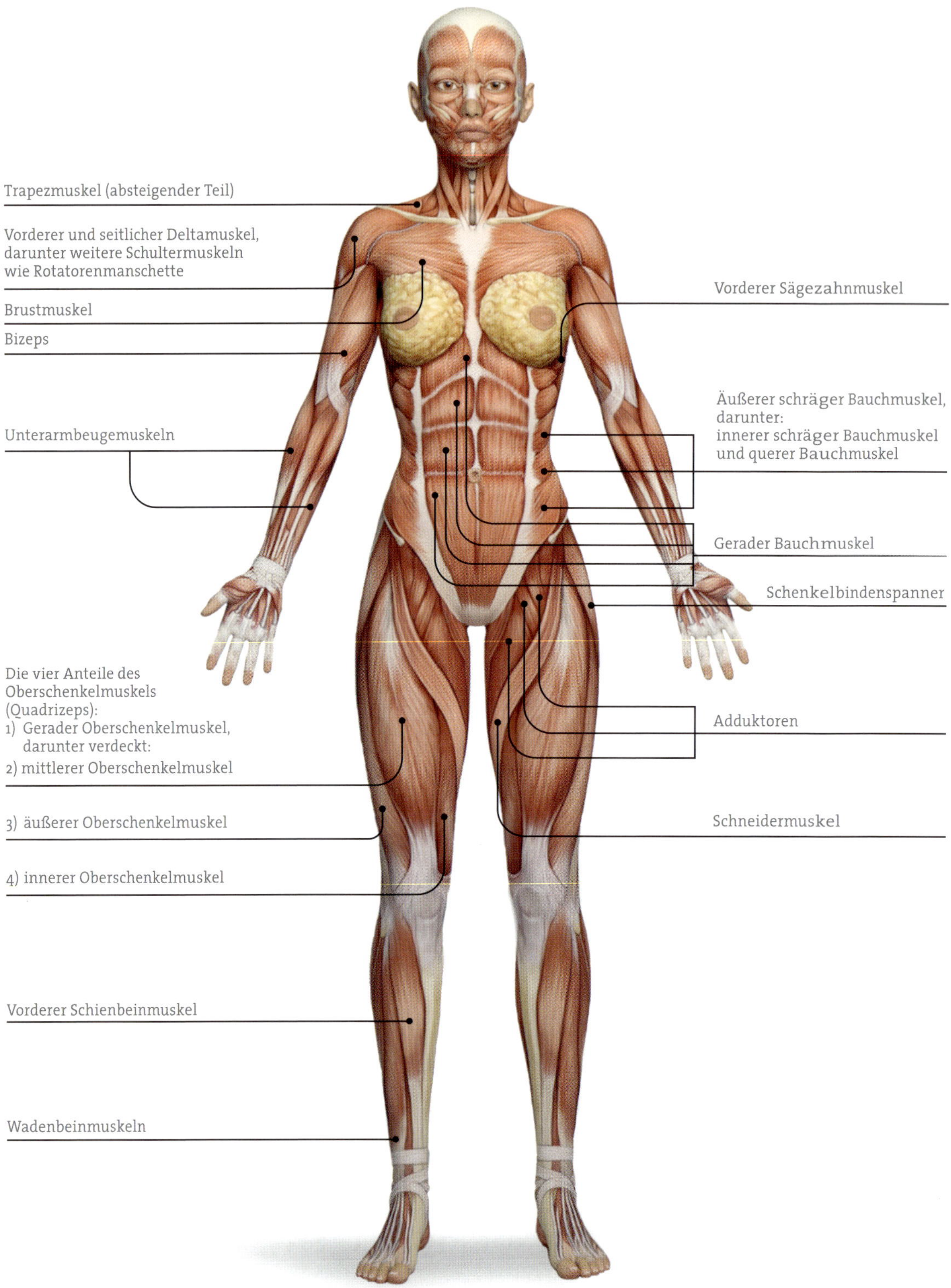

Die Skelettmuskulatur des Körpers von hinten

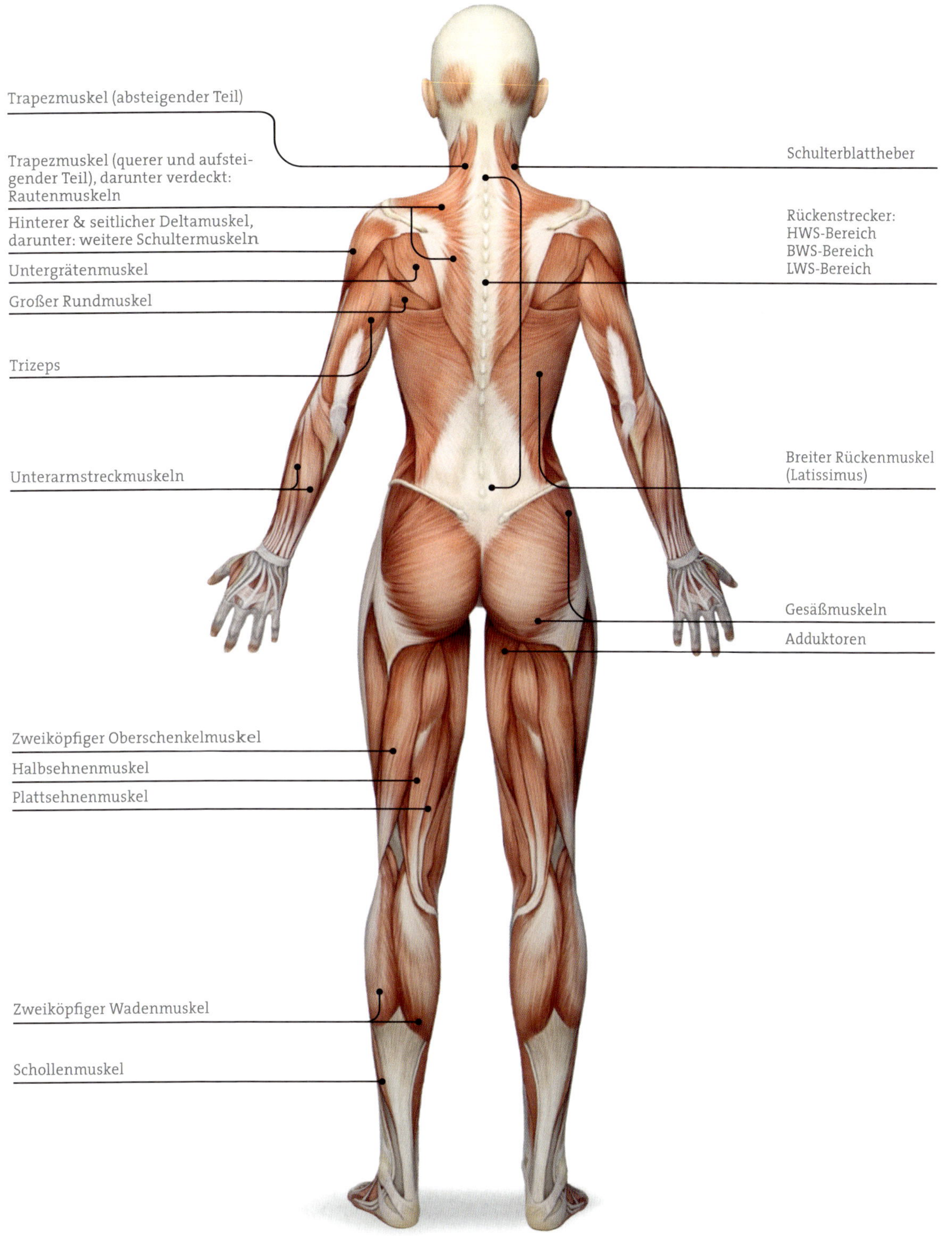

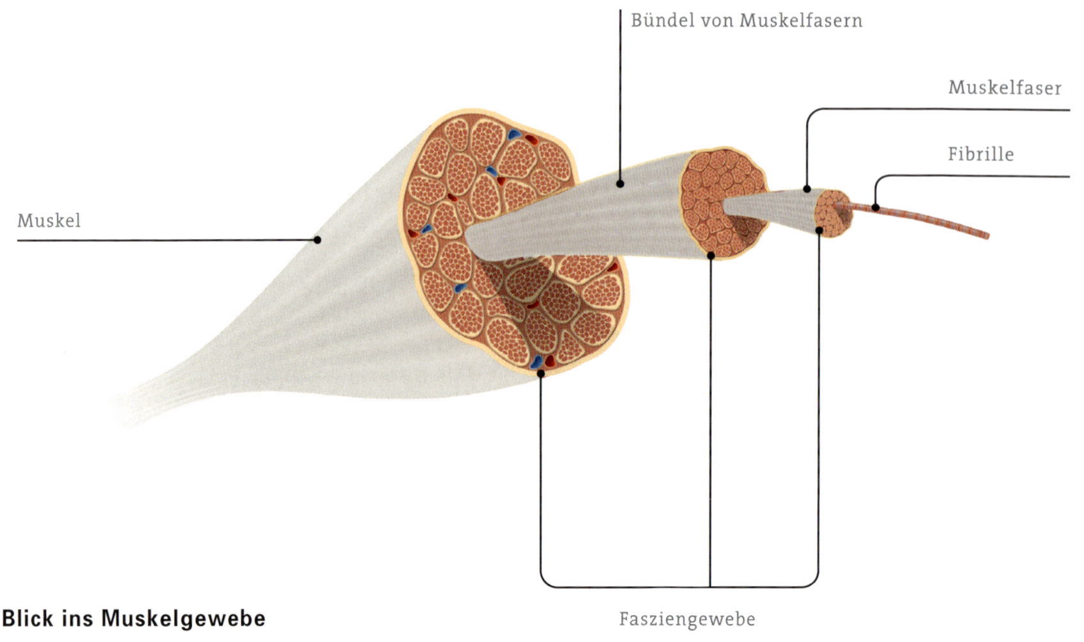

Ein Blick ins Muskelgewebe

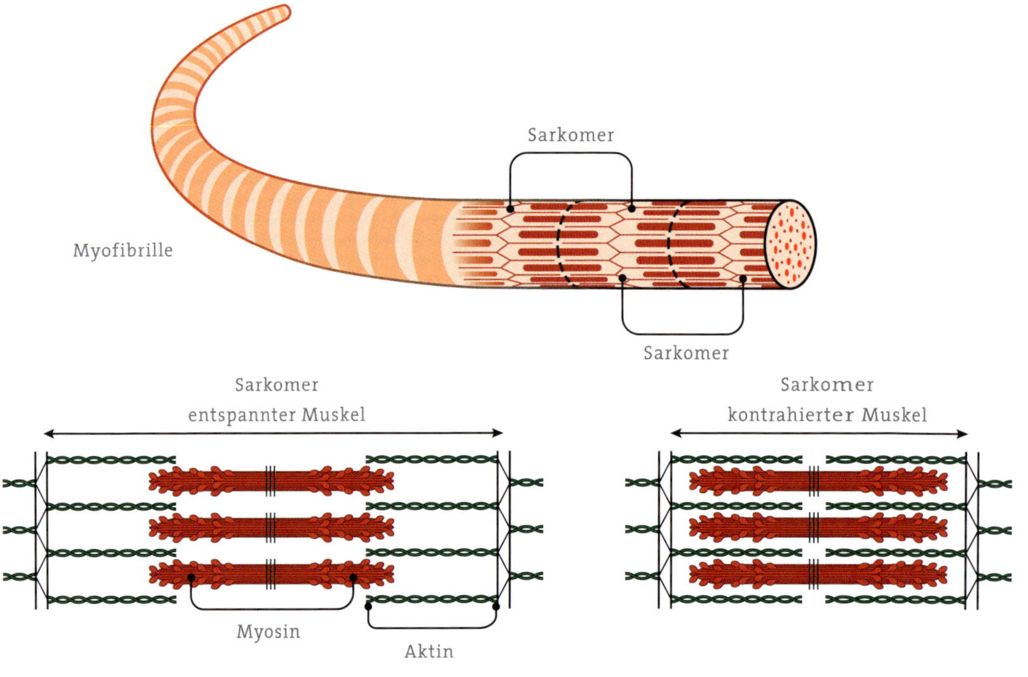

Die Myofibrille und ein Sarkomer in Aktion

Hinzu kommt der »Muskelschwund des Alterns«, die sogenannte Sarkopenie: Damit bezeichnet man einen Prozess, bei dem dein Körper durch Umbildung des Gewebes im Laufe des Älterwerdens Muskelmasse über Bord wirft. Und das beginnt bereits ab einem Alter von 30 Jahren! Mit 50 Jahren baut dein Körper dann ohne gegensteuerndes Training jährlich knapp ein Prozent Muskelmasse ab – Tendenz steigend. Diese Entwicklung ist ein Grund für Immobilität im Alter und hat auch sonst ihre Folgen auf Stoffwechsel und andere Körpersysteme, die dich insgesamt schneller altern lassen. Damit du deinen Körper davon überzeugst, mit mehr Muskelgewebe und einem damit verbundenen höheren Energieverbrauch zu leben und keinen Muskelraubbau zu betreiben, hilft nur eins: Training.

Der Aufbau deiner Muskulatur

Gemeinsam sind wir stark! So lautet der Slogan deiner Muskeln, der unzähligen Muskelfasern eines Muskels und der Abertausenden von mikroskopisch kleinen Bausteinen innerhalb einer Muskelzelle, wie die Muskelfaser auch genannt wird. Arbeit und Leistung geschieht immer im Verbund, und ein Blick auf die kleinste Ebene des Muskelgewebes zeigt, wie aus winzigen, jedes für sich kraftlosen Elementen große Bewegungen entstehen.

Die Grafik links zeigt, dass ein Muskel aus vielen einzelnen Muskelfaserbündeln besteht. Diese vereinen sich am Ursprung und am Ansatz jeweils in einer Sehne, die am jeweiligen Knochen ansetzen. Auch eine Größenebene darunter findet sich diese Bündelstruktur: In jedem Muskelfaserbündel stecken unzählige einzelne Muskelfasern, die ebenfalls gemeinsam am Anfang und am Ende eines Muskelfaserbündels in Form von Fasziengewebe zusammenkommen. Noch eine Ebene darunter offenbart sich auch innerhalb der Muskelzellen wieder eine starke Gemeinschaft – die ein paar weitere Fremdworte mit sich bringt: In jeder Muskelzelle stecken Bündel von vielen sogenannten Myofibrillen. Auch diese langgestreckten Faserelemente bestehen aus Hunderten, diesmal aneinandergereihten, Sarkomeren. Das Sarkomer ist die kleinste funktionelle Einheit einer Myofibrille und damit des Muskels. Es besteht aus winzigen kontraktilen Eiweißfäden, den Filamenten. Und diese nebeneinander angeordneten und ineinandergreifenden Fäden machen nun die ganze Arbeit: Sie ziehen sich auf Befehl des Gehirns zusammen, so wie in der Grafik links unten zu sehen.
In jeder Muskelzelle finden sich auch die sogenannten Mitochondrien. Das sind Mini-»Kraftwerke«, die den Sarkomeren Energie für ihre Arbeit liefern und dabei einen Großteil der Kalorien, die du zu dir nimmst, verbrauchen. Für diese Energie wandeln sie Kohlenhydrate und Fette aus deiner Nahrung um.

Die verschiedenen Muskelfasertypen

Muskulatur kennt, grob gesagt, folgende Typen an Muskelfasern mit jeweils unterschiedlichen Fähigkeiten (siehe dazu die Grafik auf der Folgeseite):

- **Rote Muskelfasern, auch Typ I-Fasern und ST-Fasern (für »slow twitch«, Englisch »langsam zuckend«) genannt, sind perfekt für aerobe, andauernde Belastungen ausgelegt. Sie enthalten eine Vielzahl an Mitochondrien, mit denen sie über längere Zeit kontrahieren können und nur langsam ermüden, dafür nicht viel Kraft entwickeln. Ausdauerprofis verfügen über viele ST-Fasern.**
- **Weiße Typ II-Muskelfasern werden auch FT-Fasern genannt (FT steht für »fast twitch«, Englisch für »schnell zuckend«). Sie enthalten weniger (Typ IIa) bis sehr wenige (Typ IIb) Mitochondrien, arbeiten so überwiegend mit anaerober Energiegewinnung. Dabei kontrahieren sie sehr schnell (Sprinter haben einen sehr hohen Anteil an FT-Fasern) und sehr kräftig (FT-Fasern sind prädestiniert für den Muskelaufbau, denn sie können besonders groß werden) – perfekt für explosive Bewegungen und große Kraftanstrengungen. Die Kehrseite: Sie sind sehr schnell ermüdet.**
- **Der sogenannte Intermediärtyp, auch Typ IIc-Fasern genannt, ist im Grunde eine schnell zuckende Faser, hat aber ähnlich wie der IIa-Typ mehr Mitochondrien und kann durch Training sowohl zu einer noch schnelleren weißen Muskelfaser als auch zu einer – wie die rote Muskelfaser – ausdauernd Arbeitenden entwickelt werden.**

Abgesehen vom Intermediärtyp lassen sich Fasern auch durch Training nicht mal eben umprogrammieren – schon deshalb, weil Typ I-Fasern von anderen Nervenbahnen angesteuert werden als Typ II-Fasern. Die Verteilung der Fasern ist somit größtenteils genetisch vorgegeben. Dennoch: Das Wissen um deine Faserzusammensetzung kann dir bei der Trainingsplanung helfen. Bist du eher der Ausdauer- oder der Sprinttyp?

Im Übrigen ist die Frage, ob schnell oder langsam zuckende Fasern in deinen Muskeln »verbaut« sind, auch eine Frage des jeweiligen Muskels. Unterschieden werden phasische Muskeln mit vielen schnell zuckenden Typ II-Fasern (Beispiele: Bauchmuskeln, Gesäß) für kraftvolle Bewegungen von tonischen Muskeln (etwa Hüftbeuger, Brust) mit eher langsam zuckenden Typ I-Fasern für statische Arbeit. Phasische Muskulatur solltest du primär kräftigen, tonische Muskulatur dehnen.

Das Zusammenspiel von Muskeln

Soweit zum filigranen Aufbau des Muskelgewebes. Auch das Zusammenspiel verschiedener Muskeln ist komplex. Kein Muskel kommt ohne den anderen aus, und im Zusammenspiel bekleiden sie verschiedene Rollen:

Der Agonist ist der jeweils aktive Muskel – beim Beugen des Arms etwa der Armbeuger (Bizeps).

Der Antagonist ist der dazugehörige Gegenspieler, der entgegengesetzt arbeitet – im Beispiel der Armstrecker (Trizeps).

Synergisten sind Hilfsmuskeln, die die Bewegung unterstützen – im Beispiel etwa Muskeln des Schulterbereichs.

Diese Unterscheidung hilft bei der Beschreibung von Bewegungen. Und sie verdeutlicht, dass kein Muskel für sich allein existieren kann. Es ist sogar so, dass kein Muskel in der Lage ist, sich selbst wieder zu

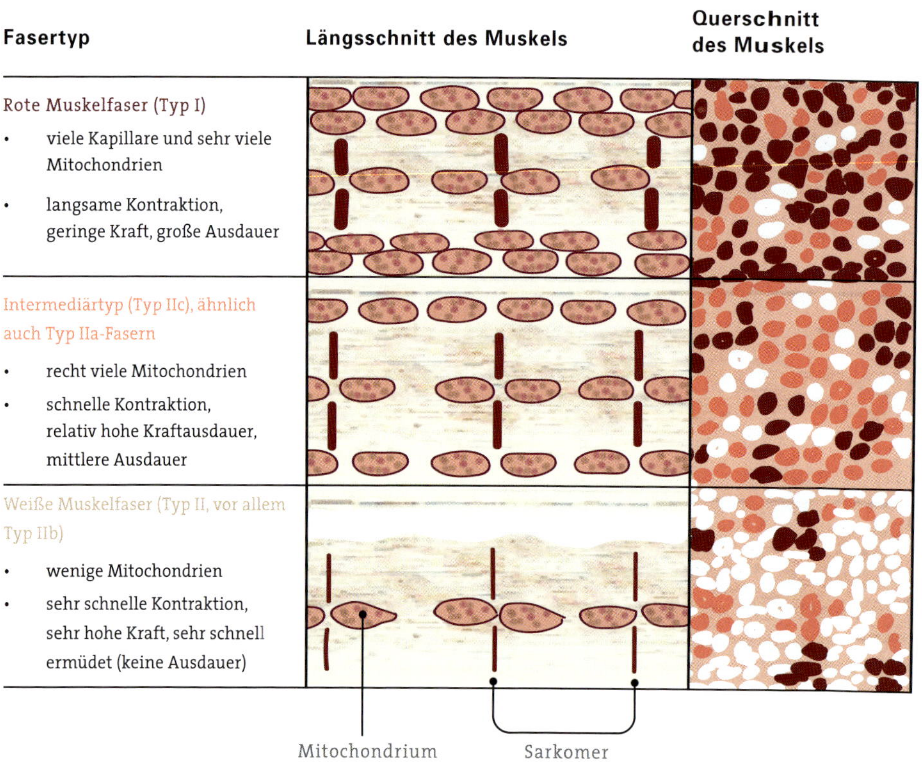

strecken. Der Armbeuger braucht den Armstrecker, um nach erfolgter Kontraktion wieder in die Länge gezogen zu werden. Und umgekehrt. Der jeweilige Gegenspielermuskel einer Bewegung gibt dabei so viel an Spannung nach, wie der andere an Spannung aufbaut. Nur so sind sinnvolle Bewegungen möglich – ansonsten würde zum Beispiel die Armstreckung in einem blitzartig-ungelenken, unkontrollierten Schlag enden (und dabei womöglich das Ellenbogengelenk schädigen).

Übergeordnete Muskelketten arbeiten im Verbund

Das Prinzip von Spieler und Gegenspieler gilt nicht nur für einzelne Muskeln, sondern auch für ganze Muskelketten (diese ziehen sich zumeist von Kopf bis Fuß vorne, hinten, seitlich und diagonal durch den Körper) und Muskelgruppen. Letztere liegen sich in der Regel erkennbar gegenüber: zum Beispiel die drückende Muskulatur des Oberkörpers auf der Vorderseite, allen voran der große Brustmuskel, gegenüber der ziehenden Muskulatur des Oberkörpers auf der Rückseite, allen voran der Latissimus. Daraus lassen sich praktische Trainingsprinzipien ableiten, zum Beispiel für die Aufteilung eines Split-Trainings nach dem Push-pull-Prinzip (siehe Seite 90).

Die Faszie ist ebenso wichtig wie der Muskel

Das eingespielte Teamwork von Muskeln, Muskelgruppen und Muskelketten ist nur ein Grund, warum komplexe Bewegungsabläufe möglich sind. Denn essenziell für den Bewegungsapparat ist noch ein anderes Gewebe: die Faszie, auch Bindegewebe genannt. Dahinter verbirgt sich grob gesagt jede Art von Gewebe in deinem Körper, das eine kollagene, faserige Struktur hat: Dies kann eine hauchdünne Haut um eine einzelne Körperzelle bis hin zu massiv-knöchernen Bindegewebeplatten wie den Bandscheiben sein. Bänder, Sehnen, Gelenkkapseln und vieles mehr zählen auch dazu. An und in der Muskulatur wird das Bindegewebe Myo-Faszie genannt (»Myo« aus dem Griechischen für »Muskel«). Es »verbindet«, wie der Name andeutet, den gesamten Bewegungsapparat – wie das Bindegewebe allgemein alles im Körper miteinander verbindet, und zwar bis hinein in die Zellstrukturen des Körpers. Auch in den Muskeln: Würdest du einen Muskel quer aufschneiden, würdest du wie bei einer aufgeschnittenen Orange überall kleine weiße Häutchen entdecken, die jeden Muskel, jedes Muskelfaserbündel und jede einzelne Muskelfaser umschlingen. Das myofasziale Gewebe bildet schließlich bei jedem Muskel die Sehnen von Ansatz und Ursprung, und somit sind alle Muskeln über den ganzen Körper betrachtet in einem riesigen »Kostüm« aus Bindegewebe miteinander verbunden.

Die Faszie verbindet nicht nur, sondern steuert bei Bewegungen maßgeblich mit. Denn das Gewebe ist reich an Sensoren und Rezeptoren, weit mehr als das Muskelgewebe selbst. Sie sind Teil der Sinnesorgane deines Körpers und liefern dem Gehirn alle wichtigen Informationen zur aktuellen »Lage« und zum Zustand eines Muskels, etwa zur Spannung und zur Temperatur, aber auch zur Ausrichtung im dreidimensionalen Raum. Ohne diese Infos der körperlichen Tiefenwahrnehmung könntest du zum Beispiel mit geschlossenen Augen nicht stehen oder gehen, und dein Gehirn könnte keine sinnvollen Bewegungsbefehle geben.

Wenn es zu einer Bewegung kommt, dann sorgt vor allem die verbindende Faszie dafür, dass nicht nur immer ein Muskel nach dem anderen einzeln angesprochen wird (was zu sehr staksigen oder völlig unsinnigen Bewegungen führen würde), sondern alle beteiligten Muskeln in sinnvoller Weise gemeinsam. Spätestens jetzt wird klar: Ein Muskel sollte nicht für sich allein betrachtet (und trainiert) werden – Fitnesstraining sollte vielmehr natürliche Bewegungen im Blick haben, die dein Körper ausführen kann.

Fliegender Wechsel im laufenden Betrieb

In einem arbeitenden Muskel sind nie alle Fasern zugleich aktiv. Warum? Dein Körper spart Energie, indem er bei Belastung (von dir unbemerkt) erschöpfte gegen frische Muskelfasern austauscht. Zudem ist dies ein Schutzmechanismus: Dein Körper spart Power für lebensgefährliche Notfälle (etwa Flucht) ein, die du nicht willentlich abrufen kannst (deshalb der Begriff »autonom geschützte Reserve«). Training kann den Faseranteil an einer Bewegung erhöhen: Untrainierte erreichen nur bis 60 Prozent der Muskelfasern, Trainierte bis zu 80 Prozent – eine klar verbesserte intramuskuläre Koordination.

Die Körperebenen: Bewegungen im dreidimensionalen Raum

Abschließend eine Beschreibung natürlicher Bewegungen, für die dein Körper gemacht ist.

Wir alle bewegen uns im dreidimensionalen Raum. Deshalb werden auch drei Bewegungsebenen unterschieden – wobei es eigentlich keine natürliche Bewegung gibt, die wirklich rein auf nur einer Ebene ausgeführt wird.

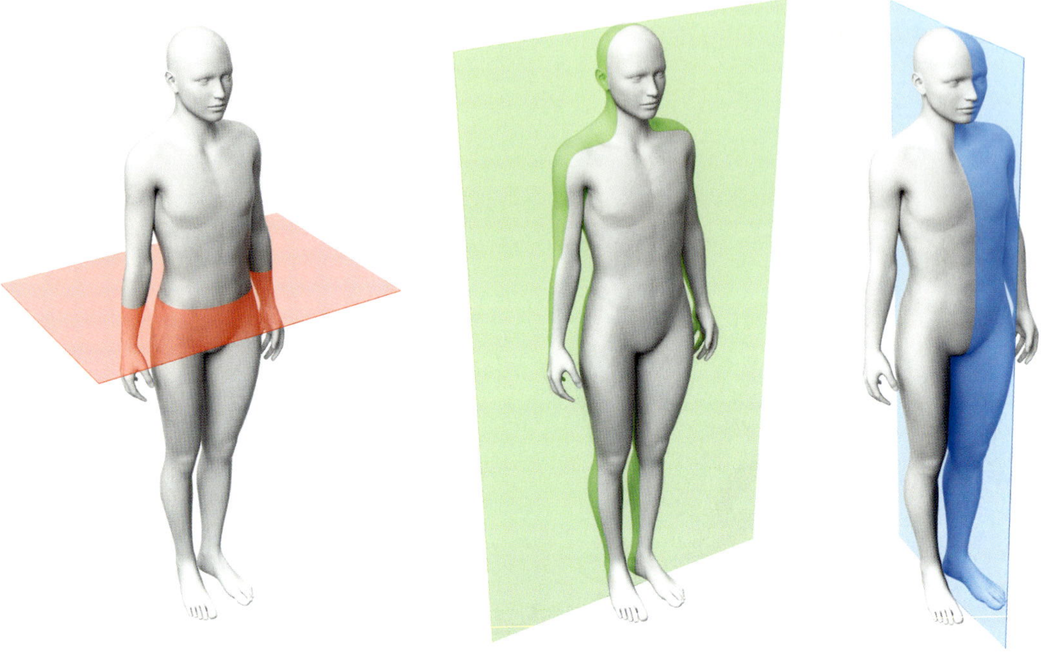

Die drei Körperebenen

Die **Transversalebene** verläuft horizontal durch den Körper. Das muss natürlich nicht mitten durch den Körper sein, wie hier zur Veranschaulichung dargestellt: Wenn du aufrecht stehst, dann bildet zum Beispiel der Boden die Transversalebene ab: Sie erstreckt sich von links nach rechts und von hinten nach vorne horizontal in alle Richtungen.

Die **Frontalebene** zeigt mit deiner Körperausrichtung immer nach vorne. Zwei Achsen fassen die Frontalebene ein: zum einen die Längsachse von oben nach unten, zum anderen die Querachse (auch Transversalachse genannt) von links nach rechts.

Die **Sagittalebene** schließlich verläuft rechtwinklig zur Frontalebene. Sie wird definiert durch die lotgerechte Längsachse von oben nach unten, zudem durch die so genannte Sagittalachse, auch Pfeilachse genannt, die immer gerade nach vorne ausgerichtet ist.

Innerhalb dieser Ebenen findet jegliche Bewegung statt – und welche das mit den jeweiligen sportwissenschaftlichen Begriffen sein können, zeigt die nebenstehende Tabelle. Im Sinne der Ganzheitlichkeit, die jedes Fitnesstraining im Blick haben sollte, ist es eine gute Idee, alle beschriebenen Ebenen und damit letztlich alle möglichen Bewegungsabläufe, für die dein Körper gemacht ist, in deinem Trainings- und Bewegungsalltag im Blick zu haben. Nur so wirst du rundum fit und gesund sein!

Begriffe für die wichtigsten Bewegungsformen

Bezeichnung	Was dahinter steckt	Beispiel
Abduktion	• von der Körpermitte wegführende Bewegung • die Bewegung findet in der Frontalebene statt • Gegenteil: Adduktion	das Seitheben des Arms
Adduktion	• heranführende Bewegung zur Körpermitte hin • die Bewegung findet in der Frontalebene statt • Gegenteil: Abduktion	das Heranführen an den Körper eines seitlich gestreckten Arms
Anteversion	• nach vorn (ventral) gerichtete Bewegung von Extremitäten weg vom Körper • die Bewegungen finden in der Sagittalebene statt • Gegenteil: Retroversion	das Anheben des Arms oder Beins nach vorn, auch beim zügigen Gehen
Außenrotation & Supination*	• eine vom Körper wegführende Auswärtsdrehung, etwa von Extremitäten um deren Längsachse; • das Auswärtsdrehen von Unterarm oder Fuß wird Supination genannt • Gegenteil: Innenrotation & Pronation	Drehung des gestreckten Arms um seine Längsachse nach außen (Daumen dreht vom Körper weg)
Depression	• das Herabsenken von Schultergürtel, auch Arm von oberhalb der Horizontalebene • Gegenteil: Elevation	das Senken des Schulterblatts oder eines seitlich angehobenen Arms aus über 90 Grad
Elevation	• das Anheben von Schultergürtel, auch Arm über die Horizontalebene hinaus • Gegenteil: Depression	das Hochziehen des Schulterblatts; das seitliche Anheben des Arms über 90 Grad
Extension	• Streckung eines Gelenks • es gibt speziellere Begriffe für bestimmte Gelenke, etwa: Dorsalextension (Streckung von Zehen oder Finger in Richtung Fuß- bzw. Handrücken), Retroversion (Streckung im Schultergelenk) • Gegenteil: Flexion	das Strecken von Arm oder Bein
Flexion	• Beugung eines Gelenks • auch hier gibt es speziellere Begriffe für bestimmte Gelenke, etwa: Palmarflexion (Beugung des Handgelenks), Dorsalflexion (Beugung des Sprunggelenks), Inklination oder Ventralflexion (Beugung der Wirbelsäule) • Gegenteil: Extension	das Beugen von Arm oder Bein
Innenrotation & Pronation*	• eine zum Körper hinführende Einwärtsdrehung, etwa von Extremitäten um deren Längsachse; • das Einwärtsdrehen von Unterarm oder Fuß wird Pronation genannt • Gegenteil: Außenrotation & Supination	Drehung des gestreckten Arms um seine Längsachse nach innen (Daumen rotiert zum Körper)
Retroversion	• nach hinten (dorsal) gerichtete Bewegung von Extremitäten weg vom Körper; • die Bewegungen finden in der Sagittalebene statt • Gegenteil: Anteversion	das Anheben des Arms oder Beins nach hinten, etwa beim zügigen Gehen

* Innen- und Außenrotation sowie Pronation und Supination stehen unter dem Oberbegriff Rotation, also jeder Form einer Drehung zum Beispiel der Wirbelsäule oder Extremitäten um ein Drehzentrum herum

WAS IST FITNESS?

TRAININGSLEHRE, PRINZIPIEN UND MEHR

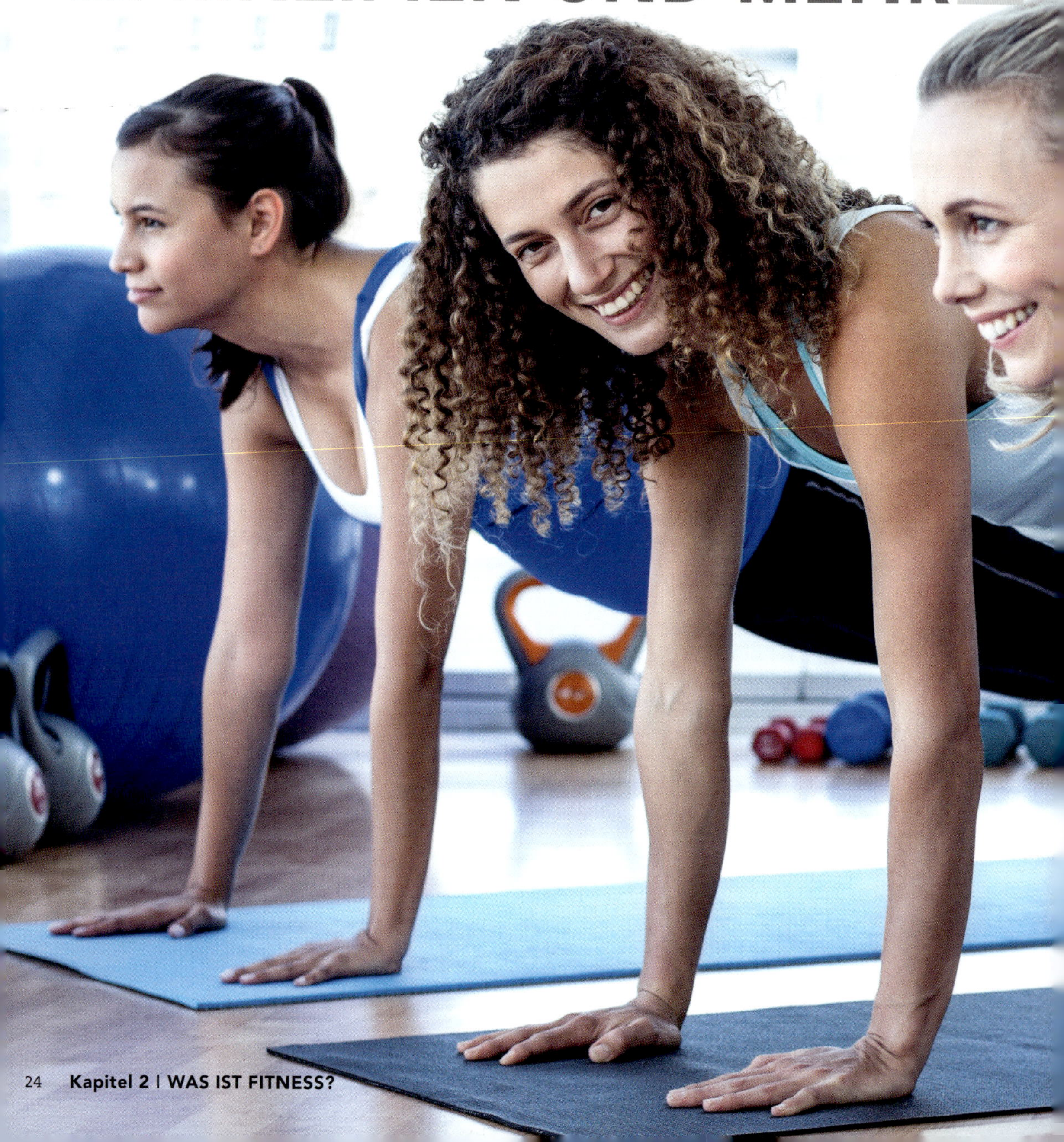

02

In diesem Kapitel erfährst du alles Wichtige über die Grundsätze von Fitness(-training): Was ist Fitness überhaupt? Welche grundlegenden Prinzipien gelten immer? Welche Spielarten von Fitnesstraining gibt es darüber hinaus? Und welche Rolle spielen Regeneration, Ernährung und mentale Einstellung?

Ergänzt wird dieses Kapitel dann von wichtigen Tipps und Informationen zum Warm-up, zur Atmung sowie zum mentalen Training, das mehr Motivation und Leistungsfähigkeit verspricht.

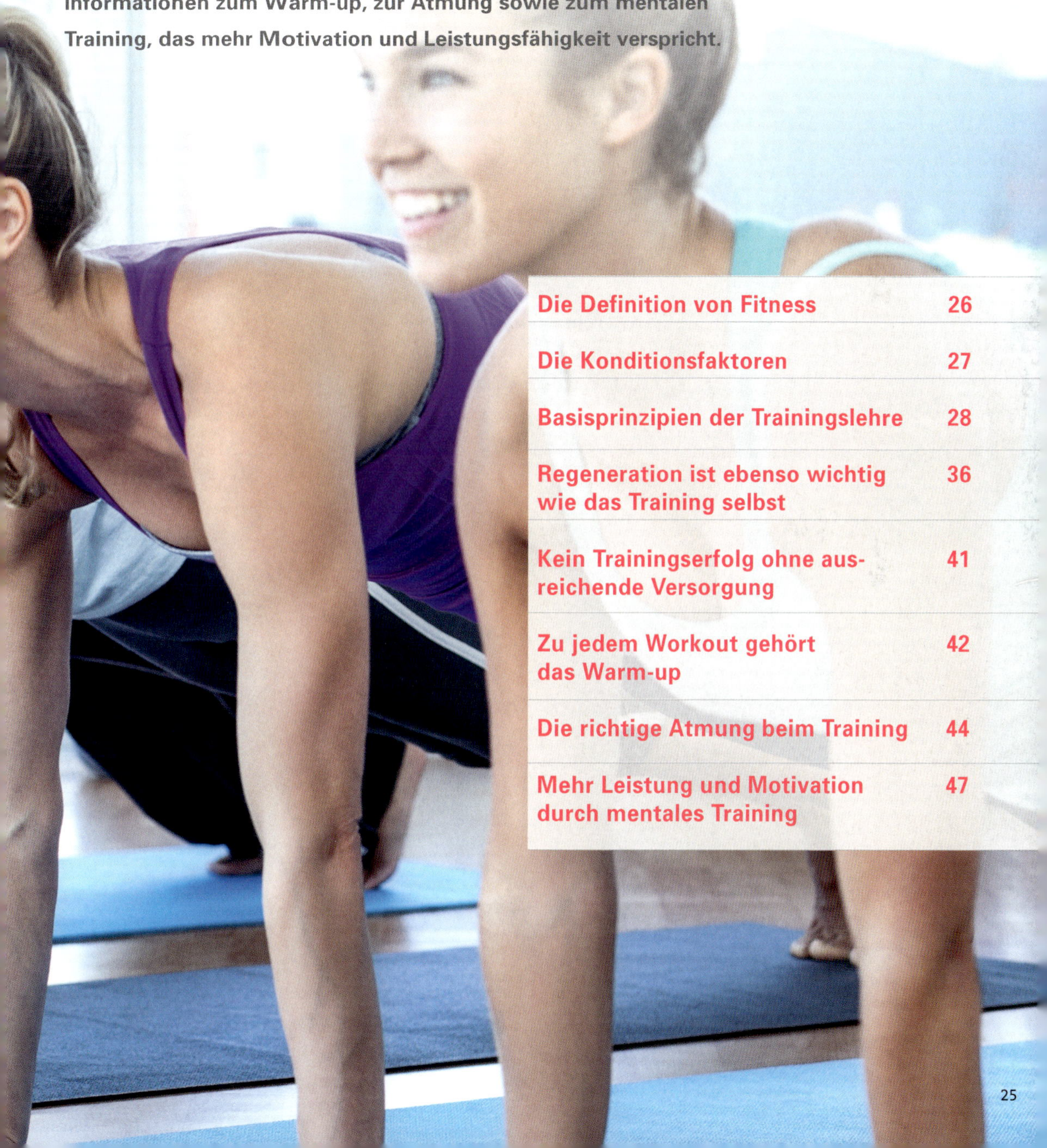

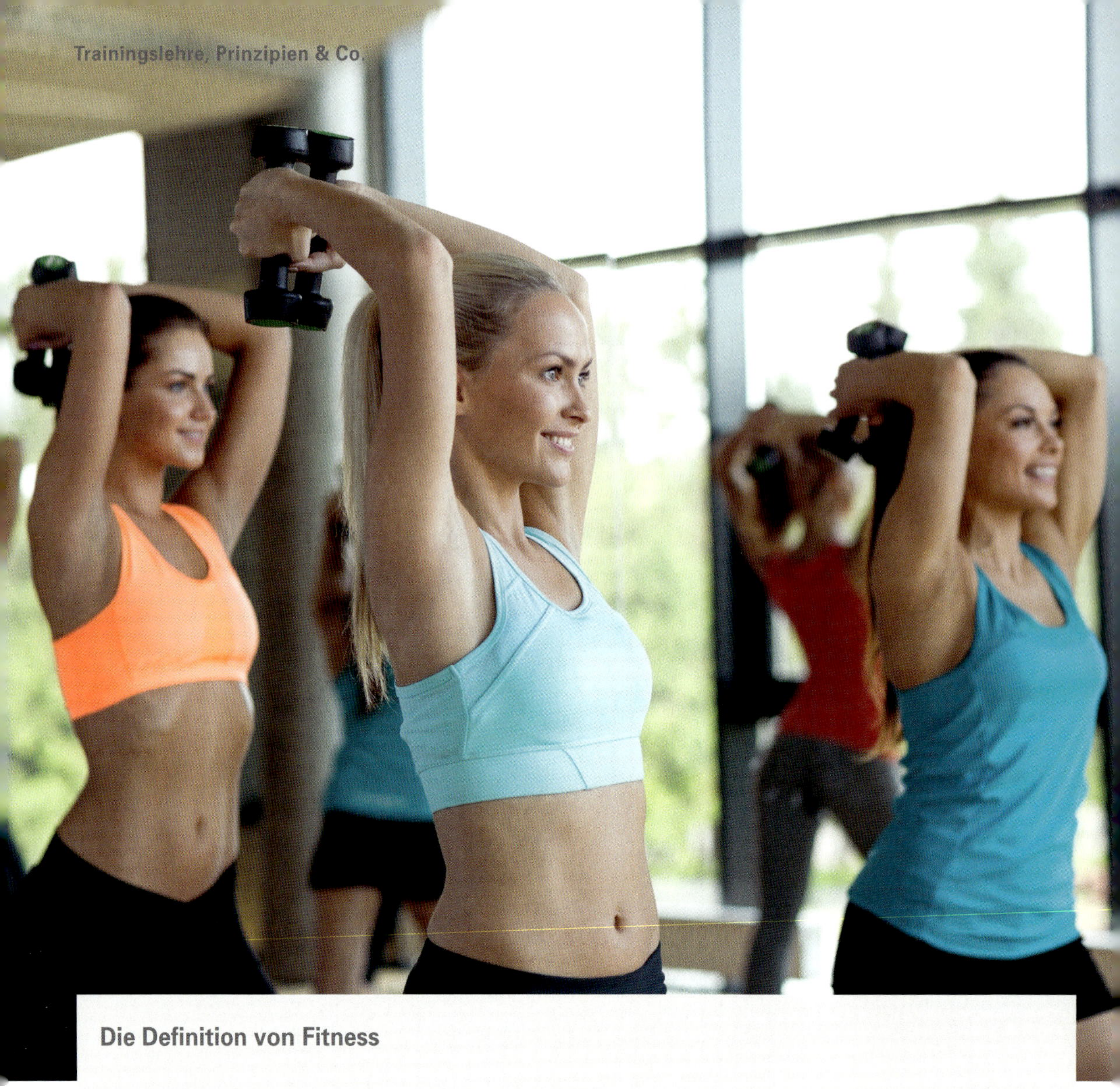

Die Definition von Fitness

Was ist Fitness für dich? Deine Antwort fällt wahrscheinlich anders aus als bei anderen. Denn die persönliche Vorstellung ist oft sehr individuell und hängt dabei stark vom eigenen »Fitness«-Ziel ab. Auch die Wissenschaft hält sich erstaunlich bedeckt, was eine eindeutige Definition des Begriffs angeht. Fangen wir ganz allgemein an: Der Duden etwa kennt Fitness als eine »gute körperliche Verfassung, Leistungsfähigkeit (aufgrund eines planmäßigen sportlichen Trainings)«. Wikipedia versteht unter Fitness ein »im Allgemeinen körperliches und oft auch geistiges Wohlbefinden«. Mit die brauchbarste Definition für alle Menschen, die keinen Hochleistungssport betreiben, ist bereits 50 Jahre alt (nach Schönholzer, 1971) und beschreibt Fitness als »ein ausgewogenes Maß an optimaler, nicht maximaler Leistungsfähigkeit«. Optimal statt maximal – das sollte für dich die Maxime sein. Und da das Optimale für dich anders aussieht als für jemand anderen, ist diese Definition von Fitness sehr individuell. Was für alle gilt, ergibt sich aus den Begriffen »ausgewogen« sowie »Leistungsfähigkeit« (was auch Leistungsfähigkeit im Alltag meint): Diese führen direkt zu den sogenannten Konditionsfaktoren, aus denen sich körperliche Leistungsfähigkeit im Allgemeinen zusammensetzt.

Die Konditionsfaktoren

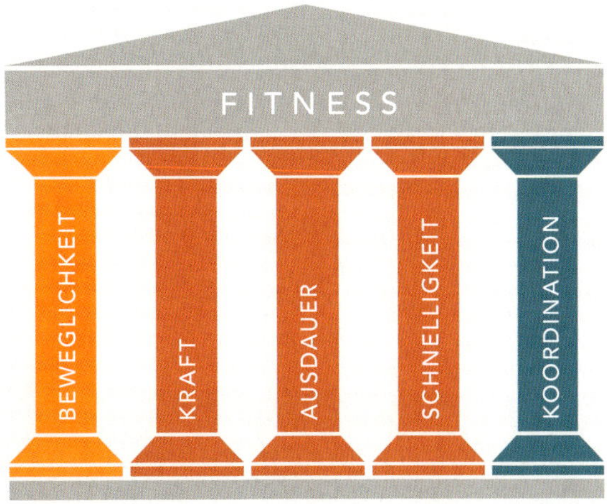

Die Konditionsfaktoren

Diese werden auch als motorische Fähigkeiten beschrieben und teilen sich wie folgt auf: Kraft, Ausdauer, Schnelligkeit, Beweglichkeit sowie Koordinationsvermögen.

Die zentralen Elemente und Basis für fast jede Art von Leistung, die dein Körper erbringen soll, sind **Kraft** und **Ausdauer**. Deshalb prägen sie auch weite Teile der Inhalte dieses Fitness-Kompasses, und auf dem Weg zu jedem der hier formulierten Fitnessziele ist immer mindestens eines von beiden beteiligt.

Ebenfalls bedeutsam ist eine dritte konditionelle Fähigkeit, die **Beweglichkeit**. Diese ist im Gegensatz zu Kraft und Ausdauer (sowie Schnelligkeit) nicht von bereitgestellter Energie abhängig, sondern von der Flexibilität deines Bewegungsapparats, also der Frage, inwieweit deine Muskeln, Knochen, Gelenke etc. mechanisch in der Lage sind, einwirkende Kräfte zu übertragen und dabei Bewegung ohne Einschränkungen optimal ausführen zu können. Fehlt es dir an Beweglichkeit, werden ab einem bestimmten Punkt auch deine Kraft und deine Ausdauer leiden.

Eng mit Beweglichkeit verknüpft ist ein weiterer Konditionsfaktor, das **Koordinationsvermögen**. Dahinter verbergen sich verschiedene Fähigkeiten, die deine Leistungsfähigkeit mitbestimmen. Entscheidende Kriterien sind zum Beispiel, wie gut dein Gehirn welche Bewegungsabläufe gespeichert hat (klassisches Beispiel: das als Kind einmal erlernte Fahrradfahren), wie gut dein Gehirn Bewegungssignale an Muskeln etc. übermitteln kann, wie sauber es dabei Wahrnehmungsimpulse deiner Sinnesorgane verarbeitet, und wie gut die im Körper verteilten Rezeptoren und Nervenenden funktionieren, um beispielsweise in jeder Situation das Gleichgewicht zu halten.
Im Gegensatz zu allen anderen vier Konditionsfaktoren (siehe Schaubild oben) wird das Koordinationsvermögen nicht zu den konditionellen Fähigkeiten, gemeinhin auch als »Kondition« bezeichnet, gerechnet: Denn wie du gerade gelesen hast, ist es nur zum Teil mit dem Bewegungsapparat verknüpft, dafür in weiten Teilen vielmehr mit steuernden Systemen des Körpers, allen voran dem Zentralnervensystem.

Der letzte Konditionsfaktor ist **Schnelligkeit**, eine Fähigkeit, die eng verwandt ist mit der Kraft, aber für grundsätzliche Fitnessziele eher weniger bedeutsam.
Im Gegensatz zu Kraft und Ausdauer ist Schnelligkeit eine hochkomplexe Sache, die mit anderen Dingen wie Reaktionsvermögen, Wahrnehmungsfähigkeiten etc. zusammenhängt und die je nach Situation unterschiedlichste Ausprägungen haben kann: Eine Sprinterin muss eine andere Schnelligkeit aufweisen als etwa eine Tennisspielerin oder eine Turmspringerin. Du kannst Schnelligkeit mit (explosiven) Kraftübungen grundsätzlich trainieren, ansonsten ist sie nicht entscheidend für deine Basis-Fitness und somit auch kein großes Thema in diesem Kompass.

Deine Fitness setzt sich also aus unterschiedlichsten Dingen zusammen, die du alle (abgesehen von Schnelligkeit vielleicht, sofern du nicht in einer bestimmten Sportart besser werden willst – aber dann musst du sowieso ein ganz spezielles Training absolvieren) im Blick behalten solltest. Denn wie so oft gilt: Alles hängt mit allem zusammen, und jede Bewegung hängt ab vom Zusammenspiel verschiedener Körpersysteme und motorischer Fähigkeiten.

Basisprinzipien der Trainingslehre

Die beschriebenen Konditionsfaktoren sowie die Anatomie des Körpers gelten für uns alle. Deshalb gibt es auch grundlegende Trainingsprinzipien, die allgemeingültig sind: für jedes Trainingsziel, für jedes Leistungslevel, für jedes Zeitbudget und für jede(n) von uns. Erfahre im Folgenden, was dein Fitnesstraining grundsätzlich bestimmt.

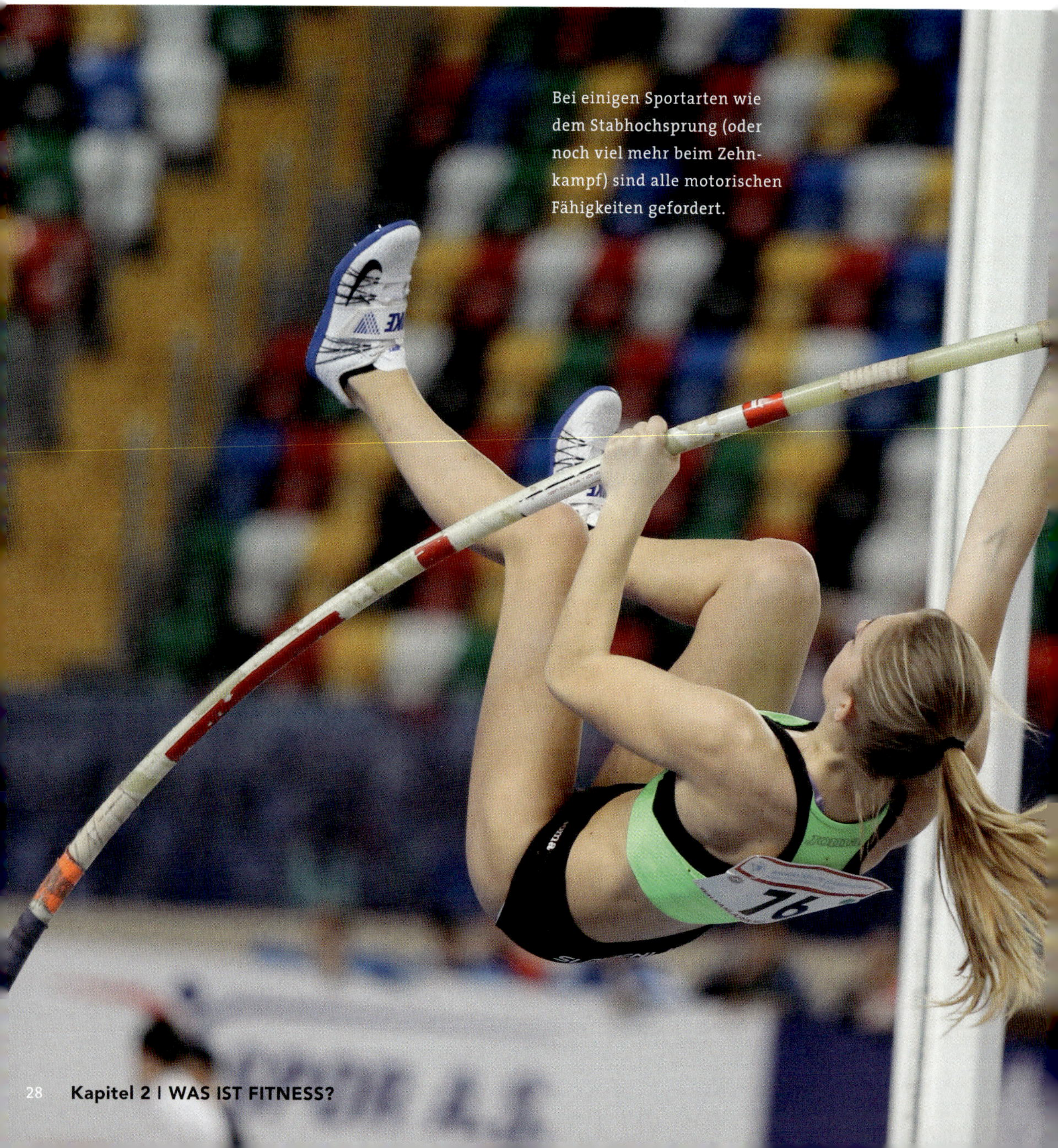

Bei einigen Sportarten wie dem Stabhochsprung (oder noch viel mehr beim Zehnkampf) sind alle motorischen Fähigkeiten gefordert.

Training wirkt mit (der optimalen) Belastung

Fitnesstraining wirkt, weil der menschliche Körper zum einen für Bewegung geschaffen (es steckt noch sehr viel Primat in uns), dabei zum anderen enorm anpassungsfähig ist. Ohne die Fähigkeit zur Adaption, wie der Anpassungsprozess an bestehende oder sich verändernde Bedingungen innerhalb und außerhalb des Körpers auch genannt wird, hätten sich unsere Vorfahren nicht über zig Tausende von Jahren zu einem Erfolgsmodell auf diesem Planeten entwickeln können. Das entscheidende Kriterium für den Erfolg deines Trainings ist also, dass du dich bewegst, belastest und dabei deinen Körper jedes Mal ein wenig aus seiner Komfortzone lockst.

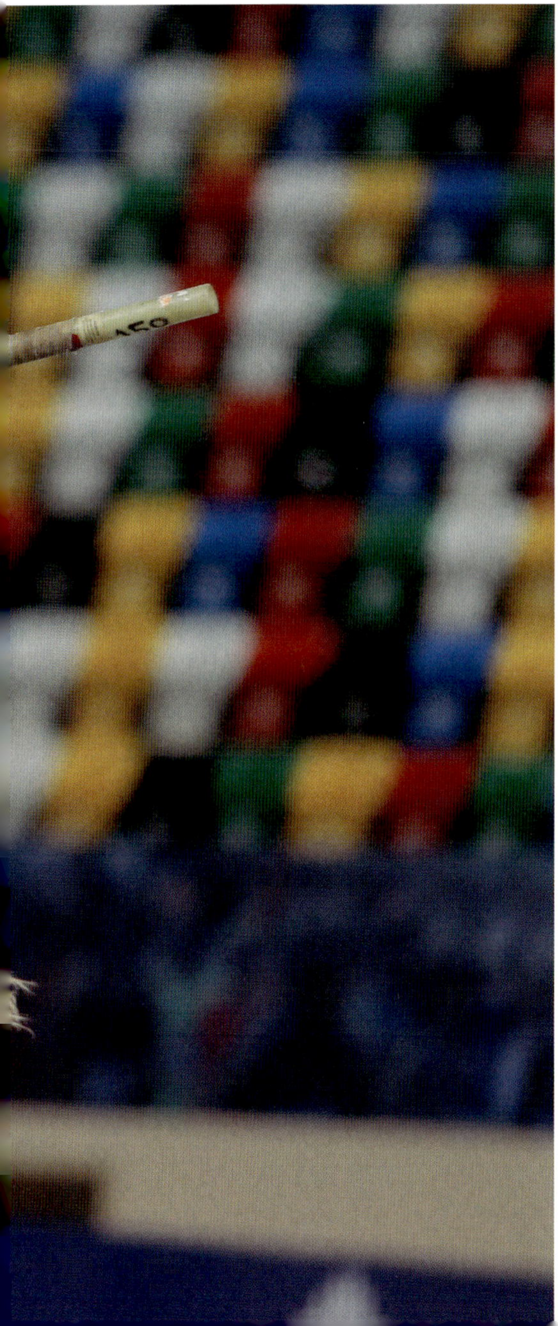

Dank Adaption macht dein Körper, was du willst

Wenn du regelmäßig Kniebeugen (mit hohem Gewicht) durchführst, bekommst du knackig-straffe Oberschenkel und einen ebensolchen Po. Wenn du viel läufst oder Rad fährst, wirst du ausdauernder. Wenn du Sprints trainierst, wirst du schneller. So einfach ist das. Zur Adaption gehört aber auch die konsequente Kehrseite: Wenn du dich gar nicht bewegst, bleibst du untrainiert – und wirst es mit der Zeit immer mehr oder auch wieder, wenn du dein bisheriges Training von heute auf morgen abbrichst.

Aus diesem simplen Prinzip aus Ursache und Wirkung ergeben sich weitere grundlegende Prinzipien, die den Erfolg deines Trainings bestimmen:

- Belaste dich ausreichend (das Prinzip des trainingswirksamen Reizes, siehe Seite 30).
- Belaste dich regelmäßig (das Prinzip der Wiederholung und Dauerhaftigkeit des Trainings, siehe Seite 90).
- Sorge für eine wachsende Belastung – denn du wirst immer leistungsfähiger (das Prinzip der progressiven Belastungssteigerung, siehe Seite 34).
- Belaste dich so, dass es dir gut tut und dich deinem Trainingsziel näherbringt.

Letzteres ist, sofern du mit gesundem Menschenverstand agierst, eigentlich selbstverständlich: **Das Prinzip der Förderung von Gesundheit und individueller Leistungsfähigkeit** besagt, dass du die Adaptionsfähigkeit deines Körpers im positiven Sinne einsetzen solltest: Richte dein Training verantwortungsbewusst unter Berücksichtigung deiner individuellen Fähigkeiten, deines Alters, deines Leistungsstands etc. aus.

Das Prinzip des trainingswirksamen Reizes
Dies ist die halbe Miete für den Trainingserfolg: Du setzt einen sogenannten Trainingsreiz, das heißt du forderst deinen Körper einmal und dann immer wieder auf ungewohnte Weise, holst ihn jedes Mal aus seiner Komfortzone. Du machst also etwas Ungewohntes, das deinen Körper anstrengt, sprich reizt: Du trainierst mit mehr Gewicht, du läufst länger oder zwischendurch schneller als sonst etc.

Dein Körper reagiert umgehend, denn dessen Adaptionsfähigkeiten funktionieren heute ebenso wie vor vielen tausend Jahren: Er baut nach Kraftreizen zum Beispiel das Muskelgewebe weiter aus, bildet nach dem Ausdauertraining neue Blutgefäße oder Zellkraftwerke und passt Puls und Blutdruck an, um in Zukunft ausdauernder zu sein. Diese Anpassungsprozesse im Körper beschreibt das sogenannte Prinzip der Superkompensation.

Die Grafik unten zeigt insgesamt vier Trainingsreize, die zum Beispiel deine Workouts in zwei Wochen symbolisieren. Zwischen den Trainingsreizen erkennst du drei wiederkehrende Phasen: In der roten Phase (das Training selbst) ermüdet dein Körper, die Leistungsfähigkeit geht in den Keller. In der gelben Phase beginnt die Erholung des Körpers mitsamt der geschilderten Adaptionsprozesse. Wenn dein Trainingsreiz groß genug war, mündet die Erholungsphase in den blauen Bereich: Dein Körper hat neue Strukturen geschaffen, die mehr Leistungsfähigkeit als vorher ermöglichen, um auf einem höheren Level erneut zu trainieren. Hältst du die benötigte Regenerationszeit ein, trainierst also immer wieder in der blauen Phase und so immer auf nach und nach höherem Intensitätsniveau als zuvor, werden sich deine Leistungen immer mehr verbessern.

Einmal ist keinmal: Bleib am Ball und trainiere regelmäßig
Grundsätzlich gilt natürlich: Jeder Schritt zählt. Aber da die Wirkung einer Trainingseinheit nach Ablauf der blauen Phase im Superkompensationsmodell wieder verpufft und ohne weiteres Training wieder in den Keller geht (dein Köper passt sich wie gesagt auch dem Nichtstun konsequent an), solltest du nach dem **Prinzip der Wiederholung und Dauerhaftigkeit des Trainings** regelmäßig Trainingsreize setzen. Dazu zählt auch, in stressigen Zeiten das Training nicht ausfallen zu lassen. Versuche immer, eine Einheit zumindest teilweise oder mit geringerer Intensität durchzuführen, bevor du sie ganz ausfallen lassen musst. Ausnahme: Du bist richtig krank.

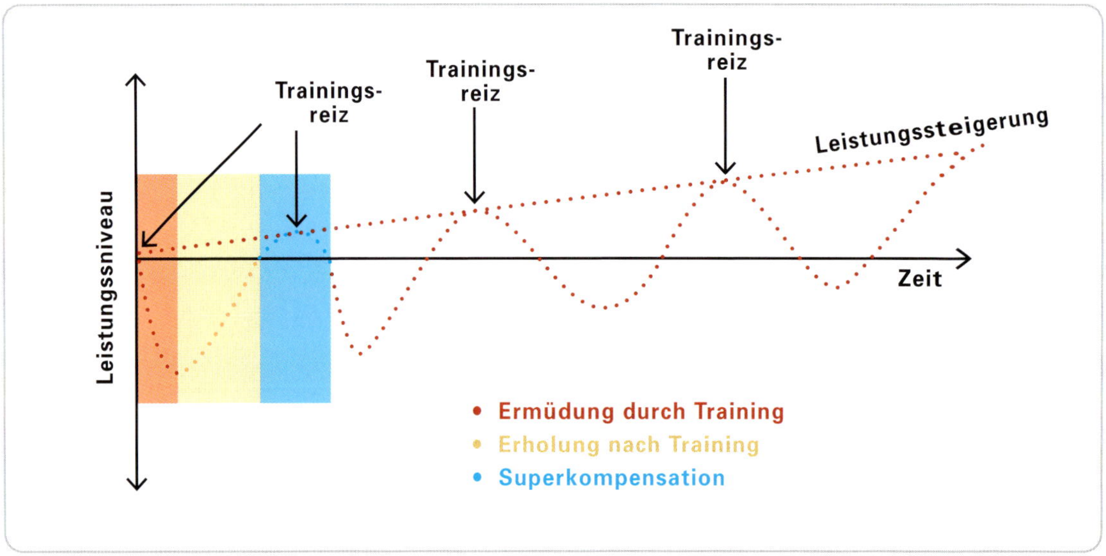

Das Prinzip der Superkompensation

Wie der Sprung ins (kalte) Wasser sollte ein Trainingsreiz deinen Körper jedes Mal ein bisschen »wachrütteln« und ihn zumindest an seine konditionellen Fähigkeiten erinnern.

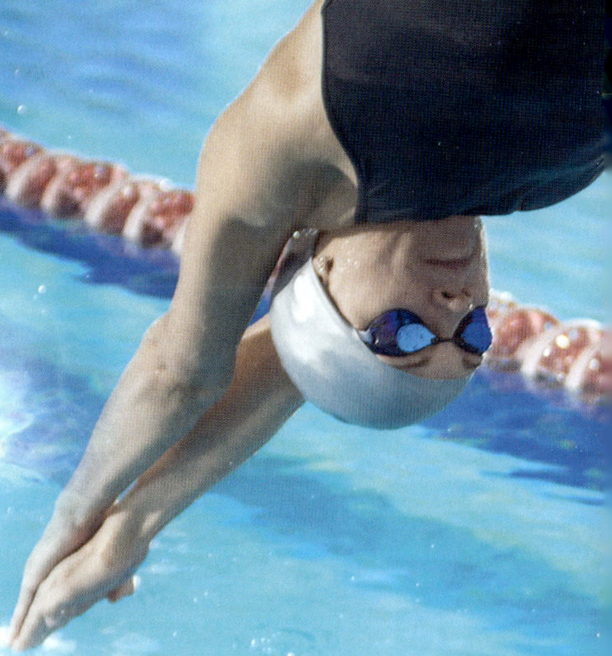

Wie oft du trainieren solltest, um deine Leistungsfähigkeit und körperlichen Strukturen mindestens zu erhalten oder im Idealfall auszubauen, zeigt dir die folgende Tabelle. Die Einheiten, um die es dort geht, beschreiben ausschließlich dein intensives Kerntraining. Wenn du darüber hinaus noch andere, nicht zu fordernde Dinge durchführst, etwa Stretchingeinheiten, Faszientraining oder leichte Ausdauereinheiten wie Spaziergänge, kannst du diese (am besten an den trainingsfreien Tagen) trotzdem absolvieren.

Der Einfluss der Trainingshäufigkeit auf den Körper

	Einheiten/Woche	Anmerkung
Minimale Zahl an Einheiten zum Leistungserhalt	1	• eher Leistungserhalt als Steigerung, sowohl im Ausdauertraining als auch im Krafttraining (dort als Ganzkörpertraining)
Minimale Zahl an Einheiten zur Leistungsverbesserung	2	• für langfristige Steigerungseffekte sind 2 Einheiten/Woche Minimum – bei Kraft als Ganzkörpertraining
Optimale Zahl an Einheiten	3–4	• ideal für Kraft- und Ausdauertraining • Krafttraining: Ganzkörpertraining (3 Einheiten), bei 4 Einheiten eher Split-Training zu empfehlen
Eher zu viele Einheiten	5	• bei leichteren Belastungen noch okay, je intensiver das Training, desto fragwürdiger (oder nur unter Anleitung) • Krafttraining: nur als Split-Training umsetzbar
Schädliche Zahl an Einheiten	6–7	• unter gesundheitlichen und leistungsorientierten Gesichtspunkten nicht oder nur unter professioneller Anleitung zu empfehlen

Wann ist ein Reiz ein Reiz?

Die erste Grundbedingung des Trainingsreizes kennst du jetzt: DASS du ÜBERHAUPT einen setzt. Die zweite Grundbedingung für den Erfolg ist, dass dein Trainingsreiz OPTIMAL ist. Optimal meint: groß genug, um eine Wirkung zu erzielen, aber nicht zu groß, um Strukturen zu schädigen und so Wachstum zu behindern. Woher weißt du nun, dass der Reiz groß genug ist? Ganz einfach: Du wirst es spüren! Ein Brennen der Muskeln, Schwitzen, Außer-Atem-Kommen – all das sind gesunde Ermüdungserscheinungen, die signalisieren: Dein Körper hat zu tun, der Trainingsreiz ist ausreichend. Starke Schmerzen, Schwindel, Übelkeit etc. hingegen zeigen dir: Du übertreibst gerade.

Bestimmung der optimalen Belastungsintensität

Eine ganz grobe Intensitätsregel, die für jedes Trainingsziel gilt: Je intensiver die Belastung, desto größer der Trainingsreiz und die darauffolgende Adaptionsreaktion des Körpers, und desto eher bist du erschöpft. Diese Erkenntnis reicht aber nicht, um dein Training auf dein Ziel auszurichten und zu planen. Denn ein Zuviel ist niemals wirklich gut: Dies als Warnung an alle Überehrgeizigen. Und wenn du unerfahren bist, kann dich schon eine unbedarfte Belastung zurückwerfen. Um den passenden Grad der Belastung für dich herauszufinden, gibt es verschiedene Berechnungen und Tests. Die folgende Tabelle zeigt einen kleinen Überblick über die wichtigsten davon für Krafttraining und Ausdauertraining.

Ausgewählte Möglichkeiten der Bestimmung deiner optimalen Trainingsintensität

Methode	Geeignet für	Vorteile / Nachteile
Dynamisch-progressive Bestimmung der Maximalkraft (siehe in Kapitel 3 ab Seite 86)	Krafttraining – insbesondere für Fortgeschrittene	Vorteil: • sofortige und genaue Bestimmung der Maximalkraft Nachteile: • sehr hohe Belastung, dadurch auch Verletzungsgefahr • nur für erfahrene Trainierende
Ableitende Bestimmung der Maximalkraft (siehe Tabelle auf Seite 86)	Krafttraining – auch für Einsteiger	Vorteile: • relativ leicht zu ermitteln • keine erhöhte Anstrengung oder Verletzungsgefahr • leichteste Möglichkeit, Intensitäten im Krafttraining grob zu bestimmen Nachteil: • nur schätzendes Verfahren, dadurch nicht ganz so aussagekräftig bezüglich der tatsächlichen Maximalkraft
Herzfrequenzmessung (siehe in Kapitel 3 ab Seite 96)	Ausdauertraining – für Einsteiger und Fortgeschrittene	Vorteile: • in der Regel sehr gute und exakte Werte • viele Tracker und Pulsuhren unterstützen bei der Ermittlung und Einhaltung von Pulsbereichen Nachteil: • du benötigst eine Pulsuhr oder einen Fitnesstracker
Subjektives Belastungsempfinden, zum Beispiel mit der Borg-Skala (siehe direkt im Anschluss)	Kraft- & Ausdauertraining – vor allem für Einsteiger	Vorteile: • ohne Aufwand und ohne Hilfsmittel einfach, sofort und überall durchführbar • verbessertes Gespür für die Belange des eigenen Körpers Nachteil: • ungenau (zumindest zu Beginn der Einschätzung), dadurch allein kaum zur kurz- oder langfristigen Ziel- oder gar Wettkampf-Planung geeignet

Bestimme die Intensität anhand deines Gefühls
Die einfachste Form, die Belastung im Training zu steuern, ist, deinen Körper zu beobachten und hinzuspüren, wie sehr du dich angestrengt fühlst. Manchmal bleibt dir auch nichts anderes übrig: Etwa wenn du laufen gehst und keinen Tracker am Arm hast, der dir deine aktuelle Belastung in Pulszahlen anzeigt.

Bekanntestes Beispiel für die Ermittlung des »subjektiven Belastungsempfindens« ist die Borg-Skala, die der schwedische Sportwissenschaftler Gunnar Borg entwickelt hat. Sie gibt Zahlenwerte vor, mit denen du eine Belastung von leicht bis schwer einordnen kannst. Ursprünglich ist die Borg-Skala dabei an einer echten Messgröße gekoppelt – heute wird der Zusammenhang so nicht mehr gesehen: dem Puls. Ein Borg-Wert, der auch RPE-Wert genannt wird (RPE abgekürzt aus dem Englischen: »Rating of Perceived Exertion«, übersetzt etwa »Bewertung der wahrgenommenen Anstrengung«), entsprach ursprünglich 10 Herzschlägen/Minute.

Da bei einem Puls von unter 60 Schlägen/Minute keine Trainingsbelastung vorkommen kann, beginnt die Borg-Skala erst mit dem RPE-Wert 6.
Für normal Trainierende sind die RPE-Werte 11 bis 17 bedeutsam: Mit dem Wert RPE 11 beginnt wirksames leichtes Training. Bis zum Wert von 14 bewegst du dich dann im Kraftausdauer-Bereich (beim Ausdauertraining: der langsame Dauerlauf), im Bereich von 15 bis 16 im intensiveren Kraft-/Muskelaufbaubereich (beim Ausdauertraining: der lockere bis zügige Dauerlauf), mit dem RPE-Wert 17 dann im Bereich von Maximalkraft-Leistungen von Normalsterblichen (beim Ausdauertraining: Tempodauer- und Tempoläufe). Die RPE-Werte 18–20 sind für die Beschreibung von Belastungsspitzen vor allem bei Leistungssportlern reserviert. Denn auch diese nutzen das Belastungsempfinden durchaus, um ihr Training zu steuern. Im Rehabereich wiederum wird diese Methode erfolgreich bei der Behandlung von Sportverletzungen angewandt, da sie Genesenden hilft, ihr Training im Einklang mit ihrem Körper wieder aufzunehmen.

Die Borg-RPE-Skala zur Belastungsbestimmung

RPE-Wert	Entspricht ursprünglich einem Pulswert von etwa	Entspricht einer relativen Belastung in Watt von etwa	Belastungs-empfinden	Atemnot-empfinden
6	60	20–30		
7	70	30–50	sehr, sehr leicht	keins
8	80	40–70		
9	90	50–90	sehr leicht	keins
10	100	65–110		
11	110	80–130	leicht	gering
12	120	95–150		
13	130	110–170	etwas anstrengend	spürbar
14	140	125–190		
15	150	140–210	anstrengend	stark
16	160	155–230		
17	170	170–250	sehr anstrengend	sehr stark
18	180	185–270		
19	190	200–290	sehr, sehr anstrengend	sehr, sehr stark
20	200	210–310 und mehr	zu stark, Aufgabe	

Belastungsnormative, mit denen du die Trainingsintensität steuern kannst

Normativ	Beispiele
Trainingshäufigkeit	• mehr Einheiten pro Trainingszyklus oder Woche
Belastungsumfang	Gesamtumfang von Belastung(en): • mehr Wiederholungen pro Satz • mehr Sätze/Intervalle pro Übung • mehr Übungen für eine Muskelgruppe • längere Laufstrecke bzw. längere Strecke in derselben Zeit • mehr Einheiten oder Kilometer pro Woche
Belastungsdauer	• Zeit der Einwirkung einer Belastung in einer Übung, Workout, Einheit (= längere Trainingseinheiten)
Belastungsdichte	Aufeinanderfolge einzelner Belastungen: • kürzere Pausen zwischen Sätzen, Übungen, Intervallen oder Trainingseinheiten
Belastungsintensität	• hier gibt es viele Möglichkeiten, deinen Trainingsreiz zu erhöhen: mit Erhöhung von Gewicht, Widerstand (Bänder im Home-Gym, Paddles im Wasser etc.), Tempo, Belastungsdauer (Time under tension – siehe Seite 88) etc. • konkrete Beispiele der Intensivierung von Kraft-Workouts und Übungen findest du ab Seite 92

Steigere die Belastung mit deinen Fortschritten
Selbst wenn du zu Beginn alles richtig machst, wirst du eines Tages in deiner Entwicklung stagnieren. Warum? Die Superkompensations-Grafik zeigt es dir: Um die Früchte der Superkompensation, also deiner höheren Leistungsfähigkeit, zu ernten, musst du nach und nach intensiver trainieren. Ansonsten wird sich deine Leistungskurve abflachen, denn dann unterforderst du deinen Körper eines Tages. Um dich auch langfristig weiterzuentwickeln, folgst du dem **Prinzip der progressiven Belastungssteigerung** und erhöhst deine Trainingsbelastung sukzessive so, dass mit deiner Leistung auch die Belastungsintensität steigt.

Um die Belastung zu erhöhen, hast du verschiedene Möglichkeiten. Die Stellschrauben, an denen du drehen kannst, werden **Belastungsnormative** genannt und sind in der obigen Tabelle versammelt. Steigere nicht mehrere Merkmale gleichzeitig und auch nicht in zu kurzer Zeit, sondern plane langfristig und mache konsequent kleine Schritte. Steigere dich auch nicht wild durcheinander, sondern halte dich grob an folgende Abfolge, die dir zeigt, wie du sinnvoll dein Training steigern kannst: Trainingshäufigkeit geht vor Belastungsumfang geht vor Belastungsdichte geht vor Belastungsintensität.

Sei vorsichtig als Einsteigerin: Denn gerade, wenn du frisch anfängst zu trainieren, wirst du wahrscheinlich große Fortschritte machen. Wenn du dann zu viel Gas gibst, kannst du dich selbst überholen und im schlimmsten Fall Strukturen schädigen: Strukturen an deinem Bewegungsapparat, die mit dem Tempo nicht hinterherkommen – wie Gelenke, aber auch Schleimbeutel, Sehnenscheiden o. Ä. Diese machen sich dann schmerzhaft bemerkbar, führen zu Entzündungen oder gar Verletzungen. Das schwächste Glied in deinem Bewegungsapparat – im unten verlaufenden Chart ganz rechts die Strukturen, die den längsten Anpassungsprozess benötigen – sollte das Tempo

In dieser Folge passen sich Strukturen in deinem Körper an

Elemente des Nervensystems ⇨ **Herz-Kreislauf-System inkl. Herzmuskel** ⇨ **Skelettmuskulatur** ⇨

Zeit

deiner Entwicklung vorgeben. **Heterochronismus** nennt man den Umstand, dass manche Bereiche deines Körpers länger benötigen, um sich zu regenerieren beziehungsweise anzupassen als andere.

Verändere die Inhalte deines Trainings von Zeit zu Zeit

Eine Zeit lang kannst du deinen Körper mit progressiver Belastungssteigerung in Atem halten. Doch irgendwann hat er sich komplett angepasst, und je fortgeschrittener du bist, desto schwieriger wird es, dich weiter zu steigern. Was dann hilft, ist Abwechslung: **Nach dem Prinzip der variierenden Belastung** veränderst du von Zeit zu Zeit die Inhalte deines Trainings, die angewandten Methoden oder auch die Belastungsmerkmale. Natürlich nicht wahllos, sondern geplant und immer dann, wenn du das Gefühl hast zu stagnieren. Ein paar Beispiele, was du tun kannst:

- → **Tausche Übungen komplett aus, oder ändere die Übungsreihenfolge. Du kannst auch Übungen in Supersätzen kombinieren (siehe Seite 92).**
- → **Modifiziere die Ausführung von Übungen, nutze weitere Intensivierungstechniken, baue Fahrtspiele ins Ausdauertraining ein etc.**
- → **Trainiere auch mal in einem komplett anderen Modus oder Umfeld – und mache etwas, das möglichst ungewohnt ist: Gehe zum Bouldern, mache einen Schwimmkurs und lerne zu Kraulen etc.**

Derartige neue Reize fördern nicht nur deinen Körper, sondern sorgen für motivierende Abwechslung, die Spaß macht.

Das Prinzip der Periodisierung und Zyklisierung

Neben dem eigentlichen Training ist die dazugehörige Regeneration ebenso bedeutsam (siehe nachfolgender Abschnitt ab Seite 36). Denn dein Körper braucht Pausen der Erholung, und tatsächlich finden die positiven Anpassungsprozesse, die du durch das Training hervorrufst, in der Regenerationszeit nach dem Training statt. Das heißt: Ohne Regeneration kein Fortschritt – pausenloses Trainieren ist also kontraproduktiv.

Ein erster Schritt ist das sinnvolle kalendarische Planen deines Trainings über einen längeren Zeitraum. So gibst du jeder Trainings- und Regenerationseinheit ihren Raum und kannst darüber hinaus Schwerpunkte mit höherer, niedrigerer oder andersartiger Belastung festlegen. Insbesondere Leistungssportler nutzen das **Prinzip der Periodisierung und Zyklisierung**, zum Beispiel für die professionelle Vorbereitung auf einen Wettkampf. Dabei nutzen sie zumeist drei Ebenen der Trainingsplanung: Makrozyklen (Zeiträume von drei Monaten bis ein Jahr), Mesozyklen (Zeiträume von zumeist vier bis zwölf Wochen), und Mikrozyklen (üblich ist eine Woche bis hin zu drei Wochen). So kann ein Makrozyklus zum Beispiel 48 Wochen und somit knapp ein Jahr betragen. Dieser lässt sich dann unterteilen in sechs Mesozyklen à acht Wochen, diese wiederum in acht Mikrozyklen à einer Woche. Ein Klassiker bei der Gestaltung dieser sechs Meso- und acht Mikrozyklen ist die 2:1- beziehungsweise 3:1-Periodisierung: Auf zwei beziehungsweise drei Zykluseinheiten mit steigender Belastung folgt jeweils eine regenerativere Phase mit weniger Belastung.

Das Thema der Periodisierung und Zyklisierung ist recht komplex und sprengt den Rahmen von diesem Kompass – denn schon je nach Zielsetzung können sich ganz unterschiedliche Ansätze der Trainingsplanung ergeben. Wichtig aber für dich zu wissen: Es lohnt sich unbedingt, planvoll zu trainieren, und insbesondere dann, wenn du auf ein bestimmtes Ziel hintrainierst oder deine Leistungsfähigkeit ausbauen willst, in Perioden und Zyklen zu planen.

Knochen ⇒ **Sehnen, Bänder, ähnliches Fasziengewebe** ⇒ **Gelenke, insbesondere Gelenkknorpel** →

Regeneration ist ebenso wichtig wie das Training selbst

Wenn du es übertreibst und zu viel trainierst, leidet dein Körper. Selbst dann, wenn du auf deinen Schlaf achtest, dich gut ernährst und ein ausgeklügeltes Split-Training verfolgst. Denn nicht nur lokale Muskeln, sondern alle leistungsunterstützenden Systeme müssen hart arbeiten und brauchen ebenso Erholung. Abgesehen davon, dass dich übertriebener Trainingseifer am Ende nicht besser macht, sind die Folgen von Übertraining nicht zu unterschätzen: Du verletzt dich, weil eine Sehne oder ein Gelenk nicht mehr mithalten kann. Du bekommst Gelenkschmerzen, denn die dauernde Beanspruchung wetzt dein Knorpelgewebe ab. Du bist auch mental »ausgebrannt«, weil dein Kopf einfach nicht mehr mag. Du bist immer häufiger krank, denn deinem Immunsystem wird permanent Energie entzogen. All das kannst du durch wohlüberlegte Planung umgehen.

Arbeite mit deinem Körper – und dem Erholungszyklus der Superkompensation

Die Superkompensations-Grafik auf Seite 30 zeigt, dass dein Körper Zeit benötigt, sich zu erholen, Energie- und sonstige Speicher wieder auffüllen zu können, Abfallprodukte und »zerstörte« Zellstrukturen abzutransportieren und dafür neue, leistungsfähigere Strukturen aufzubauen. Wie lange du nach einem Training regenerieren solltest, und wann der ideale Zeitpunkt fürs nächste Training ist, hängt von verschiedenen Faktoren (wie Alter, Ernährung und Alkoholkonsum, Schlafqualität, Tagesform etc.) ab. Die Wichtigsten: die Intensität des Trainings zuvor sowie dein Trainingszustand. Denn: Je härter die Einheit, desto länger muss die Regeneration ausfallen. Und: Gut Trainierte erholen sich etwa doppelt so schnell wie Untrainierte! Beides verdeutlicht die folgende Tabelle. Behalte aber im Hinterkopf: Die benötigte Erholungszeit ist eine höchst individuelle Sache – höre also immer auch auf deinen Körper.

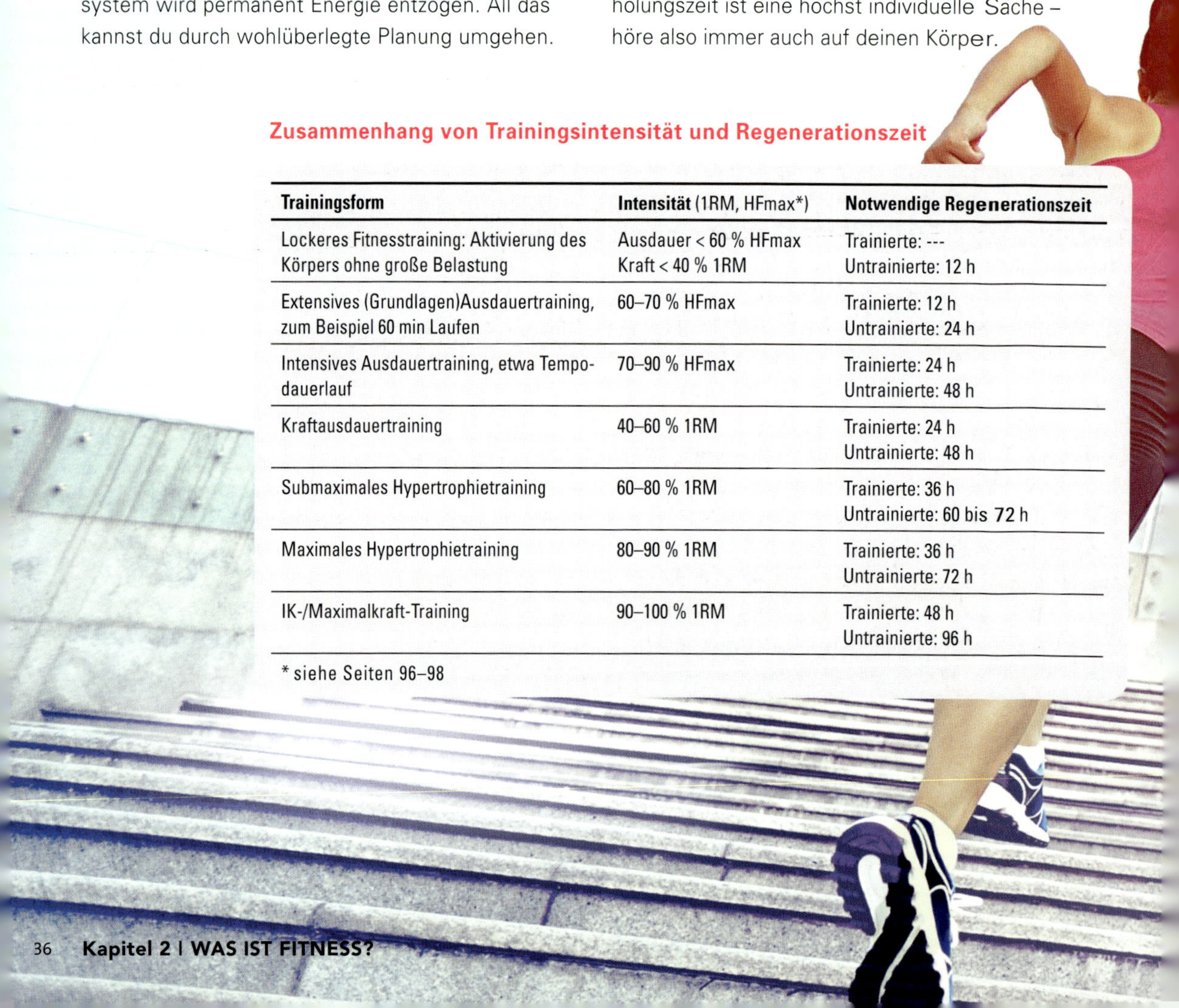

Zusammenhang von Trainingsintensität und Regenerationszeit

Trainingsform	**Intensität** (1RM, HFmax*)	**Notwendige Regenerationszeit**
Lockeres Fitnesstraining: Aktivierung des Körpers ohne große Belastung	Ausdauer < 60 % HFmax Kraft < 40 % 1RM	Trainierte: --- Untrainierte: 12 h
Extensives (Grundlagen)Ausdauertraining, zum Beispiel 60 min Laufen	60–70 % HFmax	Trainierte: 12 h Untrainierte: 24 h
Intensives Ausdauertraining, etwa Tempodauerlauf	70–90 % HFmax	Trainierte: 24 h Untrainierte: 48 h
Kraftausdauertraining	40–60 % 1RM	Trainierte: 24 h Untrainierte: 48 h
Submaximales Hypertrophietraining	60–80 % 1RM	Trainierte: 36 h Untrainierte: 60 bis 72 h
Maximales Hypertrophietraining	80–90 % 1RM	Trainierte: 36 h Untrainierte: 72 h
IK-/Maximalkraft-Training	90–100 % 1RM	Trainierte: 48 h Untrainierte: 96 h

* siehe Seiten 96–98

Die Regenerationszeiten der Tabelle links unten gelten immer für den Bereich, der im Training gefordert worden ist: Beim Ganzkörpertraining für alles, beim Split-Training hingegen kannst du nach einem »Leg Day« beispielsweise ohne Probleme die Arme trainieren. Wenn du dich nicht an die notwendige Regenerationszeit hältst und zu früh trainierst (in der gelben Phase der Superkompensationsgrafik auf Seite 30), dann unterbrichst du die Wiederaufbauprozesse des Körpers und startest auch sonst von einem nicht optimalen Leistungslevel aus. Das minimiert die Trainingserfolge und führt auf Dauer dazu, dass deine Leistungsfähigkeit abnimmt. Wenn du dich immer und immer wieder »unerholt« zu früh ins Training wirfst, droht das Übertraining – was dich wie ein Burn-out mit Antriebslosigkeit, Schlafstörungen etc. monatelang aus der Bahn werfen kann.

Muskelkater – was ist das eigentlich?

Eine absolut ungefährliche, ja sogar positive Rückmeldung deines Körpers ist Muskelkater. Die (für manche wohligen, für andere unangenehmen) Schmerzen rühren von kleinsten Geweberissen her: zum einen in den feinen kontraktilen Elementen von beanspruchten Muskelfasern, zum anderen aber wohl vor allem in der den Muskel und die Fasern umgebenden Myo-Faszie. An der Universität Aalborg in Dänemark haben Wissenschaftler beobachtet, dass die Rissbildung in der Faszie deutlich größer ausfällt als in den Muskelfasern. Da in der Faszie zudem der überwiegende Teil der lokalen Schmerzrezeptoren steckt, könntest du somit getrost vom Faszienkater sprechen. Rissbildung klingt dabei vielleicht dramatisch, ist es aber nicht: Diese kleinen Rupturen sorgen erst dafür, dass sich dein Gewebe neu- und weiterentwickelt.

Muskel- (oder Faszien-)Kater ist kein direktes Indiz für Muskelwachstum – auch wenn umso mehr Risse auftreten (und der Kater damit umso intensiver ausfällt), je intensiver du trainierst. Was kannst du tun, wenn du Katerstimmung in deinen Gliedern verspürst? Bewege dich! Denn Bewegung fördert die Regeneration und mindert den Schmerz – abhängen auf dem Sofa dagegen verstärkt die Katergefühle. Steige aber nicht zu früh wieder ins intensive Training ein und dehne dich nicht zu heftig mit Muskelkater, ansonsten könnten aus den kleinen Rissen größere werden.

Dehne die Trainingspausen auch nicht zu weit aus

Wirf noch einmal einen Blick auf die Superkompensationsgrafik auf Seite 30: Dort siehst du, dass die Leistungskurve nach einem Peak im blauen Bereich, dem besten Zeitpunkt für eine Folgetraining, wieder absinkt. Dann dauert es etwa eine Woche, bis die Kurve unter den Wert deiner Leistungsfähigkeit sinkt, den du vor dem vorhergehenden Training hattest. Das heißt: Die Wirksamkeit des Trainings ist verpufft, du fängst quasi von vorn an – oder wenn du noch viel länger als eine Woche wartest, von einem niedrigeren Level als zuvor.

Zum Glück gibt es das Muskelgedächtnis

Trainingsausfälle und Pausen sind am Ende allerdings halb so schlimm, weshalb du als »normal« Trainierende nicht mit der Stoppuhr durchs Leben laufen musst, um den optimalen Zeitpunkt für das nächste Workout abzupassen. Denn es gibt zum einen Ausnahmen, die dir ab und an eine längere Trainingsauszeit erlauben – siehe dazu die nachfolgende Doppelseite. Zum anderen hat deine Muskulatur eine Art Memoryeffekt – einmal antrainierte Leistungsfähigkeit kehrt dann schneller wieder zurück. Dieser »Muscle-memory-Effekt« wirkt auch, wenn du durch eine Krankheit oder Verletzung mal um Wochen zurückgeworfen wirst. Wie kann das sein? Verschiedenen Studien liefern mehrere Erklärungsansätze:

In einer davon wurde nachgewiesen, dass (regelmäßiges) Training die Grundbausteine der DNA verändert. Hast du mal für eine Zeit intensiv trainiert, hinterlässt dies genetische »Spuren«, die sogar stärker sein sollen als die eigentliche Erbinformation. Du erreichst dann deine ehemalige Bestleistung deutlich schneller wieder, als wenn du niemals zuvor derart trainiert hättest. Ein zweiter Erklärungsansatz betrachtet die Ansteuerungsprozesse bei Bewegungen. Gehirn und Nerven lernen Bewegungen auszuführen, und vergessen das in der Regel nicht mehr. Das gilt auch für das Zusammenspiel von Muskeln beim Training. Quasi wie beim bereits erwähnten Radfahren, das du einmal erlernt hast und auch nach Jahren noch beherrschst, spult der Körper einmal erlernte Bewegungen ab, die sofort wieder effektiveres Training erlauben. Als dritte Erklärung kommt hinzu, dass sowohl Ausdauer- als auch Krafttraining die Zahl der Mitochondrien in der Muskulatur vermehrt. Diese Kraftwerke verschwinden auch bei einer längeren Pause nicht – und helfen bei Wiederaufnahme des Trainings, schneller wieder Erfolge zu feiern.

Drei Möglichkeiten für mehr Entlastung in deinem Training

Wenn du sehr ehrgeizig bist und nie genug vom Training bekommen kannst, solltest du dich umso mehr aktiv um ausreichende Pausenzeiten und Entlastungsphasen kümmern. Diese drei Methoden helfen dir dabei, strukturiert vorzugehen.

1) Der Rest Day

Grundregel Nummer eins, um Überlastung entgegenzuwirken: Mindestens ein Tag pro Woche ist absolut trainingsfrei! Der sogenannte Rest Day wird auch von professionell Trainierenden eingehalten, die umfangreiches Split-Training mit mehreren Einheiten täglich absolvieren. Welcher Tag das ist, ist vollkommen egal. Im Idealfall liegt er nach (und/oder vor) einer intensiven Einheit.

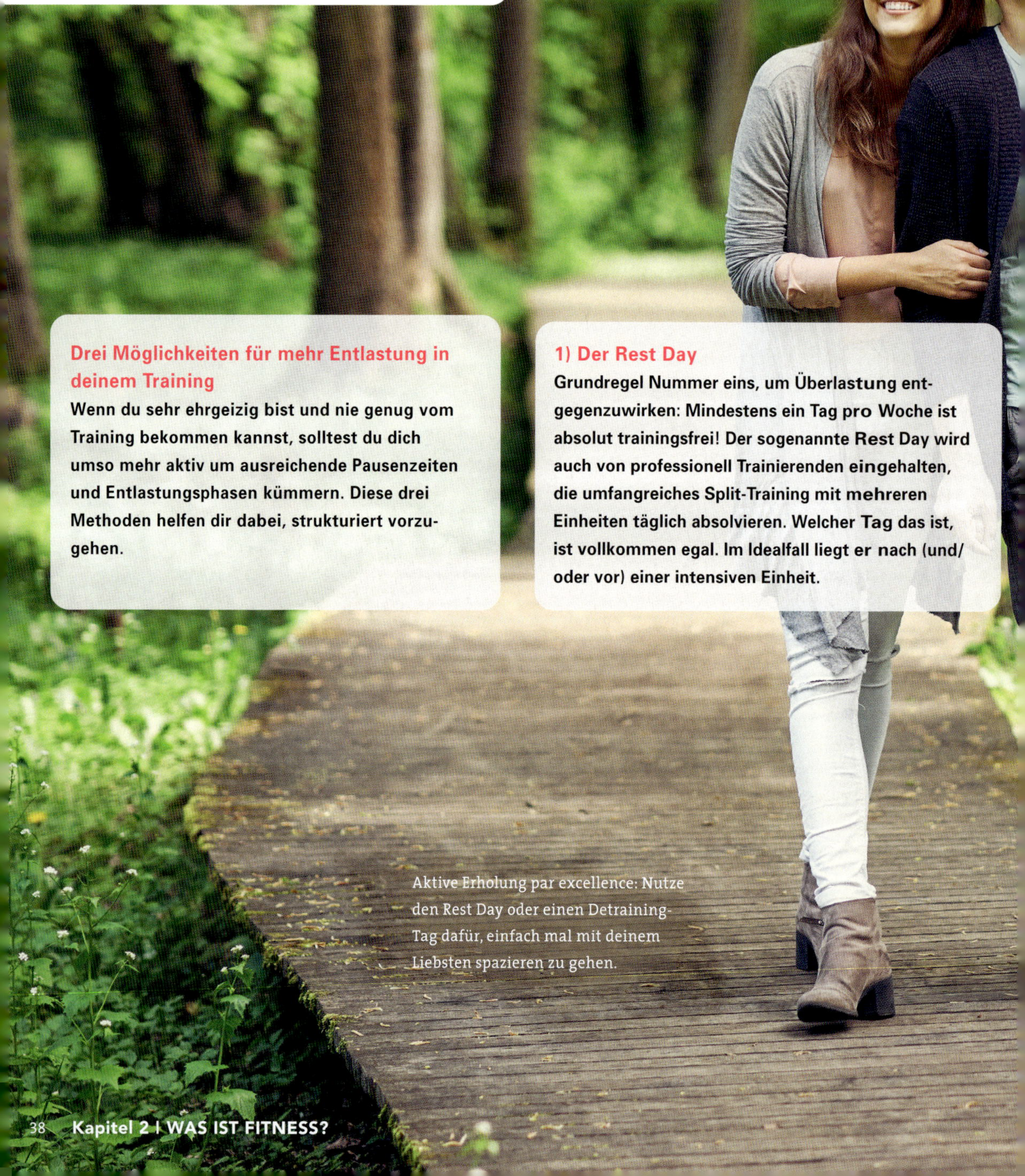

Aktive Erholung par excellence: Nutze den Rest Day oder einen Detraining-Tag dafür, einfach mal mit deinem Liebsten spazieren zu gehen.

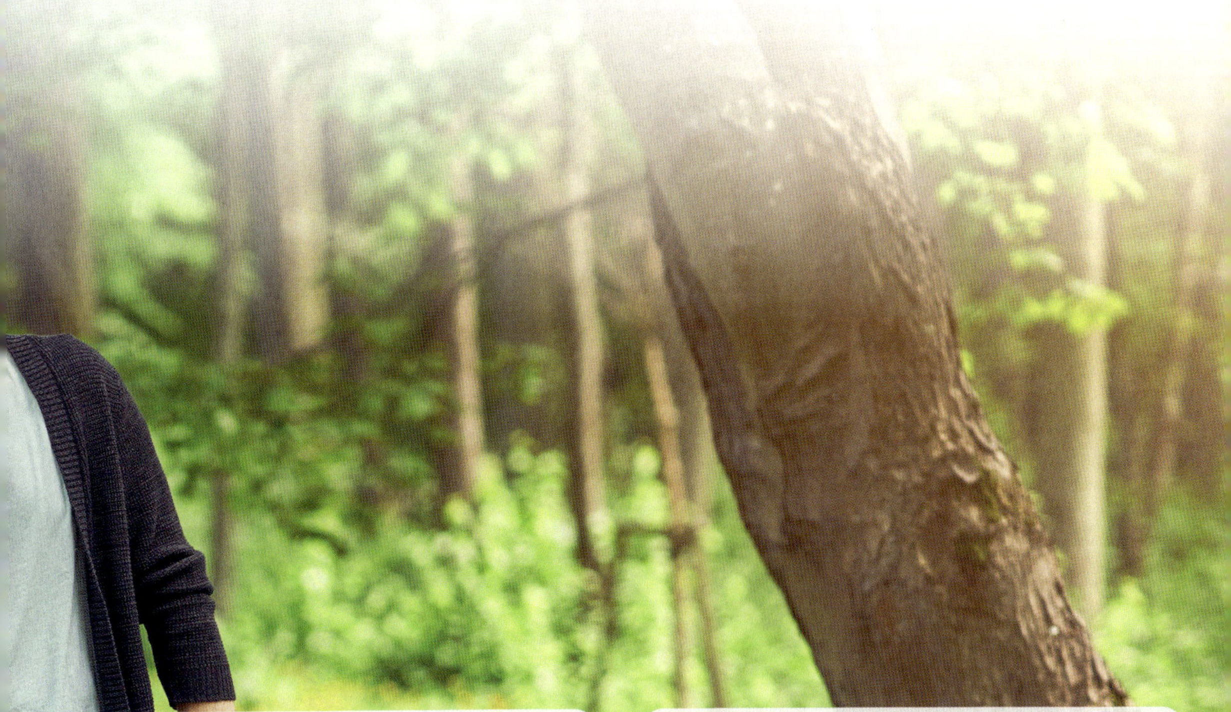

2) Das Detraining

Sehr praktisch: Hier musst du nichts Neues erlernen, denn das Detraining hast du bestimmt schon einmal durchgeführt. Dahinter verbirgt sich nichts anderes als: einfach nicht zu trainieren. Ungeplant kommt sowas zum Beispiel nach einer Verletzung vor, oder in einer stressigen Phase sowie im Urlaub. In Letzteren kannst du es auch geplant nutzen – als »Detraining«. Der persönliche Trainings-Lockdown bringt dich tatsächlich deinem Trainingsziel näher – insbesondere dann, wenn du viel und hart trainierst und feststellst, dass deine Leistungen stagnieren.

Du hast Angst, dass du von der ersten Minute an Power und Muskulatur verlierst oder aus dem Stand verfettest? Keine Sorge! Denn Studien konnten zeigen, dass in zwei, drei Wochen ohne Training weder Kraft noch Muskelmasse verloren gehen. Leistungssportler konnten im Anschluss sogar höhere Leistungen abrufen. Das Ganze funktioniert aber nur, wenn du zwei einfache Regeln befolgst – ansonsten kann wirklich ein Abbaueffekt eintreten, so wie bei wochenlanger strenger Bettruhe nach langwieriger Verletzung:

a) Bewege dich grundsätzlich weiter und treibe auch durchaus mal Sport.

b) Ernähre dich weiterhin gut und ausgewogen und mit ausreichend Eiweiß (bloß keine diätartige Ernährungseinschränkung!).

3) Das Deload-Training

Auch dieser professionell klingende Begriff beschreibt letztlich eine einfache, intelligente Handlung nach dem gesunden Menschenverstand, um auf trainingsbedingte Erschöpfungszustände zu reagieren: Trainiere einfach weniger! Das ist vor allem dann sinnvoll, wenn du grundsätzlich hart und mehr als zwei-, dreimal pro Woche trainierst. Deload-Training beschreibt dann ganz einfach: Schalte einen Gang zurück. Natürlich nach bestimmten Spielregeln:

→ Ideal ist eine ganze Deload-Woche (aber auch nicht viel länger).

→ Reduziere entweder dein Trainingsvolumen, absolviere also weniger Wiederholungen oder Sätze. Oder reduziere die Intensität (das Tempo beim Ausdauersport, das Gewicht auf etwa 40 bis 60 Prozent beim Krafttraining).

→ Baue die Deload-Woche vorausschauend zum Beispiel alle sechs bis acht Wochen in dein Training ein (oder absolviere sie, wenn du dich ausgelaugt fühlst).

→ Iss ganz normal weiter wie beim »eigentlichen«, härteren Training.

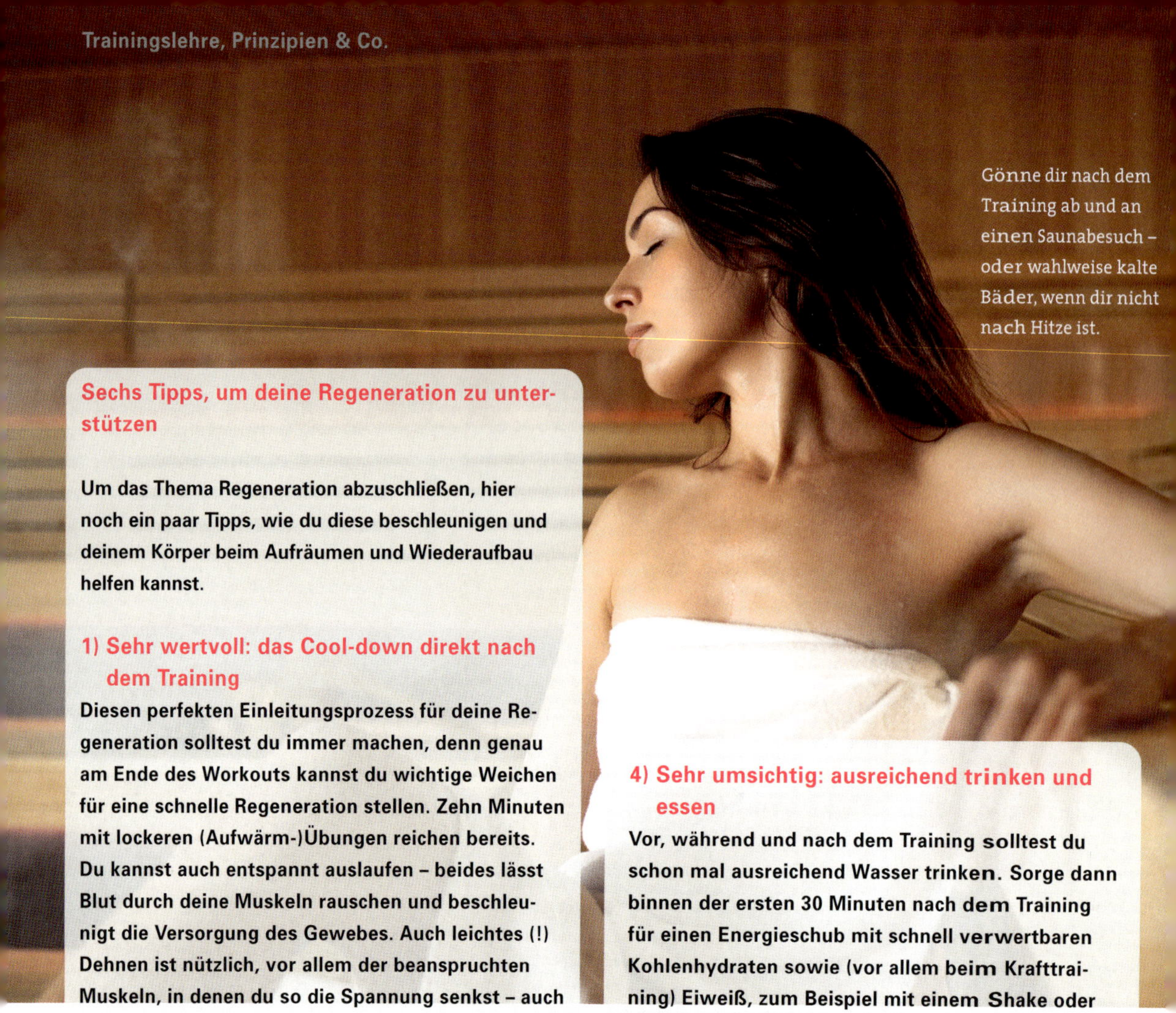

Gönne dir nach dem Training ab und an einen Saunabesuch – oder wahlweise kalte Bäder, wenn dir nicht nach Hitze ist.

Sechs Tipps, um deine Regeneration zu unterstützen

Um das Thema Regeneration abzuschließen, hier noch ein paar Tipps, wie du diese beschleunigen und deinem Körper beim Aufräumen und Wiederaufbau helfen kannst.

1) Sehr wertvoll: das Cool-down direkt nach dem Training

Diesen perfekten Einleitungsprozess für deine Regeneration solltest du immer machen, denn genau am Ende des Workouts kannst du wichtige Weichen für eine schnelle Regeneration stellen. Zehn Minuten mit lockeren (Aufwärm-)Übungen reichen bereits. Du kannst auch entspannt auslaufen – beides lässt Blut durch deine Muskeln rauschen und beschleunigt die Versorgung des Gewebes. Auch leichtes (!) Dehnen ist nützlich, vor allem der beanspruchten Muskeln, in denen du so die Spannung senkst – auch das pusht die Regeneration.

2) Sehr angenehm: ein Wellness-Programm

Probiere aus, was dir guttut und Spaß macht: Massagen, Saunagänge, heiße oder kalte Bäder – alles ist erlaubt, was ebenfalls die Durchblutung und damit die Regenerationsprozesse fördert. Das Wellnessprogramm sollte auch zeitnah, spätestens am Tag nach dem Training stattfinden.

3) Sehr aktivierend: immer schön in Bewegung bleiben

Nach dem Training solltest du für den Rest des Tages (und auch am Folgetag) immer locker aktiv bleiben: Denn leichte Bewegung fördert die Regeneration, während schlaffes Abhängen auf dem Sofa diese erschwert und Muskelkater sowie Verspannungen provoziert.

4) Sehr umsichtig: ausreichend trinken und essen

Vor, während und nach dem Training solltest du schon mal ausreichend Wasser trinken. Sorge dann binnen der ersten 30 Minuten nach dem Training für einen Energieschub mit schnell verwertbaren Kohlenhydraten sowie (vor allem beim Krafttraining) Eiweiß, zum Beispiel mit einem Shake oder Riegel (die sich beide auch mit wertvollen Lebensmitteln selbst herstellen lassen).

5) Sehr entspannend: erholsamer Schlaf

Am besten bleibst du nicht bis in die Puppen auf und ziehst auch nicht nach einem harten Training noch nachts um die Häuser: Denn im Schlaf regeneriert dein Körper besonders gut – pflege deine Nachtruhe deshalb gut.

6) Sehr druckvoll: Kompressionskleidung

Diese sehr eng anliegenden Kleidungsstücke kennst du wahrscheinlich: Kompressionskleidung ist sicher kein Wundermittel, aber erwiesen ist, dass der von einem passenden Kleidungsstück erzeugte Druck von außen die Durchblutung (und damit die Regeneration) in dem betreffenden Muskelgewebe fördern kann.

Kein Trainingserfolg ohne ausreichende Versorgung

Essen und Trinken gehört zum Training ebenso dazu wie die gerade beschriebene Regeneration: Alle drei Faktoren sind gleich bedeutsam für deinen Trainingserfolg! Weshalb Kalorien für den Trainingserfolg wichtig sind? Weil insbesondere die zentralen Leistungsfaktoren jedes Fitnesstrainings, Ausdauer- sowie Krafttrainings vollkommen von bereitgestellter Energie abhängig sind. Hinzu kommt: Willst du leistungsfähiger werden oder deinen Körper straffen (was gleichbedeutend ist damit, dein Muskelgewebe zu pflegen und auszubauen), muss dein Körper passende Strukturen aufbauen. Dazu wird er durch den dir bekannten Trainingsreiz angeregt. Er braucht dann aber auch die Baustoffe, um neue Strukturen schaffen zu können. Und die bestehen aus Energie, dem Baustoff Eiweiß sowie allen anderen notwendigen Nährstoffen – die nur du deinem Körper zuführen kannst. Besonders wichtig ist die zeitnahe Energieversorgung nach dem Training mit einem kohlenhydrat- und eiweißreichen Snack oder Drink (gern zusätzlich auch schon vor oder beim Training), denn der Körper legt sofort los mit dem Umbau.

Auch wenn du abnehmen willst, solltest du ausreichend essen! Warum, wenn man oder frau doch durch Auspowern und Nichtsessen viel schneller Gewicht verliert? Die klare Antwort: Eine Mangelernährung ist absolut ungesund und auf Dauer voll-
kommen kontraproduktiv! Das zeigt dir das Kapitel 5, in dem es unter anderem darum gehen wird, wie dein Körper auf Nahrung reagiert und mit welchen Lebensmitteln, Nährstoffen und Ernährungsformen du deine Trainingsziele am besten unterstützt.

Der Erfolg beim Fitnesstraining ist eine Frage der Einstellung – die auch gegenüber dem Essen gelten sollte: Training und Ernährung sollten im Sinne deiner Gesundheit und eines jeden Fitnessziels immer konstruktiv und aufbauend sein. Sie sollten dein Leben bereichern und niemals Einschränkung bedeuten.

Merke dir einfach: Ohne ausreichende und passende Energie in Form von Nahrung wirst du niemals leistungsfähiger oder auf gesunde Weise schlank!

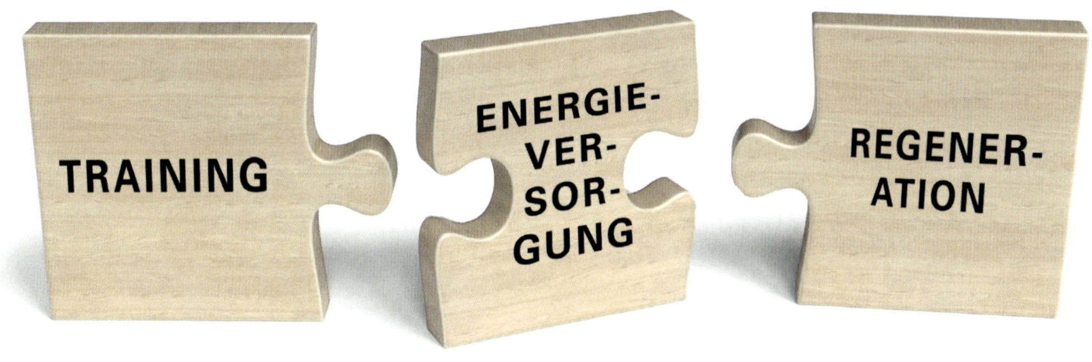

Drei Faktoren für ein Training mit Erfolg.

Zu jedem Workout gehört das Warm-up

Aufwärmen ist ein wichtiger Bestandteil optimaler Trainingseinheiten, und zwar aus zwei Gründen: Zum einen schützt dich das Warm-up vor Verletzungen, etwa typische Sportverletzungen wie Zerrungen und Muskel(faser)risse. Zum anderen macht dich das Aufwärmen sogar leistungsfähiger!
Erfahre hier, wie du dein Warm-up gestaltest.

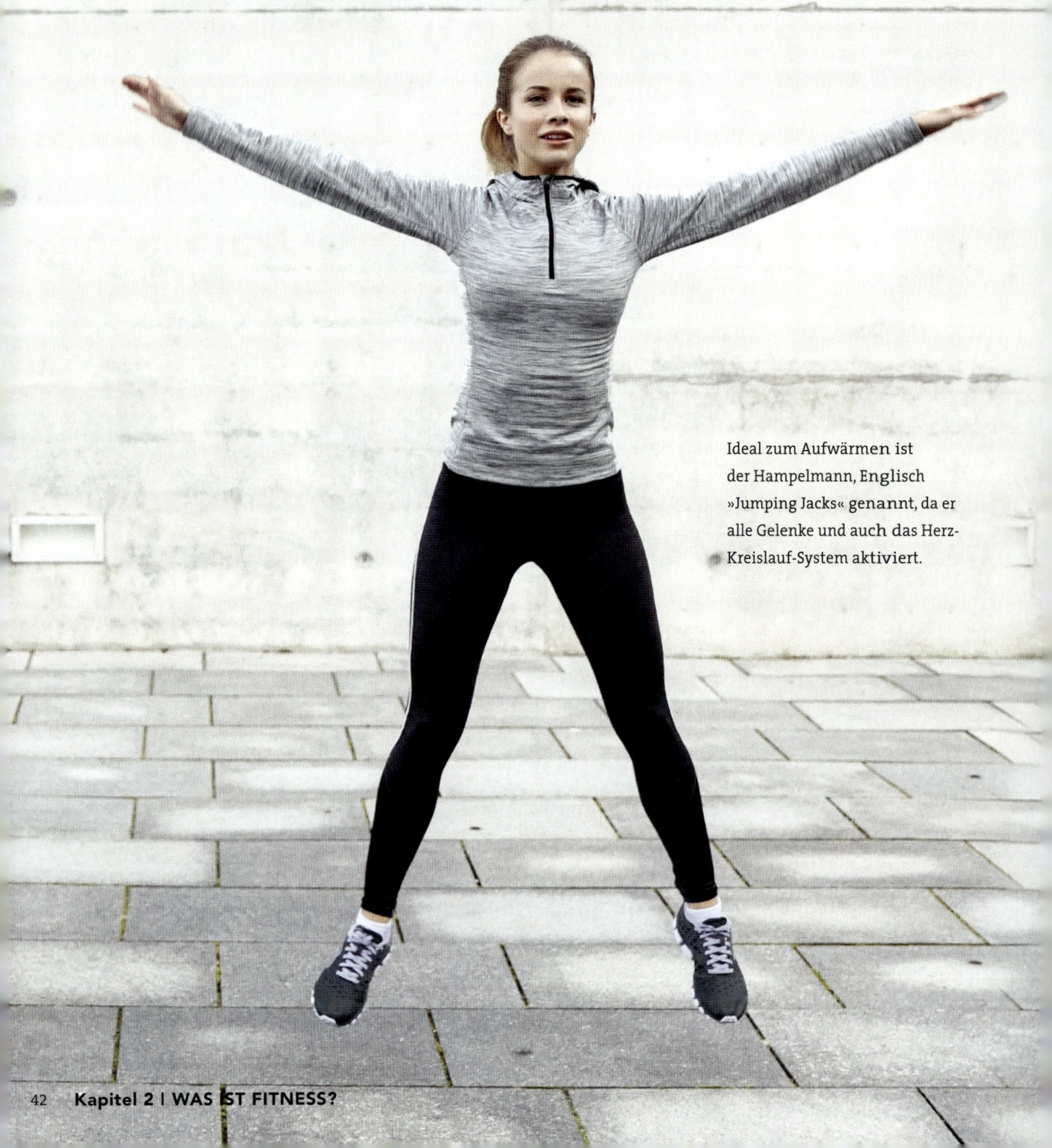

Ideal zum Aufwärmen ist der Hampelmann, Englisch »Jumping Jacks« genannt, da er alle Gelenke und auch das Herz-Kreislauf-System aktiviert.

Das perfekte Warm-up

- → Zehn Minuten sind ideal, fünf Minuten Minimum. Wenn die Zeit knapp ist, dann lasse lieber eine Übung des Trainings weg, als auf das Warm-up zu verzichten.
- → Mache dich locker – und übertreibe es nicht: Das Warm-up soll dich aufwärmen, nicht erschöpfen. Leichtes Schwitzen und ein schnellerer Atem sind okay und zeigen, dass dein Körper wirklich in die Gänge kommt. Wenn du dagegen komplett atemlos wirst, Seitenstechen bekommst oder deine Muskeln versagen, dann übertreibst du es eindeutig.
- → Beim Krafttraining teilst du dein Warm-up grob in einen allgemeinen Teil und einen speziellen Teil auf.
- → Der allgemeine Part sollte wenigstens fünf Minuten beanspruchen und deinen ganzen Körper in Schwung bringen, dabei die Betriebstemperatur erhöhen und auch alle Gelenke aktivieren. Zumindest alle, die im anschließenden Training gefordert sind. Geeignet sind (Kraft-)Ausdauerübungen wie der Hampelmann, lockere Sprünge mit Armschwüngen etc. Außerdem gut einsetzbar: Seilspringen, Lauf-ABC-Übungen oder lockeres Kardiotraining wie Laufen, Radfahren, auch an Kardiogeräten wie Rudermaschine oder Crosstrainer. Auch im allgemeinen Part fokussierst du dich bereits auf die Muskelgruppen und Bewegungen, die im nachfolgenden Training anstehen: Wenn du ein intensives Beintraining absolvieren willst, solltest du gezielt die Beine ausschwingen, die Hüfte mobilisieren etc.
- → Der spezielle Part sollte insgesamt auch um die fünf Minuten beanspruchen. Dabei absolvierst du direkt vor ausgewählten zentralen Übungen zwei, drei Sets mit leichten Wiederholungen (nicht mehr als acht) bei niedrigem Gewicht. Ausgewählte zentrale Übungen meint solche, bei denen du dich noch auf eine saubere Ausführung gezielt konzentrieren musst, bei denen du sehr hohes Gewicht einsetzen willst oder die grundsätzlich einen komplexeren oder dir noch nicht so bekannten Bewegungsablauf erfordern.
- → Beginne dein Training direkt nach dem Warm-up! Bereits nach fünf Minuten sind die eben noch so schön aktivierten Körpersysteme wieder runtergefahren, die Aufmerksamkeit schwindet und das Warm-up verfehlt seine Wirkung – selbst wenn dir noch der Schweiß auf der Stirn steht.

Positive Effekte des Aufwärmens

Herz-Kreislauf-System

Wenn Puls und Blutdruck steigen, verbessert das die Durchblutung und so die Versorgungslage im Körper enorm: Nährstoffe, Energie, Sauerstoff etc. fließen vermehrt in die Zellen. Deine Leber beginnt parallel, mehr Blut freizusetzen.

Muskeln und Faszie

Der gesteigerte Blutdurchfluss macht das Fasziengewebe geschmeidiger und lässt Muskelfasern reibungsloser kontrahieren und wieder entspannen. Das schafft Flexibilität und Dehnfähigkeit – eine tolle Verletzungsprävention! Zudem kann die Muskulatur im aktivierten Zustand effektiver arbeiten und mit weniger Aufwand mehr leisten.

Gelenke

Bewegungen im Warm-up schmieren die Gelenke: Dabei wird die so genannte Synovia, das ist die Gelenkflüssigkeit, vermehrt ausgeschüttet. Diese »flutet« den Gelenkknorpel, der sich vollsaugt und so wächst. Die vergrößerte Auflagefläche kann einwirkenden Druck besser abfedern.

Atmungssystem

Natürlich aktiviert das Warm-up auch dein Atmungssystem: Das ist nun vorbereitet auf jede Trainings-Schandtat und in der Lage, den erhöhten Sauerstoffbedarf zu decken. Zudem fällt es der Lunge jetzt leichter, das Kohlendioxid wieder aus deinem Kreislauf herauszubekommen (immer schön ausatmen – siehe dazu die folgenden Seiten).

Stoffwechsel, Hormon- & Nervensystem

Die Mechanismen der Energiebereitstellung (etwa der Fettstoffwechsel) fahren hoch. Auch das Zentralnervensystem wird aktiviert: Nervale Prozesse laufen zügiger ab, du bist reaktionsschneller. Im Muskel werden zusätzliche Fasern rekrutiert, und die Kontraktionsgeschwindigkeit verbessert sich – eine Wirkung insbesondere des speziellen Warm-ups. Vermehrt ausgeschüttete Hormone wie Dopamin, Adrenalin und Noradrenalin wirken pushend und haben einen positiven Einfluss auf deine Konzentrationsleistung: du bist »bereit«, aufmerksamer und motivierter. Los geht's!

Die richtige Atmung beim Training

Einatmen, ausatmen – so viel ist klar. Aber wann du wie zum Luftholen ansetzen, wann mit der Ausatmung die Lungen wieder frei machen solltest, ist gut zu wissen, wenn du optimal trainieren willst. Denn der in der Luft enthaltene Sauerstoff ist nicht nur überlebenswichtig, sondern essenziell für Trainingsleistungen, da ohne Sauerstoff keine Energieverwertung in den Mitochondrien (siehe Seiten 19/20) möglich ist. Unterschiedliche Formen von Belastungen im Training (denke an den Unterschied zwischen Ausdauer- und Kraftbelastungen) erfordern dabei unterschiedliche Atemtechniken, sodass es nicht die eine perfekte Atmung für alles gibt. Auch wenn die Art und Weise, wie jemand unter Belastung atmet, individuell unterschiedlich ausfallen kann, helfen dir folgende Hinweise sicher, um eine (für dich) optimale Atmung passend zur jeweiligen Belastung zu finden.

So atmest du korrekt beim Krafttraining

- Wenn du einen Widerstand überwindest, atmest du (am besten durch den Mund) aus – du pustest diesen Widerstand sozusagen weg. Zumeist ist das der Teil einer Bewegung von der Ausgangs- zur Endposition einer Übung, bei der sich das Gewicht hebt und die Muskulatur konzentrisch arbeitet, sich also zusammenzieht. Das Ausatmen sorgt automatisch mit dafür, dass du deine Atemhilfs- und Bauchmuskeln anspannst, was deiner Körpermitte zusätzliche Stabilität verleiht.
- Wenn du einem Widerstand nachgibst, atmest du (am besten durch die Nase) ein. Das passiert in der Regel auf dem Weg zurück in die Ausgangsposition, wenn sich das Gewicht wieder senkt und die Muskulatur exzentrisch arbeitet, also wieder auseinandergezogen wird.
- Bei manchen Übungen ist der Belastungsablauf nicht eindeutig oder aber zu lang für einen Atemzyklus – das kann schon bei Burpees oder noch komplexeren Übungen der Fall sein. Dann gilt nach wie vor, in der größten Belastungsphase eher auszuatmen, bei »entspannteren« Phasen eher einzuatmen. Dabei sollte dein Atem stets durchgehend fließen.
- Auch bei Halteübungen wie einem Unterarmstütz fließt dein Atem. Vermeide es, mit der Haltung der Spannung auch den Atem anzuhalten. Falls es dir schwer fällt, versuche folgende Technik: Atme in kurzen, lockeren Zügen »hinter« die Bauchspannung. Das verhindert einen Anstieg des Blutdrucks. Betonung liegt hier auf locker: Auf keinen Fall solltest du hyperventilieren!

So atmest du korrekt beim Stretching und beim Yoga

- Im Gegensatz zu Kraftübungen, bei denen du einen durch das Ausatmen stabilisierten Rumpf beim konzentrischen Überwinden von Widerständen gut gebrauchen kannst, ist es beim Stretching und auch bei vielen Yogaformen genau anderes herum: Hier unterstützt das Ausatmen die exzentrische Haltung oder Bewegung: Die Idee ist, dass du in der nachgebenden Phase ausatmest. Du wirst den Effekt in der Regel sofort spüren: Das Ausatmen unterstützt dich dabei, locker zu lassen.

So atmest du korrekt beim Ausdauertraining

Laufen, Radfahren, Schwimmen: Beim »klassischen« Ausdauertraining sollte deine Atmung zum Bewegungstempo passen. Ein klarer, konsequenter Atemrhythmus ist von Vorteil – denn diese Sportarten sind ja davon geprägt, über längere Zeit ein und dieselbe Bewegung abzurufen. Dabei gilt: Bei geringerer Intensität atmest du langsamer, bei höherer Intensität logischerweise schneller. Dementsprechend ist deine Atemfrequenz also auch ein praktischer Indikator für die Belastungsintensität. Zumeist wird die Atemtechnik anhand des Bewegungsrhythmus beschrieben. Zwei gute Beispiele:

- 2er- und 3er-Atmung: Diese nutzt du zum Beispiel beim Kraulschwimmen. Du hebst also alle zwei oder drei Kraulzüge den Kopf zur Seite und atmest ein. Ersteres ist gut für intensivere Belastungen, die 3er-Atmung dagegen sorgt für zusätzliche Orientierung, da du den Kopf immer abwechselnd nach links und rechts aus dem Wasser hebst. Du kannst auch mit 3er- (eher bei Tempotraining) und 2er-Atmung (eher beim Training im Bereich der anaeroben Schwelle) laufen – aber nur, wenn das Tempo es erfordert, dass du so viel atmest.

- 4er-Atmung: Diese nutzt du als Ausdauerläuferin bei einem eher lockeren Tempo, perfekt für ein Training »im Fettstoffwechsel«, für gesundheitsförderndes Training, zum Abnehmen und für lange Läufe etwa bei einer Marathonvorbereitung. Bei dieser 4-Schritte-Atemtechnik atmest du also vier Schritte lang ein, dann vier Schritte lang aus.

Bei schnellen Intervalleinheiten wie dem HIIT, das ja auch deine Ausdauer fördert und durch eine dauerhafte Anstrengung für die Länge eines Satzes gezielt eine Sauerstoffschuld erzielen will, ist die Atmung eine individuelle Sache, für die vor allem eine Regel gilt: Lass den Atem möglichst die ganze Einheit über stetig fließen.

Auch bei schweren Belastungen und Haltepositionen sollte der Atem grundsätzlich fließen.

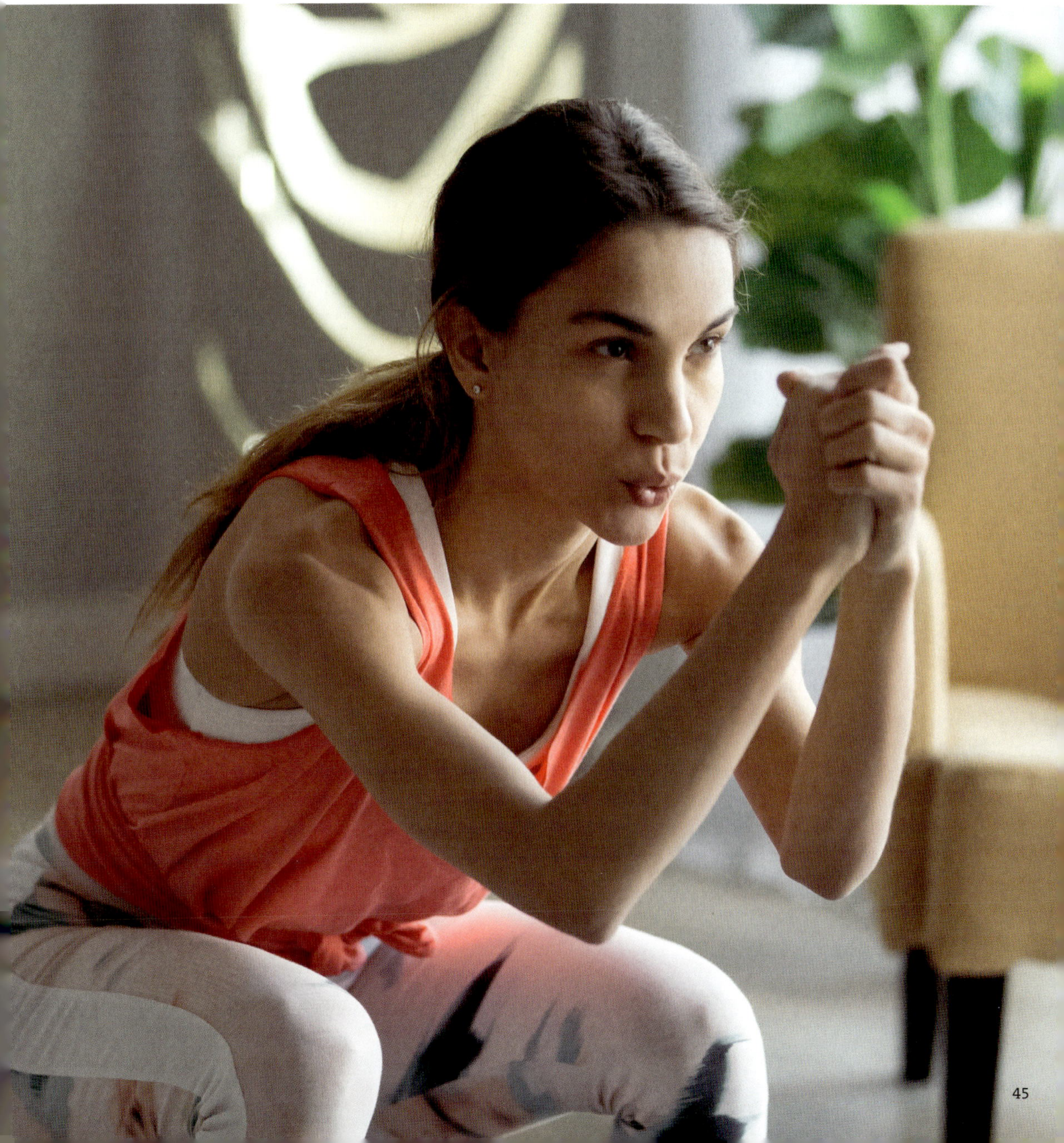

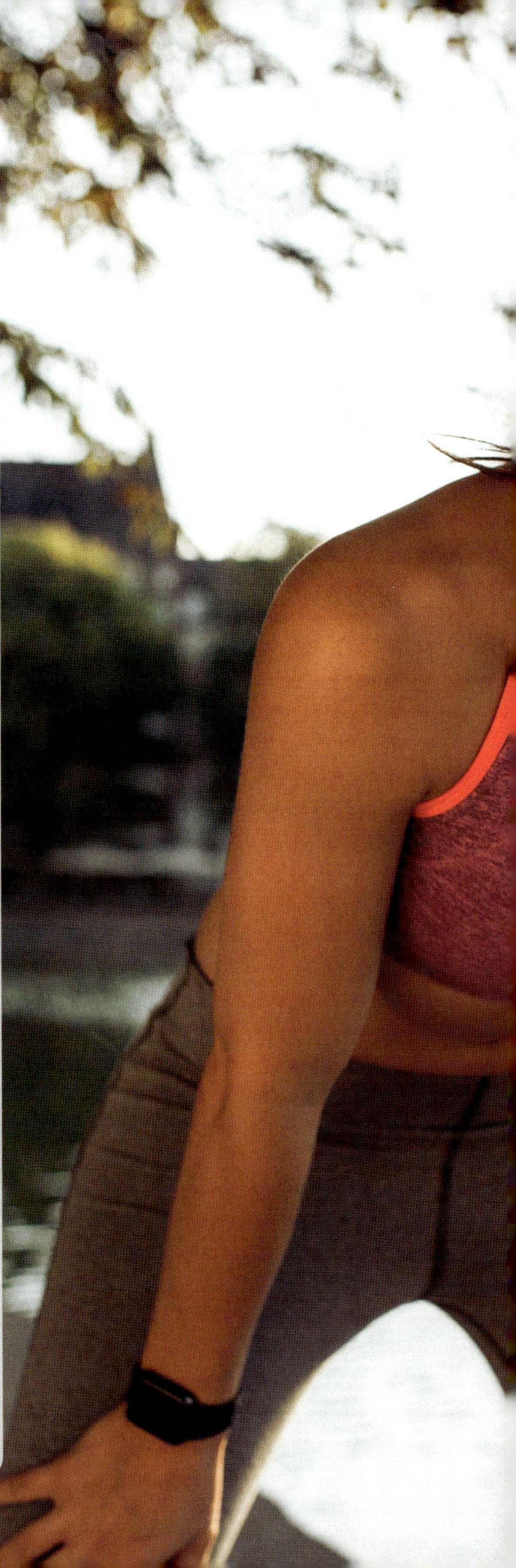

Mund- versus Nasenatmung, Bauch- versus Brustatmung

Zur Atemtechnik gehört, wodurch du die Luft fließen lässt und wie du sie aus den Lungen raus beziehungsweise in die Lungen hineinbekommst.

Hole viel Sauerstoff aus dem Bauch heraus

Wenn du aus dem Bauch heraus atmest, bewegst du mehr Sauerstoff und nutzt das vorhandene Lungenvolumen optimal. Dies wird dir aber wahrscheinlich nur bis zu einer gewissen Intensität gelingen. Wenn die Anstrengung zu groß wird, tendieren wir dazu, »flacher« zu atmen, also aus der Brust heraus. Letzteres solltest du – solange es geht – vermeiden, und selbst wenn es soweit ist, auch weiterhin darauf achten, dass du bei der Brustatmung nicht zu kurzatmig wirst. Ansonsten wird die Luft in deiner Lunge nicht mehr vollständig ausgetauscht, was zu einem »Kohlendioxid«-Stau und spürbarem Leistungsverlust führt.

Kontrolliert einatmen durch die Nase, aktiv ausatmen durch den Mund

Ein möglichst ruhiger, konzentrierter Atem hilft dir dabei, diesen Stau zu vermeiden. Am besten »beruhigst« du deinen Atem, indem du durch die Nase einatmest. Vorteil der Nasenatmung: Die Luft wird gereinigt und bei Outdoor-Sport im Winter auch vorgewärmt, bevor sie auf Bronchien und Lunge stößt. Das schützt vor Infekten und Entzündungen und verhindert, dass sich deine Gefäße verengen, was auf Kosten deiner Leistung geht. Gegen das Einatmen mit dem Mund spricht abgesehen von der Tendenz, eher hektisch zu atmen, noch eine andere Sache: Es kann dann passieren, dass du so ein Überangebot an Sauerstoff erzeugst, was tatsächlich auch zu einer verminderten Leistung führen kann.

Ausatmen solltest du grundsätzlich im Idealfall durch den Mund, insbesondere bei höheren Belastungen. Hintergrund: Durch den Mund bekommst du schneller mehr verbrauchte Luft aus der Lunge. Und das ist zumeist das Problem von Sauerstoffschuld bei hohen Belastungen: Du bekommst nicht alle verbrauchte Luft aus der Lunge, sodass für frische Luft immer weniger Platz verfügbar ist.

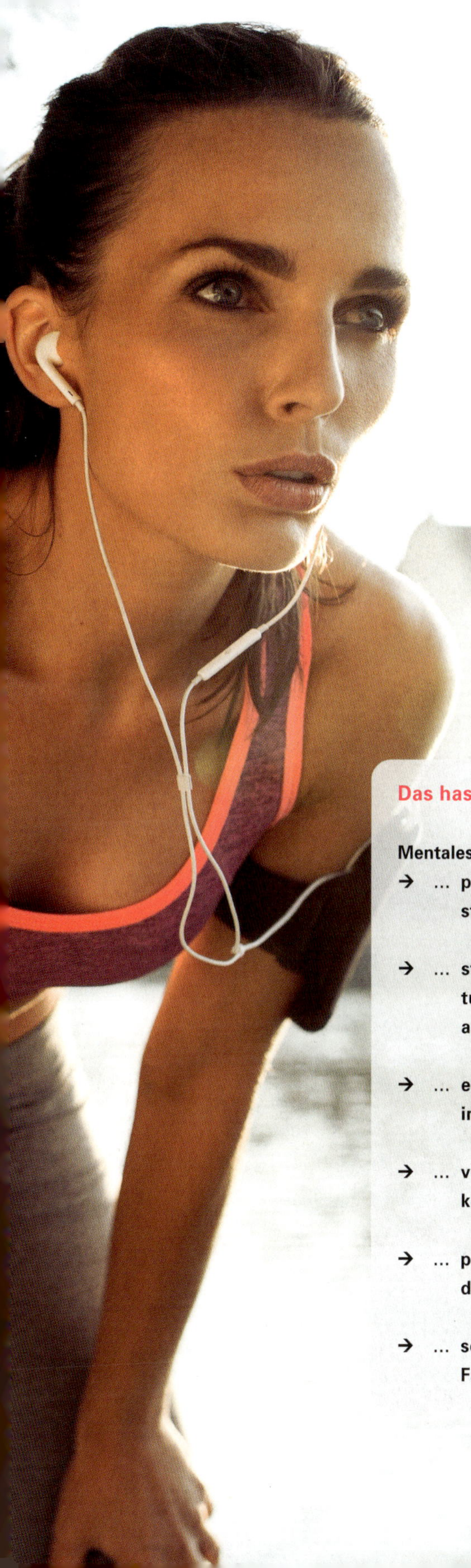

Mehr Leistung und Motivation durch mentales Training

Wusstest du, dass du deine Gedanken trainieren kannst wie Muskeln? Mentales Training setzt Trainingsreize im Gehirn, die Verbindungen zwischen Nervenzellen wachsen lassen und verstärken. Das Stichwort lautet: Neuroplastizität – die Fähigkeit von Synapsen, Nervenzellen und Bereichen deines Gehirns, sich selbst verändern zu können.

Denke an den Ausspruch: Aus deinen Gedanken werden deine Worte werden deine Taten! Mentales Training setzt am Ursprung an: den Gedanken. Dabei gilt: Dein Kopf gibt stets die Grenzen deiner (körperlichen) Leistungsfähigkeit vor. Du bist also nur so gut, wie du denkst! Und dazu zählt auch, wie motiviert du bist. Es lohnt sich also, an den Gedanken zu arbeiten – mit mentalem Training.

Das hast du davon

Mentales Training ...

→ ... **pusht deine körperliche Leistungsfähigkeit: Die bloße Vorstellung einer Bewegung optimiert deine Motorik.**

→ ... **steigert deine Motivation, unter anderem durch eine strukturierte Zielsetzung mit Teilerfolgen. Und Motivation ist Voraussetzung für Bestleistungen. R.I.P., innerer Schweinehund!**

→ ... **erhöht dein Selbstvertrauen, denn die zweifelnden Stimmen in dir werden immer weniger.**

→ ... **verbessert deine Konzentrationsfähigkeit und deine Fähigkeit, dich auf das Wesentliche zu fokussieren.**

→ ... **pusht deine kognitive Leistungsfähigkeit und Wahrnehmung durch Schärfen deiner Sinne.**

→ ... **sorgt für mehr Flow-Erlebnisse durch alle vorgenannten Faktoren.**

Ausgewählte Techniken des Mentaltrainings

Es gibt viele Ansätze des mentalen Trainings, und wie beim Fitnesstraining auch hier nicht DIE eine richtige Lösung für alle. Die folgenden Techniken bringen dich aber immer voran und gehören zu den Basics für alle, die mentales Training nutzen wollen.

A) Ziele setzen

Das ist quasi schon die halbe Miete: Setze dir Ziele! Und zwar möglichst konkrete: Schreibe dir am besten auf, was genau (»10 Kilogramm abnehmen« ist besser als »abnehmen«), bis wann genau, mit welchen Mitteln, mit welchen Zwischenzielen usw. Dann sollte dein Ziel unbedingt realistisch sein und am besten positiv formuliert, also: »Ich will 10 Kilo abnehmen«, nicht »Ich will nicht mehr so dick sein«). Halte dein Ziel und alle Details schriftlich fest – so kannst du dich zwischendurch immer wieder motivieren.

B) Visualisieren

Eine Art Brücke zwischen Geist und Körper, die viele Profisportler nutzen, ist die Visualisierung. Dabei stellst du dir (immer und immer wieder) vor, wie du zum Beispiel dein Ziel erreichst. Die wichtigsten Grundregeln:

- Deine Vorstellungen sollten möglichst »echt« sein. Stell dir auch vor, wie sich der Moment (des Erfolges) anfühlt. Wenn du es richtig machst, reagiert dein Körper entsprechend, schüttet Glückshormone aus etc.
- Visualisiere möglichst täglich und halte die intensiven Bilder möglichst lange fest (»lange« können auch schon ein paar Sekunden sein).
- Mache das Visualisieren zu einer täglichen Routine. Am besten morgens nach dem Aufwachen und abends vor dem Wegdämmern.

Du kannst Bewegungsmuster im Kopf durchgehen (Kletterer machen das mit ihrer Route), deinen Erfolg aus der subjektiven Perspektive visualisieren (du erlebst also im Kopf dein Event oder Ziel, stellst dir vor, wie du die Ziellinie überläufst) oder aus der Zuschauerperspektive (du »siehst« vor dem inneren Auge von außen, wie du die Ziellinie überläufst). Diese Filme können auch von »kleinen« Trainingserfolgen handeln – alles, was dich motiviert, hilft.

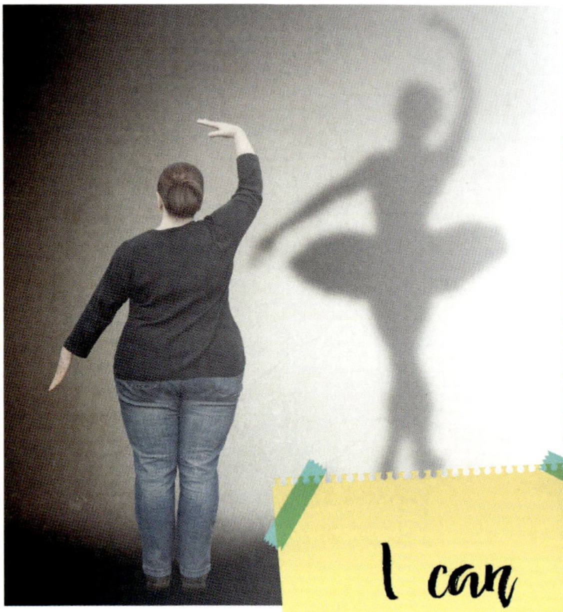

Du solltest nicht unrealistisch sein – aber wie du dich fühlst, …

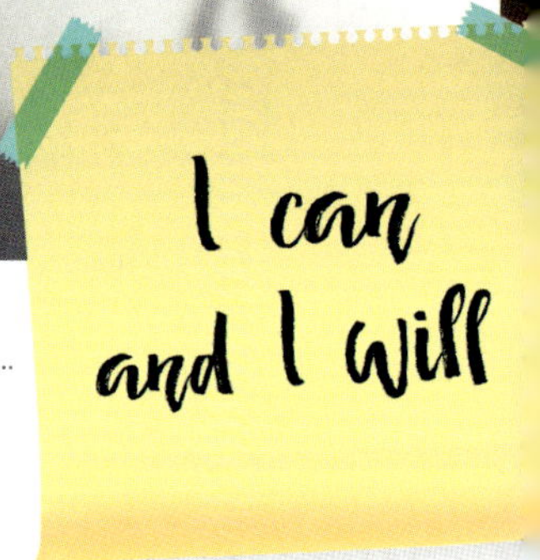

C) Autosuggestion

Ein weiteres sehr mächtiges Tool ist, die eigenen Gedanken in eine positive Richtung zu lenken. Der Klassiker: Das Glas ist halb voll oder halb leer. In deinem Kopf haben sich solche Gedanken, Haltungen, Meinungen im Laufe der Jahre manifestiert. Diese sogenannten Glaubenssätze kehren in bestimmten Situationen immer automatisch wieder. Das Beispiel zeigt: Es ist egal, was du denkst, es ist immer gleich viel Wasser im Glas. Nur: Mit dem positiven Gedanken machst du dir das Leben schöner und einfacher – und er macht dich leistungsfähiger!

Da dein Unterbewusstsein permanent aktiv ist, du sowieso immer denkst und im inneren Dialog bist, kannst du diesen Gedanken auch gleich eine positive Richtung geben – mit Autosuggestion. Die sich selbst erfüllende Prophezeiung ist eine Folge zementierter Glaubenssätze. Mit mentalem Training und etwas Zeit und Geduld schaffst du es, dass sich mehr positive Dinge erfüllen, nicht negative.

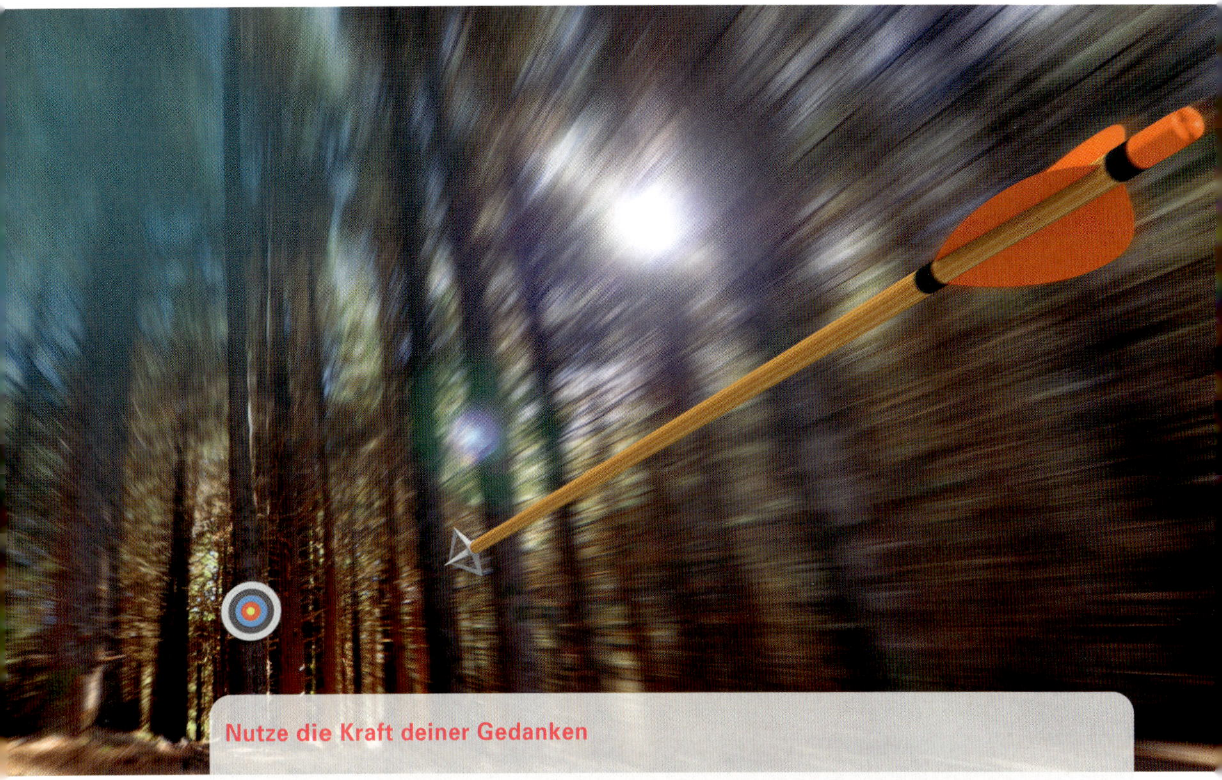

Nutze die Kraft deiner Gedanken

... ist immer auch eine Frage der Einstellung (und der Ziele, die du hast).

a) Lerne deine inneren Stimmen und Glaubenssätze kennen. Schreibe auf, was dir an »Zweiflern« durch den Kopf geht, etwa immer wieder ein »Ich schaffe das nicht«.

b) Formuliere für jeden negativen Glaubenssatz ein positives Gegenstück und halte diese auch schriftlich fest. Das kann ganz einfach sein, etwa »Ich schaffe das!« anstelle »Ich schaffe das nicht!«. Weitere wichtige Regeln für perfekte Glaubenssätze:

- → **Formuliere positiv: »Ich bin stark«, nicht »Ich bin nicht mehr schwach!«**
- → **Formuliere in »deiner Sprache«, denn die neuen Glaubenssätze müssen zu dir passen.**
- → **Formuliere realistisch und für dich glaubhaft: Du muss selbst daran glauben und das Ziel erreichen können.**
- → **Formuliere knackig ohne Umschweife und im Indikativ, ohne »sollte«, »möchte« o. Ä.: »Ich bin in Höchstform!«**
- → **Formuliere möglichst konkret: »Ich erreiche mein Ziel XY!«**
- → **Formuliere in der Gegenwart: »Ich komme meinem Ziel näher!«**
- → **Formuliere mit Ich-Bezug: »Ich vertraue meinen Fähigkeiten!«**

c) Jetzt geht es darum, deine Gedanken gezielt neu zu denken. Um so deinem Unterbewusstsein ein Update zu verpassen, braucht es allerdings Zeit. Sei also geduldig. Wann immer dich die alten Gedanken überkommen, nutze die Stopp-Technik: Sage oder denke laut »Stopp«, dann denke bewusst neu.

d) Um die Glaubenssätze zu verfestigen, kannst du Selbstgespräche führen. Das klingt vielleicht seltsam, aber ausgesprochene Worte wirken noch mehr als bloße Gedanken.

WAS HAST DU VOM FITNESSTRAINING?

ALLE ZIELE IM ÜBER-BLICK

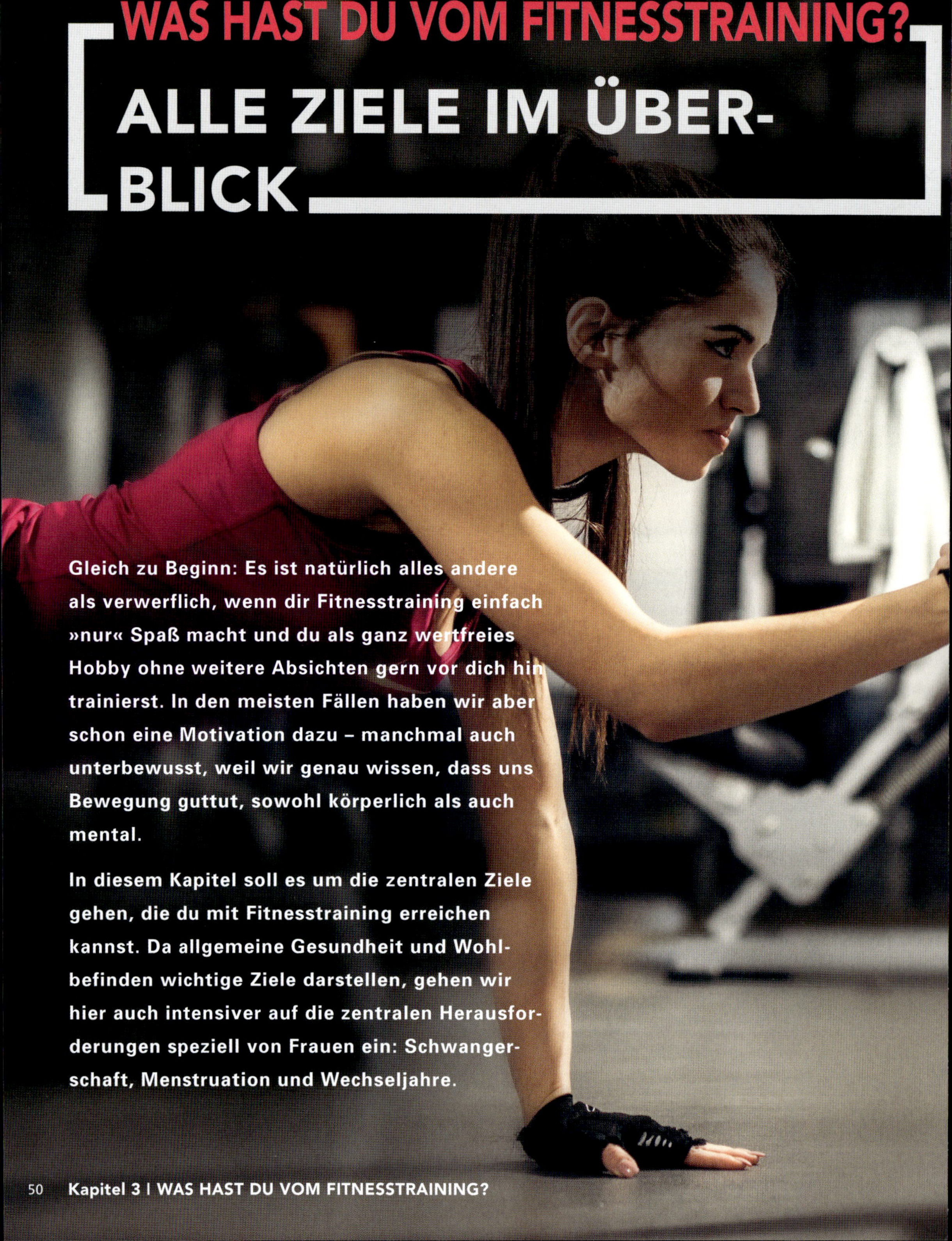

Gleich zu Beginn: Es ist natürlich alles andere als verwerflich, wenn dir Fitnesstraining einfach »nur« Spaß macht und du als ganz wertfreies Hobby ohne weitere Absichten gern vor dich hin trainierst. In den meisten Fällen haben wir aber schon eine Motivation dazu – manchmal auch unterbewusst, weil wir genau wissen, dass uns Bewegung guttut, sowohl körperlich als auch mental.

In diesem Kapitel soll es um die zentralen Ziele gehen, die du mit Fitnesstraining erreichen kannst. Da allgemeine Gesundheit und Wohlbefinden wichtige Ziele darstellen, gehen wir hier auch intensiver auf die zentralen Herausforderungen speziell von Frauen ein: Schwangerschaft, Menstruation und Wechseljahre.

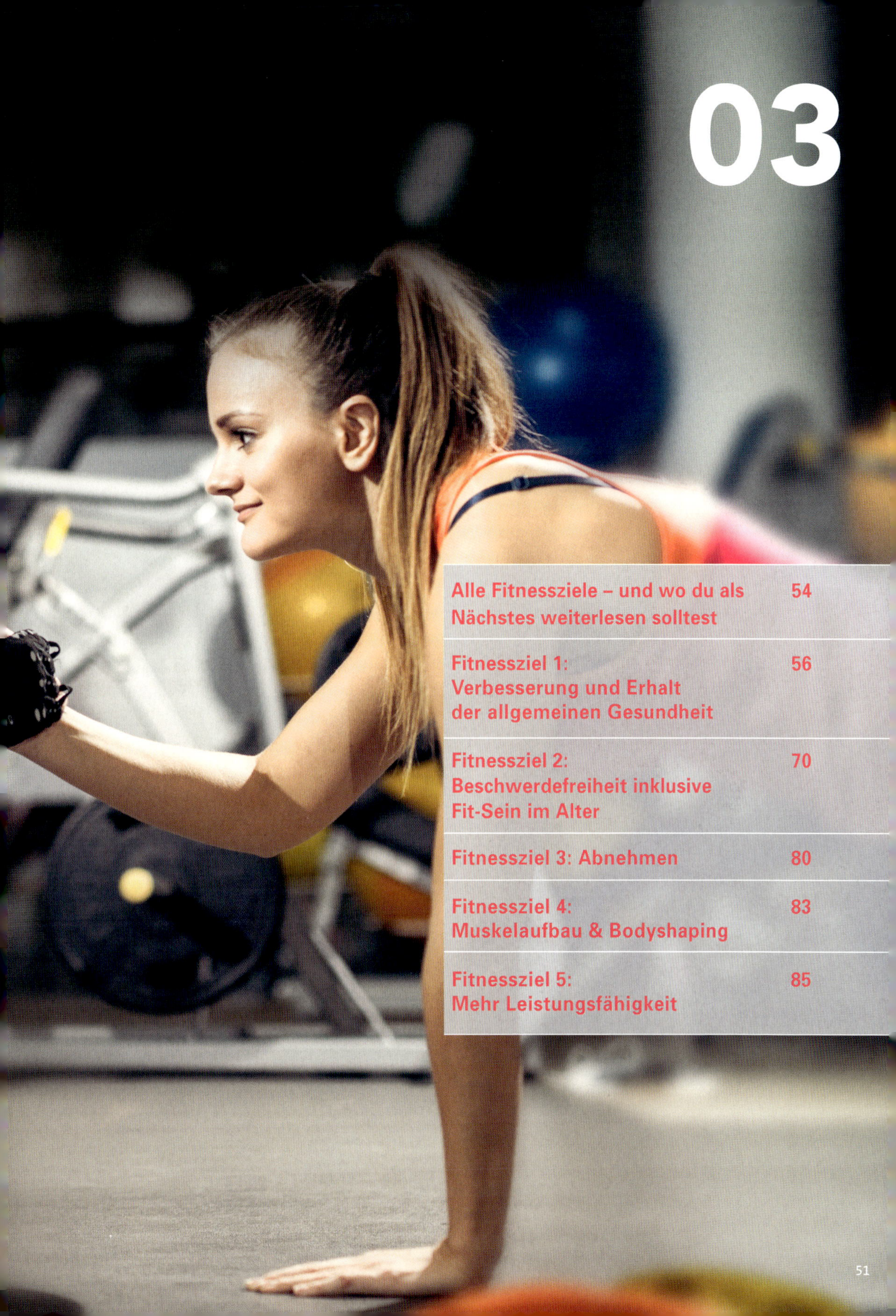

03

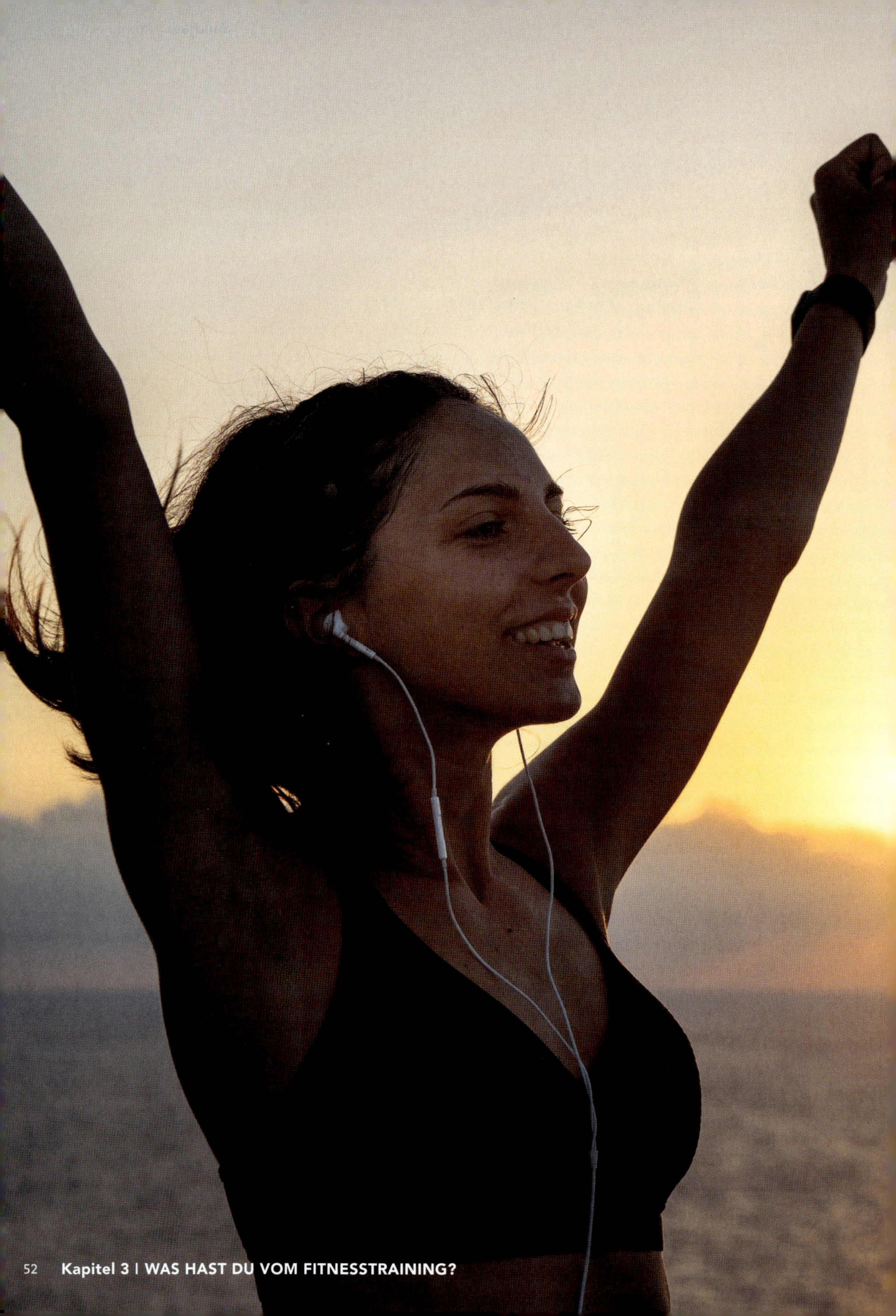

Insgesamt bekommst du zu den Zielen Gesundheit, Beschwerdefreiheit, Abnehmen, Bodyshaping und Muskelaufbau sowie Verbesserung deiner Leistungsfähigkeit grundlegende Tipps, wie du dein Fitnesstraining jeweils ausrichten kannst. Die Inhalte und Auswirkungen überschneiden sich dabei naturgemäß. Und die Ziele schließen sich nicht aus, im Gegenteil: Wenn du zum Beispiel abnehmen willst, tust du auch automatisch etwas für deine allgemeine Gesundheit und arbeitest auch präventiv gegen Rückenschmerzen. Wenn du Muskeln aufbauen willst, gilt dasselbe – mehr Muskeln sind perfekt zum Abnehmen und für deine Kraft-Leistungsfähigkeit. Und Beschwerdefreiheit und Gesundheit gehen auch Hand in Hand.

Letztlich sind für jedes Fitnessziel (in unterschiedlichen Ausprägungen) zwei Bausteine zentral für den Erfolg: Krafttraining und/oder Ausdauertraining. Deswegen behandelt dieses Kapitel die beiden Bereiche besonders intensiv, inklusive Planung und Organisation des Trainings und vieles mehr.

Das Trainingsalter ist eine tolle Sache: je älter, desto fitter!

Hast du schon mal etwas von dem Begriff »Trainingsalter« gehört? Das Trainingsalter drückt aus, wie lange du (in einer bestimmten Disziplin) trainierst beziehungsweise Trainingserfahrung gesammelt hast. Du bist seit einem Jahr im Fitnessstudio aktiv? Dann ist dein Trainingsalter 1 (Jahr). Wenn du jetzt mit, sagen wir, Bogenschießen anfängst, dann dürfen wir dir in dieser Disziplin zur Geburt gratulieren, denn dein Trainingsleben in Sachen Bogenschießen fängt gerade an. Wozu diese Spielerei mit dem Trainingsalter? Insbesondere für die in diesem Kompass angesprochenen Trainingsformen wie Kraft- und Ausdauertraining, deren Entwicklung von tiefgreifenden Umwandlungsprozessen in deinen Körpersystemen leben, lassen sich verschiedene Dinge ableiten – immer gezielt auf die jeweilige Sportart beziehungsweise dem Trainingsziel. Ein wichtiges Kriterium für deine Trainingsgestaltung, aber auch für Motivation und Psyche ist zum Beispiel der erwartbare Erfolg, mit dem du rechnen kannst. Im ersten Trainingsjahr wirst du immer die größten Fortschritte machen. Je trainierter du dann irgendwann bist, also je mehr Trainingsjahre du auf dem Buckel hast, desto mehr musst du um jede weitere Verbesserung kämpfen. Beispiel Muskelaufbau: Im ersten Trainingsjahr kannst du bei sehr ambitioniertem Training durchaus (weit) über fünf Kilo Muskelmasse aufbauen. Im fünften Trainingsjahr dann nur noch ein Kilo.

Alle Fitness-Ziele → und wo du als Nächstes weiterlesen solltest

Ziel	Die Schwerpunkte, um dein Ziel zu erreichen	Die Top-3 der passenden Trainingskonzepte*	Die Top-3 der passenden Tools**
ZIEL 1a: **Allgemeine Gesundheit** Verbesserung und Erhalt der allgemeinen Gesundheit → siehe Seite 56	• Krafttraining → siehe Seite 85 • Ausdauertraining →siehe Seite 94 • Beweglichkeits- & Koordinationstraining →siehe Seite 101	• Bodyweight-Training → siehe Seite 112 • Functional Training → siehe Seite 124 • Aquafitness → siehe Seite 166	• Schlingentrainer → siehe Seite 216 • Faszienrolle/-ball → siehe Seite 126 • Widerstandsbänder → siehe Seite 222
ZIEL 1b: **Gesund und fit bleiben in der Schwangerschaft** Was du dir und dem Baby während und nach der Schwangerschaft Gutes tun kannst → siehe Seite 58	• Beweglichkeits- & Koordinationstraining → siehe Seite 101 • moderates Kraft- und Ausdauertraining → siehe Seite 94 • Beckenbodentraining → siehe Seite 68	• Yoga → siehe Seite 152 • Bodyweight-Training → siehe Seite 112 • Functional Training → siehe Seite 124	• Gymnastikball → siehe Seite 233 • Yogabock & Yogagurt → siehe Seite 243 • Gewichtsmanschette → siehe Seite 238
ZIEL 2: **Beschwerdefreiheit** Prävention vor und Bekämpfung von Beschwerden inkl. Fit-sein im Alter → siehe Seite 70	• Krafttraining → siehe Seite 85 • Beweglichkeitstraining → siehe Seite 101	• Yoga → siehe Seite 152 • Faszientraining → siehe Seite 126 • Kieser Training → siehe Seite 130	• Faszienrolle/-ball → siehe Seite 126 • Balancetrainer → siehe Seite 179 • Flexi-Bar → siehe Seite 244
ZIEL 3: **Abnehmen** Körperfett loswerden als ästhetisches und/oder gesundheitliches Ziel → siehe Seite 80	• Krafttraining → siehe Seite 85 • Ausdauertraining → siehe Seite 94 • Ernährung → siehe Kapitel 5 ab Seite 180	• HIIT → siehe Seite 132 • Aerobic, Zumba & Co. → siehe ab Seite 136 (alternativ Bodyweight, → siehe Seite 112) • Jumping Fitness → siehe Seite 162 (alternativ Tool-geprägte Kurse, → siehe Seite 170)	• Springseil → siehe Seite 224 • Stepboard → siehe Seite 229 • Trampolin → siehe Seite 240
ZIEL 4: **Muskelaufbau & Bodyshaping** Ästhetische Ziele wie Bodyshaping & Muskelaufbau (Beach Body etc.) → siehe Seite 83	• Krafttraining → siehe Seite 85 • Ernährung → siehe Kapitel 5 ab Seite 180	• Freihanteltraining → siehe Seite 122 • Tae Bo → siehe Seite 142 • Bodyweight-Training → siehe Seite 112 • zudem auch die genannten Konzepte für mehr Kraft • besonders wichtig: klassisches Krafttraining	• Kettlebell → siehe Seite 228 • Klimmzug-Vorrichtung → siehe Seite 236 • Boxsack → siehe Seite 245 • zudem auch die genannten Tools für mehr Kraft

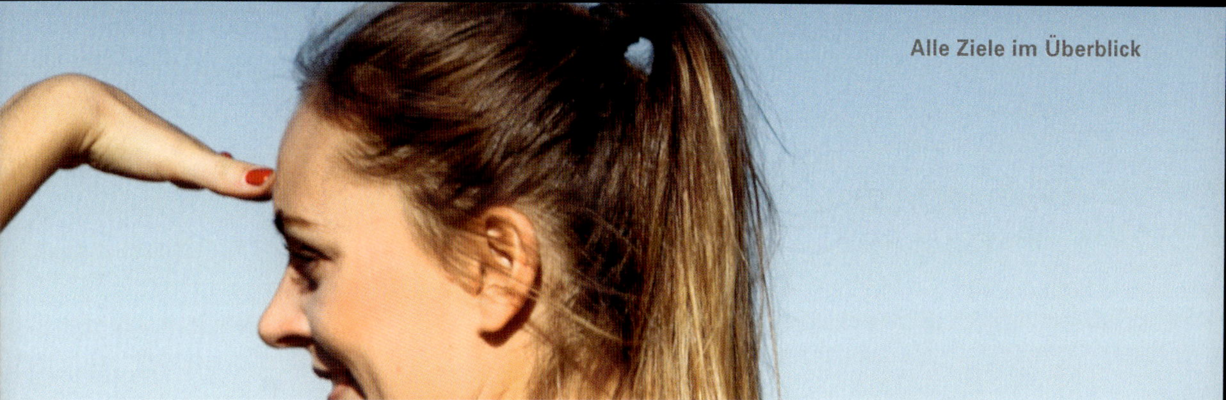

Ziel	Die Schwerpunkte, um dein Ziel zu erreichen	Die Top-3 der passenden Trainingskonzepte*	Die Top-3 der passenden Tools**
ZIEL 5: **Leistungsfähigkeit** Verbesserung sportlicher Leistungsfähigkeit (kräftiger, ausdauernder, beweglicher oder schneller werden) → siehe Seite 85	je nach Zielsetzung: • **Krafttraining** → siehe Seite 85 • **Ausdauertraining** → siehe Seite 94 • **Beweglichkeits- & Koordinationstraining** → siehe Seite 101 • **Schnelligkeitstraining** → siehe Seite 104	**Mehr Kraft** • HIT → siehe Seite 130 • Calisthenics → siehe Seite 118 • EMS-Training → siehe Seite 172 • Zudem auch die genannten Konzepte zum Muskelaufbau **Mehr Ausdauer** • HIIT → siehe Seite 132 • Spinning → siehe Seite 168 • CrossFit → siehe Seite 128 • besonders wichtig: »klassisches« Ausdauertraining **Mehr Beweglichkeit** • Yoga → siehe Seite 152 • Functional Training → siehe Seite 124 • Faszientraining → siehe Seite 126 • Barre Workout → siehe Seite 158 • besonders wichtig: Stretching **Mehr Koordinationsvermögen** • Propriozeptives Training → siehe Seite 178 • Hula-Hoop → siehe Seite 164 • Floating Fitness → siehe Seite 174 **Mehr Schnelligkeit** • Plyometrisches Training → siehe Seite 178 • Neuroathletik → siehe Seite 177 • CrossFit → siehe Seite 128	**Mehr Kraft** • Power Rack → siehe Seite 239 • Gewichtsweste → siehe Seite 238 • Trainingsbank → siehe S. 234 • zudem auch die genannten Tools zum Muskelaufbau **Mehr Ausdauer** • Rudergerät (oder anderen Kardiotrainer) → siehe Seite 234 • Springseil → siehe Seite 226 • Battle Ropes → siehe Seite 245 **Mehr Beweglichkeit** • Faszienrolle/-ball → siehe Seite 224 • Yogablock & Yogagurt → siehe Seite 243 • Kopfstandhocker → siehe Seite 247 **Mehr Koordinationsvermögen** • Balancetrainer → siehe Seite 179 • Hula-Hoop → siehe Seite 164 • Slashpipe → siehe Seite 244 **Mehr Schnelligkeit** • Plyo-Box → siehe Seite 241 • Springseil → siehe Seite 226 • Stepboard → siehe Seite 229

* zusätzlich zur allgemeinen Basis aus »klassischem« Krafttraining, Ausdauertraining und Stretching

** neben einer Matte als Grundausstattung, die du immer haben solltest

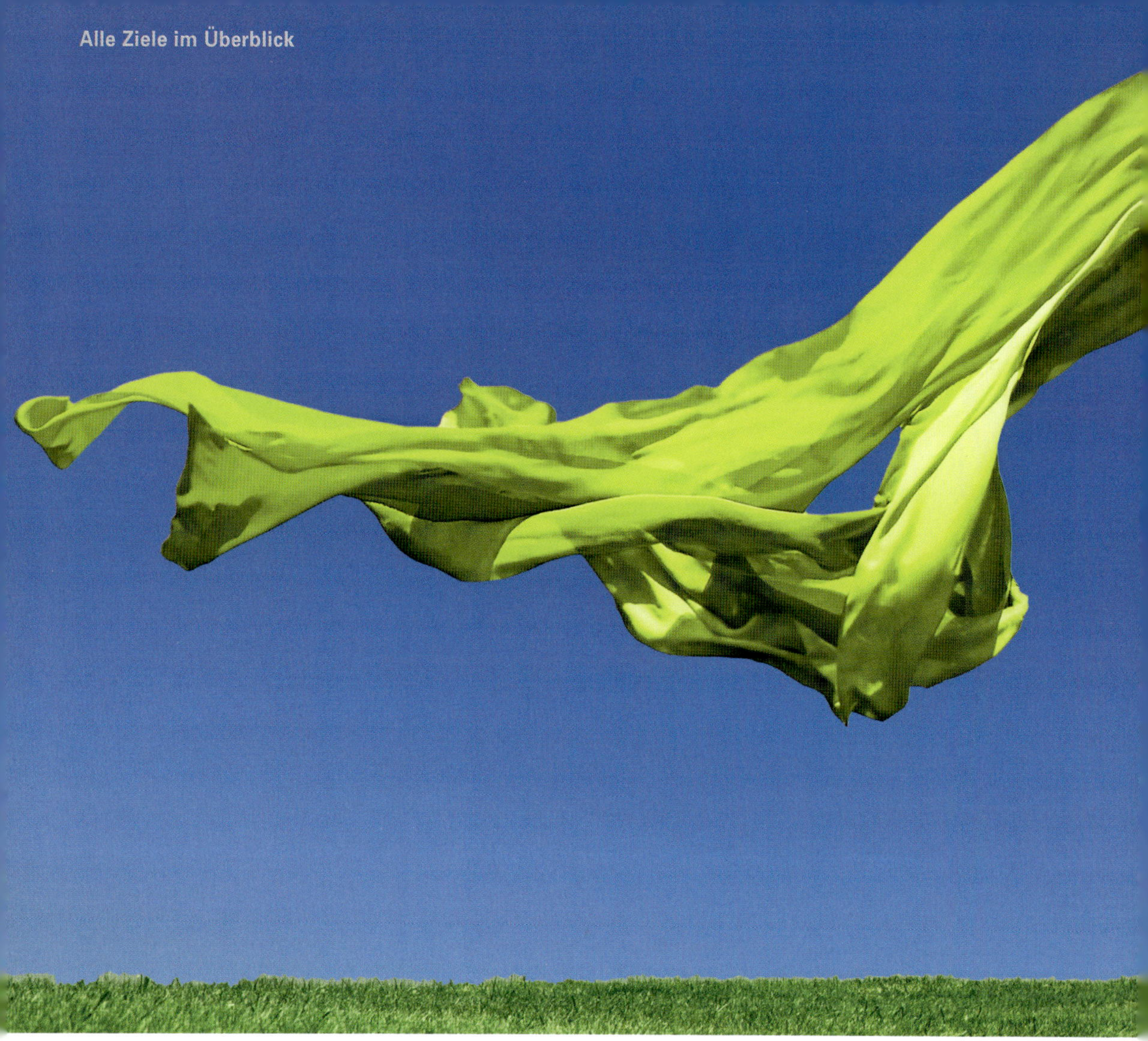

Fitnessziel 1: Verbesserung und Erhalt der allgemeinen Gesundheit

Dies ist sicher das grundlegendste aller Fitnessziele: gesund zu sein und zu bleiben. Dafür ist regelmäßige Bewegung (neben einer ausgewogenen und gesunden Ernährung mit natürlichen Lebensmitteln, siehe Seite 184) die beste Medizin, die du dir selbst verabreichen kannst. Vollkommen rezeptfrei und ohne Nebenwirkungen.

Regeln gibt es prinzipiell keine – vermeide einfach nur die folgenden zwei Extreme:

1. Du bewegst dich kaum oder gar nicht. Damit ist aber ja jetzt dank dieses Fitness-Kompasses Schluss.

2. Du übertreibst es und trainierst zu viel oder zu hart. Wenn du zu dieser »überehrgeizigen« Fraktion gehörst, dann widme dich insbesondere den Seiten 38–40, in denen es um die Gestaltung von Trainingspausen und Regenerationsphasen geht.

Ansonsten gilt: Jedes bisschen Bewegung zählt! Wenn du dann auch noch regelmäßig Zeit in Fitnesstraining investierst, ist das fast schon die

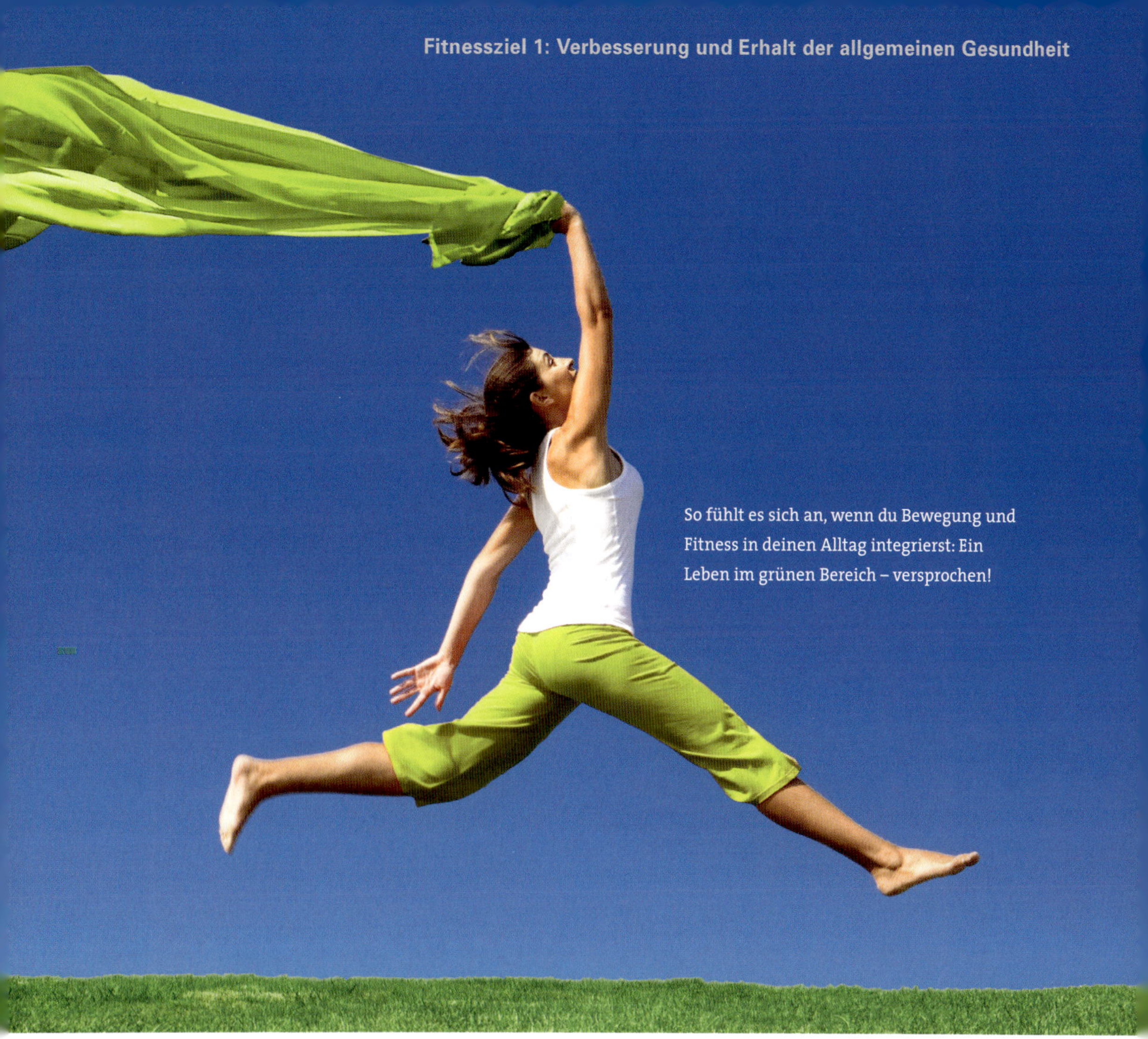

So fühlt es sich an, wenn du Bewegung und Fitness in deinen Alltag integrierst: Ein Leben im grünen Bereich – versprochen!

volle Miete. Im Idealfall kümmerst du dich gleichermaßen um diese vier Konditionsfaktoren: **Kraft, Ausdauer, Beweglichkeit und Koordinationsvermögen**.

Für die besondere Lebenszeit einer Schwangerschaft gelten für Frauen auch besondere Regeln.
Da es hier am Ende um Gesundheit geht (für dich, aber auch für den Nachwuchs), kannst du gleich hier dazu weiterlesen (oder überschlagen, wenn Schwangerschaft aktuell kein Thema für dich ist) – unbenommen ist natürlich dein Wunsch, auch weiterhin andere Fitnessziele in der Schwangerschaft zu verfolgen. Umso wichtiger aber, dass du weißt, wie du dich verhalten solltest.

Anstrengung ist nicht gefährlich – im Gegenteil!

Du setzt dich jetzt das allererste Mal in deinem Leben mit Bewegung und Training auseinander? Dann ein wichtiger Hinweis zum Start, damit du nicht gleich wieder verschreckt abdrehst: Schwitzen, Keuchen, Dehnschmerz, Muskelkater oder Schlappfühlen nach dem Training – all das ist NICHT gefährlich! Im Gegenteil: Derartige Begleiterscheinungen von Fitnesstraining sind gute Anzeichen dafür, dass du gerade deine Komfortzone verlassen hast – eine Grundvoraussetzung für gewünschte Anpassungsprozesse im Körper. Das gilt für jedes Trainingsziel.

Sport und Fitness in der Schwangerschaft

Zunächst einmal: Herzlichen Glückwunsch an alle Schwangeren, die jetzt diese Zeilen lesen. Zum werdenden Kind, aber auch zu deinem Interesse, dich für den Fall der Fälle zu informieren und aktiv in der Schwangerschaft bleiben zu wollen.

Es lohnt sich: Auch wenn manche Übungen oder Bewegungsformen (zumindest ab einem gewissen Zeitpunkt) nicht mehr gut für dich oder das Baby sind, so ist eine Schwangerschaft keinesfalls ein Ausschlusskriterium für sportliche Aktivitäten. Ganz im Gegenteil: Neun Monate ohne jegliche Bewegung ist für niemanden gut. Außerdem hat eine Studie gezeigt, die den Puls von Föten bei aktiven Müttern verfolgte: Aktive Schwangere trainieren ihre Babys mit! Ein Effekt, von dem ihr beide profitiert: Erfahrungsgemäß sind Babys von aktiven Müttern bei der Niederkunft kleiner und leichter, was den Geburtsprozess erleichtern und weniger stressig machen kann. Und auch das Risiko einer Frühgeburt nimmt bei einer aktiven Schwangerschaft ab.

Eine aktive Schwangerschaft – gut fürs Kind!

Eine im Jahr 2020 veröffentlichte Studie von Wissenschaftlern der Ohio State University deutet an, dass regelmäßige Bewegung in der Schwangerschaft eine positive Wirkung auf das Baby und dessen Gesundheit haben kann! So soll eine sportlich aktive Schwangere das lebenslang bestehende Risiko des Ungeborenen vermindern, eines Tages an Diabetes, Fettleibigkeit oder verminderten Herz-Kreislauf-Funktionen zu erkranken. Und zwar dank der Qualität der Muttermilch, die bei aktiven Schwangeren steigen soll.

In der Studie (in der übrigens Mäuse untersucht worden sind, deren Stoffwechsel dem vom Menschen sehr ähnlich ist) beobachteten die Expert*innen die Zunahme eines bestimmten Zuckerstoffs in der Muttermilch bei aktiven schwangeren Mäusen. Wieso es zu diesem Effekt kommt und wie viel Bewegung dafür nötig ist, können die Expert*innen nicht genau sagen. Aber die Qualität der Muttermilch soll bis mindestens zwei Monate nach der Geburt erhöht bleiben. Und davon soll insbesondere der Stoffwechsel des Babys profitieren, ebenso die Qualität seines Mikrobioms, also die Gesamtheit aller Darmbakterien. Nach Meinung der Wissenschaftler *innen soll für diese Effekte bereits moderates Training, etwa regelmäßiges Spazierengehen, reichen.

Was die Studie in jedem Fall zeigt: Ins Reich der Ammenmärchen gehören sämtliche Gerüchte, dass Sport Muttermilch sauer werden lässt oder zu einer verminderten Milchmenge oder gar einem Milchstau führen soll – all das ist nicht richtig.

Eine aktive Schwangerschaft – gut für die Mutter!

Auch du profitierst von Bewegung – jeden Tag bis zu jenem Tag X:

- Mit regelmäßigem Training bekämpfst du typische körperliche Begleiterscheinungen einer Schwangerschaft wie Rückenbeschwerden, eine übermäßige Gewichtszunahme (evtl. sogar inklusive Schwangerschaftsdiabetes), Wassereinlagerungen, Krampfadern, Thrombosen und einiges mehr. Auch das Risiko der Inkontinenz sinkt.
- Auch dein seelischer Zustand profitiert: Sport und Bewegung sind gute Mittel gegen depressive Stimmungen, Angstzustände und Depressionen.
- Zudem verbessert regelmäßige Bewegung die Schlafqualität – ebenfalls ein entscheidender Faktor für dein Wohlbefinden, aber auch für deine Leistungsfähigkeit im Training.
- Du trainierst sozusagen für das finale Schwangerschafts-Workout: die Geburt selbst, eine absolute körperliche Höchstleistung in deinem Leben. Eine Studie des Psychologischen Instituts der Sporthochschule Köln aus dem Jahr 2008 konnte zeigen, dass in der Schwangerschaft aktive Mütter durchschnittlich mit weniger Schmerzmitteln bei der Geburt auskommen als inaktive Mütter. Sie müssen laut der Wissenschaftler*innen auch weniger Geburtshilfe in Anspruch nehmen und verkraften die körperlichen Anstrengungen der Geburt besser.

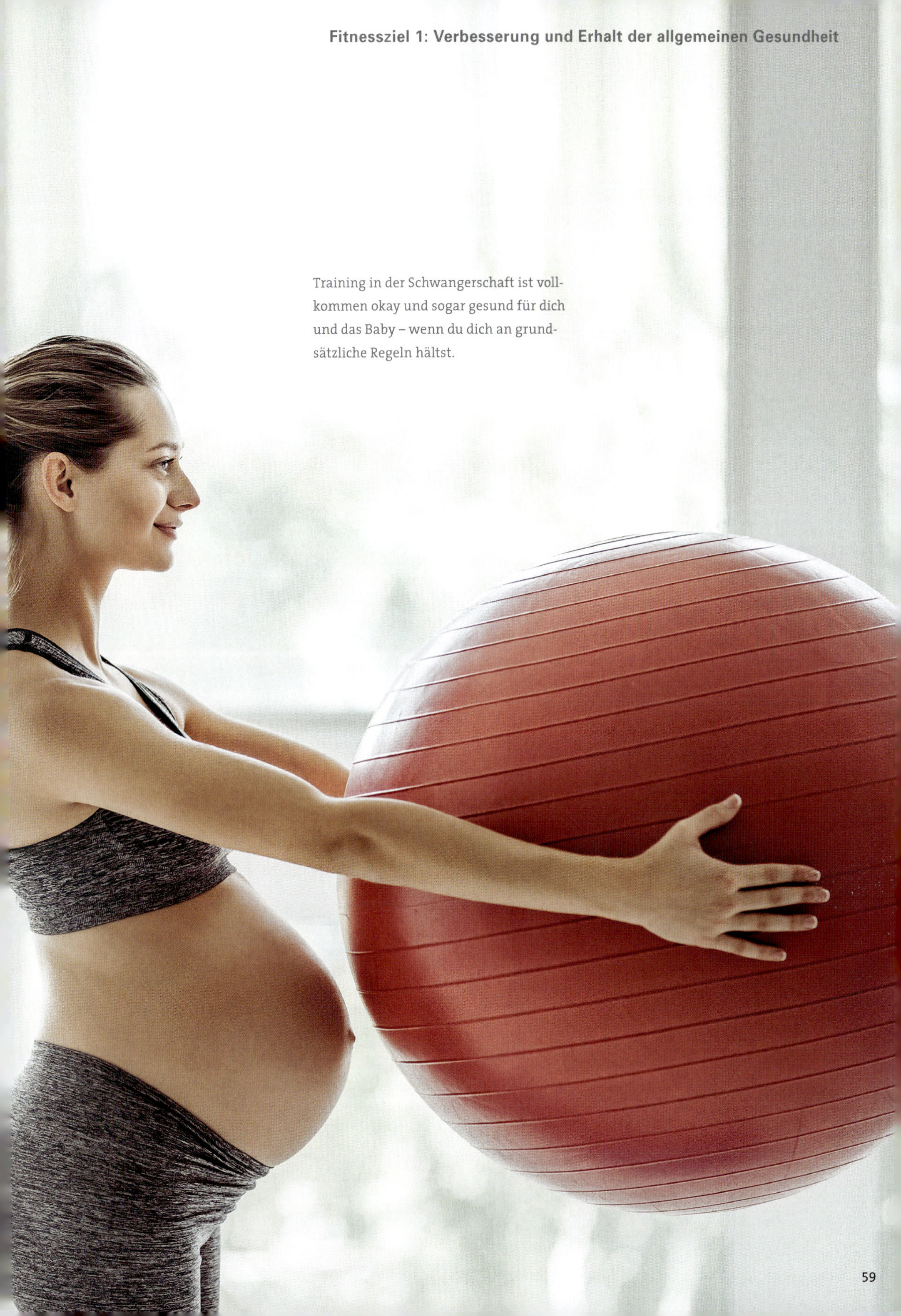

Training in der Schwangerschaft ist vollkommen okay und sogar gesund für dich und das Baby – wenn du dich an grundsätzliche Regeln hältst.

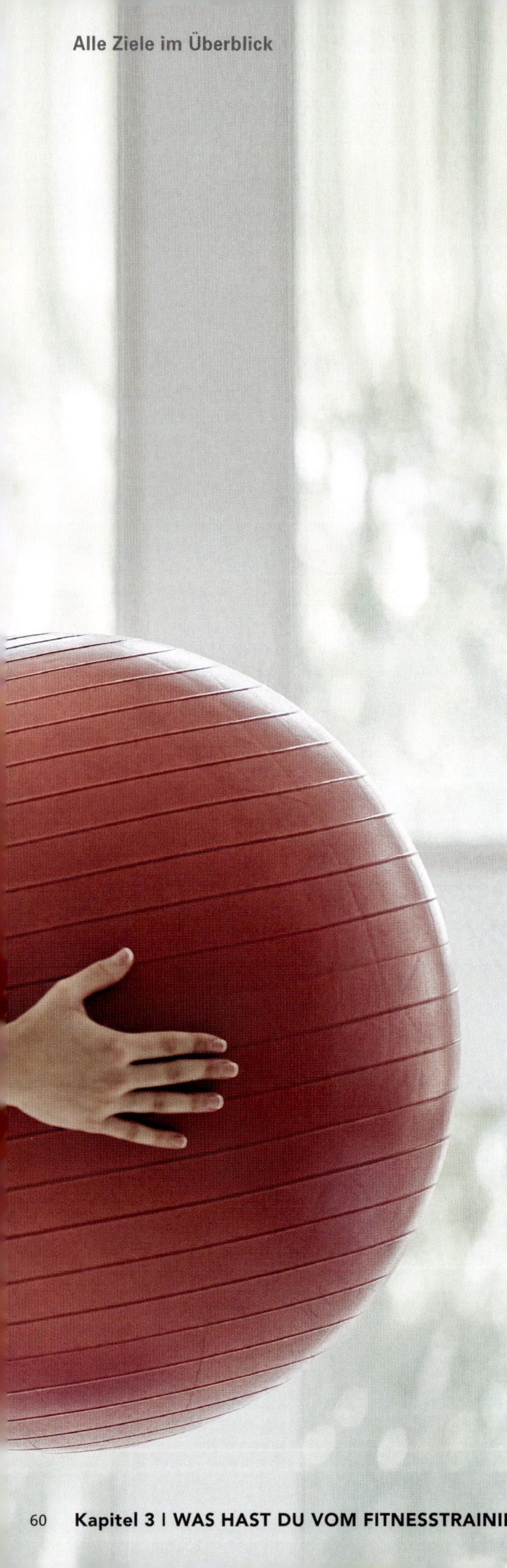

Aktiv in der Schwangerschaft – aber nicht um jeden Preis

Bewegung in der Schwangerschaft hat enorme Vorteile, wie du siehst. Übertreiben solltest du es dennoch nicht. Orientiere dich an zwei Faktoren, um zu bestimmen, welche Aktivität für dich und dein Baby gut ist:

1. Dein Befinden
   Jeder Körper ist anders, keine Schwangerschaft gleicht der anderen, und dann gibt es noch die berühmte Tagesform. Höre immer auf dein Gefühl, bevor du dich belastest.
   Ganz grob richtet sich das, was an Aktivität für dich möglich ist, an deiner sportlichen Historie: Je trainierter du vor der Schwangerschaft warst, desto mehr »Gas« kannst du auch in der Schwangerschaft geben und an gewohnten Trainingsabläufen bis zu einem gewissen Grad festhalten.
   Wenn du mit der Schwangerschaft dein Bewegungsmuffeldasein ablegst und aktiv wirst, solltest du schonend, aber kontinuierlich in Bewegung kommen, dabei aber ungewohnte, zu intensive Belastungen – wie beispielsweise explosive Sprünge – meiden.

2. Das Stadium der Schwangerschaft
   Deine Aktivitäten solltest du nicht nur an deine individuelle Konstitution, sondern auch an den Verlauf der Schwangerschaft anpassen. Hier lassen sich drei aufeinanderfolgende Phasen beschreiben, die Schwangerschaftsdrittel (auch Trimester genannt):

Die Monate 1–3

In der ersten Phase der Schwangerschaft ist der Babybauch klein, aber dein Energielevel sehr wahrscheinlich am Boden. Sofern es dir möglich ist, kannst du normal trainieren, aber sieh bitte von (exzessiven) Steigerungen ab. Dein Körper braucht die Energie einfach, um mit der auch für ihn ungewohnten Belastung, ein weiteres Leben zu ernähren, klarzukommen. Sei in dieser Phase (und auch während der restlichen Schwangerschaft) nachsichtig mit dir: An manchen Tagen wirst du kaum aus dem Bett kommen, an anderen Tagen geht dafür umso mehr.

Die Monate 4–6

Dies ist wahrscheinlich die »beste« Phase für Sport in der Schwangerschaft. Dein Körper kann für Bewegung wieder mehr Energie bereitstellen, und Bauch und Körpergewicht sind noch nicht so immens angewachsen. Dennoch ist es gerade in dieser Hochphase wichtig, dass du dich nicht übernimmst. Denn im Laufe der Schwangerschaft sorgen Gestagene (Schwangerschaftshormone) und das Hormon Relaxin dafür, dass Gelenke und Bänder flexibler werden – vor allem, um dein Becken auf die Geburt vorzubereiten. Diese wachsende, oft nicht bewusst wahrgenommene Flexibilität (im Gegensatz dazu wirst du bei zunehmend runderen Bauch eher das Gefühl haben, mit einer steifen Hüfte herumzulaufen) birgt aber Verletzungsrisiken, insbesondere dann, wenn du es mit immer neuen Leistungen übertreibst. Wenn eine Steigerung möglich ist, dann wirklich nur sehr moderat.

Schon in diesen Monaten solltest du auf das gezielte Training deiner geraden Bauchmuskulatur (Crunches, Sit-ups etc.) verzichten. Abgesehen von der ungünstigen Belastung auch fürs Ungeborene sollte der Bauch nicht zu hart werden, was vorzeitige Wehen auslösen kann. Möglich sind aber nach wie vor isometrische Übungen wie der Unterarmstütz, und auch die schräge sowie seitliche Bauchmuskulatur kannst du weiter stärken.

Die Monate 7–9

Im letzten Drittel der Schwangerschaft wird dich der wachsende Babybauch zunehmend in der Bewegung einschränken. Und da du nun weiter zunehmen wirst, wird auch das Körpergewicht zu einer zunehmenden Belastung für deinen Bewegungsapparat. Was im Übrigen ein hervorragender Grund ist, erst recht in Bewegung zu bleiben! Aber in Maßen: Nimm Belastungsspitzen weg und gehe beim Training maßvoller mit deinem Körper um. Schmerzende Gelenke, vor allem die Knie, das Becken und die Schambeinfuge, signalisieren, dass du es übertreibst. Dies ist eine gute Gelegenheit, einen Gang runterzuschalten und zum Beispiel die Trainingseinheiten zu verkürzen oder in kleinen Teilen über den Tag zu verteilen. So kannst du beispielsweise walkend weitertrainieren anstatt im Joggingschritt.
Weitere gelenkschonende Sportarten wie Aquajogging, Schwimmen oder Radfahren kannst du letztlich bis kurz vor der Geburt ausüben. Von hohen Gewichten solltest du aber die Finger lassen. Stärke in dieser Phase lieber auch gezielt deinen (unteren) Rücken, um die dauerhafte Mehrbelastung von mehr Gewicht und verschobenem Körperschwerpunkt nach vorn auszugleichen.

Bewegung in der Schwangerschaft – das geht grundsätzlich

Besuche doch mal die Website www.gesund-ins-leben.de – auf dem staatlichen Gesundheitsportal für schwangere Frauen findest du jede Menge Hinweise zum Thema, auch unabhängig von Sport und Fitness. Die allgemeinen Bewegungsempfehlungen für Schwangere lauten: Bewege dich mindestens fünfmal pro Woche (besser täglich) eine halbe Stunde (gehen, laufen, biken, Fitness) – entweder am Stück oder in kleinen Einheiten über den Tag verteilt. Belaste dich dabei moderat. Zur Orientierung: Du solltest dich beim Training noch ohne Luftnot unterhalten können. Kümmere dich dabei vor allem gezielt um deinen Rücken und die Rumpfstabilität, etwa durch Übungen wie Stützhaltungen, Rumpfheben und Kreuzheben. Gerade Letzteres kräftigt die komplette Körperrückseite, was ein gutes Mittel gegen Beschwerden durch den nach vorne verschobenen Körperschwerpunkt darstellt – und außerdem die perfekte Vorbereitung auf die Zeit nach der Geburt ist, wenn du deinen Nachwuchs den halben Tag im Arm halten wirst.

Folgende Trainingsformen sind grundsätzlich möglich und gut während der Schwangerschaft:

- moderater Ausdauersport: Walking, Joggen, Radfahren, Schwimmen etc.,
- moderates Kraft- und Fitnesstraining, auch Pilates und Yoga (aber besser keine Übungen in kompletter Rückenlage),
- Beckenbodentraining,
- Aerobic (aber nur »low impact«)
- Rückschlagspiele (Badminton, Tennis etc.).

Bewegung in der Schwangerschaft – das geht gar nicht!

- Grundsätzlich tabu sind (Risiko-)Sportarten, bei denen Stürze möglich sind oder ein unkontrollierter Kontakt mit anderen Menschen oder Sportgeräten, also etwa: Reiten, Skifahren, auch Inlineskaten, Kampfsport mit Gegnerkontakt.
- Lasse auch die Finger vom Tauchen oder von Belastungen bei Sauerstoffmangel, etwa in großer Höhe (Bergwanderungen, aber auch Fallschirmspringen).
- Auch das Training bei großer Hitze ist keine gute Idee (auch keine Yoga-Formen wie Bikram Yoga).
- Vermeide während der gesamten Schwangerschaft alle Übungen mit extrem hoher Belastung, die dich in eine Pressatmung zwingen.
- Mit zunehmender Schwangerschaft fragwürdig sind auch heftige Sprung- und Drehbewegungen sowie Übungen in Bauch- und Rückenlage. Zudem alle Übungen, bei denen das Gewicht des Fötus Blutgefäße bei dir abdrücken kann, wie zu intensive Drehungen des Rumpfes.
- Um deinen Rücken zu schonen, solltest du (mit zunehmendem Verlauf der Schwangerschaft) auf hohe Gewichte, vor allem bei der Arbeit über Kopf, verzichten.

Für alles gilt: Stimme dich mit deinem Arzt und deiner Hebamme ab!

Handele als Schwangere nicht auf eigene Faust, auch wenn du noch so trainingserfahren bist. Sprich dich bitte in jedem Fall mit deinem behandelnden Arzt oder der Hebamme ab und bleibe im stetigen Austausch mit ihnen, was deine sportlichen Aktivitäten während der Schwangerschaft angeht. Wie gesagt: Eine aktiv gestaltete Schwangerschaft ist eine sehr, sehr gute Idee für dich und das Kind – aber bitte ganz ohne Risiko. Schwindelgefühle oder ungewöhnliche Blutungen sind klare Signale einer Überforderung. Zwingend notwendig ist eine Absprache mit dem Arzt, wenn ...

→ **... du unter einer chronischen oder akuten Krankheit leidest,**
→ **dir bekannt ist, dass du einen (dauerhaft) hohen Blutdruck hast,**
→ **du bereits eine Fehl- oder Frühgeburt erlebt hast,**
→ **du Mehrlinge erwartest,**
→ **du starke (Morgen)Übelkeit hast oder häufig erbrechen musst,**
→ **du starke (Schmier-)Blutungen hast,**
→ **bei dir eine tiefliegende Plazenta festgestellt worden ist,**
→ **das Risiko, vorzeitige Wehen zu bekommen, bei dir erhöht ist und/oder wenn**
→ **du Beschwerden an der Hüfte, dem (unteren) Rücken oder an Gelenken insgesamt hast.**

Sport und Fitness nach der Schwangerschaft

Endlich Mama! Und dann? Ist das Leben sowieso erst einmal ganz anders, als du es vorher kanntest. Am Anfang bist du erst mal mit dem neuen Familienglück und deiner Erholung von der Geburt beschäftigt. Eines Tages dann juckt es dir wieder in den Fingern, und der Drang nach mehr Bewegung nimmt zu. Tut er bei dir nicht? Nun, dann lies trotzdem weiter, denn es gibt gute Gründe, auch und gerade nach einer Geburt das Leben als »Fit Mom« aktiv zu gestalten (siehe auch die Ausführungen zu Sport und Fitness während der Schwangerschaft!). Dabei geht es nicht primär um den Traum-Post-Baby-Body, sondern um dein Wohlbefinden und wie du geschmeidiger den neuen Familienalltag bewältigen kannst.

Die ersten vier Wochen: die Rückbildung beginnt

Das Zauberwort nach der Entbindung heißt: Rückbildung. In vielen Dingen stellt sich dein Körper allmählich von ganz allein wieder um. Doch auch das, was du tun kannst, um Bauchdecke, Beckenboden & Co. wieder zu stabilisieren, beginnt schon im Wochenbett, so die Empfehlung von Hebammen und Trainerinnen: und zwar ganz sanft mit speziellen Atemtechniken, Wahrnehmungsübungen etc.

Nach einer Woche darfst du das erste Mal sanft (!) versuchen, den Po »zuzukneifen« und die ringförmige Muskulatur deines Afters zu schließen – das ist bereits eine Übung aus dem Rückbildungsprogramm. Ansonsten stehen die ersten Wochen im Zeichen

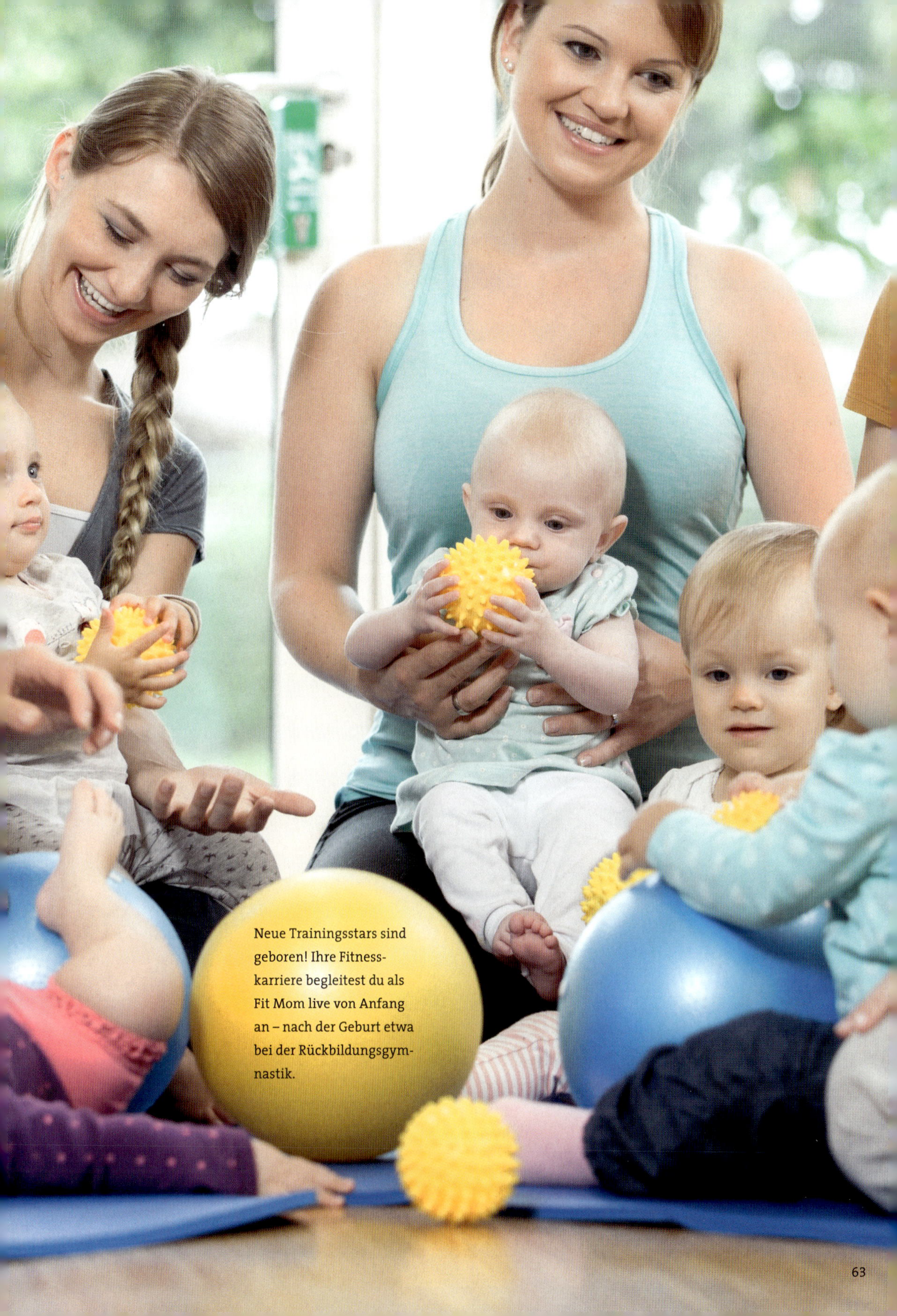

Neue Trainingsstars sind geboren! Ihre Fitnesskarriere begleitest du als Fit Mom live von Anfang an – nach der Geburt etwa bei der Rückbildungsgymnastik.

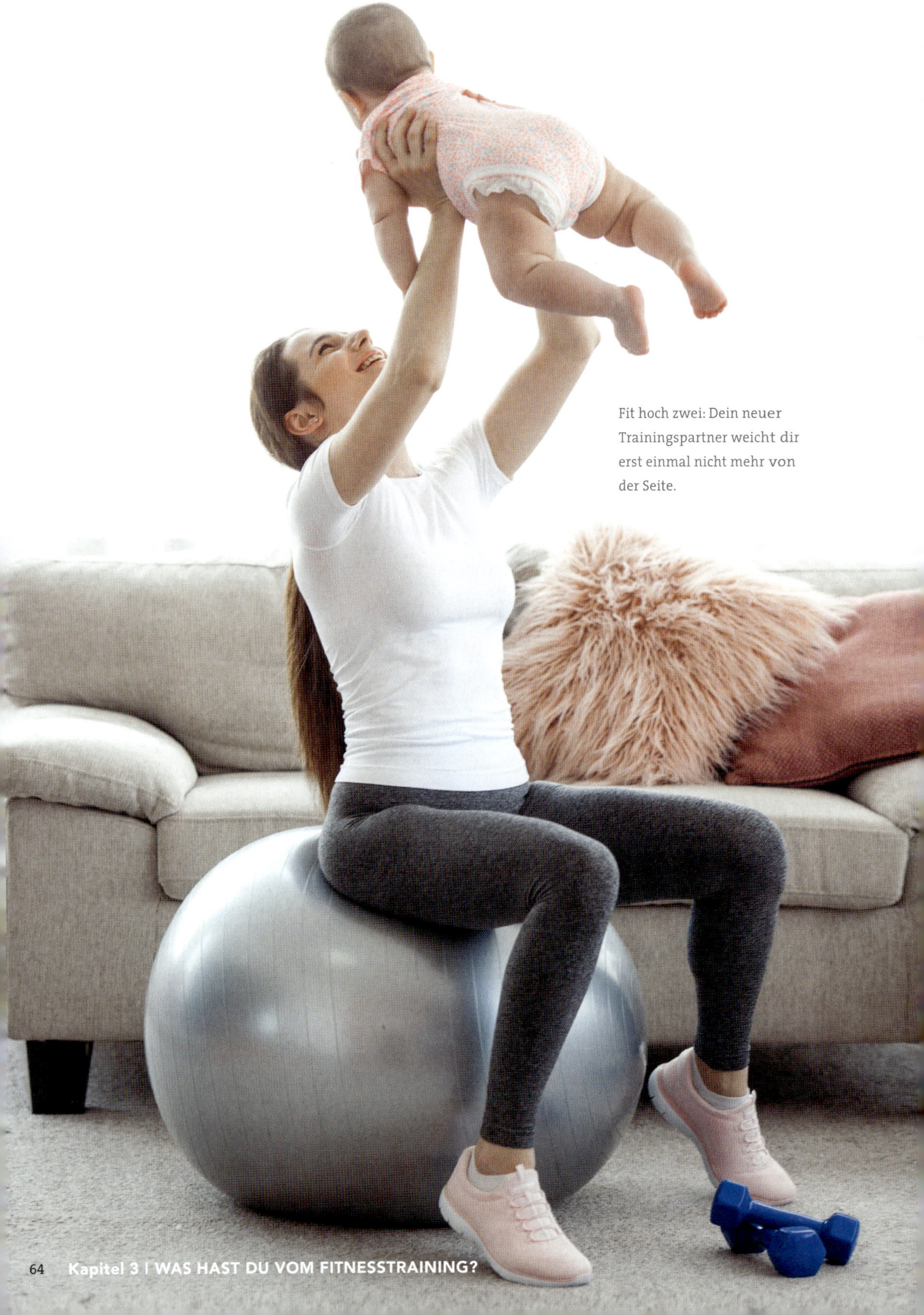

Fit hoch zwei: Dein neuer Trainingspartner weicht dir erst einmal nicht mehr von der Seite.

der Erholung: Die Geburt ist eine enorme Belastung für deinen Körper, härter als ein Marathon etwa. Dein Körper ist dann einfach noch nicht bereit für intensives Krafttraining, lange Läufe oder HIIT-Einheiten – schlage dir diese Ideen ebenso aus dem Kopf wie Reduktionsdiäten (die sowieso niemals eine gute Idee sind!), um schnell wieder »in die alte Form« zu gelangen. Wenn es dein Körper erlaubt, dann gestalte die Tage langsam wieder aktiver, und mache beispielsweise erste Spaziergänge mit dem Kinderwagen.

Frühestens ab Woche vier: auf zum Rückbildungskurs

Je fitter du vor der Geburt bist, desto leichter wird es dir fallen, danach wieder zur alten Form zurückzukehren. In ein »richtiges«, moderates Training in Form eines Rückbildungsprogramms solltest du aber erst nach etwa vier bis sechs Wochen einsteigen: vier Wochen frühestens nach einer vaginalen Geburt, sechs bis acht Wochen frühestens, wenn eine Sectio, also ein Kaiserschnitt durchgeführt worden ist. Mache dir auf keinen Fall Druck: Wenn über Wochen deine Nächte kurz sind und du anhaltende Einschränkungen spürst, solltest du dich nicht noch zusätzlich mit selbstgemachtem Leistungsdruck belasten – der Rückbildungskurs darf dann auch gern noch ein paar Wochen länger warten.

Die Rückbildungsgymnastik (gibt es übrigens nicht erst seit Corona auch als digitale Video-Live-Kurse) machst du dann in der Regel bei einer Hebamme oder einer spezialisierten Physiotherapeutin. Zumeist sind es zehn Stunden, in denen vor allem drei körperliche Problemzonen im Mittelpunkt stehen:

- Der Beckenboden, der wieder zu alter Stärke finden soll (dazu gibt's das Beckenbodentraining, siehe Seite 68).
- Der gerade Bauchmuskel, der durch Schwangerschaft und Geburt auseinandergedehnt wurde und so zu einer Bauchmuskelspaltung (auch Rektusdiastase genannt) geführt hat. Hier werden im Bauchbereich zunächst immer erst die seitlichen und schrägen Muskeln gekräftigt, bevor du deutlich später auch wieder die geraden Bauchmuskeln trainieren darfst.
- Die Körperstatik, die durch den nach vorn verlagerten Körperschwerpunkt verzogen ist – mit der Folge, dass das Becken nach vorn gekippt ist und deine Lendenwirbelsäule in eine stärkere Krümmung gezogen hat. Die Rückbildungsübungen sollen das Becken wieder aufrichten.

Bevor du aber die betreffenden Muskeln wirklich wieder kräftigen kannst, überprüfen Hebamme und Co., wie es um die Regeneration dieser Bereiche steht, und sagen dir, wie du unterstützend tätig werden kannst – sodass dein Beckenboden nicht mehr ganz so durchhängt wie direkt nach der Geburt, und auch deine Bauchmuskeln wieder zusammenfinden.

Den Rückbildungskurs zahlt die Krankenkasse, sofern du ihn bis zum Ablauf des neunten Monats nach der Geburt abgeschlossen hast. Neun Monate sind übrigens ein guter Gradmesser: So lange wie die Schwangerschaft braucht es auch etwa, um die Rückbildungsprozesse im Körper abzuschließen (beim zweiten, dritten, ... Kind dann eventuell auch etwas länger). Deshalb lohnt es sich für dich, die erlernten Rückbildungsübungen bis dahin mehr oder weniger täglich durchzuführen, auch wenn du schon längst wieder in anderen Trainingsprogrammen steckst. Erst wenn der Rückbildungskurs abgeschlossen ist und die genannten Ziele aus Sicht von Hebamme, Therapeutin und Arzt erreicht sind, solltest du über die Wiederaufnahme von sonstigen Sport- und Fitnessprogrammen nachdenken.

Ab Woche acht bis zwölf: langsame Rückkehr ins (alte) Training

Wie es frühestens ab Woche acht nach der Geburt weitergeht, ist individuell unterschiedlich. Das beste Szenario: Vorher bereits gut Trainierte mit einem leichteren und kürzeren Geburtsverlauf (deutlich unter zehn Stunden und ohne eingetretene Verletzungen) können eventuell schon in Woche acht moderat mit leichtem Training durchstarten. Lege dann wieder los mit eher kürzeren Fitness- oder Kardio-Workouts bis maximal 30 Minuten inklusive Pausen, in denen im Idealfall immer auch Beckenboden und Körpermitte mittrainiert werden – aber ohne übertriebenen Ehrgeiz bitte!

Wenn du merkst, dass dir das beschwerdefreie Training guttut, kannst du auch wieder vorsichtig leichte (!) Gewichte hinzunehmen.
Extra-Hinweis zum Lauftraining: Hier kommt es besonders darauf an, dass sich dein Beckenboden wieder stabilisiert hat. Komme anfangs aus dem schnellen Gehen in ein leichtes Traben, und wechsele minutenweise so Gehen und Laufen in einem Training ab. Bei der geringsten Beschwerde brichst du das Laufen sofort wieder ab. Steigere dich so langsam über Wochen, bis du wieder durchgängig laufen kannst. Allerfrühestens drei Monate nach der Geburt kannst du dich wieder so behutsam wie möglich an explosive Sprungübungen und Sportarten mit intensiv-explosiven Bewegungen herantasten.

Das schlechtere Szenario: Insbesondere, wenn du auch vor der Geburt schon weniger trainiert warst und dann noch mit einem schweren Geburtsverlauf klarkommen musstest, wirst du dich noch einige Wochen länger schonen müssen.

Dies gilt auch, wenn du auch nach acht Wochen noch unter Inkontinenz leidest oder immer noch Schmerzen und Druckgefühle im Beckenboden hast. Suche dann lieber einmal zu viel das Gespräch mit Hebamme oder Gynäkologin – und schone dich dann bis zum Ende des »vierten Trimesters«, also drei Monate beziehungsweise zwölf Wochen nach der Geburt.

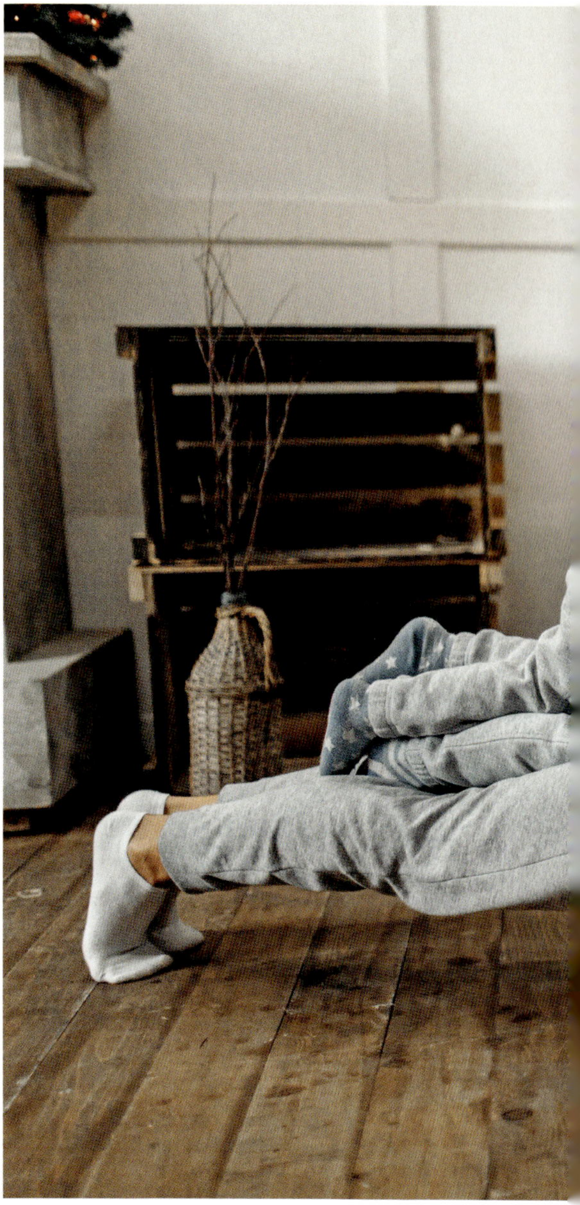

Tipps zum postnatalen Training

- Die Rektusdiastase benötigt in der Regel sechs Monate, bis sie sich zurückgebildet hat. Bei trainierten Frauen und passendem Rückbildungstraining geht's auch schneller. Wenn du auf der sicheren Seite sein willst, dann warte mit klassischen Bauchmuskelübungen, Übungen mit schweren Gewichten sowie »High Impact«-Sportarten (wie viele HIIT- und Aerobic-Formen oder auch Laufen) bis nach dem Ablauf der sechs Monate.
- Dein Bauch- und Beckenbereich benötigt, wie geschildert, wenigstens neun Monate zur Regeneration und ist bis dahin entsprechend empfindlich. Deshalb solltest du bei jeder Übung in diesem Zeitraum darauf achten, deinen Beckenboden wirklich immer schön fest anzuspannen.
- Als stillende Mutter musst du besonders viel trinken, wenn du trainierst: wenigstens einen halben Liter Wasser zusätzlich pro halbe Stunde Training. Denn ausreichend Wasser ist die Basis für ausreichend Milch.
- Plane dein Training so, dass du nicht anschließend direkt stillen musst. Denn wenn du trainierst,

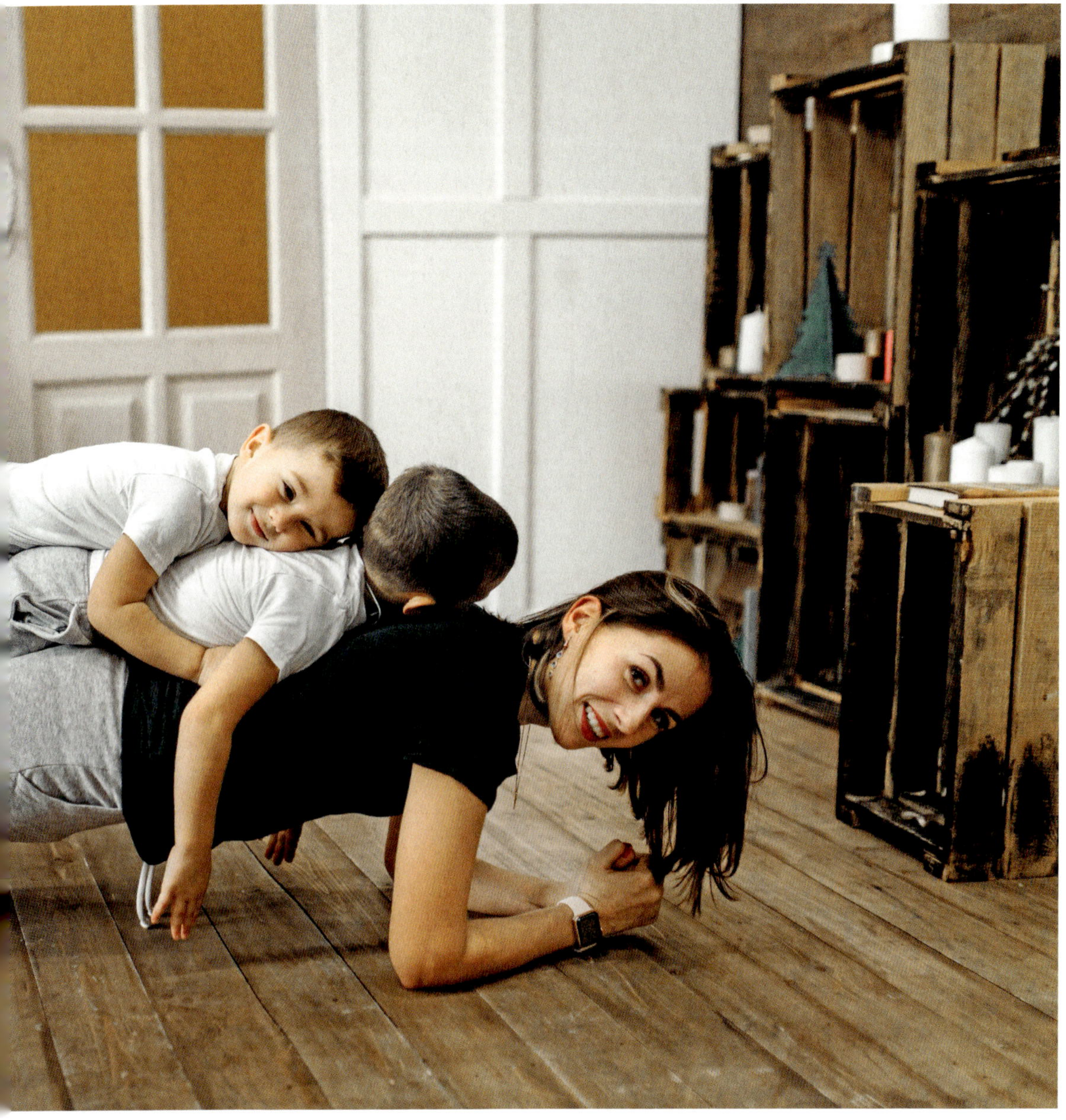

Beim Training mit den Kids kannst du dich auf stetig wachsende Gewichtseinheiten freuen.

schüttet dein Körper Adrenalin aus, das auch in der Muttermilch landet. Die Folge: Dein Kind ist nach dem Stillen möglicherweise aufgekratzt und unruhig. Besser: Wenn es für dich angenehm und passend ist, kannst du auch direkt vor dem Sport stillen: So spannen deine Brüste nicht so, und dein Kind ist satt und schreit nicht nach der Milchbar.

- Ansonsten gilt wie immer an jedem Tag deines Lebens: Höre auf die Signale deines Körpers! Bei Anzeichen von Beschwerden oder gar Schmerzen, Blutungen, Schwindel, Übelkeit oder Unwohlsein brichst du das Training unverzüglich ab. Keine Sorge: Der Tag wird ganz sicher kommen, an dem du so fit bist wie vor der Geburt!

Gut, wenn er gut drauf ist: Der Beckenboden

Man sieht ihn nicht, er klingt irgendwie unsexy, aber es ist doch verdammt wichtig, dass er in Form ist: der Beckenboden. Hierbei handelt es sich um einen Verbund diverser Muskeln am Boden des Beckens – eine Art gespannte muskuläre Hängematte zwischen Becken, Schambein und Sitzbein.
Wofür ist die gut? Zumeist setzt du den Beckenboden unbewusst ein: Eine Hauptfunktion ist, dass er Blase und Enddarm bewegt – seine Kontraktionsleistung spürst du, wenn du dringend auf Toilette musst und dir den Gang aber noch im wahrsten Sinne »verkneifst« - oder das Wasserlassen durch Anspannung unterbrichst. Der Beckenboden hilft dir also dabei, kontrolliert kleine und große Geschäfte zu machen. Zudem unterstützt der Beckenboden deine aufrechte Haltung und hält deine inneren Organe in Position. Und schließlich – einige Frauen schwören darauf – soll der Beckenboden auch die Intensität deiner Sexerlebnisse steigern.
Trotz des letzten Punktes: In jungen Jahren ist der Beckenboden bei kaum jemanden auf der Trainingswunschliste ganz oben. Doch spätestens mit der ersten Schwangerschaft wirst du mit ihm in Berührung kommen.

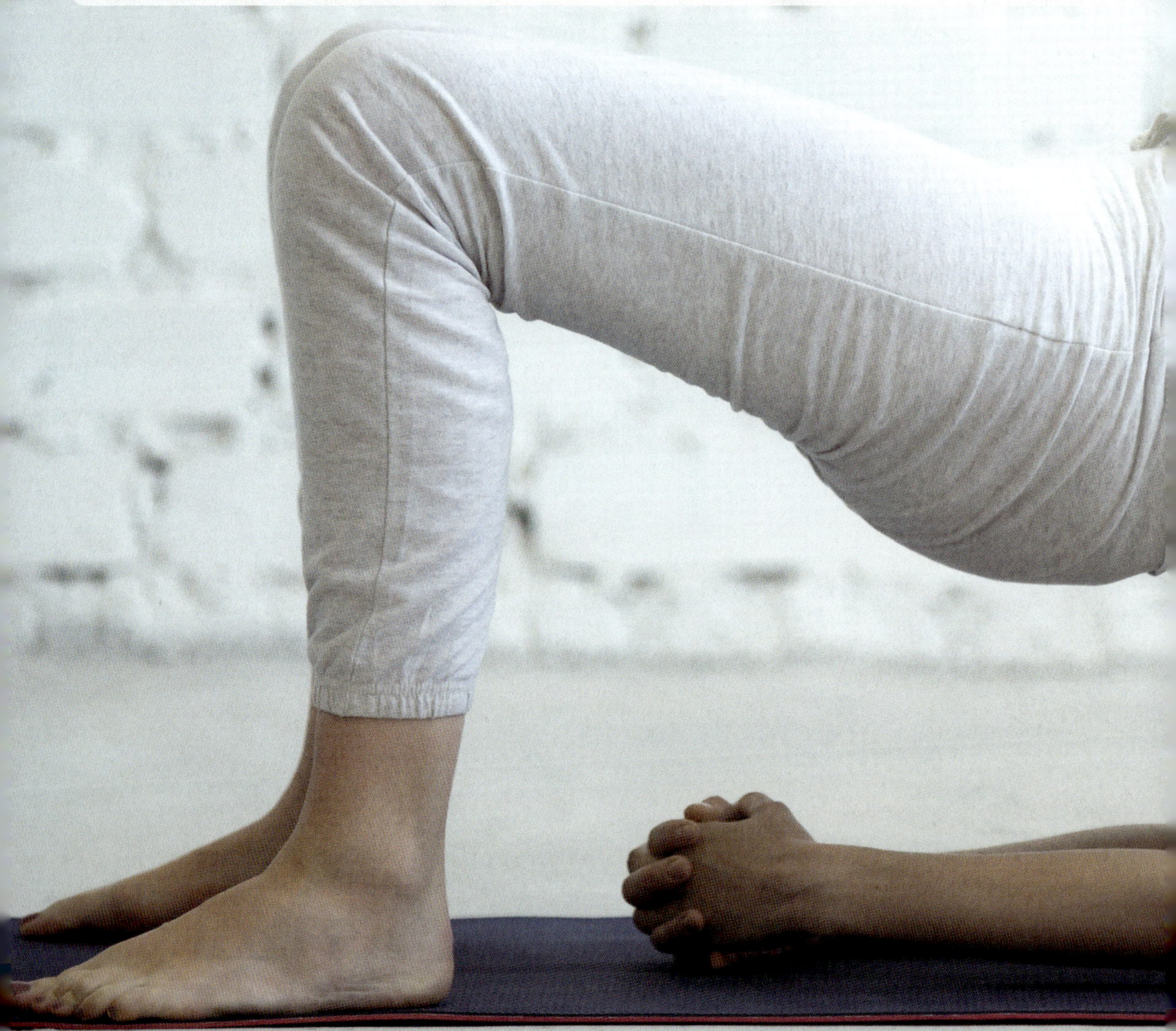

Denn dann wird der Beckenboden durch die zunehmende Belastung (bei zunehmendem Körpergewicht) der neun Monate, durch hormonelle Umstellungen und schließlich auch durch die Geburt selbst schon ziemlich beansprucht.
Eine mögliche Folge ist Harninsuffizienz: Dann kann es passieren, dass unfreiwillig Urin austritt, wenn du hustest, intensiv lachst, hüpfst oder einen schweren Gegenstand anheben willst.
Ebenso blöd ist Inkontinenz – dabei tritt Urin auch dann aus, wenn du einen starken Harndrang verspürst, aber es nicht sofort zur Toilette schaffst.
Beides kann nach einer Geburt eintreten, aber lässt sich zum Glück auch wieder beheben. Das Beckenbodentraining der Rückbildungsgymnastik ist dann Gold wert. Und was immer geht: Achte aktiv darauf, deinen Beckenboden immer wieder anzuspannen – wann immer du daran denkst, und auch beim Sport. Als »Bewegungsidee« kannst du dir immer vorstellen (und dann die Muskulatur so auch dauerhaft anspannen), dass du dir das Pipimachen verkneifst.

Wenn dein Beckenboden akut geschwächt ist, solltest du folgende Dinge erst einmal vermeiden:

- **Sprünge und Sprungübungen,**
- **darunter auch Trampolinübungen (aber merke: Ist dein Beckenboden grundsätzlich »gesund«, sind Trampolinübungen hervorragend geeignet, deinen Beckenboden zu trainieren, denn der wird automatisch bei jedem Hüpfer aktiviert!) und**
- **Laufen (auch dabei gilt: Ist der Beckenboden gut drauf, ist Laufen ein gutes Training für ihn!).**

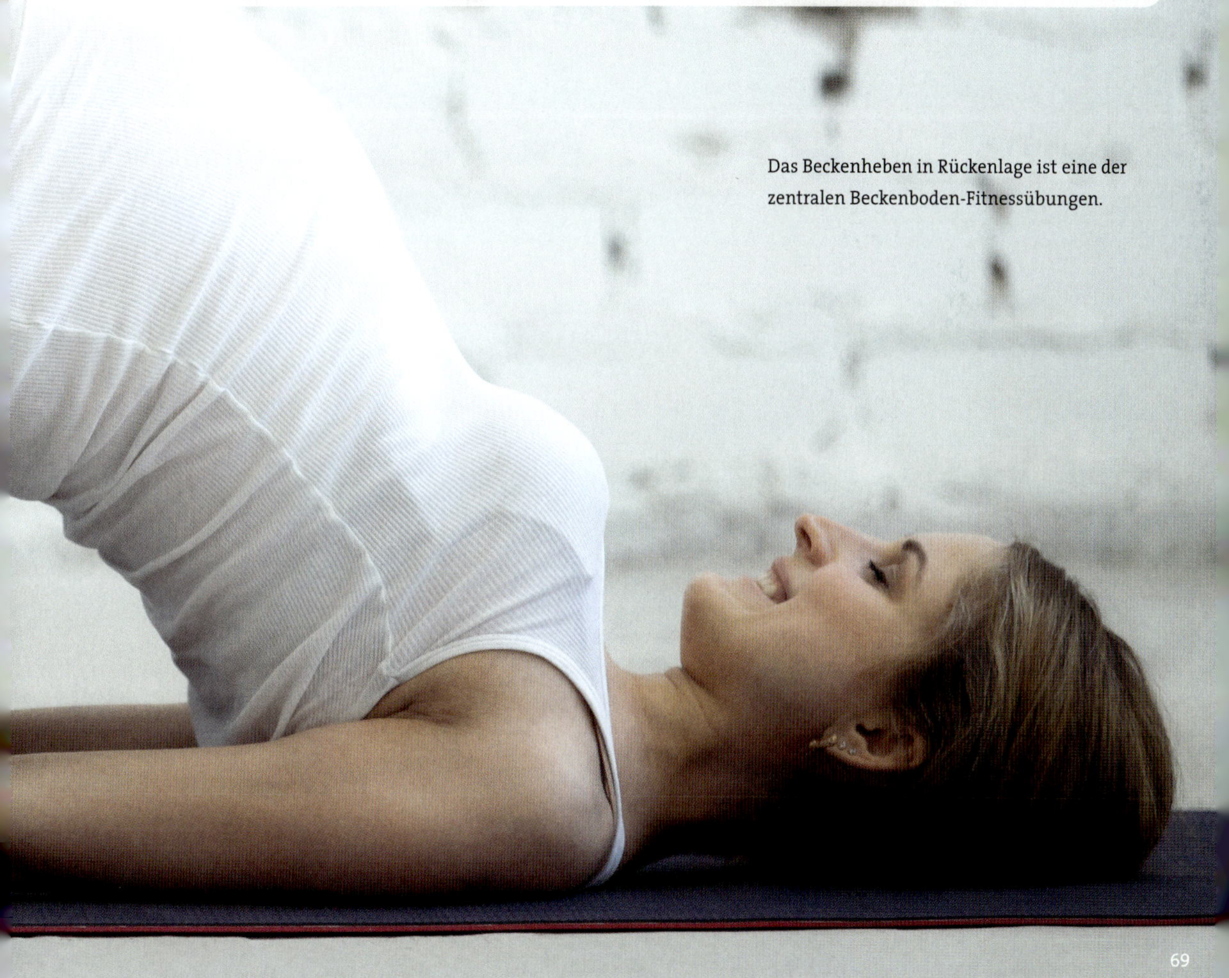

Das Beckenheben in Rückenlage ist eine der zentralen Beckenboden-Fitnessübungen.

Fitnessziel 2: Beschwerdefrei Leben (inklusive Fit-Sein im Alter)

Wie eingangs erwähnt gehören Gesundheit und Beschwerdefreiheit eng beisammen. So ist der Übergang zwischen Fitnessziel Nummer eins und zwei auch fließend: Wenn du dich mit Fitnesstraining präventiv vor Beschwerden schützen willst, ist das wie Gesundheitstraining zu bewerten. Wenn du akute Beschwerden hast, wird dein Gesundheitstraining im Kampf dagegen etwas zielgerichteter sein, aber immer noch deine Gesundheit fördern.

Klassiker der Beschwerden sind oftmals »reine« Probleme des (alternden) Bewegungsapparats wie die Volkskrankheit »Rücken«, zudem (mit zunehmendem Alter) andere Gelenkbeschwerden, etwa an Knien oder Schultern. Neben echten Gelenkproblemen können dich zum anderen auch so »banale« Dinge wie Zerrungen, Fehlhaltungen, Dysbalancen etc. auf Trab halten. Beziehungsweise sie sollten es tun, und im Mittelpunkt deiner Trainingsbemühungen sollten dann vor allem zwei Konditionsfaktoren stehen: Kraft (und in dem Zusammenhang auch Muskelaufbau beziehungsweise Muskelerhalt) und Beweglichkeit!

Beweglichkeit ist wichtig, da oft muskuläre Verkürzungen Ursache für Beschwerden am Bewegungsapparat sind. Kraft wiederum ist ebenso entscheidend, da auch oft die Leistungsfähigkeit der Muskulatur fehlt oder ungleich verteilt ist, wenn eine Seite beispielsweise stärker ist als die andere. Das macht sich insbesondere an Gelenken (und damit auch an der Wirbelsäule) bemerkbar: Durch ungleiche Zugverhältnisse wird ein Gelenk auf Dauer ungünstig belastet. Jede(r) von uns hat irgendwo im Körper derartige Dysbalancen, zu schwache oder verkürzte Muskeln. Eine »neuralgische« Körperzone ist etwa die Brustmuskulatur, die fast immer verkürzt ist – was (schmerzhaften) Einfluss auf Schultern, Rücken, Körperhaltung hat. Darum macht es quasi immer Sinn, die Brust zu dehnen und zugleich die Gegenspieler am Rücken zu kräftigen.

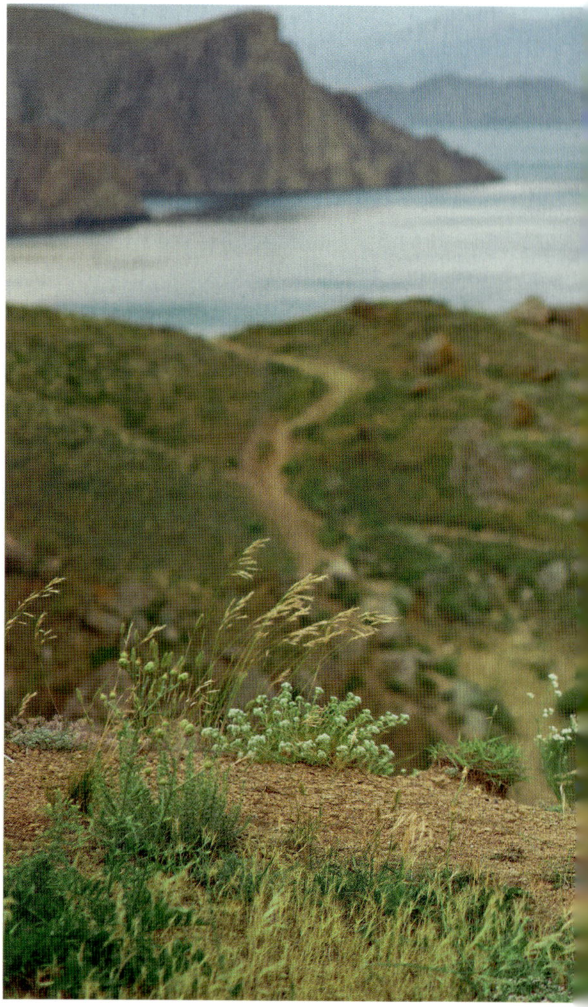

Bewegung ist in jedem Alter die beste Medizin – mit heilender

Wenn dein Ziel ist, etwas für die Lebensqualität im Alter zu tun, geraten die Konditionsfaktoren Kraft und Beweglichkeit noch mehr in den Mittelpunkt. Denn beides verlierst du mit zunehmendem Alter immer mehr: Die Muskulatur nimmt mit dem Altern ab (ein natürlicher Prozess, siehe Seite 19), sodass die Kraft nachlässt. Gleiches gilt für die Beweglichkeit, denn das Muskel- und das Fasziengewebe verlieren im Alter an Geschmeidigkeit, während in Gelenkstrukturen eher mit einschränkenden Ablagerungen zu rechnen ist. Hier kannst du mit regelmäßigem Fitnesstraining eine Menge rausholen und dein Wohlbefinden enorm steigern!

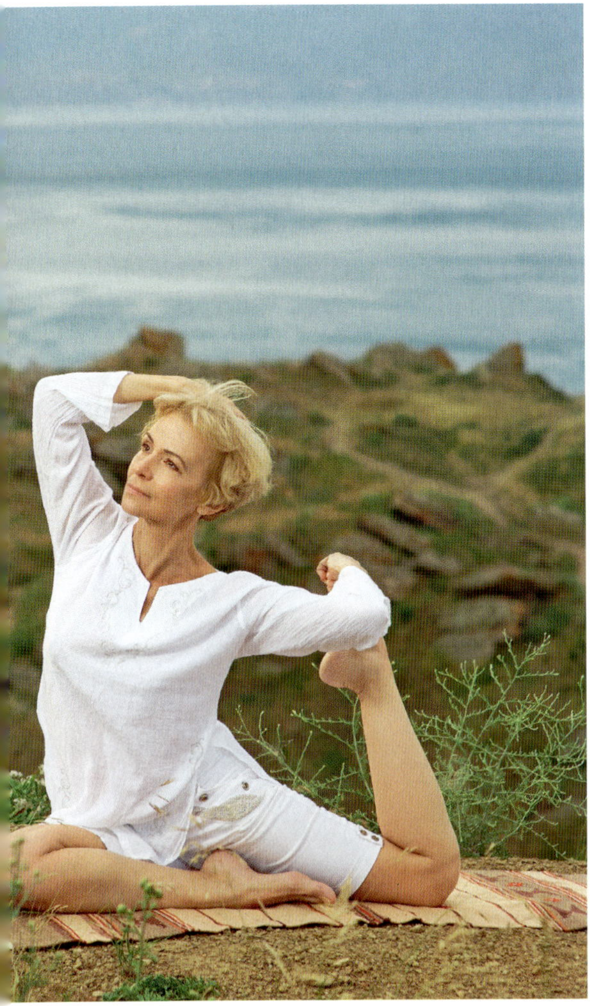

Wirkstoffen wie Kraft und Beweglichkeit.

Bei Frauen kommen nun noch ein paar mehr, oft sehr unangenehme Beschwerden hinzu. Migräne etwa, die vielfach Frauen betrifft. Aber ganz grundsätzlich war da ja noch etwas ganz anderes: Frauen müssen sich erst über Jahrzehnte mit den nicht immer wirklich schönen Begleiterscheinungen der weiblichen Periode herumschlagen, bevor sich dann auch noch das Klimakterium anschließt. Beides (und auch Migräne) lassen sich durch Bewegung und Fitnesstraining positiv beeinflussen. Und da es hier um das Abmildern oder Verhindern von Beschwerden geht, geht es jetzt hier nahtlos weiter zu diesen Themen.

Training in der Periode

Jede Leistung des Körpers ist abhängig von Hormonen. Und die spielen bei Frauen naturgemäß in regelmäßigen Abständen verrückt: Die Zyklusphase dauert durchschnittlich rund 27 Tage, an der sich dann die nächste Zyklusphase anhängt. Teil von diesem Zyklus ist die Regelblutung (Menstruation oder auch Periode) – und bei vielen Frauen teilweise eine Vielzahl an Beschwerdesymptomen, die als Prämenstruelles Syndrom (PMS) bezeichnet werden.

Wie sieht es nun mit Belastungen aus? In dem geschilderten Zyklus steckst du ja immer irgendwo gerade – wann trainierst du nun am besten was, und wie schaffst du es, Beschwerden auf ein Minimum zu reduzieren?

Schuld an dem Auf und Ab in Sachen Stimmung und Leistungsfähigkeit sind vor allem die weiblichen Hormone Östrogen und Progesteron, die den weiblichen Zyklus regeln. Da diese aber nur zu bestimmten Zeiten vorwiegend ausgeschüttet werden, kannst du deine Trainingsplanung darauf ausrichten. Orientiere dich dabei an den folgenden vier Phasen deines Zyklusses (es gibt auch Modelle mit zwei oder drei Phasen, in der Gesamtheit passiert aber immer dasselbe) und erhöhe damit zusätzlich die Effekte deines Trainings.

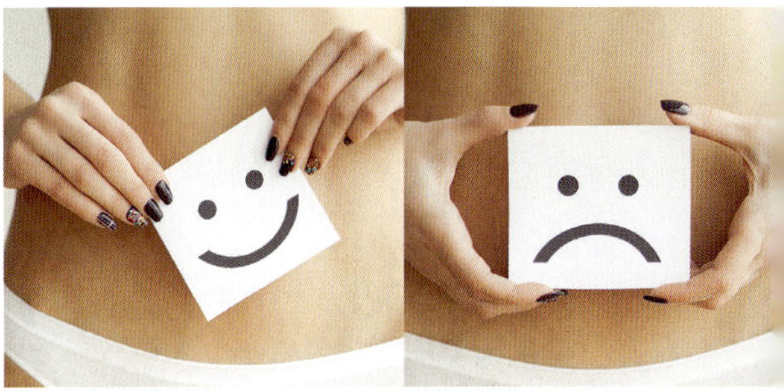

Gute Trainingszeiten, schlechte Trainingszeiten: Wenn du deinen Zyklus verinnerlicht hast, kannst du weite Teile deines Trainings darauf ausrichten.

Trainingsempfehlungen für die vier Phasen des weiblichen Zyklus

Phase	Dauer*	Trainingsempfehlungen	Einheiten pro Woche
Menstruationsphase	3–7 Tage	locker bleiben: Stretching oder entspanntes Yoga, leichte Kardio- oder Kraftausdauereinheiten	1–2
Follikelphase	7–10 Tage	Gas geben: intensives Kraft- oder Ausdauertraining, HIIT, HIT etc.	3–4
Ovulationsphase	3–5 Tage	achtsam sein: Trainiere, was geht, aber passe die Intensität dem nachlassenden Energielevel an	3–4
Lutealphase	10–14 Tage	in Bewegung bleiben: deinem Zustand entsprechend mit der möglichen Intensität trainieren, aber nicht übertreiben, denn denk dran: Es folgt die nächste Menstruationsphase (es sei denn, du bist schwanger – dann siehe Seite 58)	2

* Die Phasen können von Frau zu Frau unterschiedlich lang sein. Der durchschnittliche Zyklus dauert rund 27 Tage.

Phase eins: die Menstruationsphase

Ein weiblicher Zyklus startet mit der Regelblutung. Was passiert im Körper? Grund für die Blutung und auch Regelschmerzen ist, dass dein Körper die Gebärmutterschleimhaut abstößt, nachdem das Hormon Progesteron nicht mehr produziert wird – ein klares Zeichen des Körpers, dass es im vorhergehenden Zyklus nicht zur Befruchtung gekommen ist. Hand in Hand mit den Beschwerden fühlen sich viele Frauen in dieser Phase kraft- und lustlos, was klar auch auf Kosten der Leistungsfähigkeit im Training geht. Dagegen anzukämpfen ist zumeist frustrierend. Akzeptiere lieber die Situation – denn du kannst ruhig weitertrainieren, nur eben nicht ganz so intensiv. Wenn du es hier übertreibst, etwa mit CrossFit oder HIIT, kannst du dir im schlimmsten Fall die Regel noch unangenehmer machen, da du so deinen Hormonhaushalt gänzlich durcheinanderbringen kannst. Diese Phase ist besser geeignet für sanftere Einheiten wie Stretching, nicht zu intensives Yoga- oder lockere Grundlagenausdauereinheiten. Nicht so förderlich sind Übungen gezielt für den Bauch und kopfüber ausgeführte Übungen – diese könnten die Beschwerden verstärken.

Phase zwei: die Follikelphase

Nach der Menstruation beginnt dein Körper, den folgenden Eisprung vorzubereiten. Wieder kommen Hormone ins Spiel: Diesmal das Follitropin, auch follikelstimulierendes Hormon (FSH) genannt, das die Eibläschen (Follikel) in den Eierstöcken animieren soll, weitere Hormone verstärkt auszuschütten, nämlich die Östrogene. Zu denen zählt auch Estradiol (synonym Östradiol), das dir einen Energieschub verpassen kann: Denn es wirkt ähnlich anregend wie Testosteron bei Männern und fördert so die Bereitschaft der Muskulatur, Reize zu verarbeiten, verbessert zudem deine Tatkraft und deine Stimmung. Mehreren Studien zufolge soll der Trainingseffekt bei Frauen in der Follikelphase besonders hoch sein – und tatsächlich: Du wirst dich wahrscheinlich in dieser Phase immer mal wieder so fühlen, als könntest du Bäume ausreißen! Deswegen darfst du hier auch im Training Gas geben: mit anspruchsvollen Einheiten wie HIIT, CrossFit, intensivem Kraft- oder Ausdauertraining oder intensivem Training in deiner Sportart. Da dein Körper aber keine Maschine ist, gilt auch in dieser Phase: Wenn du dich schlapp fühlst, dann übertreibe es nicht.

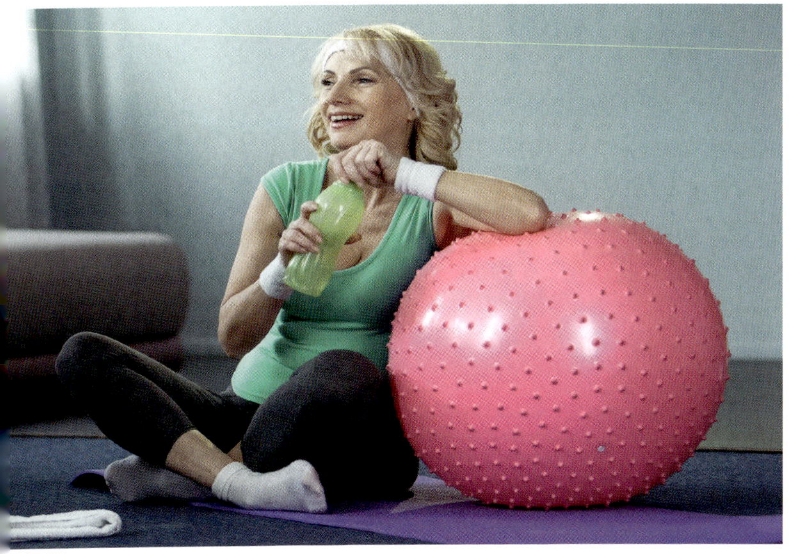

fühlst du dich wie rechts abgebildet. Wechseljahre? Welche Wechseljahre?

Mit Fitnesstraining die Wechseljährchen zähmen

Kaum etwas wirkt so eindrucksvoll und vielseitig gegen Klimakteriumsbeschwerden wie regelmäßige Fitness. Auch gegen die wirklich schwerwiegenden Folgen der Hormonumstellung bist du damit bestens gerüstet: Osteoporose, Demenz, Bluthochdruck und Arteriosklerose, Brustkrebs, Depressionen – zu all dem steigt das Risiko aufgrund des Rückgangs von Östrogen und Co. Hier die sechs wichtigsten Argumente für Wechseljahre (und alle folgenden) in Bewegung:

Gesunder Hormonhaushalt

Sport und Fitness regulieren ganz natürlich deine Körpersysteme, zu denen auch das Hormonsystem und der Stoffwechsel gehören. Wenn du dich bewegst …

- … trainierst du deinen Stoffwechsel mit,
- … verbrennst außerdem jede Menge Energie (durch beides sind plötzliche Gewichtzunahmen unwahrscheinlich) und
- … »beruhigst« auch dein Hormonsystem. Denn regelmäßiges Training schult die hormonellen Abläufe. Extreme Schwankungen sind unwahrscheinlicher, ebenso Erscheinungen wie »Hitzewallungen«. Übertreibe es aber bitte nicht – deutlich zu viel des Guten kann ansonsten das Hormonsystem wieder negativ beeinflussen.

Optimaler Knochenschutz

Östrogene sind mit an der Ausbildung starker Knochen beteiligt. Mit jedem Lebensjahr niedrigem Östrogenspiegel steigt das Risiko, an Osteoporose zu erkranken.

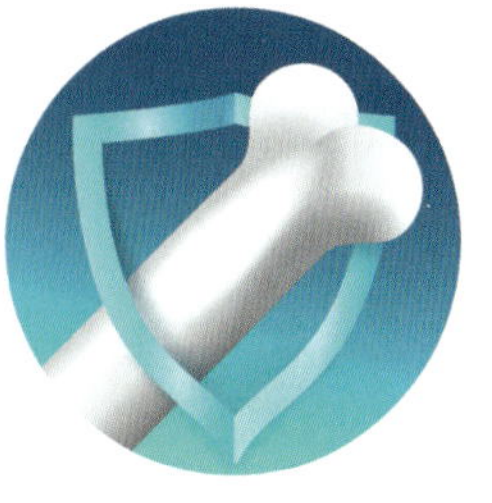

Regelmäßige Bewegung, insbesondere Krafttraining, ist der beste Freund deiner Knochenfestigkeit und hervorragender Schutz vor Osteoporose.

Mit Sport und Bewegung kannst du diesen naturgemäß altersbedingten Abbauprozess (und viele andere auch) ausbremsen. Die unbedingte Empfehlung für dich: Krafttraining! Gern auch mit für dich ungewohnten, hohen Gewichten. Der Grund: Der Druck, den Zusatzgewichte und größere Belastungen auf die Knochen aufbauen, veranlasst diese dazu, ihre Struktur zu kräftigen. Gleiches gilt, wenn die Muskeln angestrengt an ihnen zerren. Für die Stimulierung des Knochenaufbaus sind die Reize des Krafttrainings mit den beschriebenen höheren Gewichten und Belastungen notwendig – einfaches »Bewegen« erzielt zwar auch eine Wirkung, aber die fällt deutlich geringer aus.

Niedrigeres Brustkrebsrisiko

Studien zufolge sinkt das Risiko, an bestimmten Krebsarten zu erkranken, wenn du dich regelmäßig, im Idealfall täglich bewegst. Hier reicht schon eine halbe Stunde moderate Bewegung aus, etwa beim Walken – ein paar Male pro Woche dann »richtig« zu trainieren, ist dann perfekt. Insgesamt solltest du im Schnitt auf 150 Minuten pro Woche moderate Bewegung oder 75 Minuten pro Woche intensive Bewegung kommen – so empfiehlt es auch die WHO in ihrem Europäischen Kodex zur Krebsbekämpfung: **www.cancer-code-europe.iarc.fr/index.php/de/** Dort findest du elf weitere Möglichkeiten, dein Leben so zu gestalten, dass du möglichst krebsfrei bleibst. Zu den Krebsarten, die durch Bewegung vermieden werden können, zählt Brustkrebs, aber auch Darmkrebs oder Bauchspeicheldrüsenkrebs beispielsweise.

Gesundes Herz und Blutgefäße

Bewegung, beispielsweise Ausdauersport, sorgt auch dafür, dass dein Körper inklusive des Herz-Kreislauf-Systems, wahrlich in Schwung kommt. Die Gefäße und auch dein wichtigster Muskel, das Herz, an denen vergangene Jahrzehnte der Lebens-Beanspruchung nicht spurlos vorbeigegangen sind, werden trainiert und fit gemacht für eine reibungslose Blutversorgung im Körper. Die Arterien bleiben eher frei von Ablagerungen (Arteriosklerose), umso mehr, wenn du dich gesund mit natürlichen Lebensmitteln ernährst. Auch innerhalb des Blutes reguliert Bewegung einiges zum Positiven, etwa deinen Blutdruck, deine Blutzucker- und Blutfettwerte.

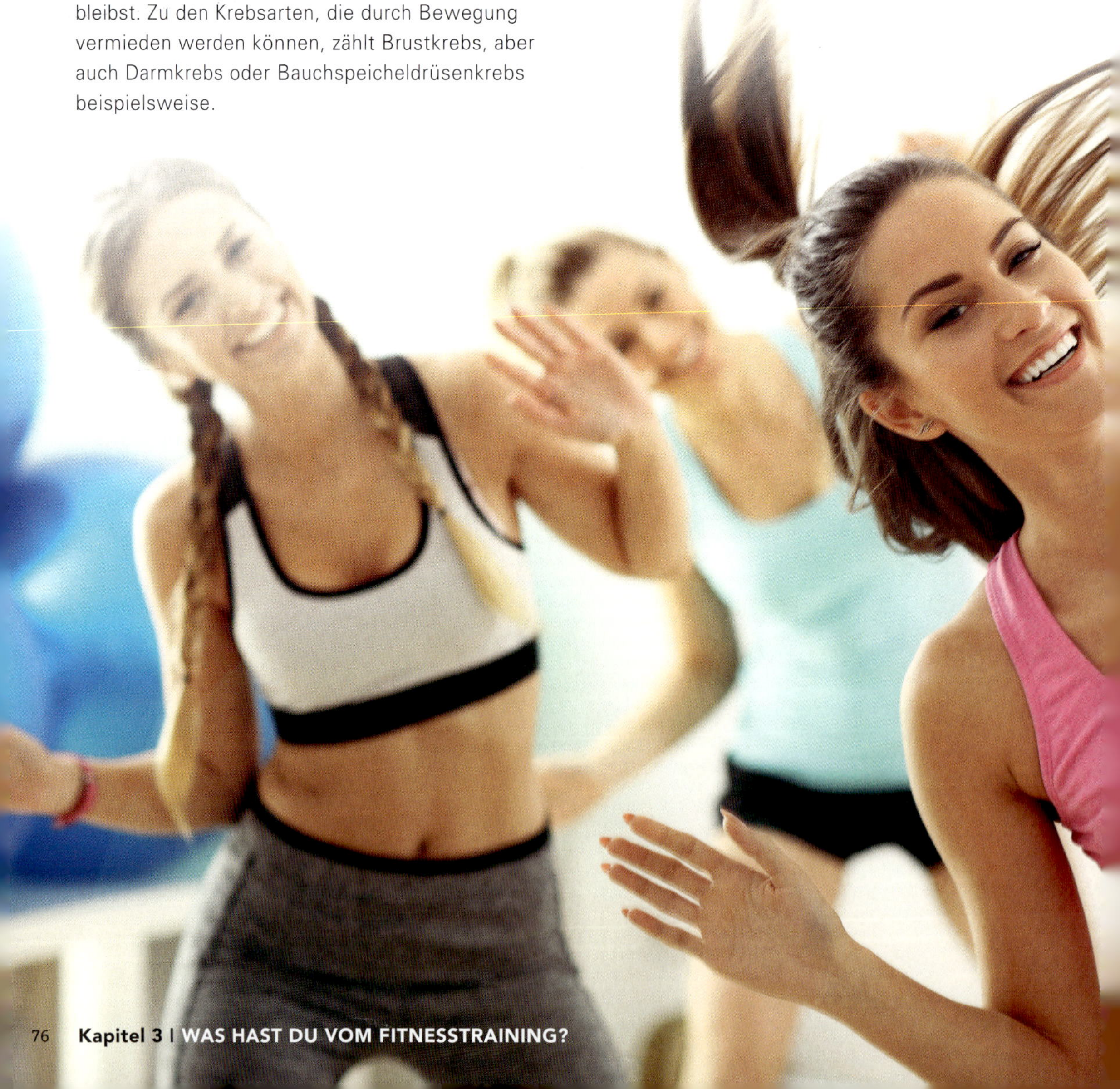

Schutz vor Demenz

Die Hormonverschiebungen und das steigende Lebensalter erhöhen das Risiko (nicht nur) für Frauen, an Demenz zu erkranken. Regelmäßige Bewegung arbeitet gegen solche kognitiven Verfallsprozesse und schützt dein Gehirn.

Mentale Gesundheit

Hier geht es nicht nur um Hormonverschiebungen, sondern auch um die teilweise verwirrenden Erlebnisse, die Frau während des Klimakteriums macht und die ganz schön runterziehen können. Die Kombination aus Hormonrückgängen wie dem Östrogen und »negativen« Erlebnissen am eigenen Körper kann bei Frauen enorm auf die Stimmung drücken und im Extremfall Depressionen auslösen. Nachgewiesen ist die positive Wirkung von Bewegung auf die Psyche – nicht umsonst sind die Worte des römischen Dichters Juvenal weltbekannt und treffen zu: Ein gesunder Geist steckt in einem gesunden Körper. Bewegung reguliert nicht nur den Hormonhaushalt, es regt auch die Bildung stimmungsaufhellender Hormone an, verbessert dein Körpergefühl und damit auch dein Selbstbewusstsein, und es hat positiven Einfluss auf das komplette vegetative Nervensystem. Mit der Folge, dass bei regelmäßiger Bewegung auch Wechseljahrerscheinungen wie Schweißausbrüche seltener vorkommen.

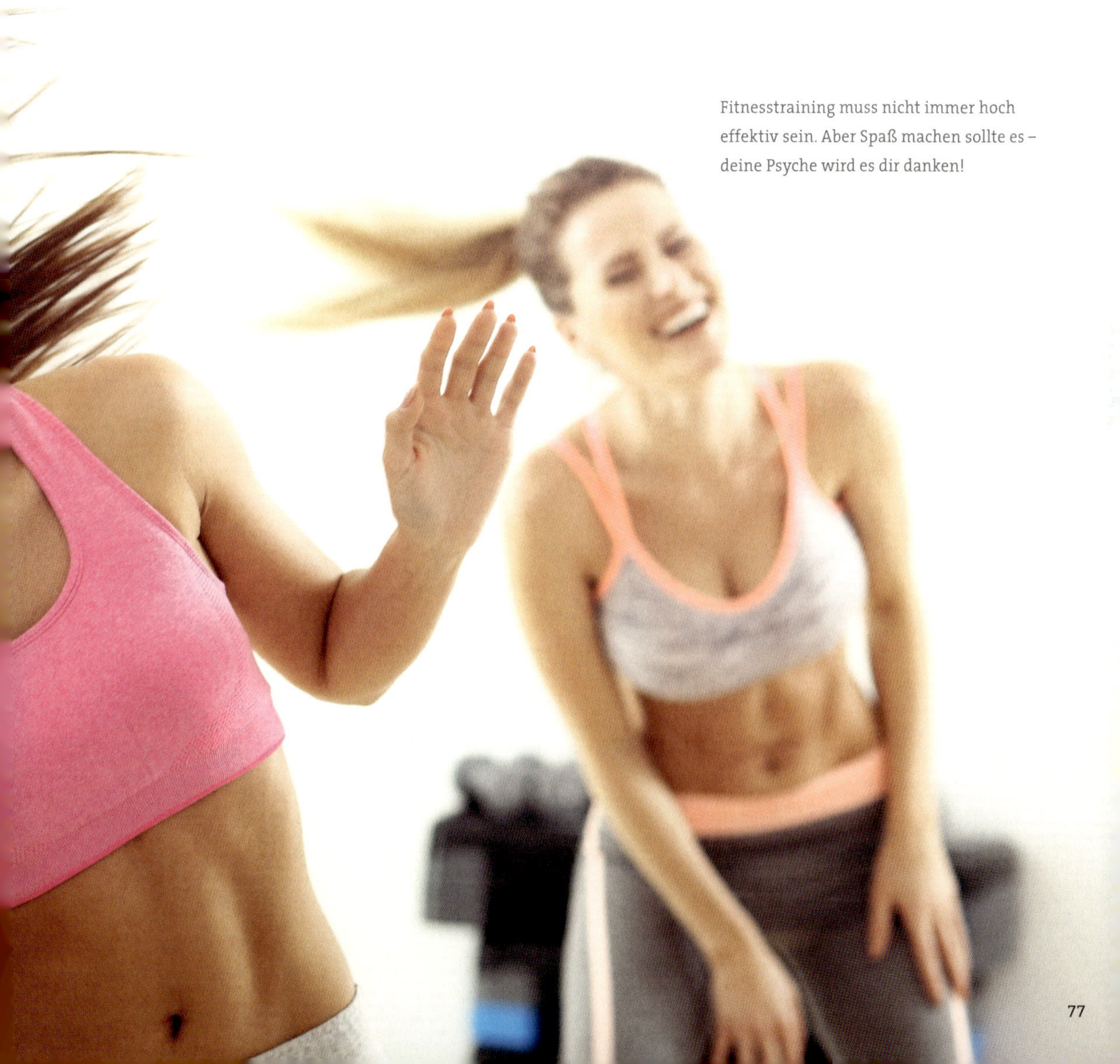

Fitnesstraining muss nicht immer hoch effektiv sein. Aber Spaß machen sollte es – deine Psyche wird es dir danken!

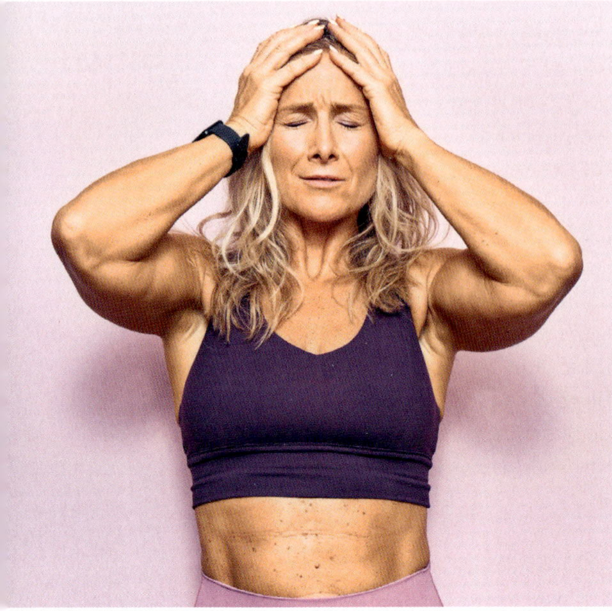

Kopfschmerzen können dir das Training verleiden – aber mit Stretching und moderater Bewegung kannst du sie mittelfristig in die Schranken weisen.

Sport bei Migräne

Dieses fiese Pochen im Kopf, gern begleitet von Schwindel- und Übelkeits-Symptomen, kennen Frauen besonders: Kein Wunder, denn ein fallender Östrogenspiegel kann häufig Ursache für Migräne sein – und den machst du ja in der Regel jeden Monat einmal durch. Die sechs wichtigsten Tipps für Fitness bei und gegen Migräne.

Moderate Bewegung ist okay

Wie kannst du dich in Sachen Sport und Bewegung verhalten, wenn du akute Migräne hast? Darfst du noch trainieren? Ja, denn leichte Bewegung kann dir bei einem Schub helfen, die Symptome zu lindern. Die Betonung liegt auf leicht: Ein Spaziergang ist in jedem Fall besser als Joggen. Wenn dir aber auch das Gehen Kopfschmerzen bereitet, dann lasse es lieber.

Intensive Belastungen können Migräne auslösen

Sport und Bewegung können allerdings auch Migräne auslösen. Das ist immer dann der Fall, wenn die jeweilige Belastung so groß oder ungünstig ist, dass der Körper zusätzliche Stresshormone produziert, anstatt sie, wie gewohnt, abzubauen. Beobachte dann einmal genau, was bei dir Attacken auslöst. In jedem Fall ver-

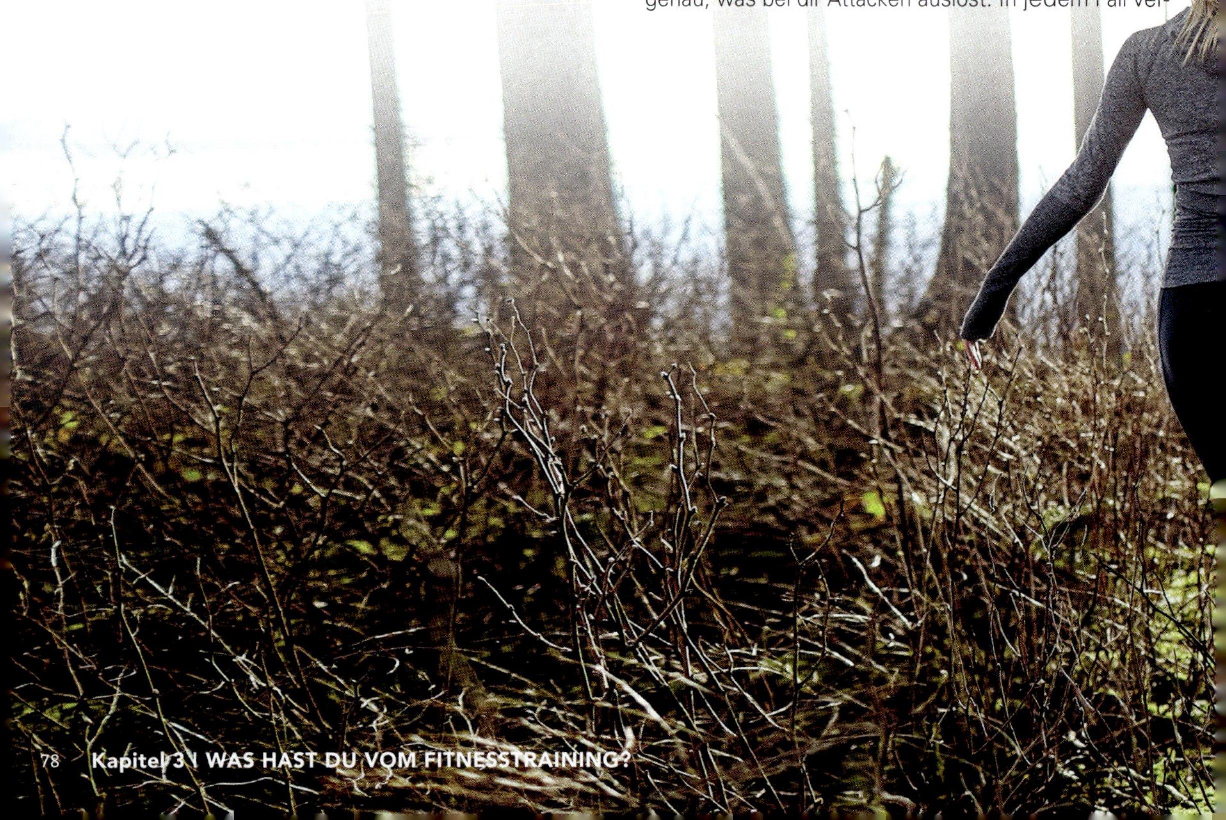

meiden – auch dann, wenn du nur damit rechnest, dass bald ein Migräneschub kommt – solltest du große Belastungsspitzen wie explosive Bewegungen oder Übungen mit schweren Gewichten. Auch zu lang andauernde Belastungen – etwa beim Laufen –, die zu einer Unterzuckerung führen können, befeuern Migräne, also Vorsicht. Es kann auch gut sein, dass dich die Umgebung stresst. Licht und Lärm sind häufige Auslöser für Migräneschübe. Wenn dem so ist, dann versuche, mit dem nächsten Punkt mittelfristig dagegen anzuarbeiten.

Gehe nach draußen

Wenn du dich draußen regelmäßig bewegst (während einer Migränephase, aber gerade auch dann, wenn du beschwerdefrei bist), profitierst du mehrfach von deinem Einsatz: Die frische Luft liefert dir und deinem Gehirn eine Extraportion Sauerstoff – das kann Kopfschmerzen lindern. Zudem schüttet dein Körper beim Ausdauersport und auch bei Outdooraktivitäten allgemein Serotonin aus – ein Hormon, dass dich (und deine Blutgefäße) entspannt. Und schließlich gewöhnst du deinen Körper an die stressigen Reize der Umgebung, wenn du dich regelmäßig draußen rumtreibst. So wird er nicht mehr so schnell »gereizt« auf äußere Einflüsse reagieren, und die nächste Migräneattacke fällt vielleicht nicht mehr so stark aus.

Stretching kann Beschwerden lindern

Migräne hat häufig etwas mit Stress zu tun, oder anders gesagt mit einer wie auch immer gearteten Form von Anspannung. Wenn du dich »entspannst« beim Dehnen, tut das nicht nur dem jeweiligen Muskel gut. Stretching hilft auch allgemein dabei, Stress abzubauen (denke an die positive Wirkung von Yoga) und kann dabei helfen, Migränesymptome abzuschwächen.

Vermeide Training auf nüchternem Magen

Da ein Energiemangel mit starkem Absenken des Blutzuckerspiegels Migräne auslösen kann, solltest du, wenn du zum Beispiel durch deine Zyklusphase Migräne gefährdet bist, nicht auf nüchternem Magen Sport treiben.

Kein Sport bei Medikamenteneinnahme

Insbesondere wenn du spezielle Migränemedikamente oder starke Kopfschmerzmittel nimmst, solltest du keinen Sport mehr machen. Dir wird es dann sowieso schon schlecht gehen (sonst müsstest du keine Medikamente nehmen), und die Wirkstoffe beeinflussen in der Regel die Arbeit deiner Körpersysteme negativ oder lösen Schwindelgefühle aus. Beides erhöht dann auch noch die Wahrscheinlichkeit, dass du dich beim Sport verletzt.

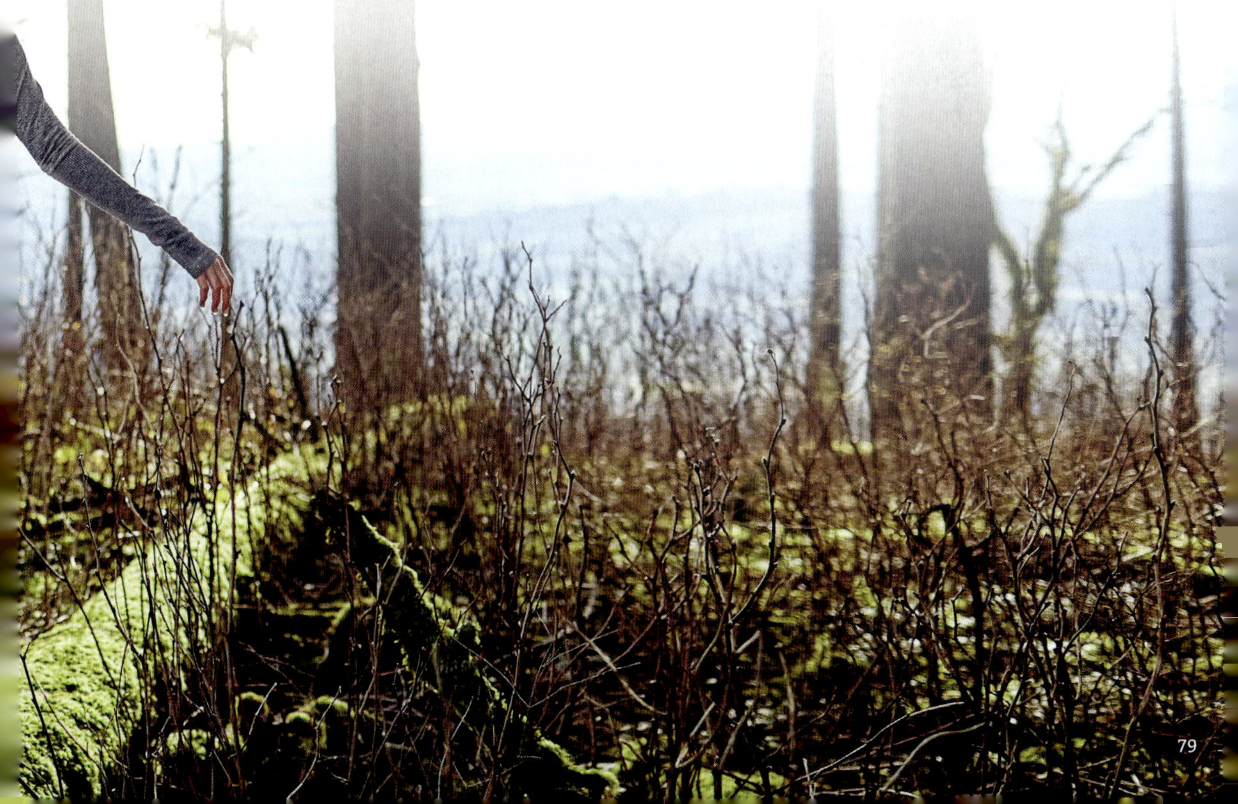

Fitnessziel 3: Abnehmen

Das Ziel, etwas für die eigene Figur zu tun, ist ein weit verbreiteter Grund, warum Menschen Fitnesstraining machen. Und der Weg ist genau richtig, denn ausreichend regelmäßige Bewegung führt zwangsläufig irgendwann dazu, dass dicke Menschen abnehmen und nicht ganz so dicke Menschen einfach zufriedener mit ihrem Körper werden. Bewegungsmangel ist und bleibt einer der Hauptgründe, warum es so viele Übergewichtige in unserer Gesellschaft gibt. Solltest du auch ein paar Kilo loswerden oder an deiner Körperoptik feilen wollen – Fitnesstraining ist DEIN Weg (und eine gesunde, ausgewogene Ernährung mit natürlichen Lebensmitteln, siehe Seite 184). Um Pfunde purzeln zu lassen, ist erst einmal alles hilfreich, was Energie verbraucht – denn nur wenn dein Körper weniger Energie zur Verfügung hat als er benötigt, kannst du abnehmen.

Abnehmen: eine Sache der Qualität, nicht Quantität!

Ein taktischer Ratschlag: Wenn du abnehmen willst, solltest du weder das Ziel verfolgen, Kalorien einzusparen oder abzutrainieren, noch dich primär darum bemühen, Kilos auf der Waage loszuwerden. Diese falsche Denke führt zu unbefriedigenden Ergebnissen. Und direkt hinein in die Gesetzmäßigkeiten des Jo-Jo-Effekts (siehe Seite 188). Der bessere Weg: Kümmere dich um die Zusammensetzung deines Körpergewebes. Konkret: Das Verhältnis von Fettgewebe und Muskelgewebe an deinem Körper. Erstgenanntes sollte weniger werden, das Letztgenannte mehr! Das ist mit »Qualität« in Bezug aufs Abnehmen gemeint.

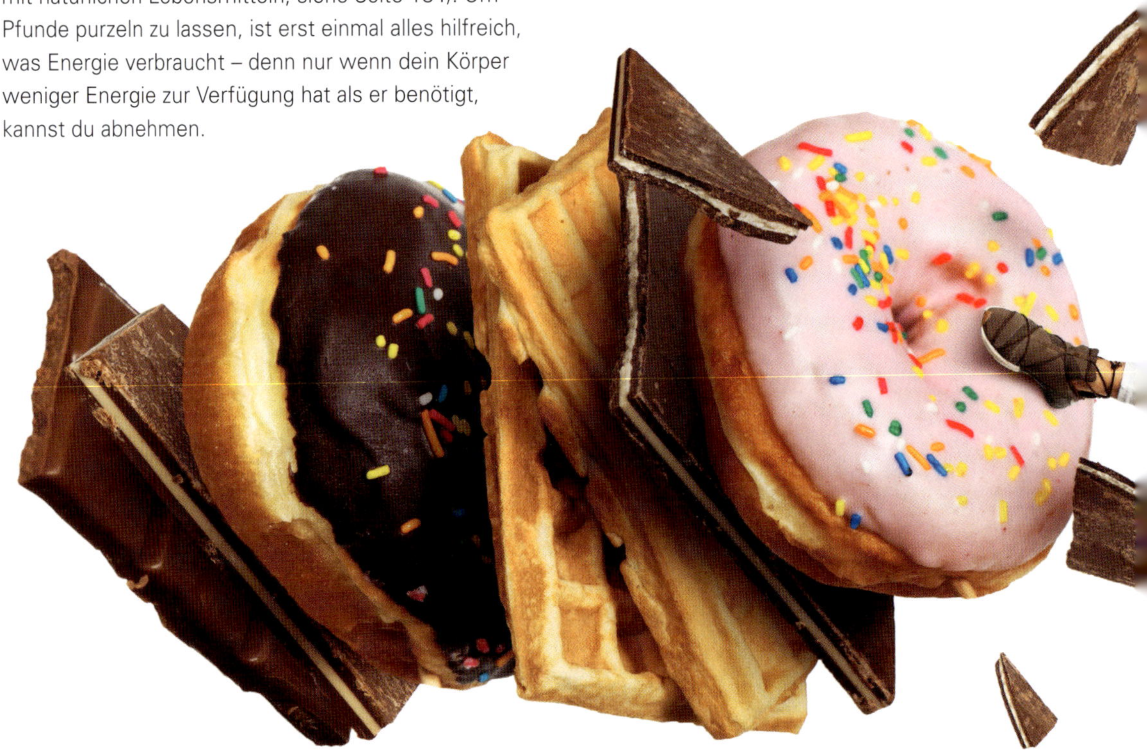

Mit Ausdauer- und auch Krafttraining lässt du dein ungesundes Ich hinter dir.

Und darauf sollte dein Training ausgerichtet sein: Körperfett abzubauen, nicht zwingend Gewicht. Das wird dir sowieso irgendwann schwerfallen, wenn du wirklich regelmäßig Krafttraining betreibst: Das Muskelgewebe, das du dann vielleicht aufbaust, ist ein Vielfaches schwerer als das vergleichbare Volumen Fettgewebe. Dementsprechend ist Körpergewicht am Ende einfach die falsche Einheit.

Eine gesunde Mischung aus Ausdauer- und Krafttraining ist sicher eine gute Strategie, um den Fettpolstern am Körper an den Kragen zu gehen (und wie immer auch eine gesunde Ernährung, siehe Seite 180). Der besonders wichtige Part ist, zumindest für einen nachhaltigen und dauerhaften Erfolg, das Krafttraining. Denn Muskelgewebe fördert nicht nur dein Abnehmvorhaben (mit jedem Gramm mehr fällt dir das Abspecken leichter!), sondern auch deine Gesundheit und deine Leistungsfähigkeit. Wenn du also abnehmen willst, solltest du mit Krafttraining deine Muskeln zumindest erhalten, besser ausbauen.

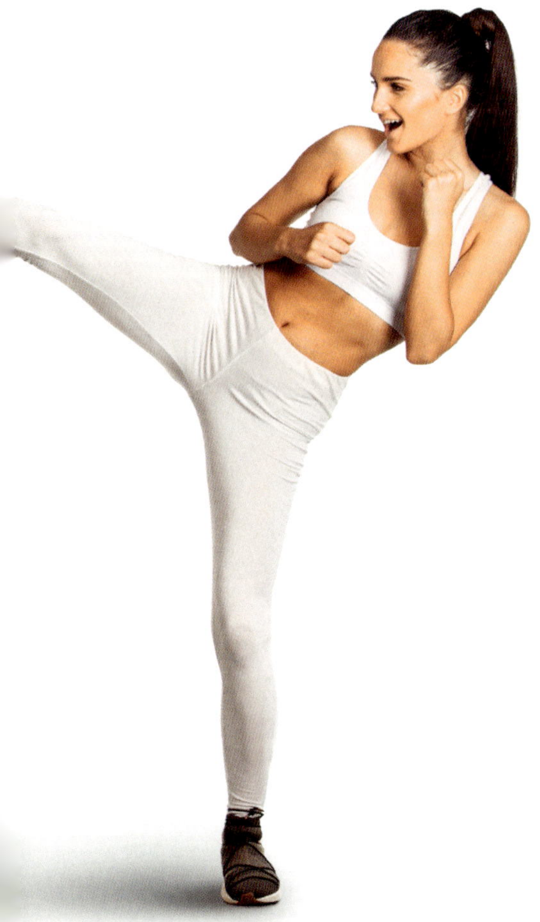

So ermittelst du den Status quo deiner Pfunde

Um dein Abnehmvorhaben zu konkretisieren, ist es zunächst einmal hilfreich zu überprüfen, wo du stehst. Hierzu gibt eine Reihe von Methoden.

Der Body-Mass-Index (BMI)

Der BMI ist nicht unumstritten. Zumindest solltest du wissen, wie das Ergebnis zu interpretieren ist. Er errechnet sich folgendermaßen:

Körpergewicht/(Körpergröße in Meter)^2 = kg/m^2

»Normalgewichtig« bist du mit einem BMI-Wert zwischen 18,5 und 25. Zwischen 25 und 30 bist du »übergewichtig«, bei Werten über 30 »fettleibig« und eine Adipositaskandidatin.

Das eigentliche Problem mit dem BMI: Er ist recht ungenau, denn er berücksichtigt weder Alter noch Geschlecht noch die Zusammensetzung deines Körpers. Da Muskelgewebe deutlich schwerer ist als Fettgewebe, erreichen auch sehr muskulöse und gut trainierte Menschen BMI-Werte, die sie als übergewichtig oder fettleibig darstellen. Und der BMI lässt einen weiteren wichtigen Hinweis mit Blick auf die Gesundheit eines Körpers außer Acht: Denn die Verteilung des Körperfetts – und konkret die Ansammlung von Fett im Bauchbereich – sind wichtige Marker bei der Frage, ob Übergewicht gesundheitsschädigend ist. Zwei andere Werte helfen hier weiter: die Waist-to-hip-Ratio (WHR), auch Taille-Hüft-Index genannt, und die Waist-to-height-Ratio (WHtR). Zudem wurde vor einigen Jahren auch der Body Shape Index (BSI oder auch ABSI) entwickelt, der in einer recht komplizierten Formel den BMI mit Taillenumfang und Körpergröße in Beziehung gesetzt. Das Ziel ist es, eine bessere Aussage treffen zu können, ab wann aufgrund deines Übergewichts das Risiko besteht, an lebensbedrohlichen Krankheiten wie Schlaganfall oder Herzinfarkt zu erkranken (siehe auch

Bauchumfangmessung in der nächsten Spalte). Rechner für den ABSI findest du im Internet.

Waist-to-hip-Ratio (WHR)

Das Verhältnis von Taille zur Hüfte zeigt, ob du zu viel gefährliches Bauchfett gespeichert hast. Du rechnest dafür Taillenumfang geteilt durch Hüftumfang (jeweils in cm) und ermittelst beide Werte mit einem Maßband morgens auf nüchternem Magen, stehend mit freiem Oberkörper und locker ausatmend: einmal rund zwei Zentimeter oberhalb des Bauchnabels (Taillenumfang), einmal über der breitesten Stelle von Gesäß und Hüfte.

Frauen gelten bereits als fettleibig (adipös) mit zu viel Bauchfett, wenn der WHR-Wert über 0,85 liegt. Je näher dein Taillenumfang dem Hüftumfang kommt, desto schlechter – und noch schlechter natürlich, wenn die Taille den Hüftumfang übertrifft. Ein Rechenbeispiel: Du hast einen Hüftumfang von 90 Zentimetern, deine Taille misst 80 Zentimeter: Das Ergebnis aus 80/90 ist 0,8). Unter einem Wert von 0,8 giltst du als normalgewichtig, darüber bis zum erwähnten adipösen Wert (0,85) als übergewichtig.

Waist-to-height-Ratio (WHtR)

Dieser Wert nimmt – geschlechterunabhängig – das Alter als Vergleichsgröße und bezieht die Körpergröße mit ein, um auf ein erhöhtes Gesundheitsrisiko aufgrund deiner Taillenform hinzuweisen. Du musst hierzu nur einmal das Maßband um die Taille legen (siehe oben), deine Körpergröße kennst du. Die Berechnung der WHtR: Taillenumfang in cm geteilt durch Körpergröße in cm. Als kritisch gelten Werte über 0,5 bei unter 40-Jährigen, Werte zwischen 0,5 und 0,6 bei 40- bis 50-Jährigen und Werte über 0,6 bei über 50-Jährigen.

Körperfettermittlung

Mit einer Körperfettwaage kannst du deinen Körperfettanteil ermitteln. Du solltest dir aber bewusst sein, dass die meisten Messergebnisse sehr ungenau und damit mit Vorsicht zu genießen sind. Am genauesten ist die professionelle Ermittlung beim Sportmediziner oder in entsprechend ausgestatteten Studios. Als übergewichtig gelten übrigens – altersabhängig – folgende Werte: 20–25 Prozent Körperfett (unter 40 Jahre), 22–28 Prozent (40–60 Jahre), 25–30 Prozent (über 60 Jahre). Alle Werte darüber signalisieren, dass du sehr übergewichtig beziehungsweise adipös bist.

Bauchumfangmessung

Eine recht simple, aber dafür aussagekräftige Messung, ist die Ermittlung deines Bauchumfangs. Allein dieser eine Wert kann dir anzeigen, wie sehr du gefährdet bist, (lebensbedrohliche) Krankheiten wie Diabetes, Bluthochdruck, Arteriosklerose, Schlaganfall oder Herzinfarkt zu erleiden. Warum? Im Bauchbereich ist das gefährliche, sogenannte viszerale Fett, auch Eingeweidefett genannt, angesiedelt.
Je mehr davon in dir steckt, desto größer die Gefahr. Ab einem Bauchumfang (Messung wie der Taillenumfang bei WHR, nur auf Bauchnabelhöhe oder etwas darunter) von 80 Zentimetern ist das Risiko bei dir bereits klar gegeben; ein Umfang über 88 Zentimeter signalisiert eine sehr hohe Wahrscheinlichkeit, dass dich eine solche Erkrankung früher oder später trifft. Für Schwangere gelten diese Werte natürlich nicht.

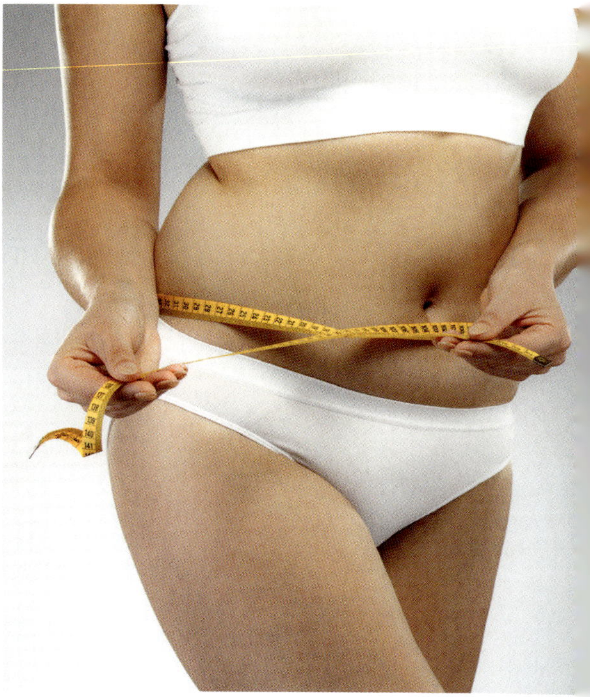

Eine Bauchumfangmessung ist leicht gemacht und kann dir lebenswichtige Informationen geben.

Fitnessziel 4: Bodyshaping und Muskelaufbau

Gefühlt ist dies die eigentliche Bestimmung von Fitnesstraining: den Körper mit straffen Muskeln attraktiv und sexy in Form zu bringen. Während für Männer das Thema Muskelaufbau in der Regel ein recht bedeutendes ist, zieren sich Frauen manches Mal: Immer noch grassiert die Horrorvorstellung von überbordenden Muskelpaketen – die nur bei Betrachtung einer Hantel schon entstehen. Das ist alles Unfug! Du brauchst keine Bedenken zu haben, mit (schwerem) Gewicht zu trainieren. Zum einen legen Frauen genetisch niemals in der Form Muskeln zu, wie es Männer tun: Krafttraining macht dich athletisch-kräftig und betont deine weibliche Figur, ohne dass du ungewollte Muskelpakete bekommst. Zum anderen ist Muskelmasse mit das Wertvollste, was du dir antrainieren kannst (siehe Seite 84). Hier setzt sich zum Glück immer mehr ein neues Bild der Attraktivität von Frauen durch: »Strong is the new sexy« – einer dieser Slogans, der ein neues Selbstbewusstsein athletischer Frauen ausdrückt.

Was immer in deinem Kopf für eine Vorstellung vorherrscht: Um das Giga-Schenkel-, Riesenpo- und Monster-Arme-Schreckensbild in deiner Vorstellung jemals erreichen zu können, musst du so unfassbar viel und lange trainieren, dass du das bis dahin schon lange freiwillig machst und dein altes Schreckensbild zum neuen Vorbild für dich geworden bist.

Doch zurück aus dem Extrem ins normale Leben: Wenn du einfach ab sofort regelmäßig Krafttraining in »normal-moderater«, gern auch ambitionierter Form einbaust, wirst du dich in jedem Fall über die Ergebnisse freuen und stolz darauf sein – versprochen!

Für das »Shaping« deines Körpers mit schönen Kurven, straffen Gliedmaßen und einem knackigen Bauch und Po ist Krafttraining essenziell – dazu findest du alle weiteren Informationen ab Seite 85. Die Ernährung darfst du auch nicht verachten – was dir guttut, siehst du ab Seite 180.

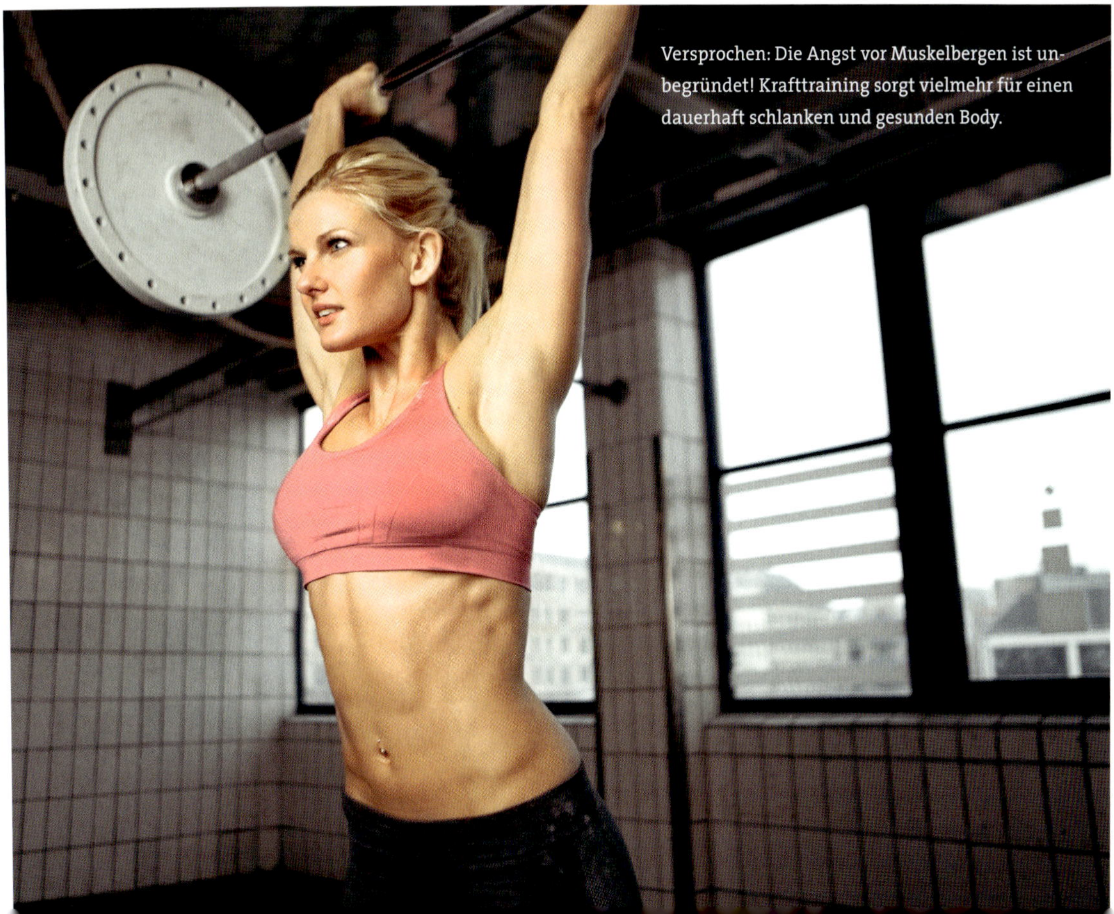

Versprochen: Die Angst vor Muskelbergen ist unbegründet! Krafttraining sorgt vielmehr für einen dauerhaft schlanken und gesunden Body.

Hypertrophie-Training: Das ist zu tun, wenn du wirklich (viel) Muskelmasse aufbauen willst

Du gehörst zu denjenigen, die es wirklich auf deutlich sichtbare Muskelberge absehen? Um gezielt Muskeln aufzubauen (und dabei nicht gleichzeitig wie ein Hefekuchen aufzugehen), solltest du auf ein Phasenmodell setzen: das der Kombination aus Massephase und Definitionsphase. Warum? Vor allem deswegen, weil du in dem Dilemma steckst, dir am Ende immer ein bisschen mehr Energie zuführen zu müssen, als du eigentlich brauchst, damit dein Körper wirklich in Muskelmasse investieren kann. Eine so geartete ewige Massephase setzt bei den meisten Menschen schon recht bald auch einiges an Körperfett an. Am Ende wärst du nicht zufrieden mit dem Ergebnis – und deine Muskeln würden auch nie so schön straff und definiert zum Vorschein kommen. Damit sie das aber doch tun können, bietet sich der Einsatz einer Definitionsphase an, in der du für eine leichte (!) Unterversorgung an Energie sorgst. Schauen wir uns das Ganze anhand der Energiebilanz (siehe Seite 188) an, also der Gegenüberstellung, wie viel Energie dein Körper verbraucht (unter anderem auch durch dein Training), und wie viel Energie du durch Essen und Trinken zu dir nimmst. Für die Energiebilanz gelten grundsätzlich folgende »Gesetze«:

Ein Körper, dem mehr Energie zur Verfügung steht als er benötigt (wie in der Massephase), baut Strukturen auf. Mit passendem Krafttraining Muskelmasse, aber in der Regel auch Körperfett.

Ein Körper, dem weniger Energie zur Verfügung steht als er benötigt (wie in der Definitionsphase), baut Strukturen ab. Nämlich das in der Massephase mit angefutterte Körperfett – aber wenn es dumm läuft und du in einer Art Diätreflex die Nahrung zu sehr limitierst, geht auch wieder die Muskulatur flöten.

Du machst lieber alles richtig – und zwar so: In der Massephase (die so zwischen drei und neun Monate anhalten kann) sorgst du für einen stetigen (vor allen an Trainingstagen), aber dezenten Kalorienüberschuss. Du musst deinen Körper beobachten, wie er reagiert: Passiert dir zu wenig, nimm mehr zu dir. Hast du das Gefühl, dein Körper geht auseinander, reduziere etwas. Die richtige Menge ist höchst individuell. Habe aber keine Angst vor ein bisschen Körperfett, das sich gleichzeitig entwickelt: Dafür hast du ja die anschließende Definitionsphase eingeplant.

Diese fällt zumeist deutlich kürzer aus als die Massephase; zwischen sechs und zwölf Wochen ist eine gute Größe. Wenn du dich weiterentwickeln willst, kannst du eine erneute Massephase anschließen. Die Definitionsphase nun hilft dir, deine aufgebaute Muskulatur schonend von überlagerndem Fettgewebe zu befreien und attraktiv freizulegen. Dafür schaffst du ein permanentes, moderates Kaloriendefizit – du isst also weniger, als du verbrauchst.

Aber bloß nicht übertreiben, denn der Verlust von Muskelmasse wiegt schwerer als vorhandene Fettpölsterchen.

Merke: Muskelaufbau dauert deutlich länger als Fettabbau! Deshalb gilt: Wann immer du im Energiedefizit bist, agiere mit Fingerspitzengefühl und Augenmaß und beobachte immer schön weiter, wie dein Körper darauf reagiert.

Eine wichtige Sache für beide Phasen haben wir noch vergessen: das Training. Ohne intensives Krafttraining passiert natürlich gar nichts. Und intensiv heißt: richtig intensiv. Du musst wie ein Leistungssportler alles geben, wirklich im Training bis ans (gesunde) Limit gehen. Denn von nichts kommt nichts – dein Körper muss richtiggehend gezwungen werden, Muskeln aufzubauen. Minimalanforderung: Dreimal pro Woche, dann Ganzkörpertraining; bei mehr Einheiten absolvierst du Splittraining; 30 Minuten pro Einheit sind Minimum, große Muskelgruppen stehen im Mittelpunkt. Gib wirklich immer alles, sodass keine weitere Wiederholung mehr möglich ist.

Das harte Training gehört übrigens in beiden Phasen dazu. Auch in der Definitionsphase bleibst du bei deiner hohen Intensität – die Phasen unterscheiden sich vor allem in Sachen Ernährung.

Fitnessziel 5: mehr Leistungsfähigkeit

Kraft, Ausdauer, Beweglichkeit, Koordination, Schnelligkeit: Das Training dieser Konditionsfaktoren unterscheidet sich an sich schon sehr. Umso mehr noch im Vergleich verschiedener Sportarten. Ob Schwimmen, Leichtathletik oder Feldhockey: jede Sportart hat ihre Anforderungen, und Schnellsein beim Hockey erfordert ganz andere Bewegungen und Fähigkeiten als Schnellsein beim Brustschwimmen. Diese reiche Welt an sportartspezifischem Training kann dieser Fitness-Kompass natürlich nicht abdecken. Aber eins ist klar: Fitnesstraining schafft in jedem Fall Grundlagen für jeden Sport.

Mehr Kraft durch Fitnesstraining

Kraft ist ein hohes Gut. Auch für dich, selbst wenn es dir irgendwie zu martialisch klingt. Kraft (beziehungsweise Krafttraining) ist ein sehr positives Instrument, das, wie du bereits gelesen hast, eine wichtige Stütze für einen gesunden Körper und für ein gesundes Leben ist. Zudem ist es essenziell fürs Abnehmen, und dann natürlich fürs Bodyshaping!

Fatburning und Kalorienverbrennen allein machen dich eher dünn und mager. In der Kombination mit Krafttraining hingegen bekommst du einen athletisch-weiblichen Körper mit perfekten Formen.

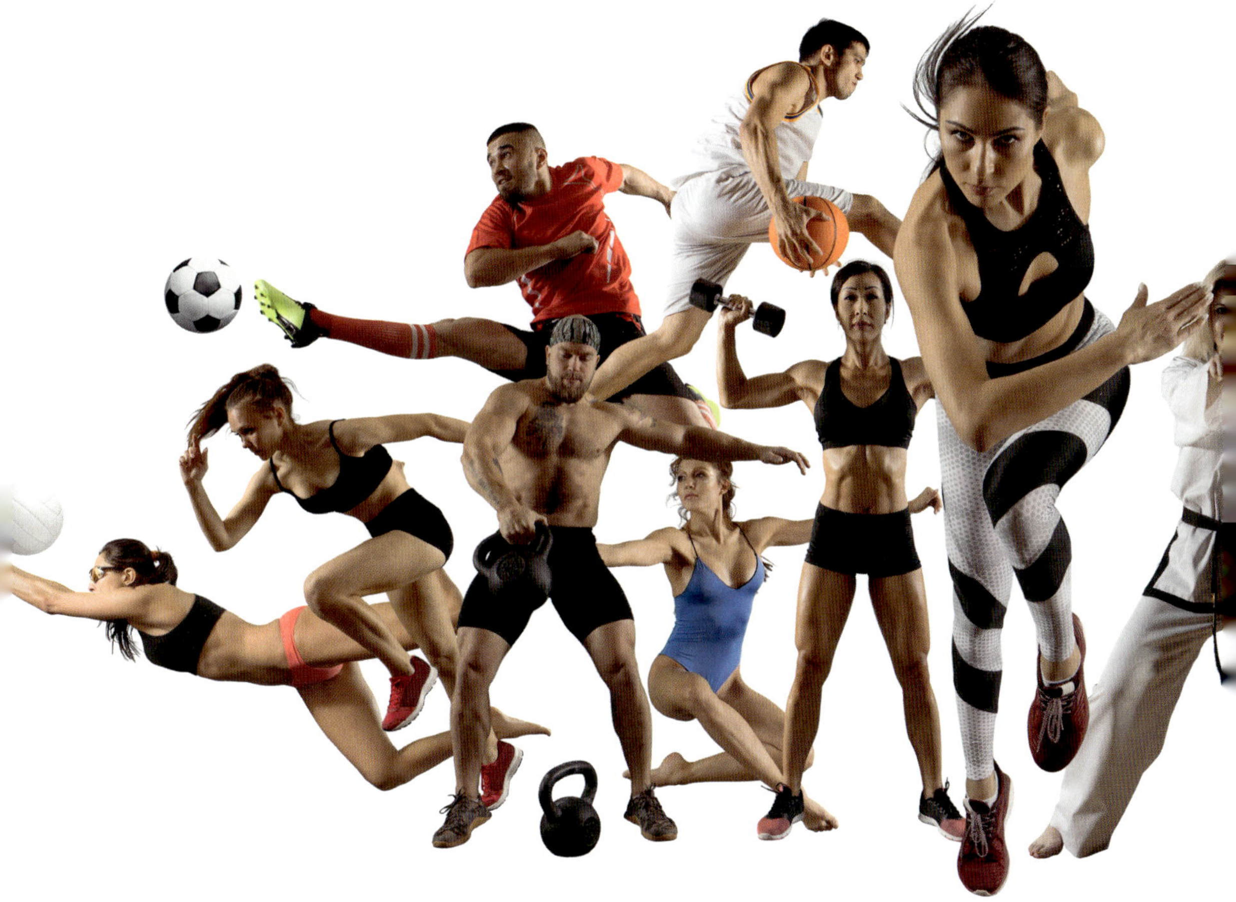

In jeder Sportart profitierst du von ...

Die optimale Belastung im Krafttraining

In Kapitel 2 hast du gelernt, dass dein Körper einen ausreichend intensiven Trainingsreiz benötigt. Was ist nun »ausreichend«?

Eine Möglichkeit, das herauszufinden, ist die Ermittlung deiner Maximalkraft – das größtmögliche Gewicht, das du in einer einzigen Wiederholung gerade sauber bewegen kannst. Um diesen auch 1RM (für Englisch: one repetition maximum) genannten Wert zu ermitteln, gibt es zwei Wege:

1. Der direkte, schweißtreibende Weg eher für Fortgeschrittene: Nach gutem Aufwärmen erhöhst du so lange das ohnehin schon hohe Gewicht, bis du wirklich nur noch eine Wiederholung schaffst. Der Wert ist dann der 100-Prozent-Bezugswert, von dem du Gewichte für Sätze mit mehr Wiederholungen ableiten kannst (siehe die Tabelle unten).
2. Bei der sanfteren und für Einsteiger geeigneteren Variante gehst du umgekehrt vor und ermittelst deinen Maximalwert aus den möglichen Wiederholungen. Mit Blick auf die Tabelle unten: Schaffst du acht Wiederholungen Kniebeugen mit einem Langhantelgewicht auf den Schultern von 50 Kilogramm, so entspricht dies 80 Prozent deiner Maximalkraft – die demnach für diese Übung bei 62,5 Kilogramm liegt. Diese Methode ist nicht ganz so genau wie die erste, aber gibt gute Annäherungswerte.

Anzahl von Wiederholungen im Verhältnis zur Maximalkraft

Wiederholungs-maximum	Entspricht einem Anteil an der Maximalkraft von
1	100 %
2	95 %
3–4	90 %
5–6	85 %
7–8	80 %
9–10	75 %
11–13	70 %
14–16	65 %
17–20	60 %

... einem ausgewogenen Fitnesstraining.

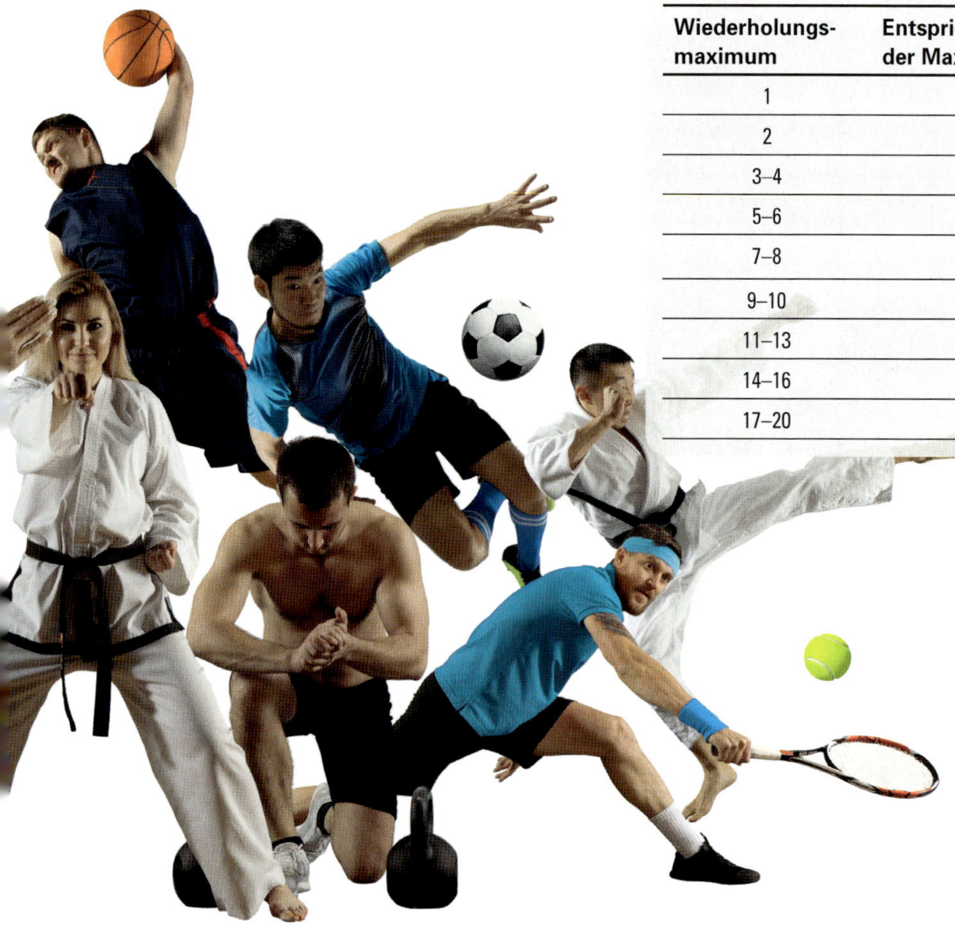

Weitere Belastungsparameter

Die Wahl des Gewichts ist nicht alles, was die Intensität deines Krafttrainings bestimmen kann. Die folgende Tabelle zeigt dir weitere Stellschrauben, die hier schon mit unterschiedlichen Trainingszielen in Verbindung gebracht werden. Natürlich reagiert jeder Körper anders auf einen Trainingsreiz, abhängig von vielen Faktoren wie Geschlecht, Körpergröße und Gewicht, Tagesform – und auch vom jeweiligen aktuellen Fitnesslevel: Wenn du ganz und gar untrainiert bist, dann kann auch schon eine leichte Belastung, die in der Tabelle in der Kategorie »Abnehmen, Gesundheit, Kraftausdauer« angeführt wird, bei dir zu Muskelwachstum führen. Doch wenn der Körper sich nach und nach an Belastungen gewöhnt, wird dir dieses Schema die ungefähre Richtung zeigen.

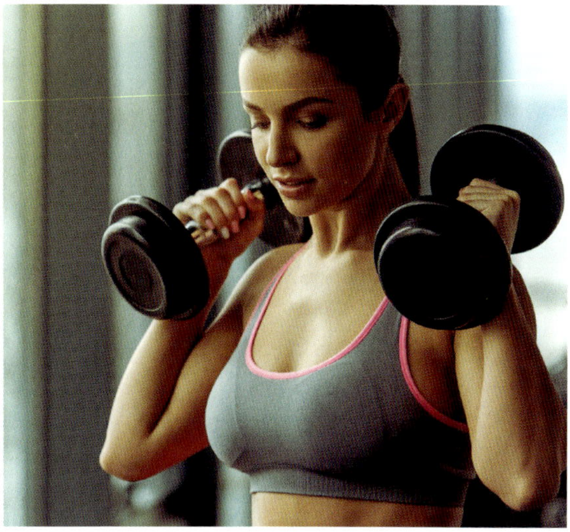

Challenge: Lächle so entspannt auch mit zehn Kilo mehr pro Seite!

Stellschrauben der Belastung bei verschiedenen

Merkmale	Trainingsziele		
Geeignet für Trainingsziel	Abnehmen, Gesundheit, Kraftausdauer	Muskelaufbau (Hypertrophie)	mehr Kraft/Maximalkraft
Trainingsform	Kraftausdauer-Training	Hypertrophie-Training	intramuskuläres Koordinationstraining (IK-Training)
Geeignet für	Einsteiger & Fortgeschrittene	Einsteiger & Fortgeschrittene	Fortgeschrittene
Intensität/Widerstand	niedrig bis mittel (etwa 30–70 % 1RM)	mittel bis hoch (etwa 70–80 % 1RM)	sehr hoch (> 80 % 1RM)
Wiederholungen/TUT	15–25 und mehr Wdh., entsprechend i.d.R. 60–100 Sek. TUT/Satz	8–12, maximal 15 Wdh., entsprechend etwa 30–60 Sek. TUT/Satz	1–4 Wdh. maximal, 5–8 Wdh. submaximal, entsprechend bis etwa 20 Sek. TUT/Satz
Bewegungstempo	• langsam (eher bei < 15 Wdh.): bis 4 Sek. rauf, bis 4 Sek. runter • oder kontrolliert bis schnell (eher bei > 20 Wdh): 1–2 Sek. rauf, 1–2 Sek. runter	eher langsam-kontrolliert: 1–2 Sek. hoch, 2–3 Sek. runter	eher zügig kontrolliert: 1 Sek. hoch, 1–2 Sek. runter
Sätze	1–5 oder mehr	Einsteiger 1–2, Fortgeschrittene 2–4	3–8
Organisationsform	Zirkeltraining, auch Stationstraining	Stationstraining, auch Zirkeltraining und Pyramidentraining	Stationstraining, auch Pyramidentraining
Satzpausen	0–1 min	1–3 min	3–5 min oder mehr
Regenerationszeiten	1–2 Tage	2–3 Tage	3–4 Tage und mehr

Die TUT sorgt für eine spannende Zeit im Training

Die Tabelle hat den Wert schon wiedergegeben: Dort führen Wiederholungszahl und Bewegungstempo eine »spannende« Beziehung. Zusammen ergeben sie nämlich die Belastungszeit, die ein Muskel bei dem Satz unter Spannung steht. Und am Ende ist das die entscheidende Größe für die Wirksamkeit des Satzes. Neben der Höhe des gewählten Gewichts oder Widerstands natürlich. Man nennt diese Größe TUT, eine Abkürzung aus dem Englischen »Time under tension«, also Zeit unter Spannung. Ein Beispiel verdeutlich, dass die Wiederholungszahl nicht alles ist: Wenn du 12 Wiederholungen à einer Sekunde absolvierst, hast du eine TUT von 12 Sekunden erreicht. 12 Wiederholungen klingen toll, aber du hast deine Muskeln weniger gefordert, als wenn du 8 Wiederholungen à 2 Sekunden dasselbe Gewicht bewegt hättest – mit 16 Sekunden TUT. Diese steht übrigens auch in einem groben Verhältnis zum Trainingsziel:

- **Beim Kraftausdauertraining machst du eher viele Wiederholungen mit wenig Gewicht/Widerstand und sorgst für eine große TUT.**
- **Beim Hypertrophietraining machst du weniger Wiederholungen bei größerem Gewicht/Widerstand und sorgst so für eine mittellange TUT.**
- **Beim Maximalkrafttraining machst du sehr wenige Wiederholungen mit sehr hohem Gewicht, was für eine recht kurze TUT sorgt.**

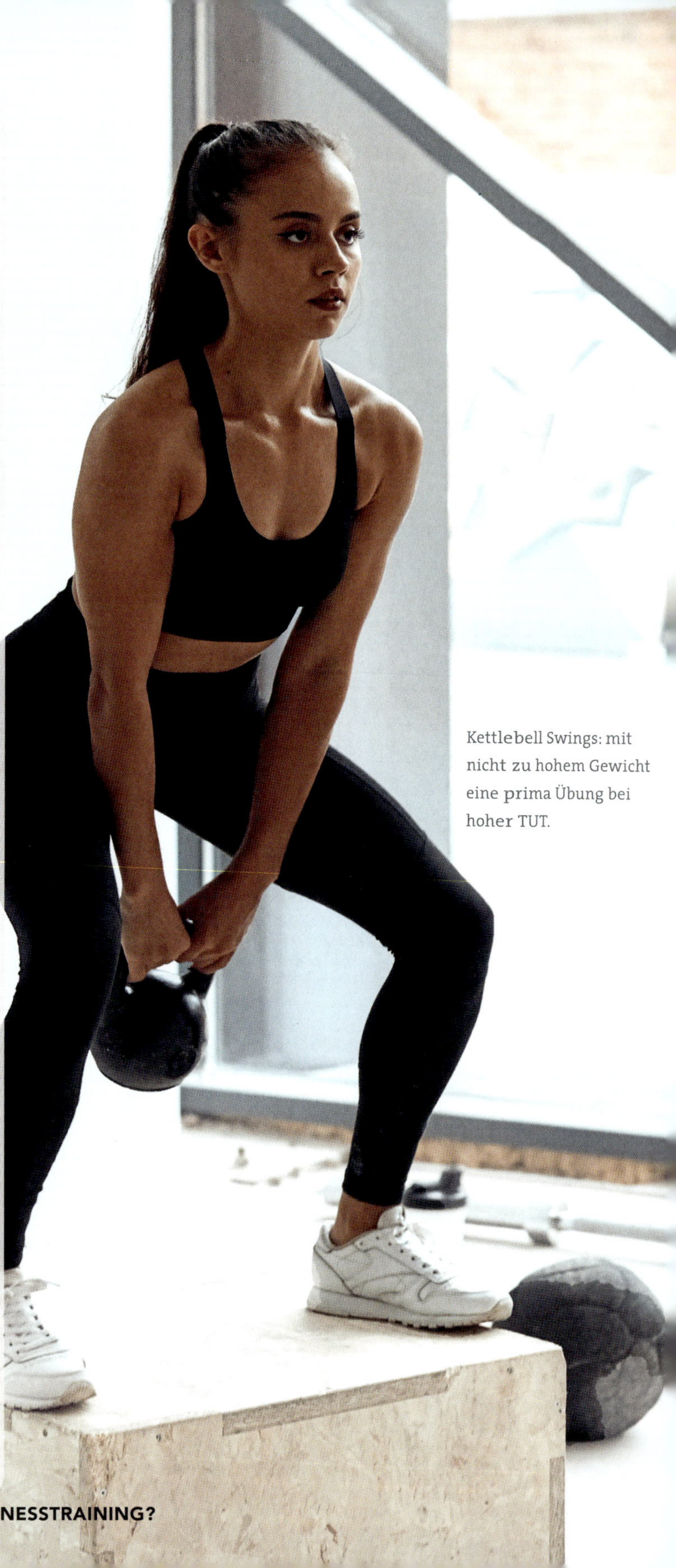

Kettlebell Swings: mit nicht zu hohem Gewicht eine prima Übung bei hoher TUT.

Möglichkeiten der Workout-Gestaltung

Die Übungen einer Trainingseinheit kannst du auf verschiedenen Wegen zusammenstellen – hier die gängigsten Organisationsformen für Workouts.

Trainingsformen nach Übungsabfolge

Stationstraining

Der Klassiker beim Krafttraining: Du absolvierst erst alle Sätze einer Übung, dann von der nächsten und so weiter bis zur letzten Übung. Die Folge sind Pausen zwischen den Sätzen und den Übungen.

Zirkeltraining

Für Einsteiger und den Ausbau der Kraftausdauer optimal und zeitsparend zugleich: Du absolvierst jeweils einen Satz von jeder Übung direkt nacheinander (in der Regel ohne Pausen dazwischen). Dies ist ein Durchgang, den du nach einer kurzen Pause noch einmal, zweimal, dreimal, … wiederholen kannst.

Pyramidentraining

Die unten stehende Illustration zeigt, wie hier deine Workouts aufgebaut sind: Von Satz zu Satz verändern sich Gewicht und Wiederholungszahl in »pyramidenartiger« Weise. Dafür die passende Struktur zu finden, ist eher was für Fortgeschrittene. Außerdem werden die Einheiten zumeist recht lang. Und hart: Mit Pyramidentraining kannst du dich gut an das sehr harte IK-Training (Maximalkrafttraining) herantasten.

Zwei grundsätzliche Arten von Pyramiden lassen sich unterscheiden: spitze Pyramiden mit einem Satz im 1RM-Bereich und abgestumpfte Pyramiden mit Plateaus, die weniger maximal das Gewicht steigern, dafür immer mehrere Wiederholungen je Satz haben. Beide Pyramidenformen lassen sich auch auf den Kopf stellen (so wie der obere Part der »doppelten« Pyramide rechts im Bild). Während du in einer »normalen« Pyramide mit dem geringsten Gewicht und den meisten Wiederholungen beginnst, startet die umgekehrte Pyramide mit dem Satz des höchsten Gewichts und der geringsten Wiederholungszahl.

Trainingsformen mit Muskelgruppenbezug

Ganzkörpertraining

Keine Überraschung: Hier trainierst du deinen ganzen Körper, also alle großen Muskelgruppen. Dadurch schaffst du problemlos drei Workouts pro Woche, nach denen du jeweils ausreichend Regenerationszeit hast – perfekt für Einsteigerinnen!

Splittraining

Immer dann, wenn du mehr als dreimal pro Woche trainieren willst, kannst du alternativ zum Ganzkörpertraining dein Training splitten, also aufteilen in verschiedene Körperbereiche mit jeweils eigenen Einheiten an unterschiedlichen Tagen. Es gibt 2er-, 3er-, 4er-Splits – das heißt, du teilst Muskelgruppen in zwei, drei oder vier unterschiedliche Einheiten ein

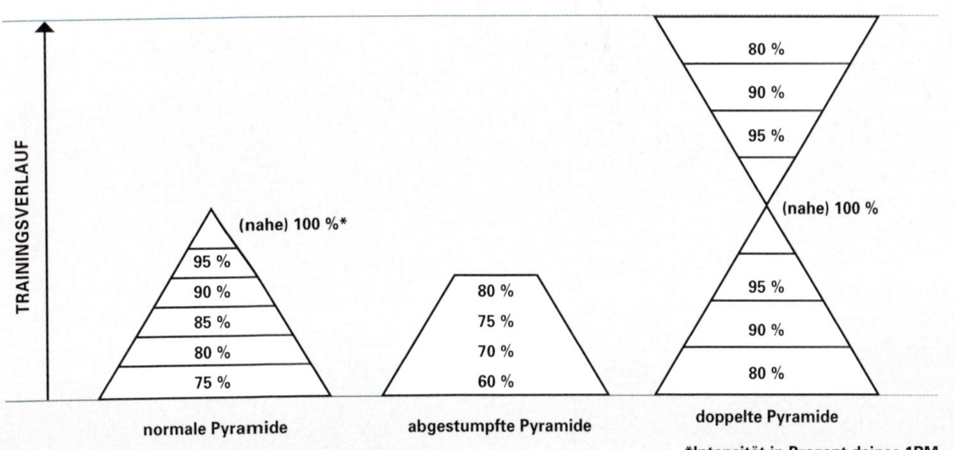

Organisationsformen des Pyramidentrainings

(siehe die Darstellung unten). Dieses Vorgehen ist vor allem für Fortgeschrittene geeignet. Mit einem 2er-Split kannst du zumeist vier oder sechs Einheiten pro Woche realisieren. Ein 3er-Split wird am häufigsten für fünf Einheiten/Woche genutzt: Nach dem Push/Pull/Beine-Schema absolvierst du zwei Einheiten für ziehende Oberkörpermuskeln, zwei Einheiten für drückende Oberkörpermuskeln, eine Einheit für die Beine (»Never skip a leg day«). Du kannst natürlich auch zwei Beintage einlegen, oder mit dem 3er-Split in anderen Muskelaufteilungen drei- oder sechsmal pro Woche trainieren.
Hier siehst du die gängigen Muskelgruppenaufteilungen:

2er-Split	Push-pull-Prinzip
Montag & Donnerstag	Brust, vordere & seitliche Schulter, Trizeps, Bauch, Quadrizeps, Waden
Dienstag & Freitag	Rücken, hintere Schulter, Bizeps, Beinbeuger

2er-Split	Oberkörper/Unterkörper
Montag & Donnerstag	Oberkörper
Dienstag & Freitag	Unterkörper (Beine & Gesäß)

3er-Split	Push/Pull/Beine-Prinzip
Montag & Freitag	Brust, vordere & seitliche Schulter, Trizeps, Bauch
Dienstag & Samstag	Rücken, hintere Schulter, Bizeps
Mittwoch (& ggfs. Sonntag)	Beine

Drei effektive Trainingsformen mit speziellem Ablauf

5 x 5-Training

Diese kraftintensive Gestaltungsmethode ist sowohl für Einsteiger*innen als auch für Fortgeschrittene geeignet und sorgt für Erfolge beim Aufbau der Kraft, aber auch in Sachen Muskelaufbau. Grundsatz des Trainings: Fünf Wiederholungen in fünf Sätzen jeder Übung (zumeist ebenfalls fünf). So trainierst du dreimal pro Woche »Ganzkörper«, wobei die großen Muskelgruppen Beine/Gesäß, Brust/Schultern und Rücken immer im Fokus stehen. Weitere Vorgaben: Mindestens drei der fünf Übungen sind wirklich fordernd und kraftsteigernd. Kniebeugen und Kreuzheben sollten als Übungen immer dabei sein. Weitere gute Hauptübungen sind Langhantelrudern vorgebeugt, Klimmzüge, Bankdrücken, Dips oder Front Press. Die anderen beiden Übungen sind ergänzende, weniger komplexe Übungen wie Sit-ups, Seitheben, Trizepsstrecken etc.

Bei so wenigen Wiederholungen pro Satz ist klar: Du brauchst entsprechend hohes Gewicht, damit du wirklich keine sechste Wiederholung mehr schaffst. Das Gewicht steigerst du entweder von Satz zu Satz (das nennt sich Ramp-to-top-Sets, für Einsteiger geeignet) oder hältst es gleichbleibend bei (sogenannte Sets across, eher für Fortgeschrittene geeignet).

German Volume Training/10 x 10-Training

Hier stößt Intensität auf Volumen: Du bewegst recht viel Gewicht in sehr vielen Wiederholungen. Dass das anstrengend ist, kannst du dir an zwei Hantelscheiben ausrechnen. Das Prinzip ist simpel, die Umsetzung schweißtreibend: Absolviere von einer Übung zehn Sätze mit jeweils zehn Wiederholungen! Das Ganze bei mindestens einer, gern bei zwei Übungen pro Workout. Kombiniere am besten Gegenspieler, zum Beispiel einmal Brust und einmal Rücken, oder einmal Beinstrecker und einmal Beinbeuger. Abschließend kannst du ausbrennende Hilfsübungen mit weniger Sätzen, aber für dieselben schon arg trainierten Muskeln absolvieren.

Das Gewicht, das du bewegst, liegt etwa bei 60 Prozent deiner 1RM. Das entspricht etwa dem, was du in 20 Wiederholungen gerade so schaffst. Die Pausenzeiten zwischen den Sätzen sollten zwischen 60 bis 90 Sekunden liegen.

Sequenztraining

Jetzt gehen wir weg vom reinen Krafttraining, hin zu einer Kombination von Ausdauer und Kraft(ausdauer): Das Sequenztraining verbessert deine Grundlagenfitness – ideal für Einsteiger, zum Abnehmen oder für das gesundheitsorientierte Training. Das Prinzip der abwechselnden »Sequenzen« aus Ausdauerelementen (zumeist: Laufen) und kleinen Kraftübungsblöcken zeigt das nachfolgende Schema. Am besten nutzt du Bodyweightübungen – und dabei alle Trainingsmöglichkeiten, die du findest, wie Bänke, Spielplätze oder Trimm-Dich-Pfade.

Beispiel für ein Sequenztraining

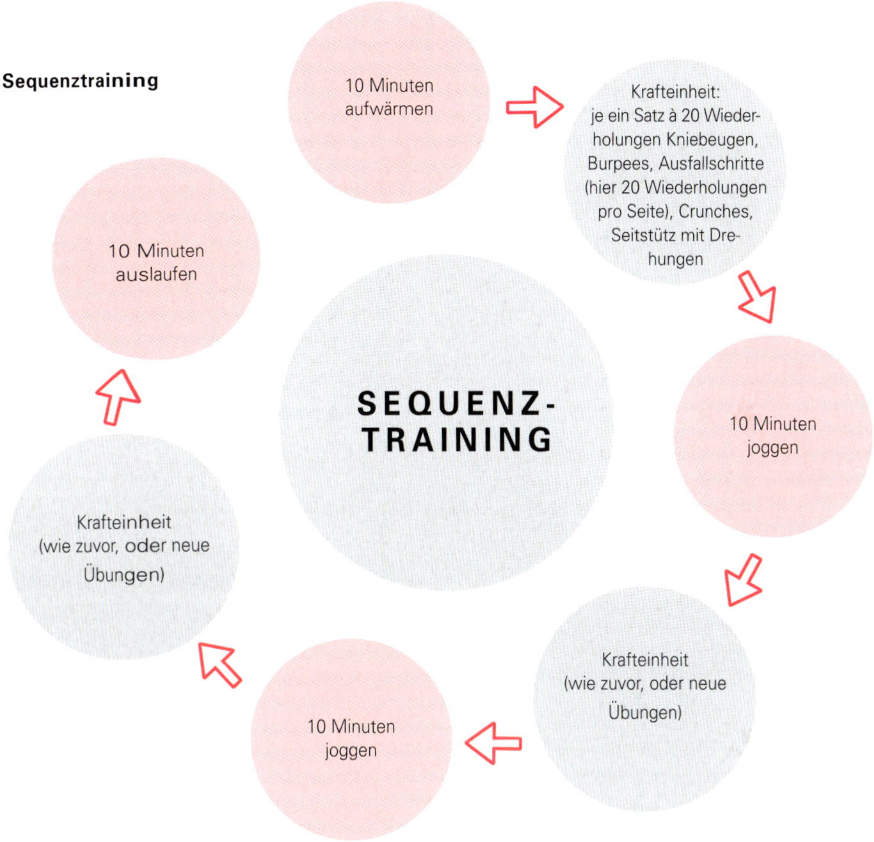

So steigst du als Neuling ins Krafttraining ein

Wenn du gar keine Trainingserfahrung mitbringst, halte dich erst einmal an diese Vorgaben:

- **Trainiere 2–3-mal pro Woche für je 30–60 Minuten und dabei jeweils am besten den ganzen Körper. Als Zirkel- oder Stationstraining. Das reicht schon.**
- **Dein Kraftworkout sollte folgendermaßen aufgebaut sein:**
    - **5–10 Minuten Warm-up,**
    - **20–40 Minuten eigentliches Training,**
    - **5–10 Minuten Cool-down.**

Damit das Training Wirkung zeigt: Gib alles und lass dich in der kurzen Trainingszeit nicht ablenken. An trainingsfreien Tagen solltest du dann wirklich kein Krafttraining durchführen. Du kannst aber 1–2 Male pro Woche deine Ausdauer trainieren oder deine Beweglichkeit und deine Koordination verbessern, etwa mit Faszientraining, Stretching oder Propriozeptionsübungen (siehe Kapitel 4) an einem jeweils krafttrainingsfreien Tag.

Drei effektive Intensivierungstechniken für dein Krafttraining

Die Möglichkeiten, dein Krafttraining zu intensivieren, sind quasi unbegrenzt. Die folgenden Intensivierungsbeispiele bieten Abwechslung und versprechen mehr Erfolge. Fortgeschrittenen helfen sie, sogenannte Trainingsplateaus zu überwinden – Phasen, in denen sich partout keine weiteren Erfolge zeigen wollen. Aber bitte nicht alle auf einmal anwenden.

Verbundsätze

Diese kennst du eventuell unter dem Namen Supersatz, Tri-Satz, Mammutsatz oder Riesensatz: Du kombinierst zwei oder mehr Übungen direkt nacheinander. Das ist anstrengender und spart Zeit. Drei Möglichkeiten für einen Verbundsatz:

a) Kombiniere Gegenspieler, also etwa Bankdrücken (Brust), dann Rudern (Rücken). Dieses »Antagonisten-Training« ist beliebt, da du mehrere Muskeln auf einen Schlag intensiv fordern kannst: Der eine hat ja mehr oder weniger Pause, wenn der andere arbeitet. Das reduziert auch deine Workoutzeit.

b) Kombiniere Agonisten – und fordere so im Prinzip eine Muskelgruppe extrem intensiv: So kannst du einen Muskel zum Beispiel »ausbrennen«. Beispiel: erst Dips, dann Trizepsstrecken.

c) Kombiniere Synergisten, zum Beispiel erst Klimmzüge im Untergriff, dann Bizepscurls. Das fordert die beteiligten Muskeln auf optimale Weise.

Geteilte Sätze/21er-Training

Das 21er-Training kommt aus den 1970er-Jahren und hat schon Arnold Schwarzenegger stark gemacht. Keine Angst, du wirst danach nicht wie er aussehen – sondern nutzt einfach die Effektivität des Trainings. Und das geht so: Du teilst einen Satz mit insgesamt 21 Wiederholungen in drei Teile. Im ersten Teil mit 7 Wiederholungen bewegst du dich nur in der ersten Hälfte der Bewegung, im zweiten Teil mit sieben Wiederholungen nur in der zweiten Hälfte der Bewegung, und im dritten Teil 7 Wiederholungen lang in der kompletten normalen Bewegungsausführung. Nehmen wir als Beispielübung die Kniebeugen: Von unten nur bis zur Mitte auf dem Weg nach oben (Teil 1), Von oben nur bis zur Mitte auf den Weg nach unten (Teil 2), vollständige Kniebeugen (Teil 3).

Reduktionssätze (Drop Sets)

Diese hängst du an einen normalen letzten Satz einer Übung an: Reduziere das Gewicht dafür schnell ein wenig, dann absolviere so viele Wiederholungen wie möglich. Dann reduzierst du das Gewicht immer weiter und hängst so viele Sätze mit maximal möglicher Wiederholungszahl an, bis du nicht mehr kannst und deine Muskulatur ausgebrannt ist. Die Methode wird auch »Drop Sets« genannt.

Sicherheitsregeln für dein (Kraft-)Training

Mit gesundem Menschenverstand (und konsequentem Warm-up vor jeder Einheit) wirst du in der Regel unbeschadet durchs Training kommen. Falls du aber sehr ehrgeizig bist, oder nicht weißt, wie du dich verhalten sollst, folgend ein paar grundsätzliche Sicherheitsregeln:

- → **Absolute Neueinsteiger rinnen ins Fitnesstraining konsultieren zur Sicherheit lieber einmal den Arzt.**
- → **Höre auf deinen Körper! Wenn du dich schlapp oder gar krank fühlst, schalte einen Gang runter.**
- → **Wenn du richtige Schmerzen hast oder diese plötzlich bei einer Übung auftreten: Höre auf mit dieser Belastung!**
- → **Qualität geht vor Quantität: Jede Wiederholung hat deine Aufmerksamkeit verdient und sollte sauber ausgeführt sein. Schwung ist in der Regel fehl am Platz.**
- → **Für Einsteiger ein guter Hinweis: Beginne mit neuen, unbekannten Übungen oder mit den komplexeren Übungen deines Workouts – dann bist du nämlich noch frisch und aufmerksam.**
- → **Solltest du mehrere Konditionsfaktoren in einer Einheit trainieren wollen, mache dies in dieser Reihenfolge: Koordination vor Schnelligkeit vor Kraft vor Ausdauer.**
- → **Vermeide eine abrupte Umkehrung der Bewegung in der Endposition, vor allem bei hohem Gewicht. Die dabei entstehenden Kräfte können die Gelenke in Mitleidenschaft ziehen.**
- → **Bewege dich mit sauberen Gelenkachsen. Alle beteiligten Gelenke sollten in eine Richtung arbeiten und dazu gerade ausgerichtet sein. Für Beinübungen im Stehen gilt zumeist: Die Fußspitzen geben die Bewegungsrichtung vor (in diese Richtung bewegen sich dann auch die Knie).**

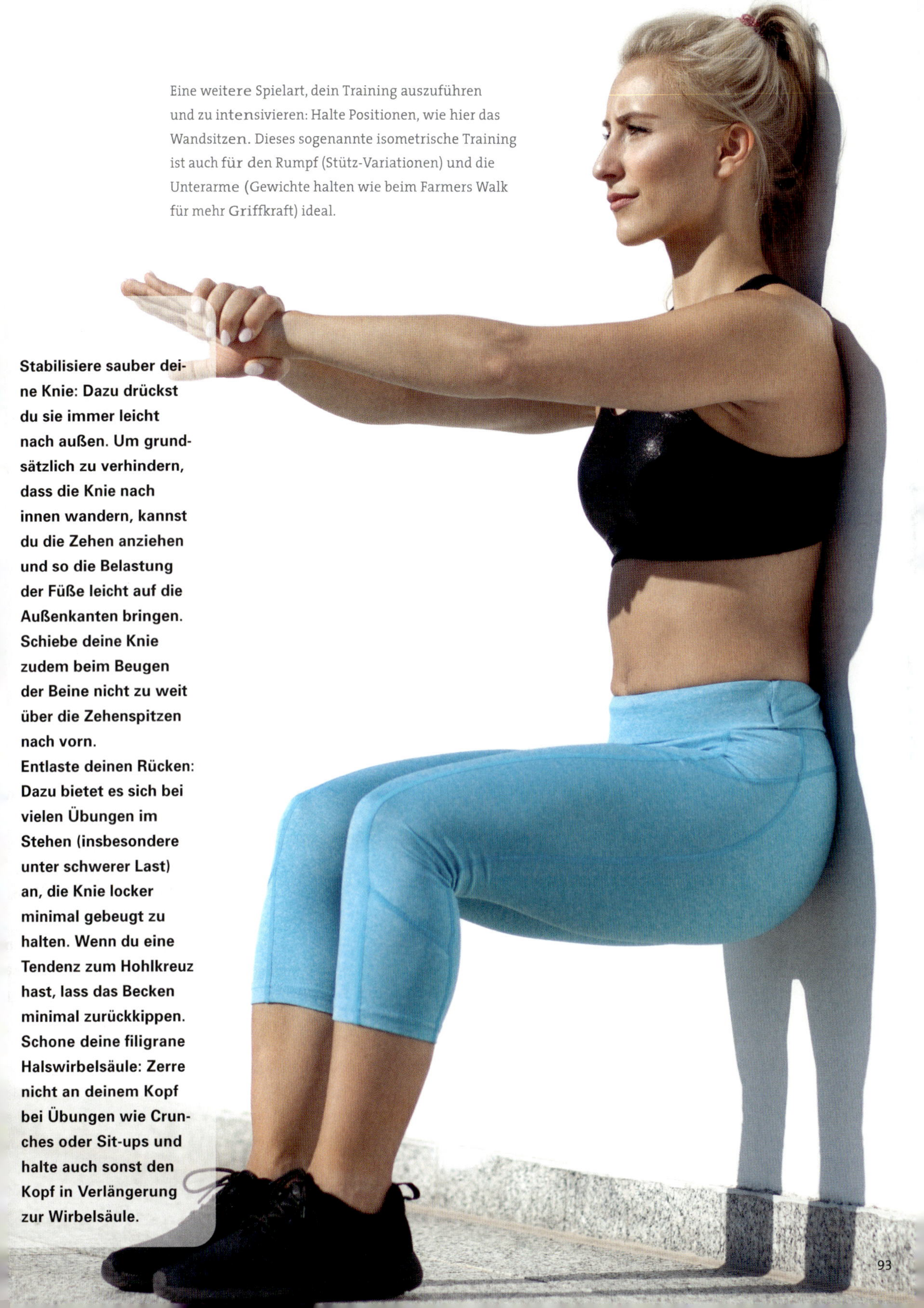

Eine weitere Spielart, dein Training auszuführen und zu intensivieren: Halte Positionen, wie hier das Wandsitzen. Dieses sogenannte isometrische Training ist auch für den Rumpf (Stütz-Variationen) und die Unterarme (Gewichte halten wie beim Farmers Walk für mehr Griffkraft) ideal.

Stabilisiere sauber deine Knie: Dazu drückst du sie immer leicht nach außen. Um grundsätzlich zu verhindern, dass die Knie nach innen wandern, kannst du die Zehen anziehen und so die Belastung der Füße leicht auf die Außenkanten bringen. Schiebe deine Knie zudem beim Beugen der Beine nicht zu weit über die Zehenspitzen nach vorn.
Entlaste deinen Rücken: Dazu bietet es sich bei vielen Übungen im Stehen (insbesondere unter schwerer Last) an, die Knie locker minimal gebeugt zu halten. Wenn du eine Tendenz zum Hohlkreuz hast, lass das Becken minimal zurückkippen.
Schone deine filigrane Halswirbelsäule: Zerre nicht an deinem Kopf bei Übungen wie Crunches oder Sit-ups und halte auch sonst den Kopf in Verlängerung zur Wirbelsäule.

Mehr Ausdauer durch Fitnesstraining

Neben dem Krafttraining ist für viele das Ausdauertraining ein »Klassiker« des Fitnesstrainings. Ausdauersport – zumeist beim Laufen, aber auch auf dem Rad, im Wasser oder auf dem Wasser mit Kanu, Kajak oder SUP – gehört für viele zur Freizeitgestaltung auch schon »einfach so«: Weil es Spaß macht und du dich dabei und danach einfach besser fühlst. Praktisch: Ausdauertraining ist (am besten in Kombination mit davon getrennten Einheiten Krafttraining) perfekt für gesundheitliche Ziele und auch zum Abnehmen geeignet. Und natürlich kannst du auch einfach »nur« deine Ausdauerfähigkeit verbessern, etwa weil du auf der Suche nach Bestzeiten bist oder dich für ein Event angemeldet hast.

Kraft- und Ausdauertraining richtig kombinieren

Perfekt wäre es, wenn du deine Kraft- und Ausdauereinheiten an unterschiedlichen Tagen absolvierst. In einer normalen Woche sollte das für normal Ambitionierte kein Problem sein. Falls du aber doch beides auf einmal trainieren willst oder musst, setze Prioritäten nach deinem primären Ziel: Trainiere erst die Kraft, wenn du diese oder deine Muskeln ausbauen willst. Wenn dir die Ausdauerleistung wichtig ist, fang mit dem Ausdauertraining an. Und wenn du abnehmen willst, ist es mehr oder weniger egal: Untersuchungen deuten allerdings darauf hin, dass es von Vorteil sein kann, wenn du erst die Ausdauer trainierst: Ein zuerst absolviertes Krafttraining soll leicht negativen Einfluss auf den Anteil der Fettverbrennung am Energiehaushalt haben. Wirklich gesichert ist das nicht – dafür ist eins gewiss: Hauptsache, du bewegst dich!

Beim Ausdauertraining gelten gänzlich andere Regeln als für das Krafttraining. Denn hier geht es um »die Widerstandsfähigkeit deines Körpers gegen die Ermüdung bei anhaltenden Belastungen«, so der Wortlaut einer Definition. Anstelle der Muskulatur steht hier vor allem dein kardiovaskuläres System (siehe Seite 13) im Mittelpunkt. Zwei Schwerpunkte bringen dich in deiner Ausdauer voran:

1. Das »klassische« Ausdauertraining: Laufen, Radfahren, Schwimmen, immer jeweils am Stück für eine gewisse Zeit oder Strecke.
2. Kurze, hochintensive HIIT-Einheiten (siehe Seite 132), etwa in Form der bekannten Tabata-Intervalle. Diverse Studien zeigen, dass auch solche Trainingseinheiten aufgrund ihrer Intensität und den bewusst reduzierten Erholungspausen die Ausdauerfähigkeit deines Körpers verbessern, teilweise mehr als »klassische« lange Ausdauereinheiten. Obwohl sie derart kurz sind.

Tipps für Laufeinsteigerinnen

Du willst mit dem Laufen beginnen? Hier sind drei wertvolle Hinweise.

1) Jeder Schritt zählt. Aussagen wie »Ausdauertraining beginnt erst ab 30 Minuten« sind Quatsch. Jeder Schritt zählt und bringt deinen Puls in Fahrt – und wenn es anfangs nur 10 Minuten sind. Wenn du mit Laufen deine Gesundheit fördern willst, solltest du irgendwann auf 60 Minuten pro Woche (in wenigstens zwei Einheiten, idealerweise wenigstens 9 Kilometer) kommen.

2) Auch Gehen ist erlaubt. Wenn Laufen nicht mehr geht, dann walke. Das geht auch im Wechsel, etwa so: 2 Minuten laufen, 1 Minute gehen. Beim nächsten Mal erhöhe den Anteil der Laufzeit, bis du eines Tages ganz durchlaufen kannst.

3) Das Tempo ist egal. Konzentriere dich lieber darauf, überhaupt – und dann so lange wie möglich – zu laufen, um wirklich Ausdauertrainingseffekte zu erzielen. Ein zu hohes Tempo minimiert die Strecke, die du schaffst, und fühlt sich grundsätzlich sehr anstrengend an. An der Temposchraube drehen kannst du, wenn du Blut geleckt hast und schon so weit zu einer Laufanhängerin geworden bist, dass dich nichts mehr demotivieren kann.

Teste deine Ausdauer(entwicklung)

Um zu schauen, wo du stehst und wie du dich entwickelst, hast du verschiedene Möglichkeiten:

a) Wähle eine Referenzstrecke, bei der du immer mal wieder die Zeit ermittelst und mit früheren Ergebnissen vergleichst – das ist die einfachste Methode.

b) Pulsuhr, Fitnesstracker oder Smartwatch bieten oftmals Testszenarien an, die du einfach umsetzen kannst.

c) Besuche einen Sportmediziner, wenn du es ganz genau wissen willst (und bereit bist, dafür etwas mehr Geld auszugeben).

d) Absolviere eine standardisierte »Felduntersuchung«, also einen Testlauf, bei dem deine Ergebnisse mit Durchschnittswerten von anderen Menschen (ähnlich wie beim Deutschen Sportabzeichen) verglichen werden. Die folgenden Tests kommen dabei häufig zum Einsatz:

Der Cooper-Test

Ein weit verbreiteter Klassiker, international anerkannt und von vielen Verbänden und Gruppierungen (Polizei etc.) verwendet: Beim Cooper-Test läufst du 12 Minuten am Stück mit dem Ziel, eine maximal große Strecke zurücklegen. Klingt simpel, aber beherzt angegangen wird das Ganze ziemlich anstrengend. Im Idealfall nutzt du eine 400-Meter-Laufbahn, kannst so neben den vollen Runden die letzten Meter ganz gut schätzen. Unterstützend kannst du auch einen GPS-gesteuerten Tracker mitlaufen lassen. **Achtung:** Der Test ist nur für gesunde und eher trainierte Menschen geeignet!

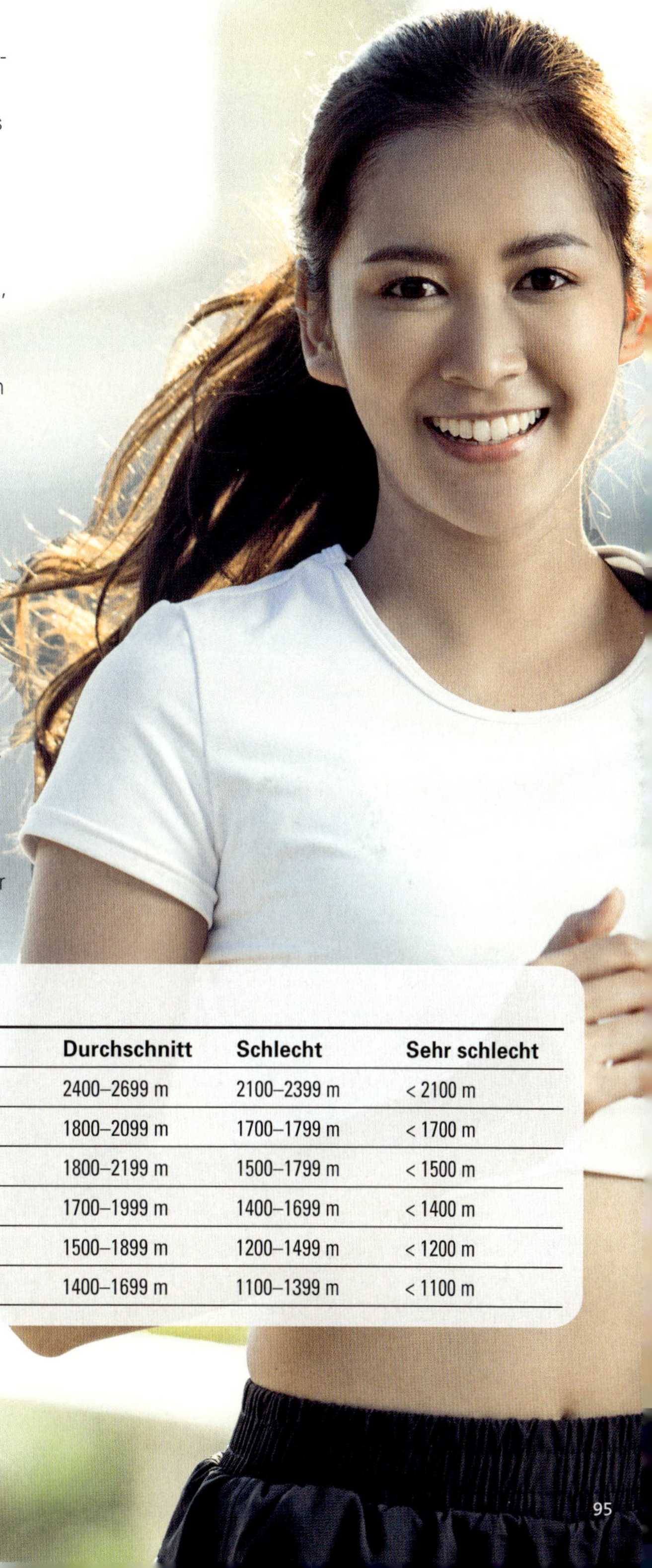

Der Cooper-Test mit Werten für Frauen

Alter/Level	Sehr gut	Gut	Durchschnitt	Schlecht	Sehr schlecht
Trainierte Athletin	> 3000 m	2700–3000 m	2400–2699 m	2100–2399 m	< 2100 m
17–19	> 2300 m	2100–2300 m	1800–2099 m	1700–1799 m	< 1700 m
20–29	> 2700 m	2200–2700 m	1800–2199 m	1500–1799 m	< 1500 m
30–39	> 2500 m	2000–2500 m	1700–1999 m	1400–1699 m	< 1400 m
40–49	> 2300 m	1900–2300 m	1500–1899 m	1200–1499 m	< 1200 m
50+	> 2200 m	1700–2200 m	1400–1699 m	1100–1399 m	< 1100 m

Der UKK-(2-km-)Walking-Test

Wer noch nicht ganz so fit ist, kann als Alternative den 2-km-Walking-Test nutzen. Hier gehst du 2 Kilometer auf Zeit. Diese nutzt du ebenso wie die am Ende ermittelte Herzfrequenz (eine Pulsuhr ist von Vorteil), um sie in eine Formel einfließen zu lassen, die auch Alter, Geschlecht, Körpergröße und Gewicht berücksichtigt. Rechner für diesen sogenannten Walkingindex findest du im Internet.

Ermittlung der Belastungsintensität beim Ausdauertraining mittels HFmax

Was die Maximalkraft beim Krafttraining, ist der Maximalpuls (auch maximale Herzfrequenz oder kurz HFmax genannt) beim Ausdauertraining: die maximal mögliche Schlagzahl deines Herzens. Der Maximalpuls ist genetisch bedingt und nicht wirklich trainierbar, sagt an sich also nichts über deinen Leistungsstand aus (wobei gut Trainierte in der Regel einen eher etwas niedrigeren Maximalpuls haben als Untrainierte). Zudem hängt er noch von Faktoren wie Geschlecht, Körpergröße oder Alter ab (der Wert nimmt schon ab einem Alter von 20 pro Jahr um rund 1 Schlag/Minute ab). Zur Ermittlung der HFmax hast du drei Möglichkeiten:

Maximalpulsermittlung mit einer Formel

Das ist eine sehr einfache, aber auch die ungenaueste Methode. Formeln gibt es einige, die allerdings alle ähnlich ungenau sind. Deswegen hier eine schön einfach anzuwendende Formel, die vom Sportwissenschaftler Dr. Winfried Spanaus kommt.

Für Frauen gilt demnach:

HFmax = 226 minus Lebensalter

Beispielrechnung: Eine 30-jährige Frau hat der Formel nach einen Maximalpuls von 196 (Rechnung: 226 – 30). Da nur das Lebensalter und das Geschlecht berücksichtigt werden, ist dieser Wert nur eine grobe Annäherung. In der Realität kann die maximale Herzfrequenz zweier gleich alter Frauen ein paar Dutzend Schläge/Minute unterschiedlich ausfallen!

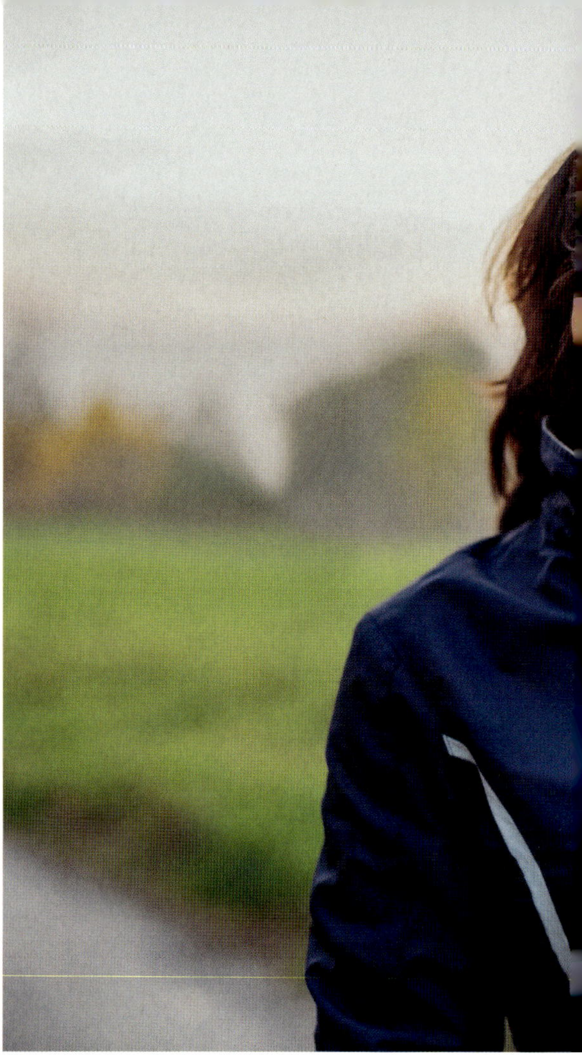

Mit Pulsuhr, Fitnesstracker oder Smartwatch kannst du dein Training

Maximalpulsermittlung im Selbsttest

Deutlich genauer, aber auch anstrengender, ist die zweite Alternative: der Selbsttest, für den du lediglich einen Pulsmesser benötigst. Dieser Test ist – ebenso wie der Cooper-Test – eher für trainierte und vor allem gesunde Menschen geeignet. Lasse im Zweifelsfall lieber vorher beim Arzt abchecken, ob der Test für dich okay wäre. Der im Übrigen so geht: Wärme dich gut auf, dann ist die Vorgabe, 3 x 3 Minuten zu laufen. Zwischen diesen Laufphasen machst du jeweils 2-minütige lockere Trabpausen. Die ersten 3 Minuten läufst du gemütlich, die zweiten 3 Minuten zügiger, sodass du schon deinen Atem spürst, die dritten 3 Minuten sprintest du dir die Seele aus dem Leib. Direkt am Ende liest du dann deinen

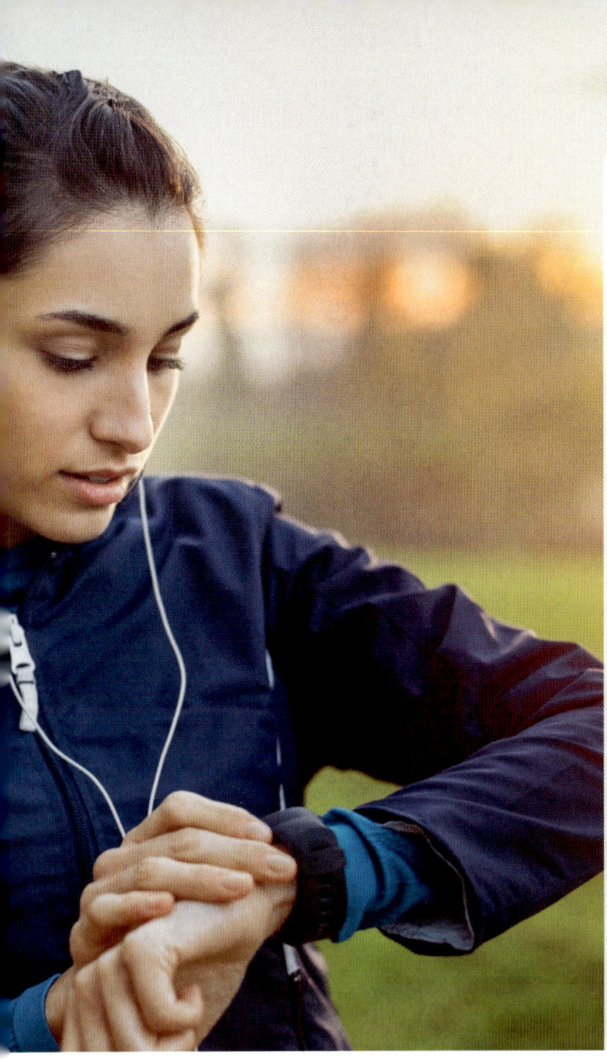

... steuern und oft auch pulsabhängige Belastungszonen nutzen.

Ein alternativer Wert zur Belastungsermittlung: VO2max

Die maximale Sauerstoffaufnahmekapazität (kurz: VO2max) ist ein beliebter Wert, der zeigt, wie schnell und wie viel Sauerstoff dein Körper unter Belastung aufnehmen und an (Muskel)Zellen weitergeben kann. Oder anders: Je höher der VO2max-Wert, desto besser (und länger) ist deine Ausdauerleistung. Die Maßeinheit setzt sich aus Volumen (in Litern Sauerstoff) pro Minute zusammen. Beeinflusst wird sie durch Faktoren wie Alter, Trainingszustand, Körpermasse und Geschlecht: Der Wert ist bei Frauen in der Regel etwa 10–15 % niedriger als bei Männern. Auch die VO2max ist zu einem großen Teil genetisch bedingt und von ähnlichen Faktoren abhängig wie die HFmax. Deshalb stehe die beiden auch in einem vergleichbaren Verhältnis: 50 % VO2max-Belastung entspricht zum Beispiel 65 % HFmax. 80 % VO2max-Belastung ist vergleichbar mit etwas über 85 % HFmax – die Diskrepanz zwischen beiden Werten nimmt also mit zunehmender Belastung etwas ab. Verbessern kannst du die VO2max nur bedingt, vor allem in längeren hochintensiven Ausdauereinheiten und beim metabolischen Training (HIIT etc., siehe Seite 132).

Puls ab – dieser oder ein zuvor ermittelter höherer Wert ist dein Maximalpuls. Ohne Pulsuhr geht es zur Not auch, dann fasse dir bei Zeitablauf sofort an Hals oder Handgelenk. Ermittele die Schläge für 15 Sekunden und rechne das Ergebnis mal vier. Anschließend bitte auf keinen Fall Auslaufen nicht vergessen.

Maximalpulsermittlung beim Sportmediziner

Klar: Die Leistungsdiagnostik beim Arzt ist die genaueste Methode, aber natürlich auch die zeitlich und finanziell aufwändigste. Dafür erfährst du dort alles über deine Leistungsfähigkeit, inklusive deiner individuellen Herzfrequenzbereiche, die für das Training relevant sind.

Gradmesser Nummer eins für deinen Trainingszustand: der Ruhepuls

Du hast gelernt, dass der Maximalpuls nichts über deinen Trainingszustand aussagt. Ganz im Gegensatz zum anderen Ende der Fahnenstange, dem Ruhepuls: Dieser niedrigste Puls, den dein Körper bereitstellt, sinkt mit der Zeit, je mehr du Ausdauer trainierst. Ein sehr gesunder und schöner Effekt, der Spiegelbild für die Adaptionsfähigkeit deines Körpers ist: Dein Herz wächst im wahrsten Sinne mit seinen Herausforderungen. Es wird durch sportliche Belastungen kräftiger und kann somit mit jedem Schlag mehr Blut pumpen. Ein untrainiertes Herz kann unter Belastung etwa 100 Milliliter Blut pro Herzschlag bewegen. Das Herz eines Ausdauerleistungssportlers schafft bis zum Doppelten pro Schlag. Klar, dass es damit nicht mehr so oft pumpen muss. Auch in der Ruhe ist dein Herz leistungsfähiger – und kommt mit einem niedrigeren Ruhepuls aus. Bei Profis bis an die 30 Schläge pro Minute. Was nach »kurz vor Stillstand« klingt, ist grundsätzlich erst einmal gesund, denn das Herz wird geschont, wenn es weniger schlagen muss. Allerdings gibt es im extremen Leistungsbereich auch extreme Fälle von Herzwachstum, die gefährlich sind, denn das Herz darf auch nicht zu groß werden. Als ambitionierte Freizeitfitnesssportlerin wirst du diese Bereiche nicht erreichen.

Normale Freizeitsportler*innen haben zumeist einen Ruhepuls von 60 bis 70, sehr gut Trainierte auch darunter. Dauerhaft mehr als 70 bis über 80 Schläge Ruhepuls sind ein deutliches Zeichen für fehlende Fitness. Dann steigt auch schon das Sterblichkeitsrisiko, wie Vergleichsstudien zeigen. Schon deswegen lohnt es sich doch, in Bewegung zu kommen!

Und wie misst du den Ruhepuls? Ganz einfach: Direkt nach dem Aufwachen, bevor du aufstehst, ermittle deinen aktuellen Puls entweder mit den Fingern am Handgelenk oder an der Halsschlagader neben dem Kehlkopf. Einfacher geht's, wenn du einen Fitnesstracker trägst, der sowieso die ganze Zeit deinen Puls anzeigt.

Gradmesser Nummer zwei für deinen Trainingszustand: der Erholungspuls

Es gibt noch einen anderen Wert, der ein guter Indikator für den Status deiner Fitness ist: der Erholungspuls. Dahinter verbirgt sich die Frage, wie schnell dein Puls nach einer Belastung wieder absinkt. Für die Ermittlung des Erholungspulses nutze am besten einen Pulsmesser. Wärme dich gut auf, laufe dich ein, und irgendwann läufst du dann zwei Minuten absolut Vollgas. Mit Ablauf der letzten Sekunde schaust du auf deinen Pulswert. Beginnt dieser um einen Schlag zu sinken, stoppst du eine Minute, dann liest du den neuen Wert ab. Die Differenz zwischen beiden ist der Erholungspuls:
Je größer diese ist, desto fitter bist du. Werte von 30 bis 40 Schlägen Differenz gelten als gut, mit über 40 Schlägen bist du super trainiert.

Die verschiedenen Belastungszonen im Ausdauertraining

Du hast deinen Maximalpuls ermittelt? Dann kannst du von diesem Wert die für dich passenden Pulsbelastungsbereiche ableiten, wie die Grafik auf der rechten Seite zeigt: Im grünen Bereich passend für gesundheitsorientierte Ziele, im blauen Bereich für eine gute (Grundlagen-)Ausdauer und auch zum Abbau von Körperfett, im gelben Bereich für ambitioniertere Ziele inklusive Tempoverbesserung, und im roten Bereich für den Leistungsbereich. Das zeigt dir, wo du dich grundsätzlich mit den jeweiligen Zielen bewegen solltest – aber das heißt nicht, immer nur in einer Pulszone zu trainieren. Die Mischung macht's vielmehr, auch beim Ausdauertraining: Es schadet auch erst leicht fortgeschrittenen Läuferinnen nicht, mal schneller zu laufen und dabei in die gelbe oder gar rote Zone hineinzuschnuppern (aber denke dran: Bevor du dich ungesund verausgabst, befrage lieber einmal zu viel deinen Arzt.).

Die Grafik rechts zeigt noch zwei wichtige Schwellenwerte der Anstrengung: Individuell unterschiedlich irgendwo zwischen etwa 70–75 und 80–85 % liegt die sogenannte aerobe Schwelle. Was bedeutet diese? Bei steigender Belastung (Puls) gewinnt dein Körper immer weniger Energie aus der Fettverbrennung, dafür zunehmend mehr Energie aus der Kohlenhydratverwertung, und zwar ohne Zuhilfenahme von Sauerstoff (was mit Fett nicht geht). Über dieser Schwelle gerät dein Körper zunehmend in eine Sauerstoffschuld, was dir ein intensiver Atem deutlich signalisiert.

Die zweite Schwelle ist die sogenannte anaerobe Schwelle (auch aerob-anaerobe Schwelle oder Laktatschwelle genannt). Sie liegt zumeist bei 90 % HFmax, bei Untrainierten auch deutlich darunter. Hier halten sich zwei Werte gerade noch die Waage: Das Verhältnis zwischen der Sauerstoffaufnahme (durch die Atmung) und dem Sauerstoffverbrauch (in den Muskelzellen), und das Verhältnis zwischen Laktatproduktion und Laktatabbau. Wenn die Belastung diese Schwelle überschreitet, wird deine Muskulatur »übersäuern«, und deine Leistungsfähigkeit fällt rapide ab.

Belastungsbereiche im Ausdauersport

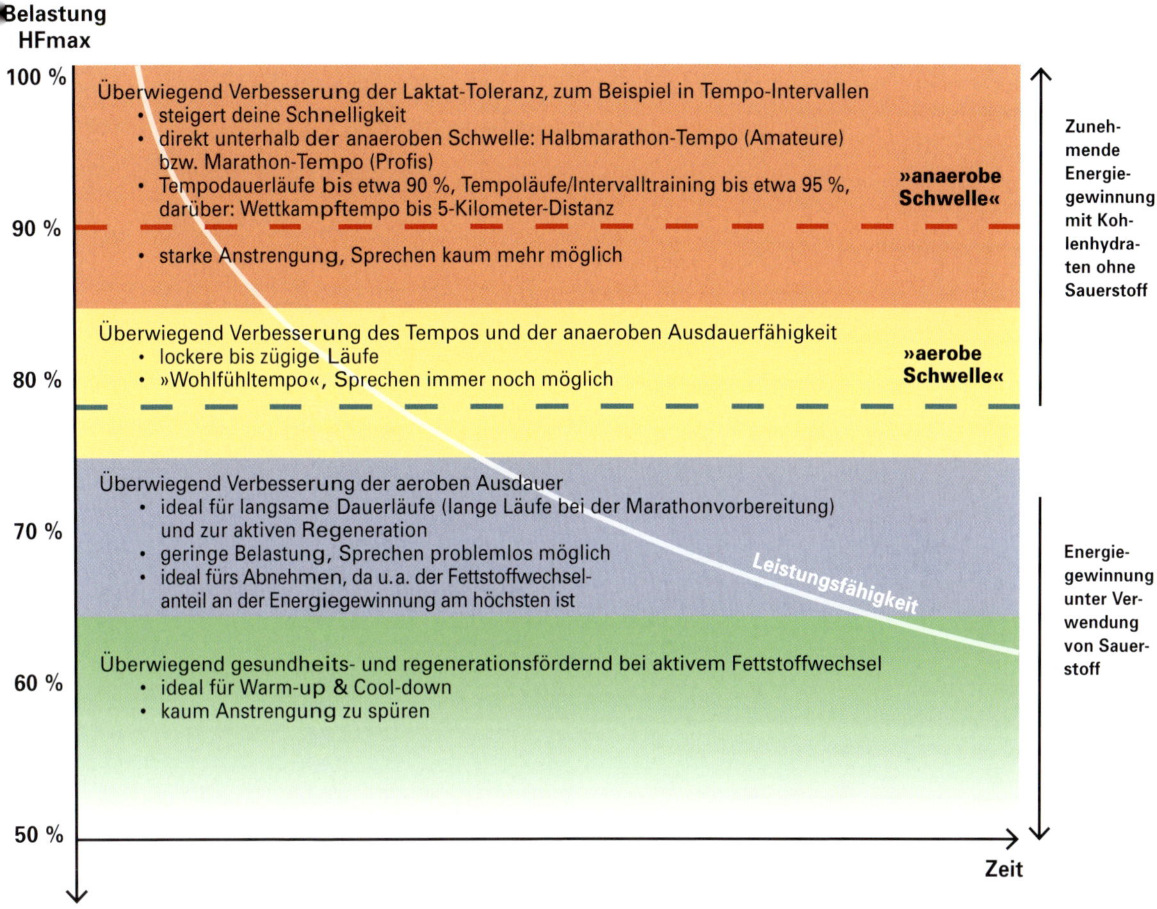

So ermittelst du den passenden Puls für die Belastungsbereiche

Nehmen wir an, du bist das obige HFmax-Beispiel der 30-jährigen mit einem Maximalpuls von 196. Du kennst also deinen Maximalpuls, und du kennst nun auch die Belastungsbereiche. Wie ermittelst du nun den für dich passenden Trainingspuls, beziehungsweise die Pulsspannen je Belastungsbereich? Zwei Rechenansätze (aus vielen):

1) Du setzt die Prozente der Belastungsbereiche einfach in Relation zum Maximalpuls. Wenn du wissen willst, wie hoch dein Puls für ein Training zwischen 65 % HFmax und 75 % HFmax sein muss, dann rechnest du: 196 * 0,65 = 127, und 196 * 0,75 = 147. Dein persönlicher optimaler Puls für den genannten Trainingsbereich liegt also zwischen 127 und 147 Schlägen.
2) Eine weitere Methode ist die Anwendung der nach einem finnischen Marathonläufer benannten Karvonen-Formel, die so aussieht:

(HFmax – Ruhepuls) x Trainingsfaktor) + Ruhepuls = passender Pulsbereich fürs Training

Sieht kryptisch aus, aber du siehst schon mal, dass diese Formel neben deinem Maximalpuls auch deinen Ruhepuls einbezieht, den du also auch kennen solltest. Die Differenz aus beiden Pulswerten (in der Formel der Part »(HFmax – Ruhepuls)« ergibt übrigens die sogenannte Herzfrequenzreserve, die hier in die Berechnung einfließt. Die Karvonen-Formel arbeitet zudem mit einem Trainingsfaktor, der unterscheidet, wie fit du bist beziehungsweise was du genau verbessern möchtest:

Faktor 0,5 --> für (Wieder-)Einsteigerinnen

Faktor 0,6 --> für Trainierte, die Grundlagenausdauer ausbauen wollen (extensives Ausdauertraining)

Faktor 0,8 --> für Trainierte, die Schnelligkeit und Leistungsfähigkeit bei hohem Puls ausbauen wollen (intensives Ausdauertraining)

Zur Berechnung bei gleichem Beispiel von eben: Dein Maximalpuls liegt bei 196, dein Ruhepuls sagen wir bei 65. Demnach hast du eine Herzfrequenzreserve von 196 – 65 = 131. Als Laufeinsteigerin (Faktor 0,5) rechnest du dann wie folgt: Herzfrequenzreserve 131 * 0,5 = 65 (abgerundet) + Ruhepuls 65 = 130er-Puls für dein Training

Ein Tipp zum Abschluss:
Gerade als Einsteigerin solltest du dich lieber unterfordern als überfordern! Ansonsten provozierst du unnötige Motivationseinbrüche oder gar Verletzungen. Wenn du Blut geleckt hast und dich verbessern willst, kannst du das immer noch früh genug tun.

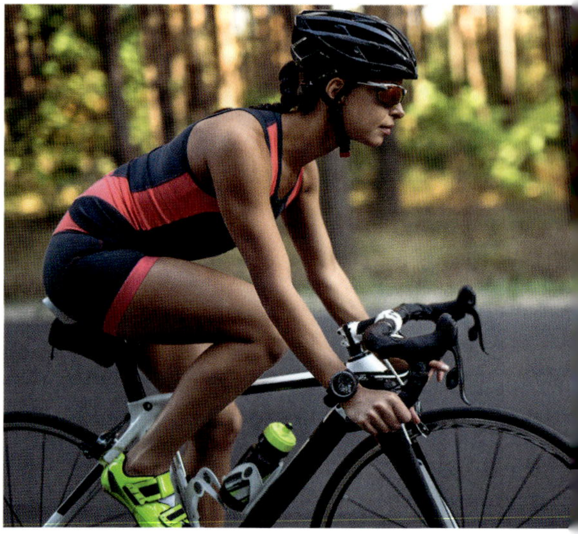

Faktoren, die Einfluss auf deinen Puls haben

Wie schnell dein Herz unter Belastung schlägt, ist natürlich davon abhängig, wie intensiv du dich jeweils gerade forderst. Die Herzfrequenz hängt aber auch von vielen anderen Faktoren ab, darunter von deinem Leistungslevel, dem Wetter beziehungsweise der Temperatur (bei Hitze im Sommer kann deine Herzfrequenz beim Laufen bis zu 20 Schläge höher sein), der Höhenlage (ab 2000 Metern Höhe stehen dir schon rund 15 % weniger Sauerstoff zur Verfügung – das Herz muss mehr pumpen) und den folgenden Faktoren:

- **Trinkverhalten: Je weniger Wasser deinem Körper zur Verfügung steht, desto weniger und dicker wird dein Blut – das Herz schlägt angestrengter, was auf Kosten deiner Leistungsfähigkeit geht. Auch deshalb ist das Trinken beim Sport wichtig!**
- **Gesundheit: Keine Frage – Erkältungen oder richtige Krankheiten können dich ebenso ausbremsen wie deine Periode, eine Schwangerschaft etc. Agiere umsichtig und lasse zur Not eine Einheit ausfallen, wenn du einen scheinbar unerklärlich hohen Puls wahrnimmst.**
- **Psyche: Dein Kopf steuert Hormonabläufe mit. Und die lassen auch dein Herz höher schlagen. Wenn du schon einmal als Beispiel vor einem ersten Date gespürt hast, wie dein Herz vor Aufregung bis zum Hals schlägt, dann kennst du das.**

Beim Radfahren und Schwimmen schlägt ein anderer Takt

Alle Angaben zu Belastungsintensitäten im Ausdauersport, die dir bislang begegnet sind, beziehen sich auf das Laufen. In anderen Disziplinen sieht es etwas anders aus. Im Vergleich zum Biken und Schwimmen fordert Laufen den Körper tatsächlich am meisten. Auch wenn es kein Ganzkörpersport wie Schwimmen ist: Mit jedem Schritt drückst du dein gesamtes Körpergewicht gegen die Schwerkraft vom Boden weg. Beim Schwimmen wird dir jede Menge Schwerkraft abgenommen, beim Biken sitzt du mehr oder weniger die ganze Zeit. Die Konsequenz: Wenn du deine Belastungsbereiche fürs Biken und Schwimmen planst, dann rechne damit, dass dein Puls beim Radfahren um etwa 5 %geringer, beim Schwimmen um etwa 10 % geringer ist. Du kannst auch im Beispiel Radfahren sagen: Im Vergleich zum Laufen ist dort dein Maximalpuls niedriger – du erreichst radelnd nie den Maximalpuls wie im Sprinttempo per pedes. Dementsprechend plane auch die Belastungszonen niedriger. Was die Kehrseite der Rechnung ist: Radfahren kannst du gut trainiert auch bei hohem Tempo über drei, vier Stunden durchhalten. Beim Laufen wird dir das nicht gelingen.

Mehr Beweglichkeit durch Fitnesstraining

Beweglichkeit – und auch das Koordinationsvermögen – sind nicht unbedingt die Trainingsziele mit dem meisten Sexappeal. Aber ohne die beiden kommst du nur mit Kraft und/oder Ausdauer allein auch nicht weit. Wenn du viel Kraft trainierst, verkürzen Muskeln mit der Zeit, denn du spannst die Fasern mit immer mehr Kraft regelrecht auf. Dann können Muskeln und Muskelketten aber nicht mehr über ihre »full range of motion« arbeiten, also den gesamten anatomisch vorgesehenen Bewegungsweg. Solche Verkürzungen führen zu Leistungseinbußen, Beschwerden und eventuell Verletzungen.

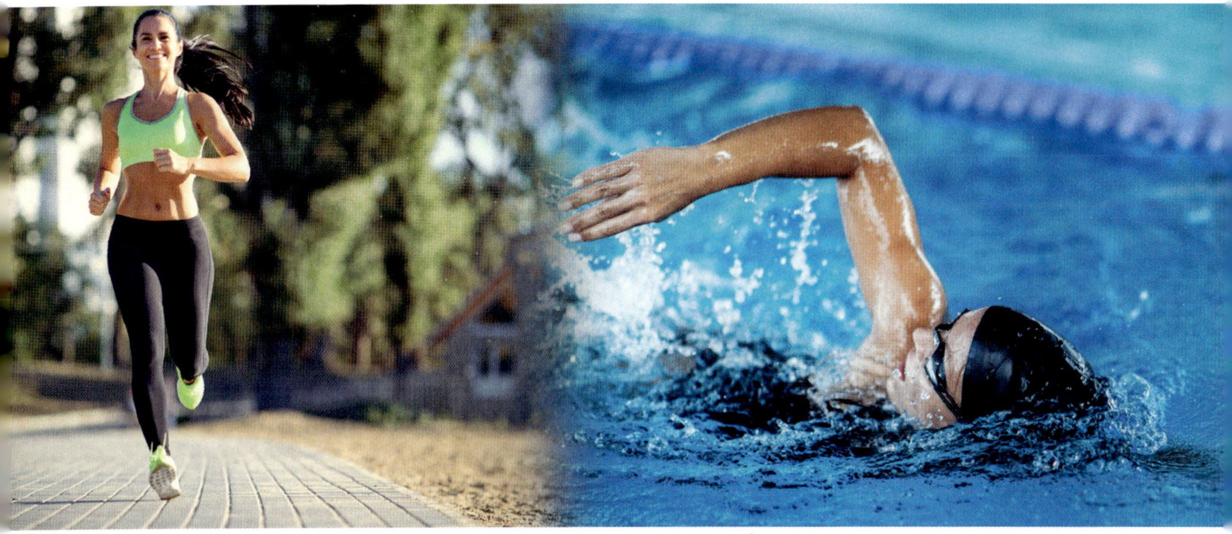

Dein Herz reagiert unterschiedlich auf verschiedene Sportarten – damit verändern sich auch die Pulsbereiche fürs Training.

Dehnen, auch Stretching genannt, hilft: Du ziehst damit Muskelfasern sowie dein muskuläres Bindegewebe inklusive der Sehnen in die Länge. Das verbessert deine Beweglichkeit, löst Spannungen und ermöglicht wieder Bewegungen über den gesamten Radius. Ganz nebenbei: Dehnen ist auch die Antwort auf die permanenten Verkürzungsszenarien, die in unserer zivilisierten Lebensweise mit permanentem Sitzen und vorgebeugtem Aufs-Smartphone-Schauen zur alltäglichen Gefahr werden. Außerdem gilt: Beweglichkeit ist vielleicht im Kindesalter noch »gottgegeben«. Mit zunehmendem Alter wird sie dann aber immer weniger. Für ein gesundes, beschwerdefreies Leben insbesondere im Alter ab 40, spätestens ab 50 Jahren gibt es also nur eins zu tun: dehnen, dehnen, dehnen (es sei denn, du bist hypermobil).

Dehnen für ein längeres Leben

Die Ergebnisse einer relativ neuen Studie deuten darauf hin: Dehnen kann die Steifigkeit der Blutgefäße reduzieren! Und das bedeutet ein geringeres Risiko, Herz-Kreislauf-Erkrankungen wie Herzinfarkt oder Schlaganfall zu erleiden. Abgesehen von mehr Flexibilität und weniger Bewegungseinschränkungen ein weiterer guter Grund, warum du dich regelmäßig dehnen solltest.

Die Dehnmethoden

Die Illustration unten zeigt verschiedene Dehnmethoden, die am Ende je nach Stretching-Ziel vier mehr oder weniger sinnvolle Möglichkeiten ergeben: das aktive Dehnen und auch das passive Dehnen jeweils in einer statischen oder einer dynamischen Variante.

Aktives Dehnen

Hier entsteht ein Dehneffekt, indem du die Gegenspielermuskulatur anspannst. Wenn du zum Beispiel deinen vorderen Oberschenkelmuskel, den Quadrizeps, extrem anspannst und dein Bein streckst, spürst du eine Dehnung auf der Beinrückseite. Der Vorteil des aktiven Dehnens: Durch die Kontraktionsleistung stärkst du die involvierte Muskulatur. Nachteil ist allerdings, dass du auf diese Weise nicht alle Muskeln in eine Dehnung bekommst.

Verschiedene Grundtechniken des Dehnens

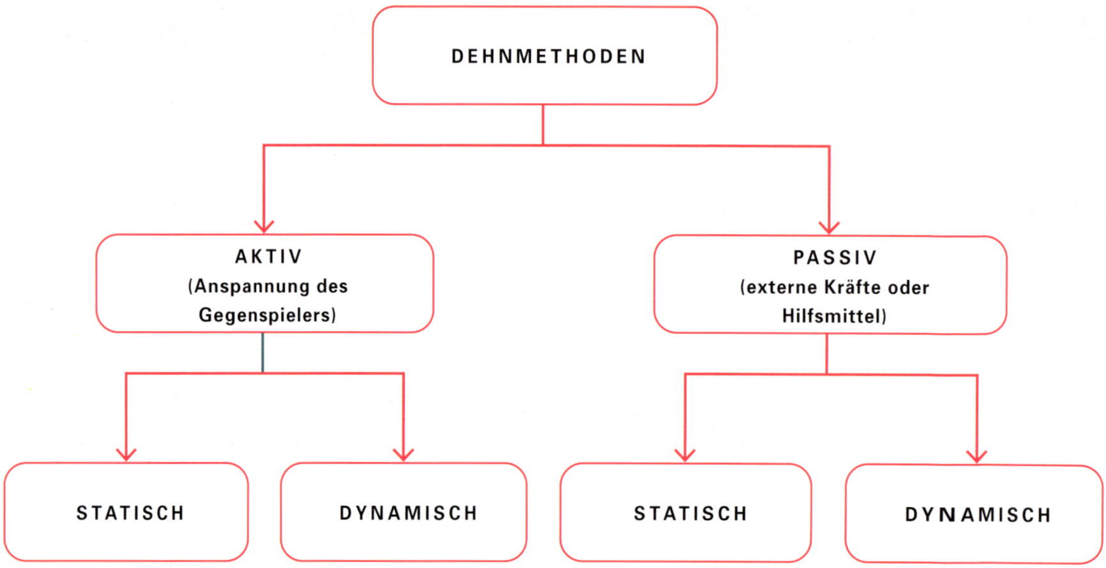

Passives Dehnen

Hier nutzt du »Hilfsmittel«: entweder die Schwerkraft, um in eine Haltung hineinzusinken, oder Hebelpunkte, um zum Beispiel eine Hand am Türrahmen zu fixieren und so die Brustmuskulatur zu dehnen. Mit der passiven Dehnung kannst du jeden Muskel erreichen, und sie ist für Einsteiger wie Fortgeschrittene eine gute Wahl.
Beide Formen, das aktive und das passive Dehnen, kannst du entweder statisch oder dynamisch durchführen.

Statisches Dehnen

Der absolute Stretching-Klassiker ist das statische Dehnen in der passiven Variante, perfekt geeignet für eine nachhaltige Verbesserung deiner Beweglichkeit. Wie der Name sagt, hältst du eine bestimmte Dehnposition – oder besser gesagt: Dehnspannung – dauerhaft. Denn mit der Zeit wird deine Muskulatur nachgeben, und dann solltest du immer ein bisschen mehr in die Dehnung hineingehen, um die Dehnintensität zu halten. 30 Sekunden sollten es wenigstens, mehr als drei Minuten müssen es nicht sein. In dieser Zeit darf es spürbar ziehen, aber nie zu einem unerträglichen Schmerz führen, der dich zu einer Veränderung deiner Position zwingt.

Dynamisches Dehnen

Hier »schiebst« du in kleinen Bewegungen immer wieder in die Dehnspannung hinein. Diese federnden Mini-Bewegungen sorgen vor allem für kurzfristige Mobilisierungs- und Lockerungseffekte in der Muskulatur sowie dem myofaszialen Gewebe. Das ist perfekt als Warm-up-Element vor dem Training, aber weniger für langfristige Dehnerfolge geeignet.

Das perfekte Stretching für langfristig mehr Beweglichkeit

Wie eben gelesen ist das passiv-statische Dauerdehnen ideal geeignet, deine Beweglichkeit langfristig zu verbessern. So geht's:

- Gehe in die Dehnspannung hinein.
- Entspanne in diese Spannung hinein für wenigstens 30 Sekunden, maximal für 3 Minuten.
- Nutze die Atmung: Bei jedem Ausatmen kannst du noch bewusster entspannen und loslassen.
- Mit einer zusätzlichen Anspannung der gedehnten Muskulatur bzw. der Gegenspieler und Synergisten kannst du die Dehnspannung intensivieren und weitere positive Effekte für das umgebende Fasziengewebe erzielen.
- Absolviere ein bis zwei Durchgänge für einen Muskel.
- Trainiere in einer eigenständigen Stretching-Einheit, losgelöst vom sonstigen Training! Wenn es nicht an einem anderen Tag geht, dann doch einige Stunden davon getrennt. 10 bis 15 Minuten reichen bereits – du kannst verschiedene Muskelgruppen auf mehrere Tage aufteilen.
- Für dauerhafte und langfristige Erfolge solltest du regelmäßig dehnen: wenigstens zwei- bis dreimal pro Woche, optimalerweise jeden zweiten Tag bis täglich (dann wechselnde Muskelgruppen).

Das perfekte Stretching für kurzfristige Aktivierung in Warm-up und Cool-down

Für das Stretching vor oder nach dem Sport- und Fitnesstraining bietet es sich durchaus an, mit einem wiederholten, dynamischen Dehnen kurzfristige Mobilisierungseffekte am Muskel- und auch am Fasziengewebe zu erzeugen. Wie das geht und was das beim Warm-up und Cool-down bringt, liest du hier:

- Gehe leicht in eine Dehnspannung hinein, dann federe locker und sanft immer etwas tiefer in die mögliche Endposition. Du solltest behutsam und ohne Schwung arbeiten, dabei mit den kleinen Bewegungen aber immer in oder nahe der spürbaren Dehnspannung zu sein.
- Bewege dich so innerhalb von maximal einer Minute wenigstens 30-mal wiederholt in die Endposition der Dehnspannung.
- Nutze auch hier deine Atmung zur Entspannung.
- Absolviere bei Bedarf zwei bis drei Durchgänge.
- Auch hier intensivierst du das Ganze, indem du im selben Rhythmus die gedehnte Muskulatur anspannst.

Stretching für Warm-up

Vor dem Training ist dein Ziel, deine Muskulatur auf eine anstehende Belastung vorzubereiten. Neben aktivierenden Übungen sind leichte Dehnimpulse sinnvoll, um das Gewebe zu erwärmen, die Durchblutung zu fördern und für eine leichte Verbesserung der Mobilität zu sorgen, die auch das Fasziengewebe betrifft. Grundregel: Dehne moderat und nicht zu intensiv – sonst ist dein Gewebe schon vor dem eigentlichen Training ungünstig gefordert. Vermeide zudem statisches Dehnen – das kann Studien zufolge deine Leistungsfähigkeit verringern (wie ein zu intensives Warm-up generell) und sogar das Verletzungsrisiko in der nachfolgenden Einheit erhöhen.

Stretching fürs Cool-down

Ein beliebtes Cool-down-Tool ist Stretching. Zurecht, denn es hilft, die Durchblutung anzuregen, es senkt den Tonus in der Muskulatur, regt die Arbeit des beruhigenden Parasympathikus an und fördert damit insgesamt die Regeneration. Auch hier gilt: Übertreibe es nicht und dehne dich moderat und eher »entspannend«! Gerade bei intensivem Training sind in deiner Muskulatur kleine Traumata entstanden. Diese solltest du durch zu intensives Dehnen nicht verschlimmern.

Mehr Schnelligkeit durch Fitnesstraining

Nicht unter den Tisch fallen soll der letzte ausstehende Konditionsfaktor, die eng an Kraft gekoppelte Schnelligkeit. Diese kann von Sportart zu Sportart und von Situation zu Situation äußerst unterschiedlich ausfallen, sodass es nicht DAS Basistraining für Schnelligkeit gibt. Es gibt aber sehr wohl Techniken, mit denen du die muskuläre und fasziale Basis für Schnelligkeit schaffst (wobei ein Großteil deiner Muskelzusammensetzung leider genetisch veranlagt ist).

Vor allem bedarf es hoher Kraftimpulse, wie beim Maximalkrafttraining mit viel Gewicht oder Widerstand – du kennst vielleicht die Bilder von Sprinter*innen, die einen massig schweren Gewichtsschlitten hinter sich herziehen, während sie versuchen, vom Fleck weg zu sprinten. Hinzu kommen explosiv ausgeführte Bewegungen, wie beim Plyometrischen Training etwa (siehe Seite 178). Über diese Basisinfos hinaus kann dieser Fitness-Kompass aber die sehr spezifischen, situativen Anforderungen von Schnelligkeit nicht abdecken.

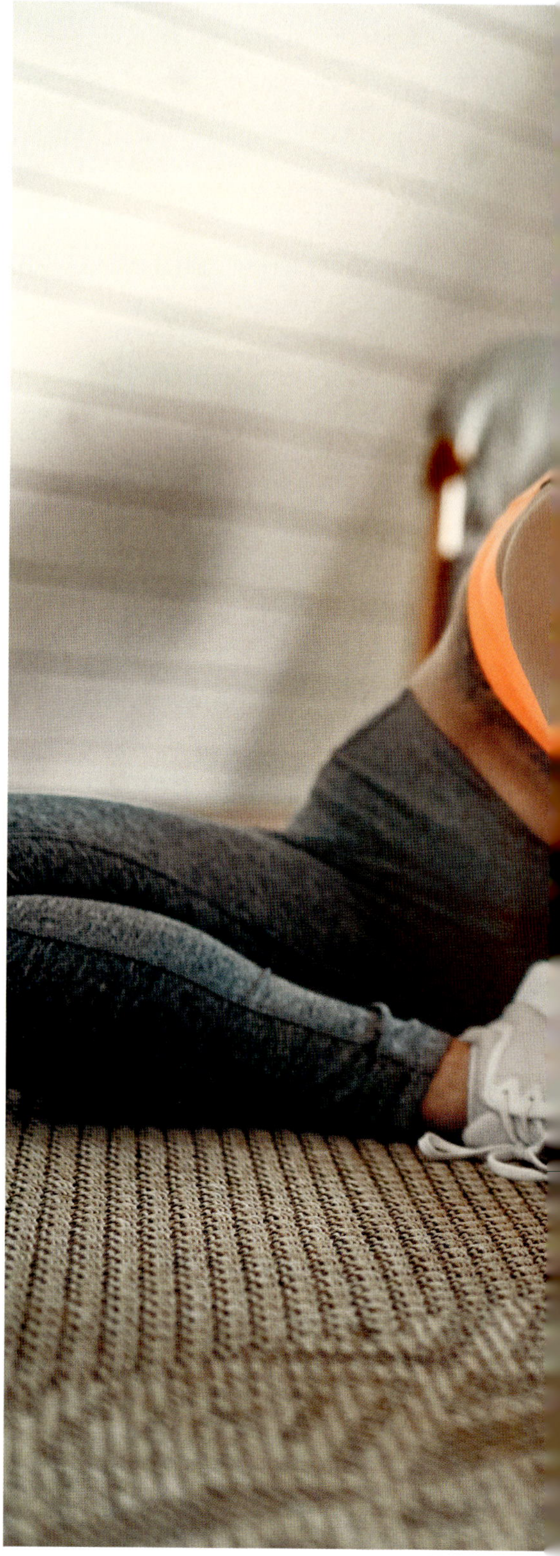

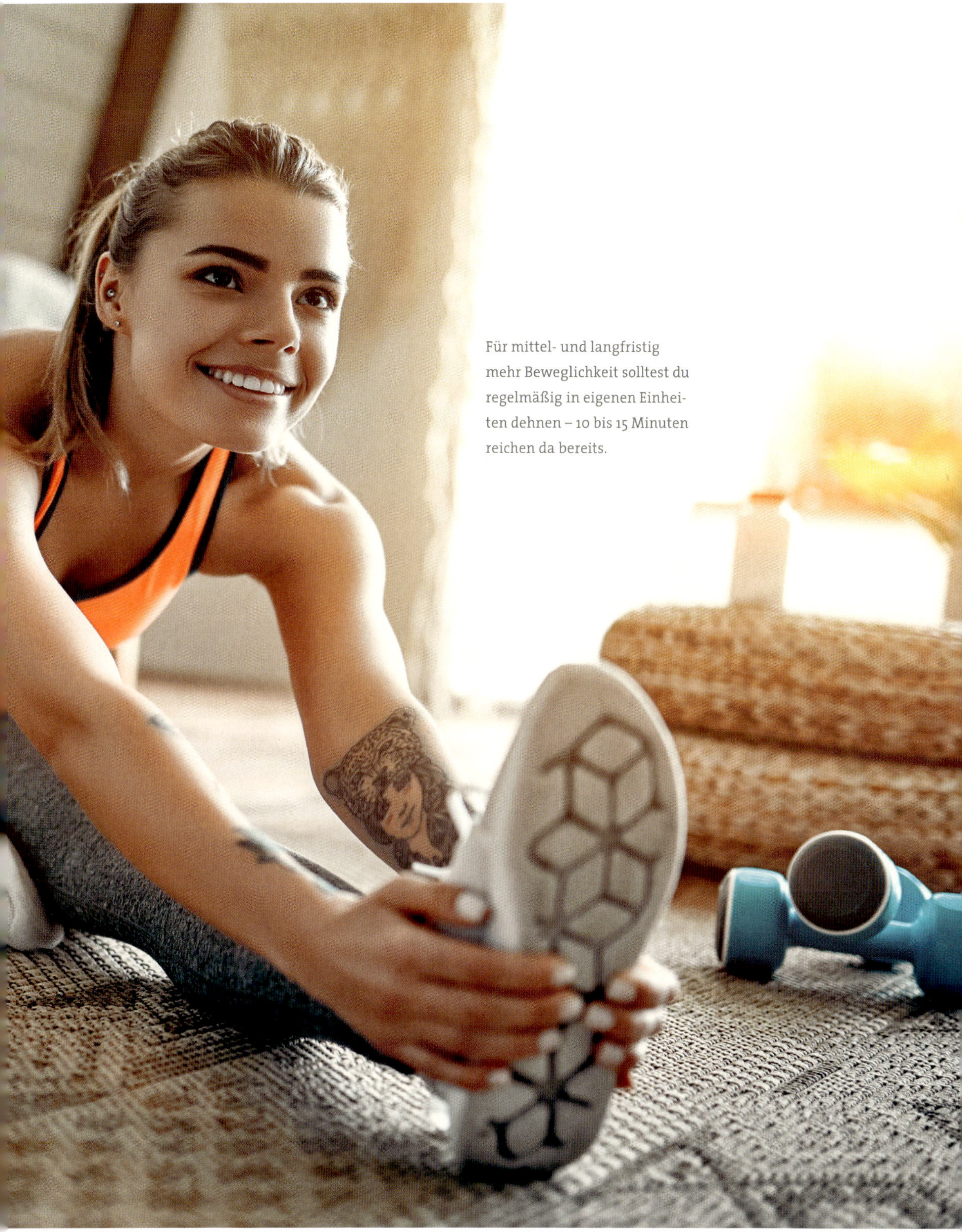

Für mittel- und langfristig mehr Beweglichkeit solltest du regelmäßig in eigenen Einheiten dehnen – 10 bis 15 Minuten reichen da bereits.

WAS BEWEGT DICH?

DIE BESTEN TRAININGS-KONZEPTE FÜR FRAUEN

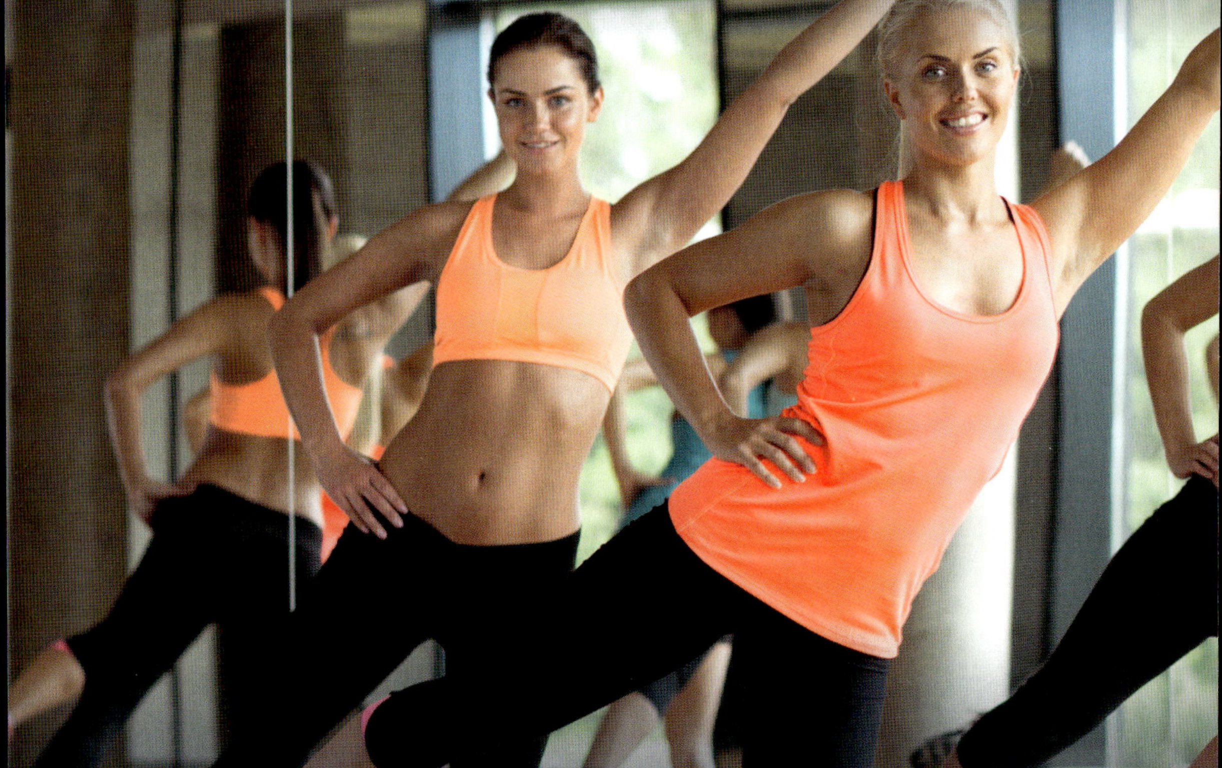

Die allgemeinen Infos rund ums Fitnesstraining hast du kennengelernt. Nun gibt es reihenweise Möglichkeiten für dich, in Bewegung zu kommen. Limitiert bist du am Ende nur durch deine finanziellen Möglichkeiten, deinen Terminkalender, mit Sicherheit durch die Naturgesetze, und vielleicht auch durch dich selbst, beziehungsweise deinen inneren Schweinehund. Der kann einpacken und sich trollen, denn dieses Kapitel macht es dir leicht, dich für ein Training zu entscheiden, das zu dir passt und dir Spaß machen wird: Du findest hier über 50 Trainingskonzepte ideal für Frauen!

04

Auf der folgenden Doppelseite findet du alle vorgestellten, übergeordneten Konzepte in einer großen Übersicht – sogleich mit Hinweisen darauf, welches Konzept für welches Ziel passend ist, und mit Infos darüber, ob ein Konzept eher für Einsteigerinnen oder Fortgeschrittene geeignet ist. Bereiche wie Kampfsport, Yoga oder Aerobic sind dann an entsprechender Stelle noch einmal unterteilt in verschiedenartige Einzelkonzepte. Allein aus dem Aerobic-Bereich gibt es Dutzende Ausprägungen, von denen in diesem Kompass durchaus eine ganze Reihe, aber aus Platzgründen nicht alle detailliert beschrieben werden können.

Die besten Trainingskonzepte im Überblick

Konzept	Kurz-Infos
Bodyweight-Training	Training mit dem eigenen Körpergewicht
Bodyweight-Sportarten	fitnessfördernd: Klettern/Bouldern & Parkour/Freerunning
Calisthenics	Bodyweight-Training vorzugsweise an Stangen
Outdoor-Fitness	Gruppentraining/Bootcamp-Training an der frischen Luft
Freihanteltraining	Training mit freien Gewichten
Functional Training	Training unter funktionellen Gesichtspunkten an der frischen Luft
Faszientraining	Training des Fasziengewebes
CrossFit	intensiver Kraft-Ausdauermix
HIT	intensive Form von Muskelaufbau-/Krafttraining
Kieser Training	Krafttraining der gleichlautenden Marke vorrangig zur Rückenpflege auf Basis von HIT
HIIT, Tabata & Co.	hochintensives (Kraft-)Ausdauertraining, Nr. 1
Aerobic	hochintensives (Kraft-)Ausdauertraining, Nr. 2
Kantaera	sanfte Kampfkunst-Aerobic
Kickbox Aerobic (KiBo)	intensive Aerobic mit Kicks & Co.
Tae Bo	Kampfsport meets Power-Fitness
Step Aerobic	intensives Aerobic-Training vor allem für Bauch, Beine, Po
Zumba	Tanz-Aerobic-Klassiker, effektiv und mitreißend
Kampfkunst & Kampfsport	5 verschiedene Formen von Boxen bis Tai Chi
Yoga	13 verschiedene Yogastile
Pilates	Training nach Grundsätzen von Pilates
Piloxing	Pilates meets Boxen
Barre Workout	intensives Training an der Ballettstange
Pole Dance	Stangentanz mit großem Trainingseffekt
Weitere Tanzfitnessansätze	kleine Auswahl aus vielen: Bokwa, Masala Bhangra, 4streatz
Jumping Fitness	Auspowern auf dem Trampolin
Hula-Hoop	der Ring der Frauen – effektiv und unterhaltsam
Aquafitness	Auspowern im kühlen Nass – inklusive Aqua-Boxing
Spinning	Fatburn-Ausdauerklassiker auf dem Indoor-Bike
Tool-geprägte Fitnesskurse	Kurse mit: • Langhantel • Kettlebell • Schlingentrainer • Flexi-Bar
EMS-Training	Training unter Strom
Floating Fitness & SUP-Yoga	alles in Bewegung: Training auf dem Wasser
Asymmetrisches Training	Training mit asymmetrischer Belastung, inkl. Anti-Rotations-Training
Neuroathletik	Visualisierungs- & Wahrnehmungstraining inklusive Life Kinetik
Plyometrisches Training	sprungkraftspezifisches Training
Propriozeptives Training/Sensomotorisches Training	koordinationsspezifisches Training, inklusive Perturbationstraining

gnet für	* **ideal für**									**siehe Seite**
eiger	Fortgeschrittene	Gesundheit & Beschwerdefreiheit	Abnehmen	Muskelaufbau	+ Kraft	+ Ausdauer	+ Beweglichkeit	+ Koordination	+ Schnelligkeit	
		*	*							112
							*	*		114
				*	*					118
			*							120
		*	*	*	*					122
		*					*	*		124
		*					*			126
					*	*			*	128
				*	*					130
		*			*					130
		*	*			*				132
		*	*			*				136
		*						*		140
			*			*	*	*		141
			*			*				142
			*			*				144
		*	*							146
							*	*	*	148
		*					*	*		152
		*					*			156
			*							157
		*					*			158
							*			160
			*					*		161
		*	*							162
								*		164
		*								166
			*			*				168
				abhängig von Tool und Kursinhalt, zumeist vielseitige Wirkung						170
				*	*					172
		*						*		174
								*		176
								*	*	177
					*				*	178
		*						*		178

Und was bewegt die Herren der Schöpfung?

In diesem WOMEN'S HEALTH Kompass findest du Trainingskonzepte, die Frauen ansprechen. Und was ist mit den Männern? Sie greifen unter anderem gern auf die folgenden Konzepte zurück – wobei diese ausdrücklich nicht ausschließlich für Männer geeignet sind: Denn während es umgekehrt viele Trainingskonzepte gibt, die nur Frauen ansprechen, sind Männer da nicht so vielseitig – was auch schon daran liegt, dass sie die Kursprogramme in Studios nicht so intensiv nutzen wie die Damenwelt. Deshalb werden dir einige der folgenden Konzepte auch in diesem Buch begegnen.

Calisthenics

Zum Beispiel diese Form des Fitnesstrainings (siehe Seite 118). Die Kombi aus Athletik, Kraft und Erregung von Aufmerksamkeit am besten in gut bevölkerten Geräteparks (früher hieß so etwas mal Trimm-Dich-Pfad) – das gefällt den Männern. Der Showsport unter den Bodyweight-Trainingsformen wird zumeist an Stangen praktiziert: Du hast sicher schon mal Bilder von Aufsehen erregenden Übungen wie der Human Flag, dem Front Lever oder dem Back Lever gesehen. Diese erfordern jede Menge Kraft (und natürlich Technik), und da die zugrunde liegenden Basisbewegungen Klimmzüge, Dips, Liegestütze etc. sind, ist Calisthenics jetzt nicht DIE erste Wahl für Frauen. Dafür prädestiniert für Männer, die auch nach dem 15. Klimmzug noch keine Müdigkeit verspüren.

Kampfsport

Mehr noch als für Frauen scheinen Kampfkunst- und Kampfsportarten eine männliche Trainingsumgebung zu sein – wobei die meisten Gruppen heutzutage bunt durchmischt sind: Möglicherweise steckt eine Art Kampf-Gen, die Bereitschaft für eine Auseinandersetzung »Mann gegen Mann«, in eben diesem. Doch darum geht es gar nicht (mehr) vorrangig (wobei für Frauen der Selbstverteidigungsaspekt ein sehr wichtiger sein kann!): In den meisten Fällen erntet jeder und jede eine umfassende Leistungsfähigkeit sowie ein hervorragendes Körpergefühl in beinahe jeder Kampfsport/Kampfkunstsportart. Oder auch einen körperlichen und geistigen Ausgleich, wie beim Tai Chi etwa (siehe Seite 151).

Kraftsportarten

Bodybuilding, Kraft-Dreikampf, Strongman-Training oder Olympisches Gewichtheben: Wer einen massigen Körper sein eigen nennen mag (und eine dementsprechende Kraft), ist hier gut aufgehoben. Diese Trainingsziele verfolgen vor allem Männer, aber es gibt natürlich auch Frauen, die diese Art der Körperlichkeit mit großen Muskelpaketen und einem entsprechenden Shaping anstreben: So gibt es beispielsweise die »Bikini-Klasse« als eine Ausprägung des Body Buildings für Frauen.

Maschinentraining

Training an beeindruckenden Geräteboliden mit massiven Gewichtsblöcken – die Urausstattung eines Fitnessstudios des letzten Jahrtausends steckt noch in der DNA von Männern. Achtung, Klischee: Bis auf die Adduktorenmaschine, da traut sich kein Mann ran. Spaß beiseite: Natürlich nutzen auch Frauen den Gerätefuhrpark eines Fitnessstudios. Da sie aber unter anderem verstärktes Interesse am Kursangebot haben, sind Maschinenflächen verstärkt in männlicher Hand. Die Domäne sei Männern gegönnt, denn geführte Maschinen unterstützen gezielten Muskelaufbau – das mögen immer noch viele Herren der Schöpfung lieber, als mit Frauen in Kursräumen unter Anleitung zu schwitzen.

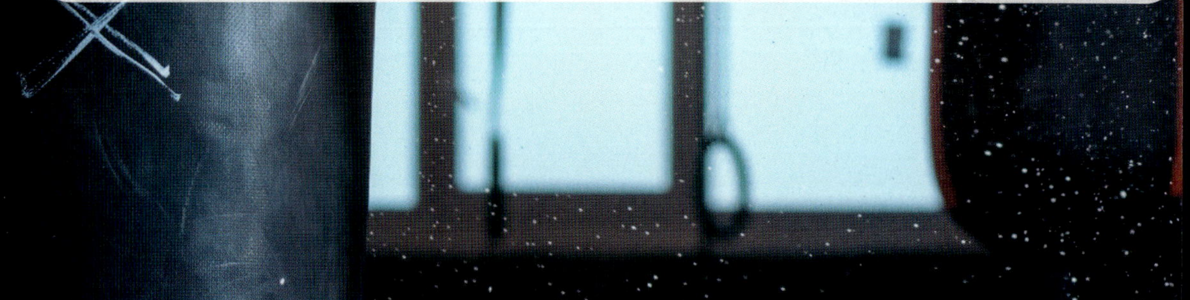

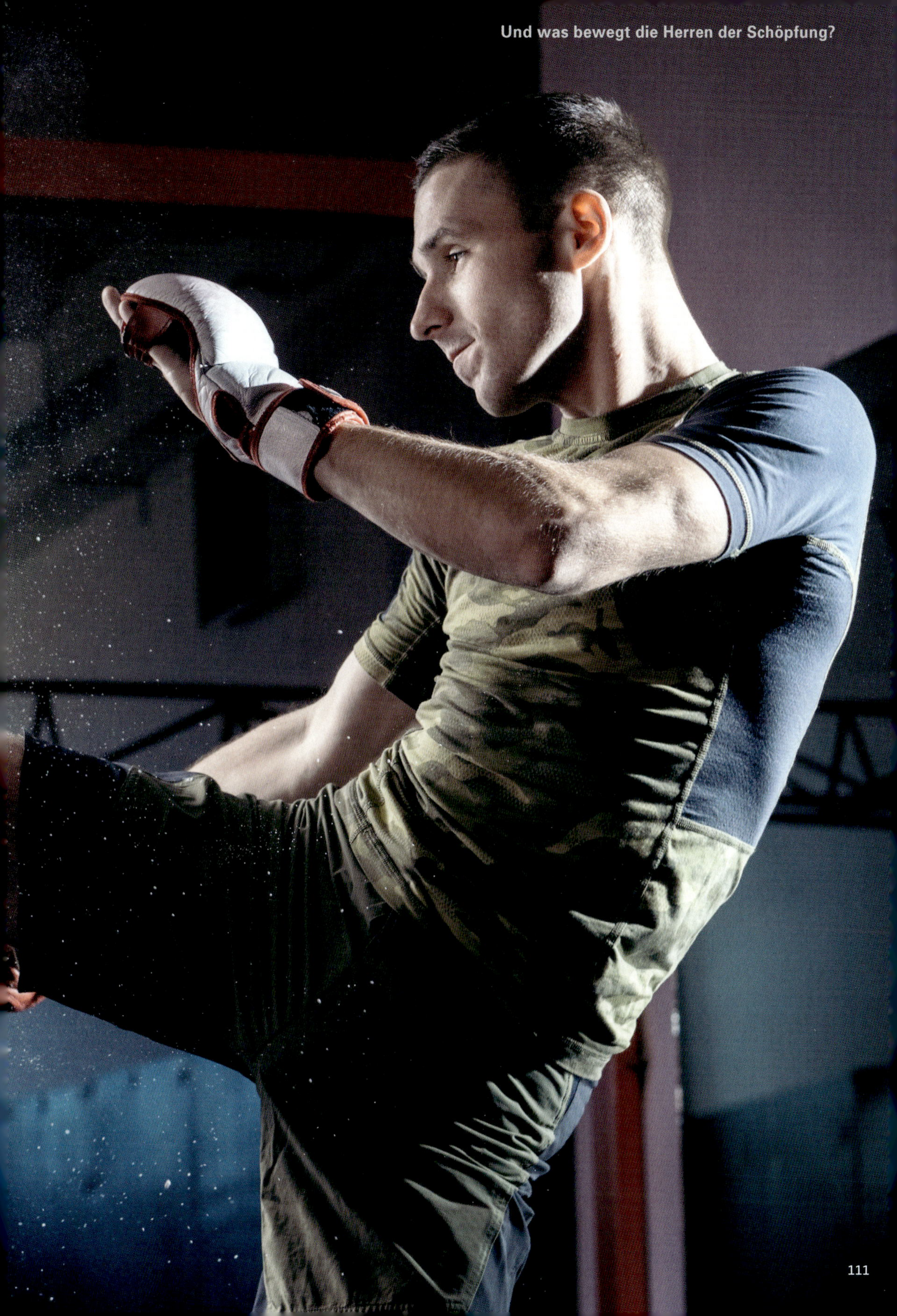

Bodyweight-Training

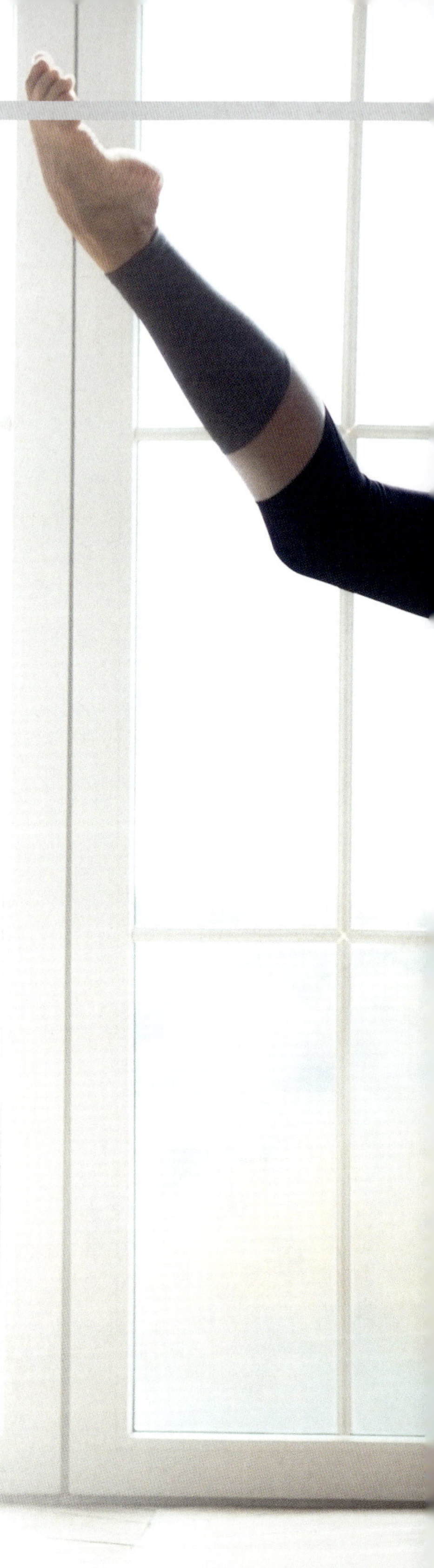

Der erste Vorteil des Trainings mit dem eigenen Körpergewicht liegt auf der Hand: Im Grunde hast du bereits alles, was du fürs Training brauchst. Okay, Hilfsmittel sind dann doch praktisch – siehe Kapitel 6. Aber dennoch: Auch wenn mal gerade keine Geräte zur Verfügung stehen, kannst du immer was machen: Kniebeugen, Strecksprünge, Liegestütze – Ausreden bei Lustlosigkeit gibt's nicht mehr.
Die volle Power entfaltet Bodyweight-Training dann tatsächlich mit dem Einsatz von Hilfsmitteln. Denke an die Möglichkeit, auf Gegenstände wie eine Mauer oder Parkbank zu steigen oder zu springen. Oder Klimmzüge auszuführen: an einem Ast, einem Balken, einem Klettergerüst oder einer »richtigen« Klimmzugstange. Klimmzüge sind reinstes Körpergewichtstraining, denn du bewegst bei der Ausführung ausschließlich dein eigenes Körpergewicht. Darüber hinaus macht der Einsatz von passenden Tools Sinn, um viele Übungen zu intensivieren: Perfekt für die Bereicherung des Bodyweight-Trainings sind zum Beispiel die erwähnte Klimmzugmöglichkeit, dazu ein Schlingentrainer, Matten für Bodenübungen, propriozeptive Hilfsmittel, Stützmöglichkeiten wie die Parallettes und vieles mehr.

Was erwartet dich im Training?

Sehr viele natürliche Bewegungen sind Bodyweight-Übungen. Vor allem Beine, Po und Rumpf kommen auf ihre Kosten: Explosive Sprünge zum Beispiel fordern diese genannten Bereiche äußerst effektiv. Die Arme kommen dann vor allem im Hang zum Einsatz, bei der der Körper das Trainingsgewicht ausmacht – bis zur Perfektion getrieben zum Beispiel beim Calisthenics (siehe Seite 118). Oder auch beim Stütz am Boden, klassisches Beispiel: der Liegestütz. All diese Bewegungsformen kannst du nutzen zum Beispiel für HIIT (siehe Seite 132): Hier kommen Bodyweight-Übungen zum Einsatz, die in einer hohen Frequenz durchgeführt werden können, aber trotzdem anstrengend genug sind. Burpees sind ein gutes Beispiel für eine Übung, bei der du dich ohne jedes Hilfsmittel in kürzester Zeit trainingstechnisch »abschießen« kannst.

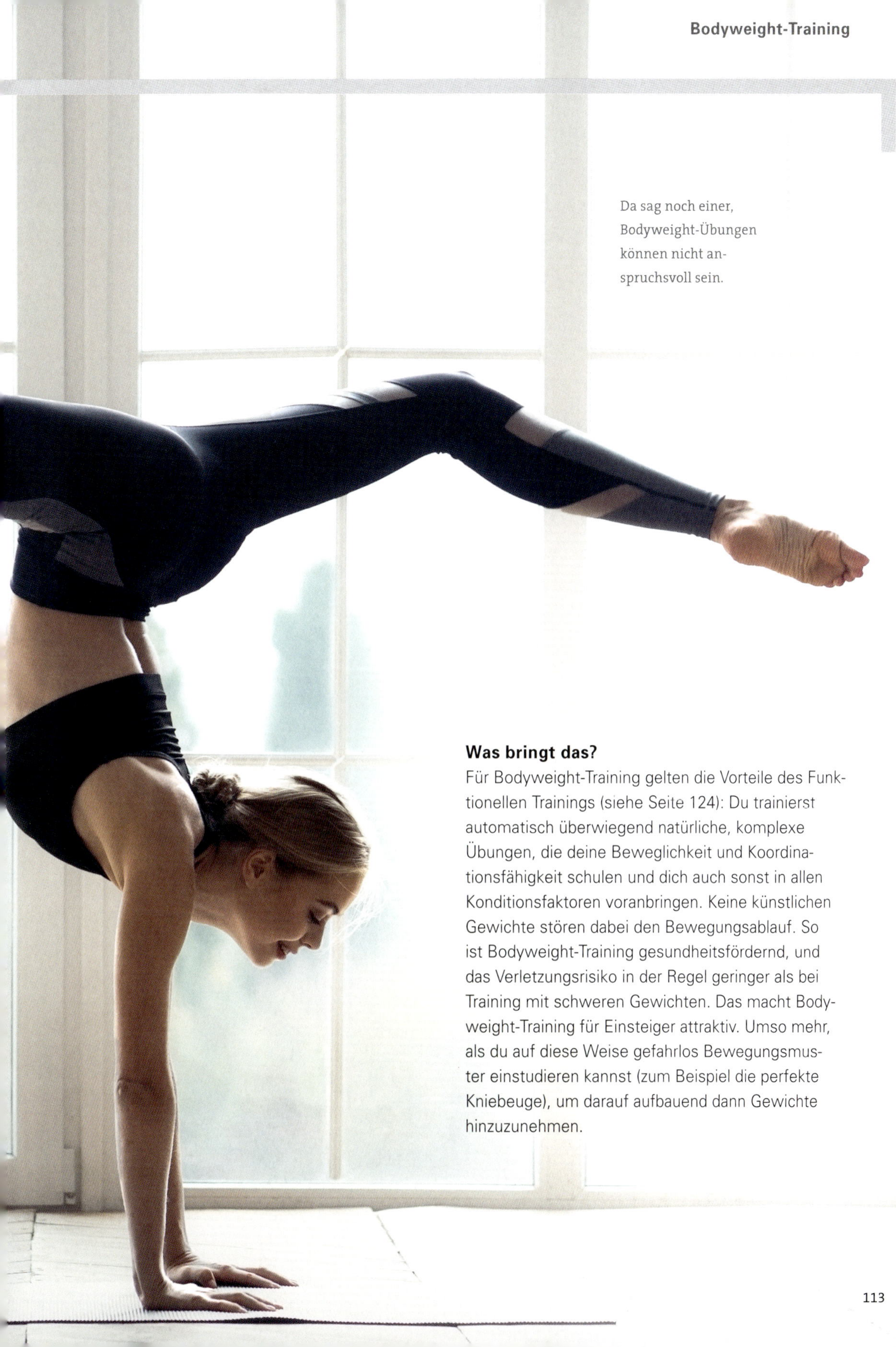

Da sag noch einer, Bodyweight-Übungen können nicht anspruchsvoll sein.

Was bringt das?

Für Bodyweight-Training gelten die Vorteile des Funktionellen Trainings (siehe Seite 124): Du trainierst automatisch überwiegend natürliche, komplexe Übungen, die deine Beweglichkeit und Koordinationsfähigkeit schulen und dich auch sonst in allen Konditionsfaktoren voranbringen. Keine künstlichen Gewichte stören dabei den Bewegungsablauf. So ist Bodyweight-Training gesundheitsfördernd, und das Verletzungsrisiko in der Regel geringer als bei Training mit schweren Gewichten. Das macht Bodyweight-Training für Einsteiger attraktiv. Umso mehr, als du auf diese Weise gefahrlos Bewegungsmuster einstudieren kannst (zum Beispiel die perfekte Kniebeuge), um darauf aufbauend dann Gewichte hinzuzunehmen.

Spannende Bodyweight-Sportarten: Klettern und Bouldern

Fürs Klettern und Bouldern (dem zumeist ungesicherten Klettern in geringen Höhen an Überhängen) ist dein Körper geschaffen – die Bewegungsformen gehören zu unser DNA, auch wenn wir grundsätzlich auf dem Boden der Tatsachen bleiben und dort aufrecht auf zwei Beinen unterwegs sind.

Was bringt das?

Die Streckbewegungen sowie die erforderliche Körperspannung trainieren dich rundherum: Rücken, Brust, Arme und Schultern sowie dein Rumpf sind dauerhaft im Einsatz, dabei je nach Bewegung an der Wand immer wieder andersartig gefordert. Diese Muskeln werden funktionell kräftiger – ohne massiv an Masse zuzulegen. Das Recken, Strecken, Ziehen und Hangeln ist zudem gut für deine Faszie. Und für dein Köpfchen – denn das Erarbeiten einer Route – oder auch nur die Planung des nächsten Griffs – ist eine mentale Leistung und trainiert deine Fähigkeit, dich zu fokussieren. Schließlich stellen Klettern und Bouldern hohe Anforderungen an Koordination und Beweglichkeit, mit einer ausgewogenen Portion Kraft. Anfangs werden vor allem deine Unterarme brennen. Super, denn im normalen Fitnesstraining kommt die Griffkraft oftmals zu kurz. Kletter- und Boulderparks gibt es indoor wie outdoor. Einige hundert Kletterhallen sind über Deutschland verteilt zu finden – sicher auch in deiner Nähe.

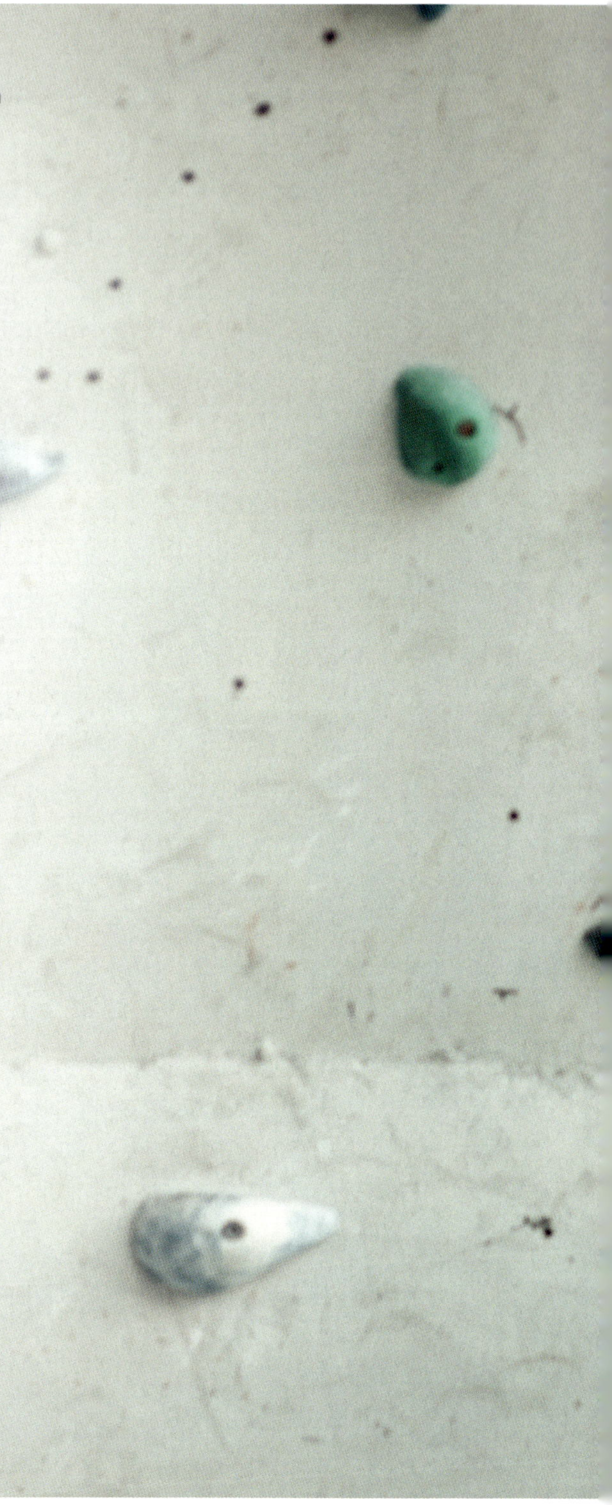

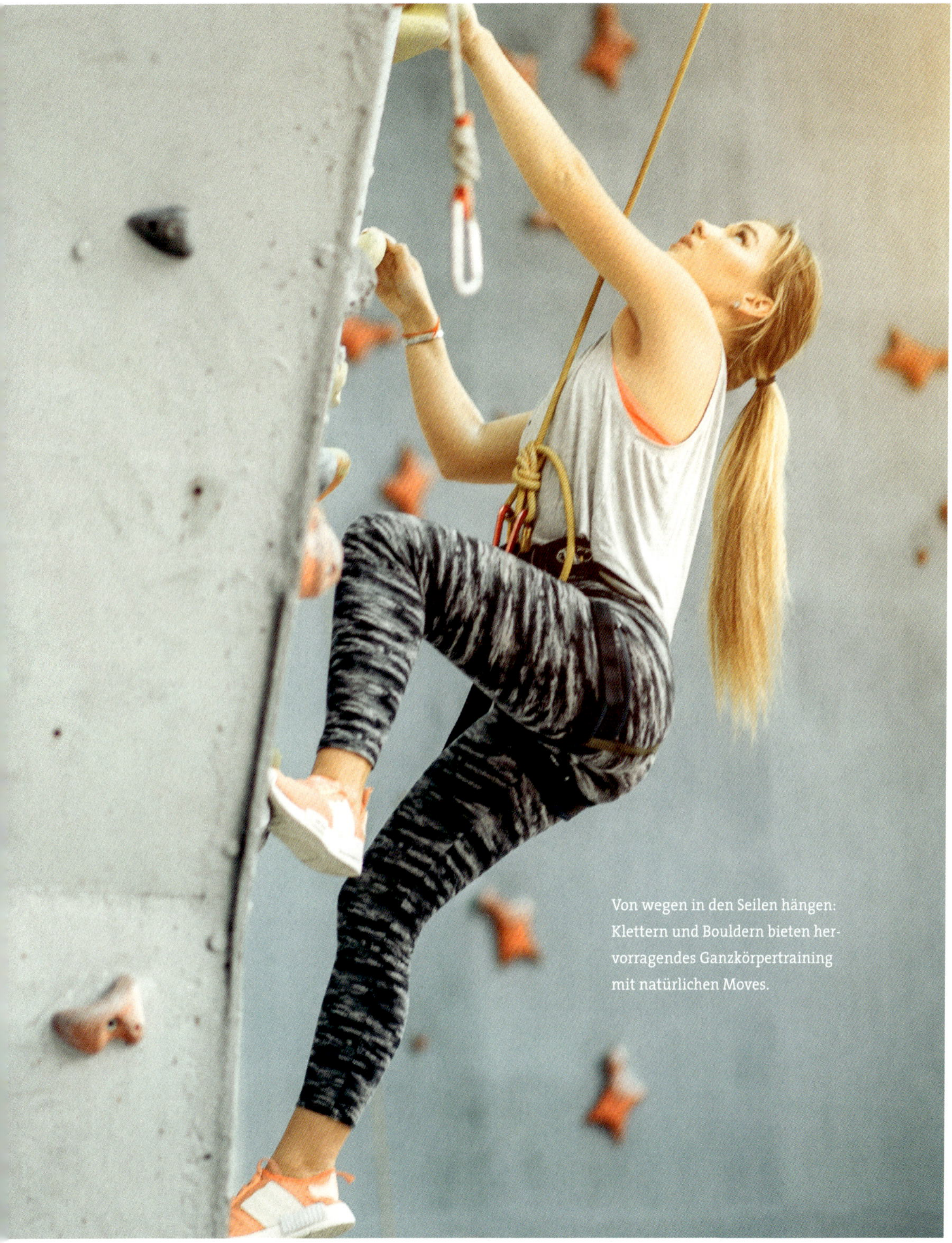

Von wegen in den Seilen hängen: Klettern und Bouldern bieten hervorragendes Ganzkörpertraining mit natürlichen Moves.

Spannende Bodyweight-Sportarten: Parkour und Freerunning

Aus Action-Filmen kennst du vielleicht diese atemberaubende Art der Fortbewegung abseits normaler Wege, bei der spielerisch Hindernisse und Abgründe überwunden werden: Freerunning und auch Parkour beim Parkour geht es um effiziente, schnelle Bewegungen, beim Freerunning dagegen bewegst du dich eher spielerischer, akrobatischer) sind echte Sportarten geworden, beziehungsweise echte Trainingsalternativen mit einer Extraportion Thrill und Abenteuer. In beinahe jeder Stadt kannst du einen Kurs finden – denn ja, du brauchst einen Kurs, vor allem eine Anleitung. Auf eigene Faust loszulegen ist keine gute Idee: Die Moves sehen nicht nur halsbrecherisch aus, und wer nicht weiß, was er/sie tut, kann sich schnell verletzen.

Was bringt das?

Richtig praktiziert ist das Ganze aber super gesund – die Benefits: jede Menge Körpergefühl, Koordinationsvermögen, Beweglichkeit und Explosivität. Außerdem verbesserst du deine Selbsteinschätzung, deine Risikobereitschaft und auch deine geistige Fitness, denn dein Kopf ist immer wieder durch neue Bewegungsmuster gefordert.

Was erwartet dich im Training?

Trainiert wird zumeist draußen in »realer« Umgebung – es gibt aber auch die Möglichkeit, in einer Sporthalle mit aufgestellten Sportgeräten einen eigenen Übungsparcours zu kreieren. Elementare Moves sind unter anderem das Springen und Landen, Drehungen jeglicher Art, Klettern, Hangeln und Balancieren.

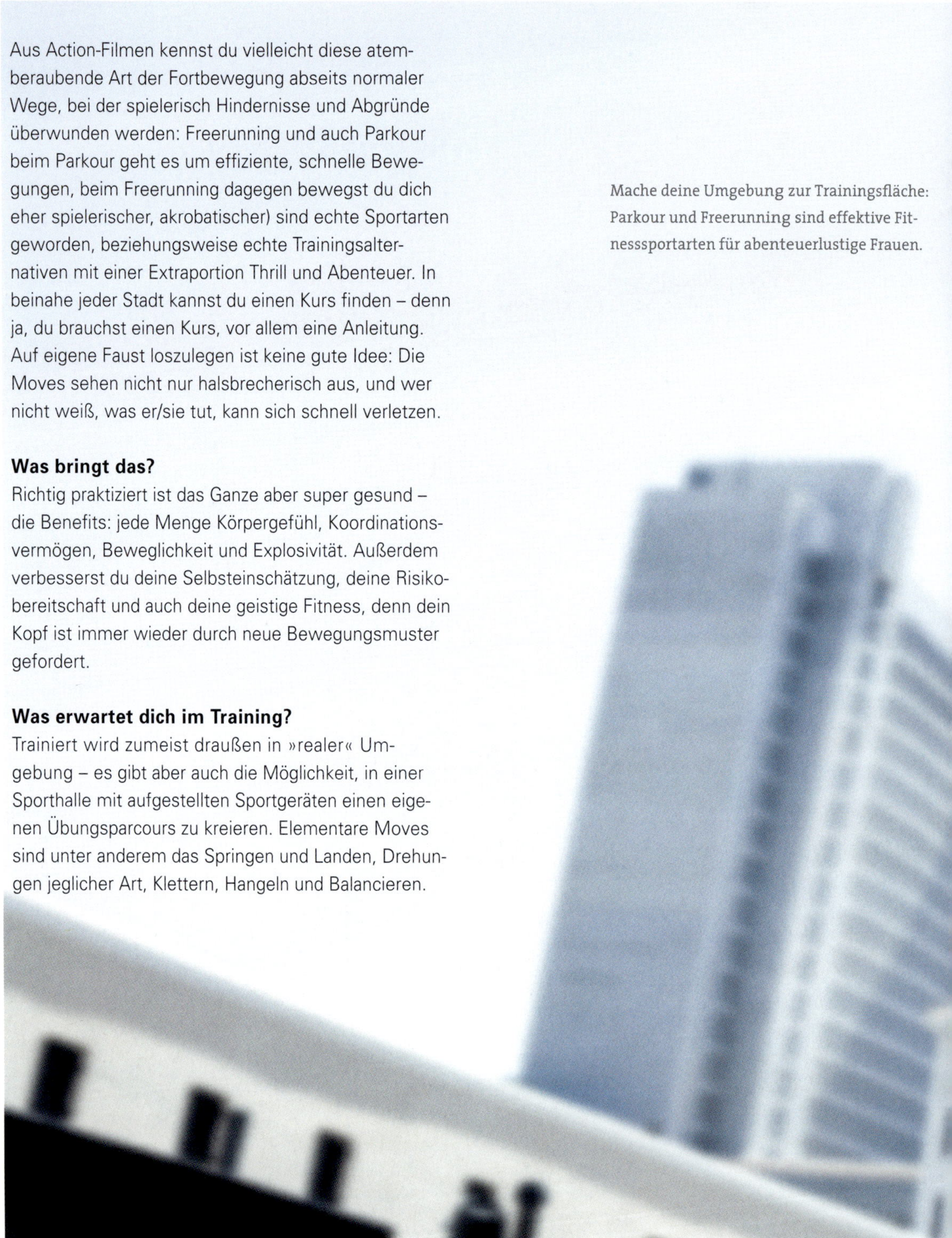

Mache deine Umgebung zur Trainingsfläche: Parkour und Freerunning sind effektive Fitnesssportarten für abenteuerlustige Frauen.

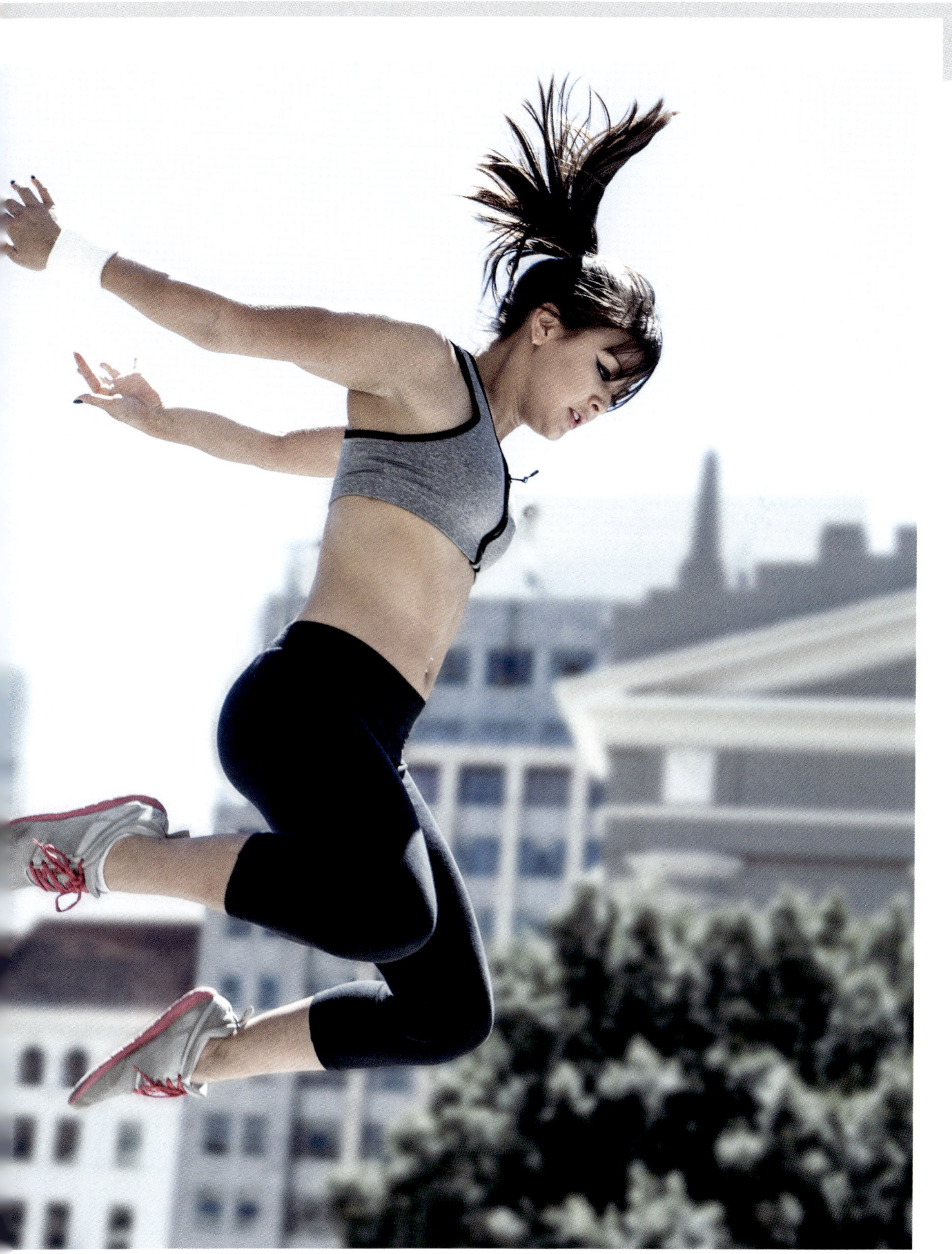

Spannende Bodyweight-Sportarten: Calisthenics

Bei diesem Konzept, das auch »Street Workout« genannt wird, bewegst du dich vorrangig an Stangen – so wie früher im Sportunterricht an Reck und Barren: Du hangelst also und ziehst und drückst deinen Körper in alle Richtungen – »normal« bei Klimmzügen und Dips, oder ausgefallen bei speziellen und sehr anstrengenden Übungen wie den Körperfahnen, den Lever-Haltungen oder den Muscle-ups. Der Schulunterricht wurde schon angesprochen: Es gibt viele turnerische Elemente bei Calisthenics, mit Übungen wie Handstand (auf einem oder zwei Barren), L-Sit oder einfach gestrecktem Beinheben. Wie bei Freerunning oder Parkour verbindest du hier, wenn du einzelne Übungen beherrschst, auch verschiedene Moves zu einer Bewegung. Dazu gibt es regelrechte Calisthenics-(Show-)Wettkämpfe, bei denen die krassesten Varianten vorgeführt und bewertet werden.

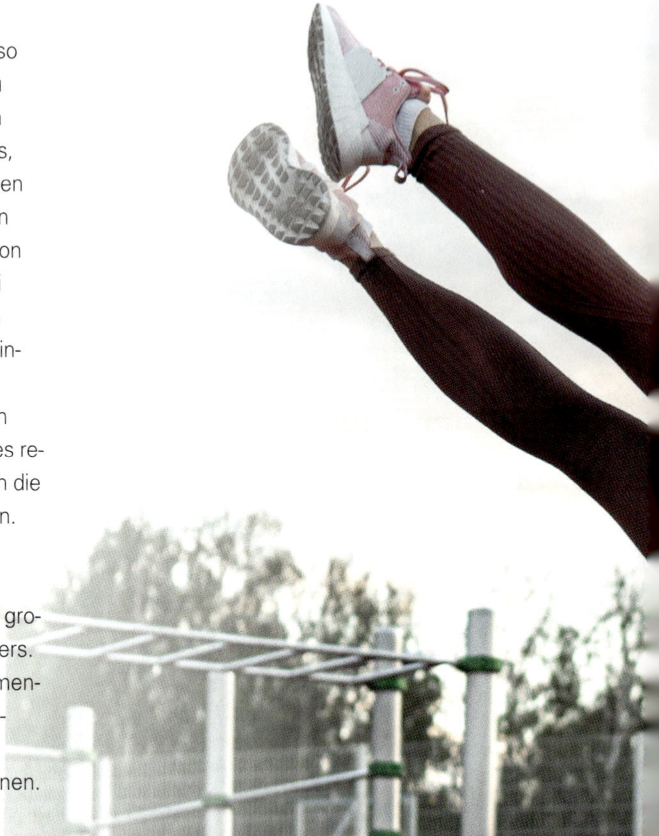

Was bringt das?

Am Ende trainierst du mit Calisthenics vor allem die großen Muskelgruppen insbesondere deines Oberkörpers. Dabei muss alles stimmen: Kraft(ausdauer), Zusammenspiel der Muskeln, Beweglichkeit und Koordinationsvermögen. Dementsprechend effektiv ist der Sport, allerdings auch nicht die beste Wahl für Einsteigerinnen.

Exkurs: digitale Trainingsangebote

Vor allem im Jahr 2020 haben digitale Fitnessangebote aufgrund der Corona-Pandemie mit den Zeiten des Lockdowns, in denen die Fitnessstudios schließen mussten und Gruppentraining nicht erlaubt war, massiv an Bedeutung gewonnen. Doch auch schon vorher gab es zahlreiche Möglichkeiten, Trainingseinheiten online bzw. »vom Band« zu nutzen: In klassischer Form als DVD, auf diversen Websites oder in diversen Apps zumeist gegen Geld (in verschiedenen digitalen »Kursräumen«, live oder jederzeit abrufbar), oder auch frei auf YouTube & Co., bereitgestellt von vielen mehr oder weniger ausgebildeten »Expertinnen« und »Experten«. In jedem Fall gilt: Das Angebot ist riesig und sehr sehr sinnvoll, denn digital bereitgestellte Trainingsformate sind nicht weniger effektiv als (analoge) Live-Angebote. Es kommt nun mal immer noch auf dich und deinen Einsatz an. Empfehlung: Probiere solche Formate unbedingt mal aus – und wenn sie nur eine Trainingslücke füllen, entweder deinen echten Studiobesuch ergänzen oder dein einsames Heimtraining etwas unterhaltsamer machen.

Apropos unterhaltsamer: Das können auch Hilfsmittel sein, die deinen Körpereinsatz mit digital vorgegebenen oder ermittelten Informationen koppeln. Ein Beispiel dafür sind Spielekonsolen wie die Wii Fit: Hierbei bewegst du dich vor dem Fernseher zumeist auf Reaktion dessen, was du siehst oder dir vorgegeben wird – eine Kamera beobachtet deine Bewegungen und bewertet diese, sodass es durchaus zu einem Trainings- und auch Lerneffekt kommen kann. Ergänzend gibt es oftmals elektronische Hilfsmittel wie vernetzte Balance Boards, Step-Matten, die Bewegungen mit Lichtsignalen vorgeben etc.

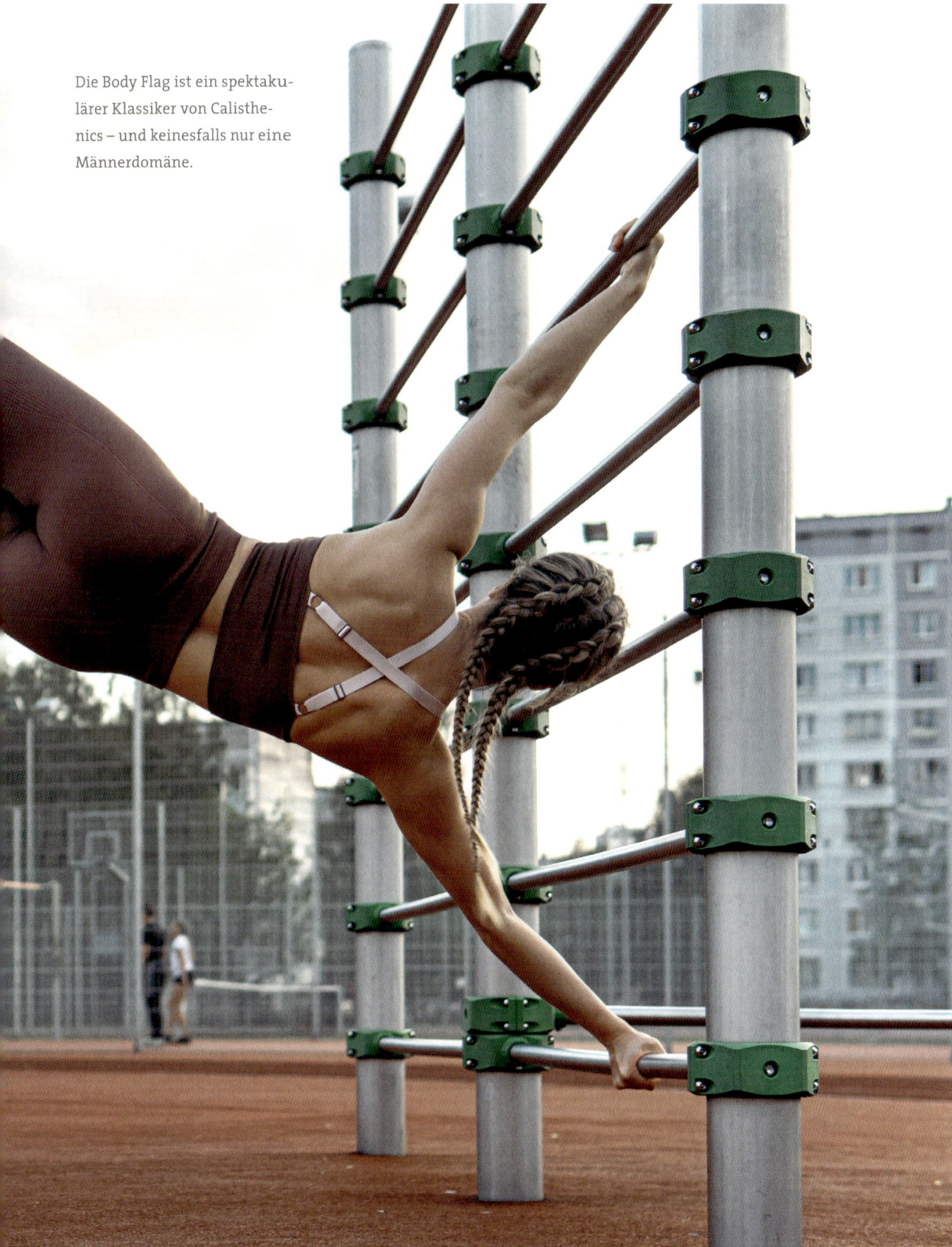

Die Body Flag ist ein spektakulärer Klassiker von Calisthenics – und keinesfalls nur eine Männerdomäne.

Outdoor-Fitness

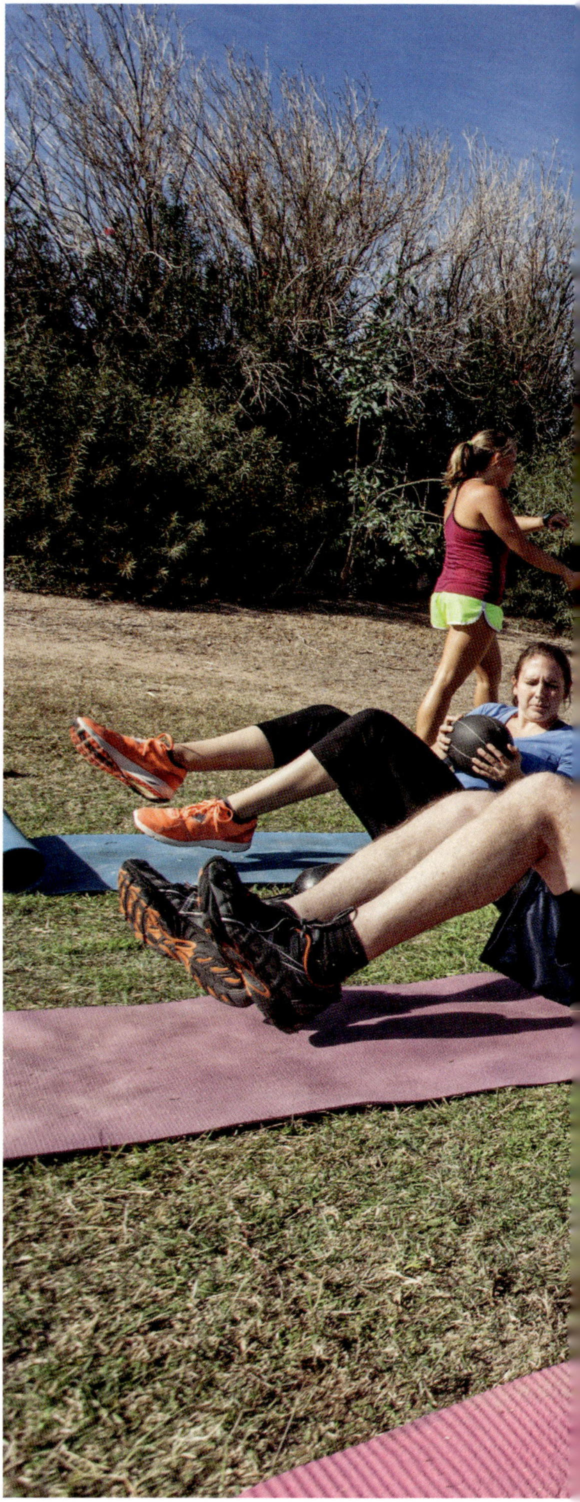

Du siehst vielleicht manchmal diese sportelnden Grüppchen im Park – und wünschst, du wärst mit von der Partie? Kein Problem, denn Outdoor-Gyms, Original Bootcamps, Citybootcamps und wie sie alle heißen sind aus dem (urbanen) Fitnessleben nicht mehr wegzudenken. Auf Parkflächen oder gar ganz im Wald werden in Städten überall in Deutschland solche Kurse angeboten. Es gibt sogar einige überregionale Anbieter, die dir das Training dann auch problemlos auf der Dienstreise in einer fremden Stadt ermöglichen. In der Regel musst du nicht mal Mitglied sein: Du zahlst einfach einmalig vor Ort (manche Workouts sind gar umsonst, werden zumeist über die sozialen Medien angekündigt) oder kaufst dir eine Zehnerkarte.

Was erwartet dich im Training?

Mit dem Frischlufttraining schlagen vor allem Schreibtischtäter*innen mehrere Fliegen mit einer Klappe: Sie bewegen sich, kommen endlich mal an die frische Luft und haben auch noch Spaß in der Gruppe, folgen den klaren Ansagen des Coaches und können so den Kopf ausblenden und den Arbeitsalltag abstreifen. Die Konzepte sind vielfältig. Oftmals steht Funktionelles Training im Vordergrund, teils mit Tools und teils ohne, je nach Infrastruktur und Fahrzeuggröße des Kursleiters. Klar, dass es superschweres Gerät oder gar geführte Maschinen hier nicht gibt. Aber Äste oder Outdoor-Trainingsgeräte für Klimmzüge und einen Baum für das Umschlingen der »Wilden Seile« sind überall zu finden. Oftmals werden Einheiten auf Zeit und auch in Gruppen gegeneinander ausgeführt, was die Motivation zusätzlich pusht und viel Spaß macht, aber auch ordentlich auf die Pumpe geht.

Was bringt das?

Du wirst hier in jedem Fall deine (Kraft-)Ausdauer verbessern und massiv Kalorien verbrennen. Und mit sehr großer Wahrscheinlichkeit auch neue Trainingspartner*innen kennenlernen.

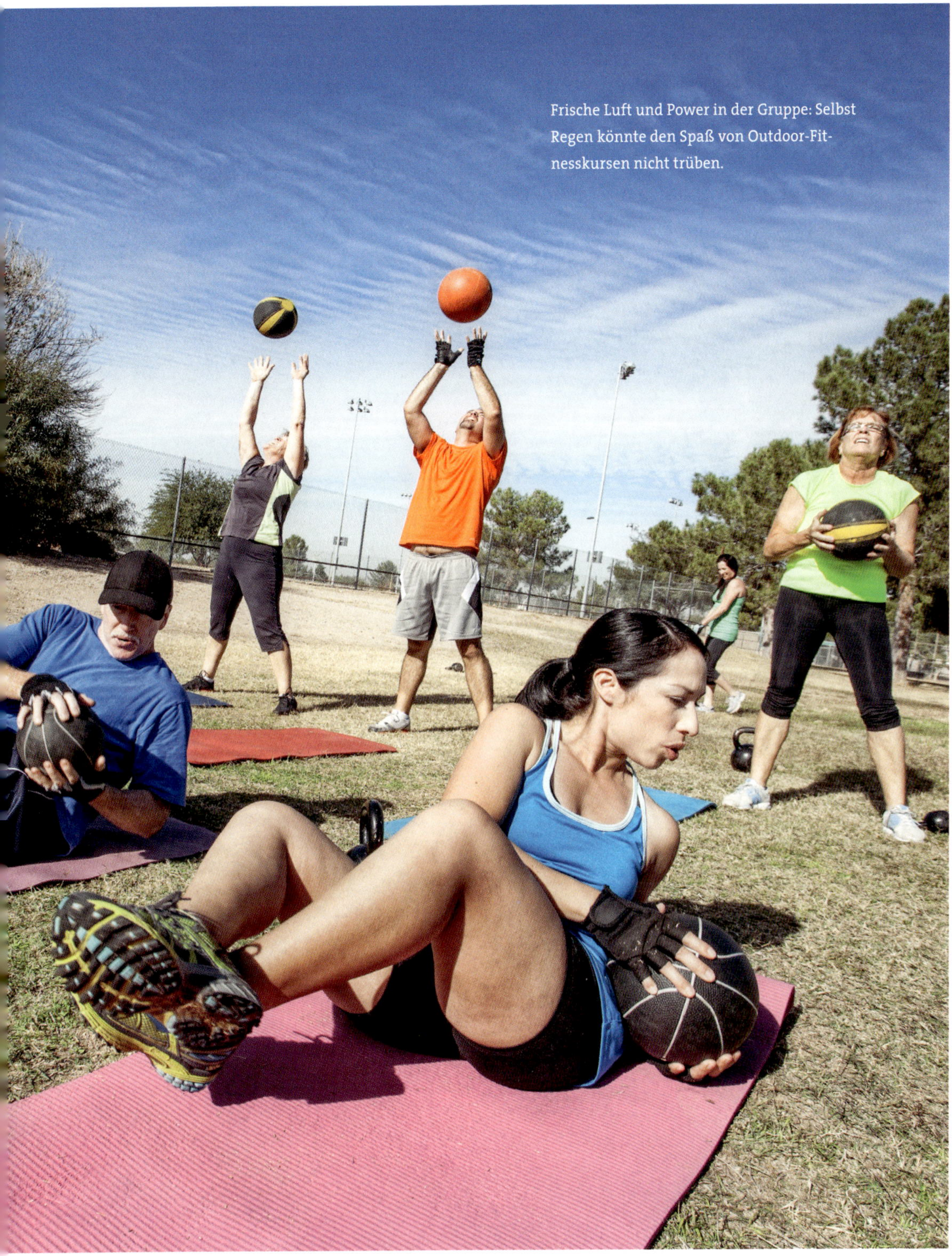

Frische Luft und Power in der Gruppe: Selbst Regen könnte den Spaß von Outdoor-Fitnesskursen nicht trüben.

Freihanteltraining

Der nächste Klassiker des Fitnesstrainings: das Training mit Langhanteln, Kurzhanteln etc. Freihantel heißt es deshalb, weil es sich um »freie« Gewichte handelt, die dein Körper in dem Moment, in dem er sie bewegt, auch selbstständig sauber gegen die Schwerkraft führen muss. Das ist bei von Maschinen geführtem Training anders, bei dem Gewichte auf vorgegebenem Weg auf und ab bewegt werden. Auch Fitnessstudios, traditionell mit größeren Maschinen bestückt, bauen vermehrt auf Freihantelbereiche: Du kennst vielleicht die langen Reihen an fertig gesteckten Kurzhanteln, und für Langhanteln gibt es Ständer mit passenden Gewichtsscheiben zum Bestücken. Immer häufiger gehören auch vermeintlich moderne, in Wirklichkeit uralte und hocheffektive Formen von »Hanteln« zur Studioausstattung: die Kettlebells (siehe Seite 228).

Was bringt das?

Freihanteln werden mit hohem Gewicht gern für Muskelaufbau und Body Building eingesetzt. Mit niedrigerem Gewicht sind sie insbesondere für Funktionelles Training geeignet, etwa für schnelle Bewegungsausführungen wie dem einarmigen Reißen und Stoßen zu Beispiel in einer HIIT-Einheit. Dementsprechend effektiv sind sie auch für Bodyshaping-Effekte: Eine Kräftigung deiner Muskulatur ohne das Züchten großer Muskelberge (diese Vorstellung ist ein natürlicher Angstreflex von Frauen, wenn sie das Wort »Muskelaufbau« hören – aber du weißt ja inzwischen, dass du vor unkontrolliert-ungewolltem Muskelwachstum keine Angst haben brauchst, sofern du kein (Gen-)Doping betreibst). Vorrangig trainierst du mit Freihanteln deine Kraft und deine Kraftausdauer, wobei du sehr gezielt bestimmte Muskeln ansprechen kannst. Zudem verbesserst du dein Koordinationsvermögen, da dein Körper alles an einer Bewegung selbst ausgleichen muss.
Ein großer Vorteil bei Freihanteln: Neben den zentral geforderten Muskeln einer Bewegung werden weitere Hilfsmuskeln zur Führungsarbeit gezwungen. Der Trainingseffekt ist lokal intensiver, er betrifft eine größere Menge an Muskeln und Muskelfasern, und er schult automatisch in der Ausführung der Bewegung: Dein Körper merkt sich fürs nächste Mal, wie er effektiv eine Hantel zu bewegen hat, wenn die Schwerkraft plötzlich wieder am Gewicht zerrt.

Wieviel diese Führungsarbeit ausmacht, zeigt auch der Unterschied beim Wechsel von der Langhantel zu zwei Kurzhanteln, etwa beim Bankdrücken: Während du mit 30 Kilo an der Langhantel vielleicht problemlos zehn Wiederholungen schaffst, wird dir das mit zwei 15-Kilo-Kurzhanteln nicht unbedingt auf Anhieb gelingen. Und wenn doch, spürst du den Unterschied, und deine schwächere Seite wird augenfällig. Kurzhanteln können dir also helfen, Dysbalancen aufzudecken – aber auch auszugleichen: Dafür kannst du die schwächere Seite einfach gesondert fordern, bis sie ebenso leistungsfähig ist wie die andere.
Ein abschließender Vorteil von Freihanteln (den auch viele Maschinen haben) gegenüber dem Bodyweight-Training: Die Menge an Gewicht ist individuell steuerbar und kaum begrenzt: Du kannst immer so viel Gewicht nutzen wie du gerade brauchst, dich in passenden Schritten steigern, und hast am Ende quasi unendlich viele Möglichkeiten dich zu steigern.

Maschinengeführtes Krafttraining

Dies ist die Oldschool-Variante von Fitness im Studio: Für quasi jede Muskelgruppe gibt es eine spezielle Maschine – für alle großen und wichtigen Muskelgruppen fast immer auch in wirklich jedem »normalen« Fitnessstudio. Da Maschinen nur vorgegebene Bewegungen ermöglichen und du mit einer Maschine zumeist auch einen Muskel trainierst, ist das Training sozusagen das Gegenteil vom Functional Training (siehe Seite 124). Das hat (neben allen Einschränkungen und damit Nachteilen für eine allgemeine Leistungsfähigkeit) Vorteile: Du kannst dich wirklich auf eine Bewegung, eine Muskelgruppe gezielt konzentrieren. Und: Wenn du dich von einer Verletzung erholst oder sonst körperlich eingeschränkt bist, kann eine Übung an einer geführten Maschine noch möglich sein bzw. die erste Möglichkeit, wieder ins Training einzusteigen.

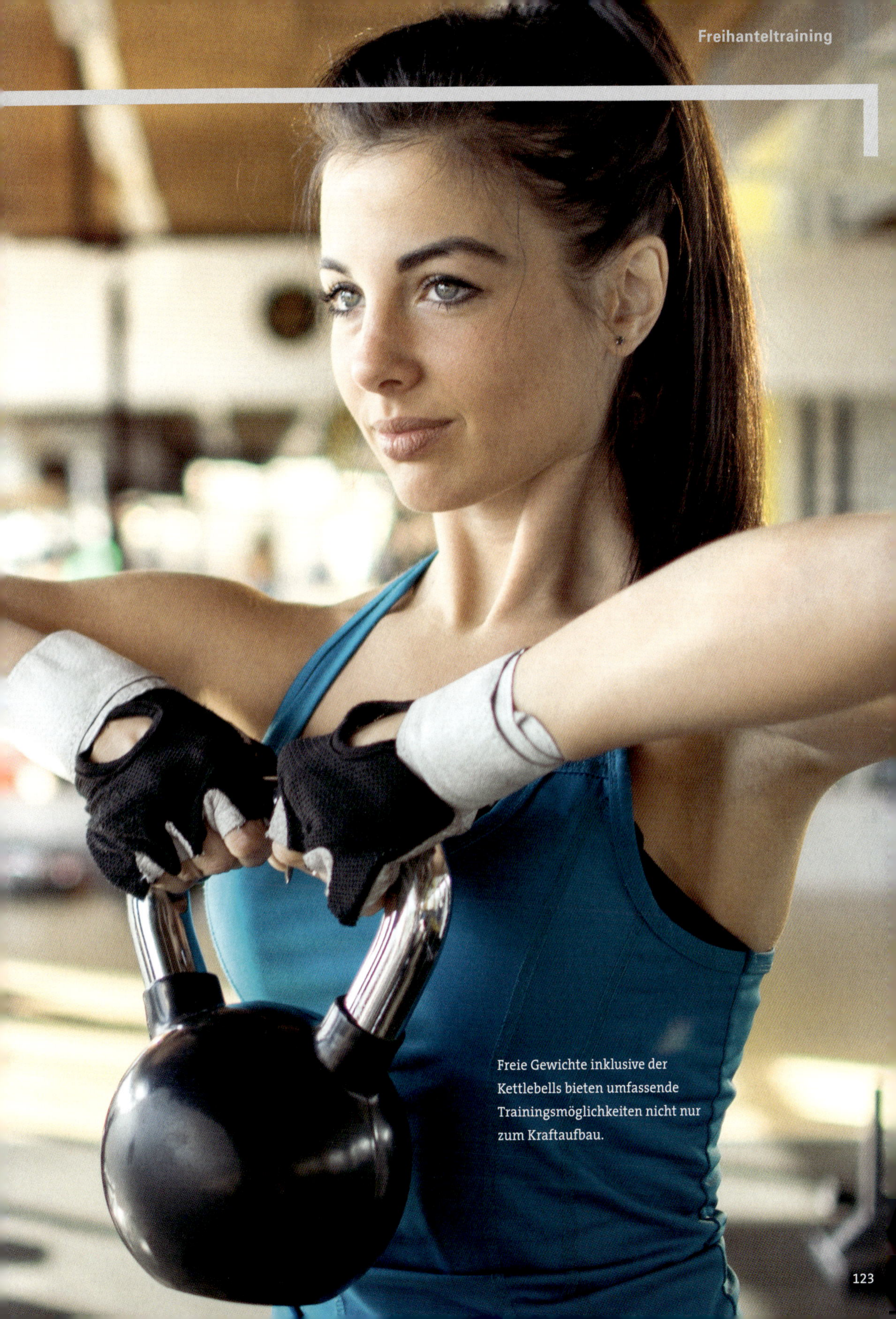

Freie Gewichte inklusive der Kettlebells bieten umfassende Trainingsmöglichkeiten nicht nur zum Kraftaufbau.

Functional Training

Im Zentrum dieses Trainings, das eingedeutscht auch als Funktionelles Training bezeichnet wird, steht die Funktionsweise deines Bewegungsapparats. Was das Training abdecken will, sind alle Bewegungen, für die dein Körper natürlicherweise ausgelegt ist. Das grundlegende Motto des Funktionellen Trainings lautet demnach: Trainiere Bewegungen, nicht Muskeln! Das klingt zunächst vielleicht banal, aber die Ausrichtung des Trainings verändert sich dadurch tatsächlich enorm. Und in diesem Zusammenhang auch die Wirksamkeit mit Blick auf verschiedene Trainingsziele.

Was bringt das?

Funktionelles Training ist ein komplett ganzheitlicher Ansatz: Es zielt vollends darauf ab, dir eine rundum ausgewogene Fitness vor allem mit mehr Kraft, Beweglichkeit und verbesserten koordinativen Fähigkeiten zu spendieren. Die wahrhaft konditionelle Basisarbeit mit natürlichen Bewegungen verbessert am Ende jede(n): Die komplexen Bewegungen verbessern das Zusammenspiel aller an einer Bewegung beteiligten Muskeln. Ganz unabhängig von der Sportart: Wenn du Funktionelles Training einsetzt, um auch für deine sportliche Disziplin eine konditionelle Grundlage zu schaffen, dann machst du alles richtig (wie im Übrigen auch sehr viele Leistungssportler heutzutage). Denn mit den passenden Bewegungsabläufen wirst du in jedem Fall leistungsfähiger werden.

Funktionelles Training bringt dir auch etwas für den Alltag. Denn du trainierst »natürlich« im dreidimensionalen Raum, kombinierst immer mehrere Bewegungsebenen: Rotieren, beugen, strecken – solche komplexen Bewegungen sind die, die du rund um die Uhr ausführst, wenn du dich bewegst. Auf Dauer wirst du dich mit Funktionellem Training geschmeidiger bewegen, bist weniger verletzungsanfällig, und kannst auch etwa Rückenbeschwerden loswerden. Egal ob dein Alltag von ständigem Sitzen auf der Arbeit oder intensiv von deiner sportlichen Leidenschaft, zum Beispiel Tennisspielen oder Salsatanzen, geprägt ist: Du wirst immer einseitige Belastungsmuster haben – oder andersherum: nie vollkommen ausgewogen in Bewegung sein.

Funktionelles Training will genau hier ansetzen und eine Rundum-sorglos-Basis schaffen – auf der du dann gezielt wieder leistungsfähiger werden kannst. Zu der Basis gehören Kraft, Beweglichkeit, Ausdauer oder Geschicklichkeit. Diese ausgewogene konditionelle Basis schützt dich zudem auch vor Verletzungen, und du kommst Dysbalancen auf die Spur.

Was erwartet dich im Training?

Natürlichkeit der Bewegungen ist Trumpf! Du trainierst hier keine (einzelnen) Muskeln, wie bei einem Bizepscurl etwa, sondern immer mehrere Muskeln gemeinsam, die eine natürliche Bewegung ausführen. Isolationsübungen, die die natürlichen Bewegungen einschränken, entweder an Maschinen im Studio oder weil du Gelenke gezielt stilllegst (wie der ausgeschaltete Ellenbogen beim Bizepscurl), sind tabu. Dementsprechend beherrschen komplexe Bewegungen, die mehrere Muskelgruppen gleichzeitig fordern, das Training. Beispiele: Sprünge jeder Art, Stützbewegungen mit Körperdrehungen, Kniebeugen, Ausfallschritte etc. in allen erdenklichen Kombinationen. Und natürlich auch die Kombination verschiedener Übungen zu einer, wie beim Burpee beispielsweise, der Liegestütz-, Kniebeuge- und Strecksprung-Elemente vereint.

Viele Übungen des Funktionellen Trainings sind Bodyweight-Übungen. Aber es können auch durchaus (schwere) Gewichte zum Einsatz kommen – alles, was natürliche Bewegungen unterstützt oder intensiviert: Jede Art von Freihantel und Gewicht, Bänder, Schlingentrainer, Klimmzugstangen oder Käfige etc. Eine intensive Ausprägung von funktionellen Bewegungen bei gleichzeitig größerem Krafteinsatz prägt zum Beispiel das CrossFit-Training – weitere Ausführungen dazu siehe Seite 128.

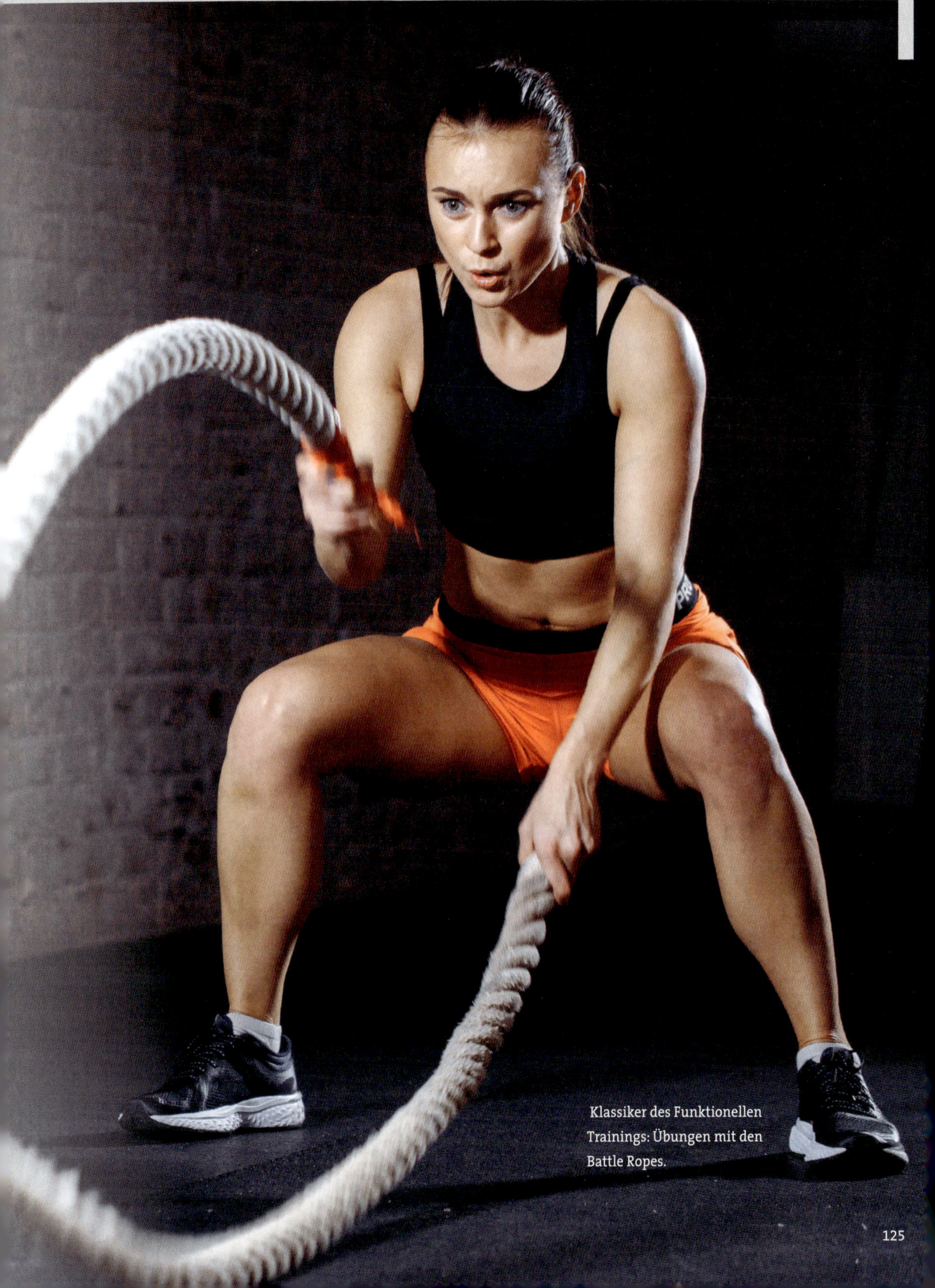

Klassiker des Funktionellen Trainings: Übungen mit den Battle Ropes.

Faszientraining

Du kennst die Bilder von Frau oder Mann, auf dem Boden sitzend und zum Beispiel Oberschenkel oder Wade auf einer Rolle bewegend. Das sogenannte Faszientraining ist mit dieser Form der Selbstmassage in den vergangenen Jahren en vogue geworden und erfreut sich einer großen Beliebtheit. Zurecht, auch wenn du hier keine Wunderdinge erwarten darfst. Was steckt dahinter? Das »Training« der Faszie ist grundsätzlich viel umfassender (siehe weiter rechts), diese Selbstmassagen auf Rolle oder Ball sind ein Teil davon. Allen Elementen des Faszientraining ist gemein, dass sie auf die Verbesserung der Gewebestrukturen abzielen. Und zwar nicht primär des Muskelgewebes, sondern des muskulären Bindegewebes, also die Faszienanteile, die in direkter Verbindung mit deinem (aktiven) Bewegungsapparat stehen. Diese Bindegewebsanteile nennt man auch Myo-Faszie.

Warum solltest du diese »trainieren«? Kurz gesagt: Jeder von uns läuft mit Verkürzungen im Körper herum, die Folge von unmerklichen Fehlbelastungen, falschen Bewegungen, schiefen Strukturen im Körper, Traumata etwa durch Stürze und so weiter. Hier bauen sich Spannungen auf, die das Gewebe ungünstig belasten und dazu führen, dass das eigentlich auf Flexibilität getrimmte Bindegewebe in den entsprechenden Bereichen verfilzt, verklebt und nicht mehr geschmeidig gleitet. Das führt auf Dauer zu handfesten Bewegungseinschränkungen.

Was bringt das?

Faszientraining hilft dir, diese Blockaden zu lösen und dein Gewebe wieder dauerhaft geschmeidig zu machen und zu halten.
Kern des Trainings ist die beschriebene Selbstmassage auf einer speziellen Faszienrolle oder einem Faszienball. Mit beiden übst du Druck auf die Muskulatur aus und bewegst dich dann langsam entlang der Muskel- und Faszienbahnen über Ball oder Rolle hinweg. Im Prinzip so, wie es ein Masseur mit seinen Fingern auch tun würde. Das ist mobilisierend und durchblutungsfördernd, hat dabei insbesondere Wirkung auf das Fasziengewebe, das du mit dem entstehenden Druck (und entstehender Wärme) aneinanderreibst und weichdrückst. Flüssigkeit kann so wieder ins Gewebe gelangen, das wird geschmeidiger, und bei regelmäßigem Faszientraining wirst du so binnen Wochen Verspannungen und Verkürzungen los. Du erhöhst dadurch massiv deine Mobilität, wirst beweglicher und kannst Bewegungen wieder vollumfänglich ausführen. Das macht dich wiederum nicht nur leistungsfähiger, sondern beseitigt vor allem damit zusammenhängende Beschwerden und macht dich fortan weniger verletzungsanfällig.

Was erwartet dich im Training?

Ein Schwerpunkt ist das beschriebene Ausrollen des Fasziengewebes mit Rolle oder Ball. Das wird häufig schmerzhaft sein (abhängig vom Grad der Verfilzung), führt aber unmittelbar zu einer Verbesserung der Gewebestrukturen. Nach nur wenigen Wochen konsequentem Training ist dein Gewebe wieder flexibel.
Wie gehst du richtig vor? Intensives Ausrollen solltest du nicht mit intensivem Kraft- oder Ausdauertraining kombinieren. Wenn du gezielt Faszientraining ausführst, mache dies in einer eigenen Einheit – die ja gar nicht so lange dauern muss: Nimm dir pro Muskel zwei Minuten Zeit und splitte den Körper auf mehrere Tage in der Woche auf. Alternativ kannst du mit einem

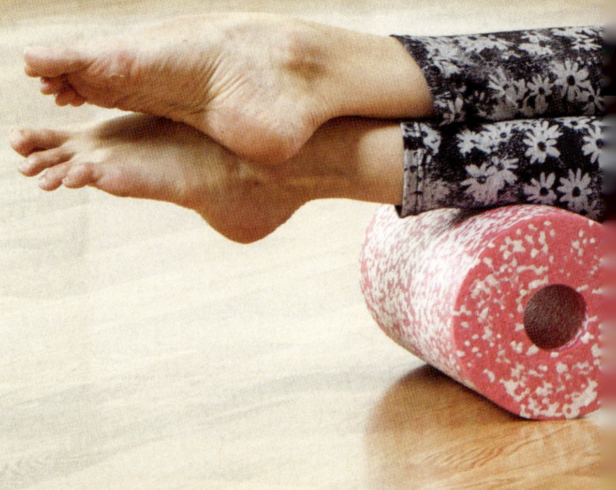

lockeren (!) Ausrollen von Muskeln sowohl im Warm-up als auch im Cool-down deiner »richtigen« Trainingseinheiten Rolle und Ball zur Aktivierung der Muskulatur oder zur Beschleunigung regenerativer Prozesse einsetzen. Dazu gehst du nicht punktuell tief ins Gewebe, sondern rollst immer ganze Muskeln relativ zügig mehrmals komplett aus - du wirst eine durchblutungsfördernde Wirkung spüren.

Faszientraining ist aber noch mehr als das Lösen von Gewebe mit der Rolle. Es gibt noch drei weitere Dinge, die deine Faszie dynamisch und geschmeidig halten und die du ebenfalls regelmäßig in deinen Trainingsalltag einbauen solltest:

a) Mobilisationsübungen, also leichte Bodyweight-Übungen, die du zum Teil etwa aus dem Warm-up kennst.
b) Mit Dehnübungen hältst du deine Faszie flexibel und gibst dem dazugehörigen Muskel die Möglichkeit, den gesamten Bewegungsradius auszunutzen.
c) Auch federnde Bewegungen wie kleine Sprünge oder lockeres Abstoßen mit den Händen helfen. Denn das Gewebe einer gesunden Faszie ist wie eine Sprungfeder aufgebaut: Im spiralförmig angeordneten Fasziengewebe ist somit Energie gespeichert, die du nutzen kannst. Beim Laufen etwa kommt nicht alle Energie deiner Leistung aus den Kontraktionen von Muskelzellen, sondern auch aus der Federkraft deines Bindegewebes.

Im Zentrum des Faszientrainings steht die Selbstmassage auf der Rolle oder einem Ball.

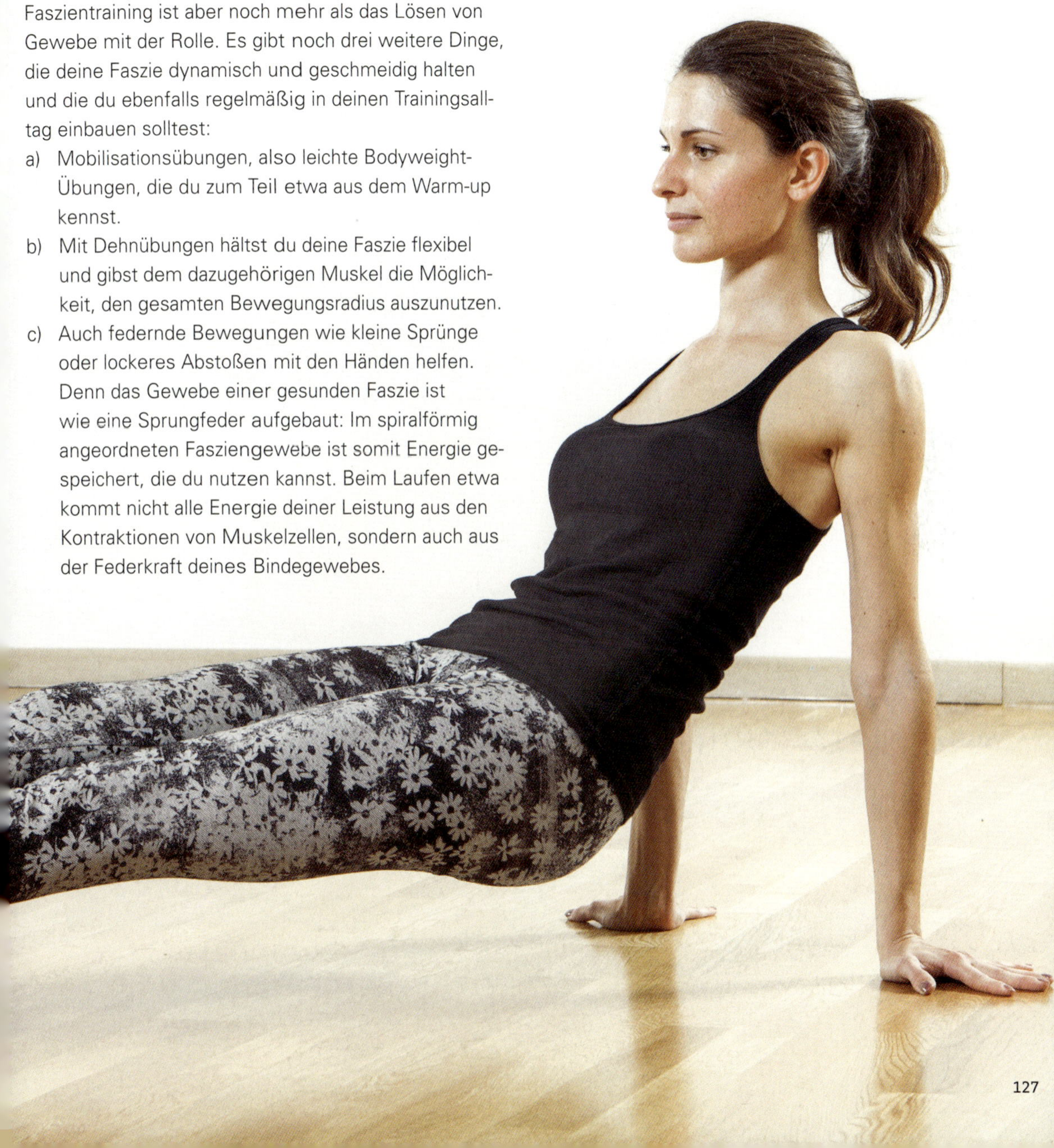

CrossFit

Eine eher härtere Trainingsgangart erwartet dich beim CrossFit. Dahinter verbirgt sich eine Art intensive Kraftzirkelmethode, die Elemente vieler verschiedener (Fitness-)Sportarten wie Gewichtheben, Turnen oder leichtathletischen Disziplinen wie dem Sprinten verbindet zu einem fordernden MetCon-Training (siehe Seite 132). Die Mischung aus hohen Gewichten, hohem Tempo und hoher Wiederholungszahl kann für den Körper schnell zu einer Extremerfahrung werden, sodass insbesondere Einsteigerinnen es langsam angehen lassen sollten.
Inzwischen kannst du dich aber zumeist guten Gewissens auch als Fitness-Novizin an CrossFit probieren: Während es die CrossFit-Community in den ersten Jahren eher übertrieben hat und extrem leistungsorientiert ausgerichtet war, steht heute in vielen CrossFit-Boxen das Breitensportliche im Vordergrund und der Gedanke, sich eine Rundum-Fitness anzueignen, die dich praktisch an jedes Trainingsziel bringen kann, das du dir wünschen kannst: einen »gestählten« Körper, Rundumathletik, Verbesserung deiner Leistungsfähigkeit, aber auch Abnehmprojekte.

Seit Jahrzehnten wächst die Community, es gibt inzwischen über 10.000 Studioeinrichtungen, die sogenannten CrossFit-Boxen. Erfolgreich geworden ist das Konzept nicht nur wegen der fordernden Härte im Ausbau der gesamten Athletik, sondern auch wegen des Challengecharakters im Training sowie in speziellen Wettkämpfen bis hin zu den CrossFit-Games, den »Weltmeisterschaften« im CrossFit.
Tatsächlich ist der Challengegedanke extrem motivierend, wenn du gern mit anderen zusammentrainierst und immer wieder spielerisch »battlen« magst. Achte aber für dich darauf, dass du dich nicht selbst überschätzt – wenn du sehr ehrgeizig bist, kannst du dich sonst schnell übernehmen.

Was bringt das?

In der DNA von CrossFit steckt ein aufwändiges System mit dem Ziel, Trainierende in allen erdenklichen Konditionsfaktoren und Fähigkeiten zu verbessern. Dazu ist das Konzept extrem standardisiert, was die Challenge- und Testszenarien angeht, aber auch die Auswahl und Zusammenstellung der gut 50 zumeist funktionellen Übungen, die immer wieder zum Einsatz kommen und dich rundum leistungsfähig machen sollen. So fördert CrossFit, richtig angewandt, letztlich eine Menge: deine Kraftausdauer, deine Maximalkraft, deine Ausdauer, deine Beweglichkeit, deine Schnelligkeit und verschiedene Aspekte des Koordinationsvermögens – im Grunde alles, was Fitness ausmachen kann.

Was erwartet dich im Training?

Bis hierhin sollte klar geworden sein, dass es zur Sache geht: mit teils verhältnismäßig hohen Gewichten, gepaart mit anstrengenden Bodyweight-Übungen, vieles auf Zeit mit kurzen Pausen – auf jeden Fall wird Schweiß fließen. Eine Einheit in einer CrossFit-Box dauert etwa eine Stunde. Dabei verausgabst du dich aber nicht nur, sondern es gibt auch immer notwendige Warm-up- und Cool-down-Elemente. Das Kerntraining besteht dann oft aus zwei Blöcken: Zum einen absolvierst du einzelne (Kraft-)Übungen, die deine Fertigkeiten in den Bewegungsabläufen verbessern sollen sogenanntes Skill development. Zum anderen kommt es dann zu einer etwa 15 bis 20 Minuten langen HIIT-Einheit, als Zirkel aufgebaut mit Wettbewerbscharakter: Ziel ist dabei entweder, in einer vorgegebenen Zeit maximal viele Runden des Zirkels zu schaffen, oder eine vorgegebene Zahl an Runden in möglichst kurzer Zeit zu absolvieren. Das ist wie gesagt sehr motivierend, und auch wenn CrossFit mit standardisierten Elementen und Übungen arbeitet, ist das Training in der Regel extrem abwechslungsreich. Gute Instruktoren erkennen dabei den Leistungsstand der Teilnehmer*innen und gestalten die Anforderungen so, dass jede(r) in ihrem/seinem Schwierigkeitsgrad ihr oder sein Bestes geben kann. Die Challengeelemente dienen dann auch als Leistungsmessung: Du kannst (im Vergleich zu anderen, aber vor allem auch im Vergleich zu vorherigen Leistungen von dir) immer erkennen, welche Trainingsfortschritte du machst.

Alles Hyrox oder was?

Hinter Hyrox steckt eine Serie aus intensiven Fitnessevents, vom Veranstalter als das »Fitness Race für jedermann« propagiert. Das anstrengende Konzept ist eine Mischung aus CrossFit-Event und Hindernislauf und interessant für alle, die sich gern in ihrer Leistung mit anderen messen. Vielleicht bist du in deinem Studio ja schon mal über einen Hyrox-Kurs gestolpert – Events finden auch in Deutschland statt. Das Konzept: Du musst 8 x 1.000 Meter laufen, dazwischen fordernde Fitness-Blöcke an acht Workout-Stationen absolvieren, etwa an der Rudermaschine, bei Burpees, Wall Balls oder dem Gewichteschlitten-Ziehen sowie -Drücken. Am Ende des Gesamtparcours, der je nach Leistungsfähigkeit von über einer Stunde bis zu zwei Stunden dauern kann, zählt einzig die Zeit.

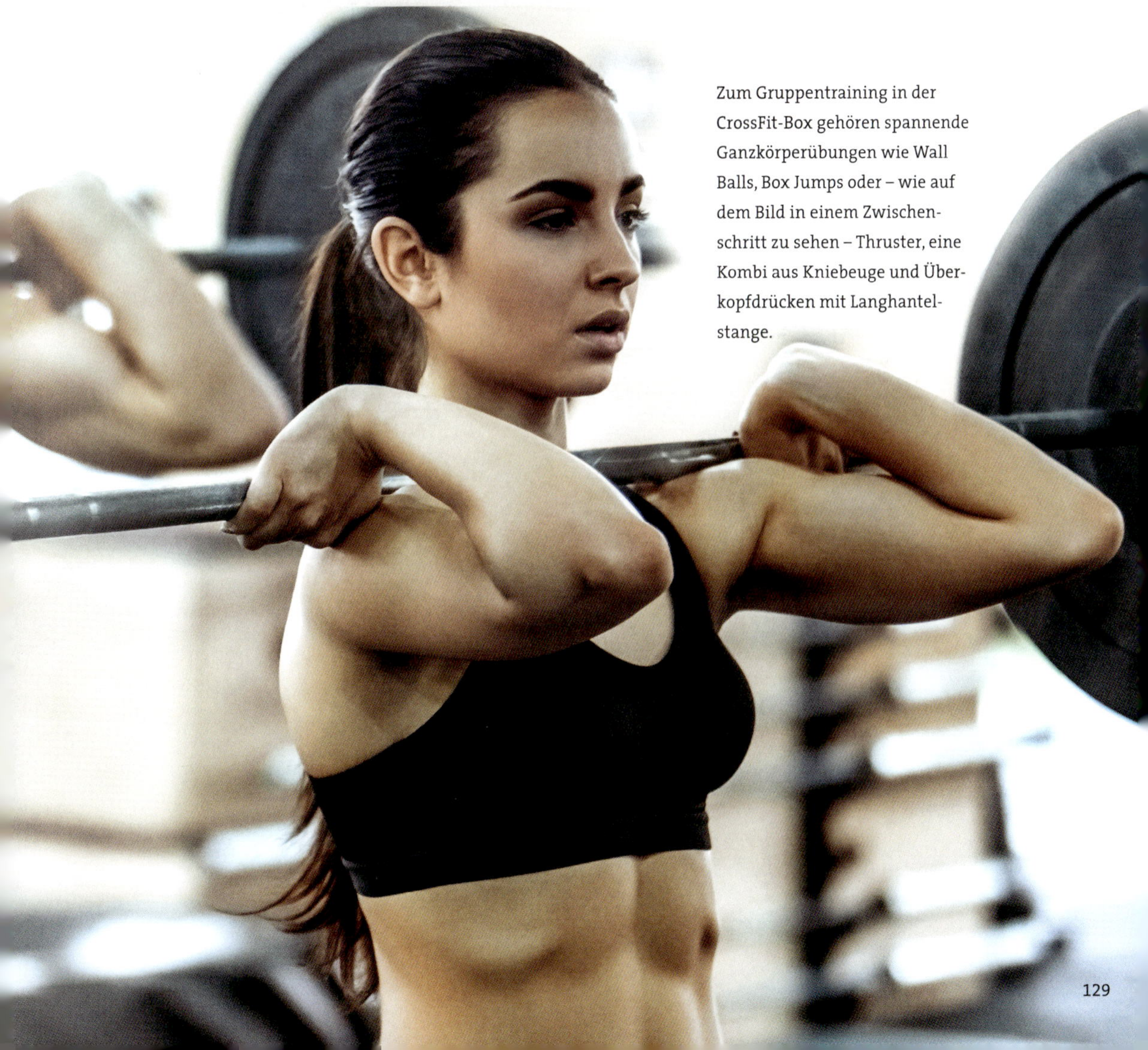

Zum Gruppentraining in der CrossFit-Box gehören spannende Ganzkörperübungen wie Wall Balls, Box Jumps oder – wie auf dem Bild in einem Zwischenschritt zu sehen – Thruster, eine Kombi aus Kniebeuge und Überkopfdrücken mit Langhantelstange.

HIT

Ein Buchstabe macht den Unterschied: Während es beim HIIT (siehe folgende Doppelseite), an das du jetzt vielleicht als Erstes gedacht hast, um schnelle Intervall-Bewegungsabfolgen auf Zeit geht, zielt HIT (mit nur einem »I«) in eine ganz andere Richtung: Beim »High Intensity Training« bewegst du schwere Gewichte in nur einem Satz pro Übung mit einer langsamen Bewegungsausführung. HIT ist also eine Workout-Gestaltungsform, die auf Kraft abzielt, wobei du letztlich jede normale Kraft- und Fitnessübung nutzen kannst.

Was bringt das?

Die relativ kurze, dafür sehr intensive Zeit, in der die Muskeln hohes Gewicht unter Spannung bewegen müssen, sorgt für einen optimalen Trainingsreiz mit dem Ziel, Kraft und Muskulatur aufzubauen. Dieses Intensitätstraining ist ein Gegenentwurf zu klassischem »Volumentraining«, also der Krafttrainingsvorgabe, viele Sätze von vielen Übungen zu absolvieren. Ein Vorteil aufgrund der langsamen Ausführung und dem etwas geringeren Gewicht als üblich: Du schonst deine Gelenke. Zudem sparst du Trainingszeit, etwa Pausen, die wegfallen, da du nicht von jeder Übung mehrere Sätze absolvieren musst.

Was erwartet dich im Training?

Konkret sieht eine klassische HIT-Einheit so aus:

- Wie erwähnt: pro Übung nur einen Satz.
- Eine HIT-Einheit sollte eine Ganzkörpereinheit sein. Stelle dir dafür rund zehn Übungen zusammen, wobei eine Muskelgruppe in maximal zwei Übungen im Fokus stehen sollte.
- In jedem Satz trainierst du bis zum absoluten Muskelversagen. Das soll eintreten nach zehn, maximal 15 Wiederholungen. Du kannst auch noch höheres Gewicht nehmen, damit sechs bis acht reguläre Wiederholungen absolvieren, und dann mit verschiedenen Techniken die Muskulatur ausbrennen (siehe auch Seite 90).
- Jede Wiederholung führst du betont langsam aus: 3 bis 4 Sekunden in der konzentrischen Phase, 1 bis 2 Sekunden halten, 3 bis 4 Sekunden in der exzentrischen Phase zurück in die Ausgangsposition.
- Zwischen den Sätzen/Übungen kannst du für 2 bis 3 Minuten pausieren.
- Das gesamte Training sollte so nicht länger als 45 Minuten dauern.
- Zwischen zwei HIT-Einheiten sollten du 2 Tage Regeneration einhalten.

Das Kieser Training: eine Sonderform des HIT für gesunde Rücken

Seit Jahrzehnten hat sich in der deutschen Fitnessstudiolandschaft das Kieser Training etabliert. Auch du hast sicher schon davon gehört, oder bist an einem der über 100 Kieser-Studios vorbeigekommen. Das Ziel des Kieser Trainings ist Rückengesundheit. Dafür wird alles andere ausgeblendet: Wenn du ein Kieser-Programm durchführst, trainierst du nach exakt dem für gesunde Rücken entwickelten Konzept und machst nichts weiter nebenher. Deshalb gibt es im Studio außer den Geräten und einer Umkleide beziehungsweise Dusche keine weiteren Trainingsmöglichkeiten: keine freien Gewichte, keine Laufbänder, keine Musik oder Getränkebar – du sollst dich voll und ganz auf das beschriebene Training konzentrieren. Die Vorgabe ist praktisch, denn du weißt, was zu tun ist. Andere empfinden das als Einschränkung – wenn du zu den »Freestylern« gehörst, die gern jeden Tag spontan nach Lust und Laune trainieren möchten oder wenn du immer mal wieder ganz unterschiedliche Trainingsziele hast, ist Kieser Training eventuell nicht das Passende für dich.

Was erwartet dich im Training?

Der vorgegebene Ablauf des Kieser Trainings wird an speziell entwickelten Maschinen durchgeführt und folgt grundsätzlich dem HIT-Konzept: Du absolvierst einen Satz pro Übung, wobei die Wiederholungen sehr langsam ausgeführt werden: 4 Sekunden je Bewegungsweg und jeweils 2 Sekunden »unten« und »oben« halten = 12 Sekunden pro Wiederholung. Der

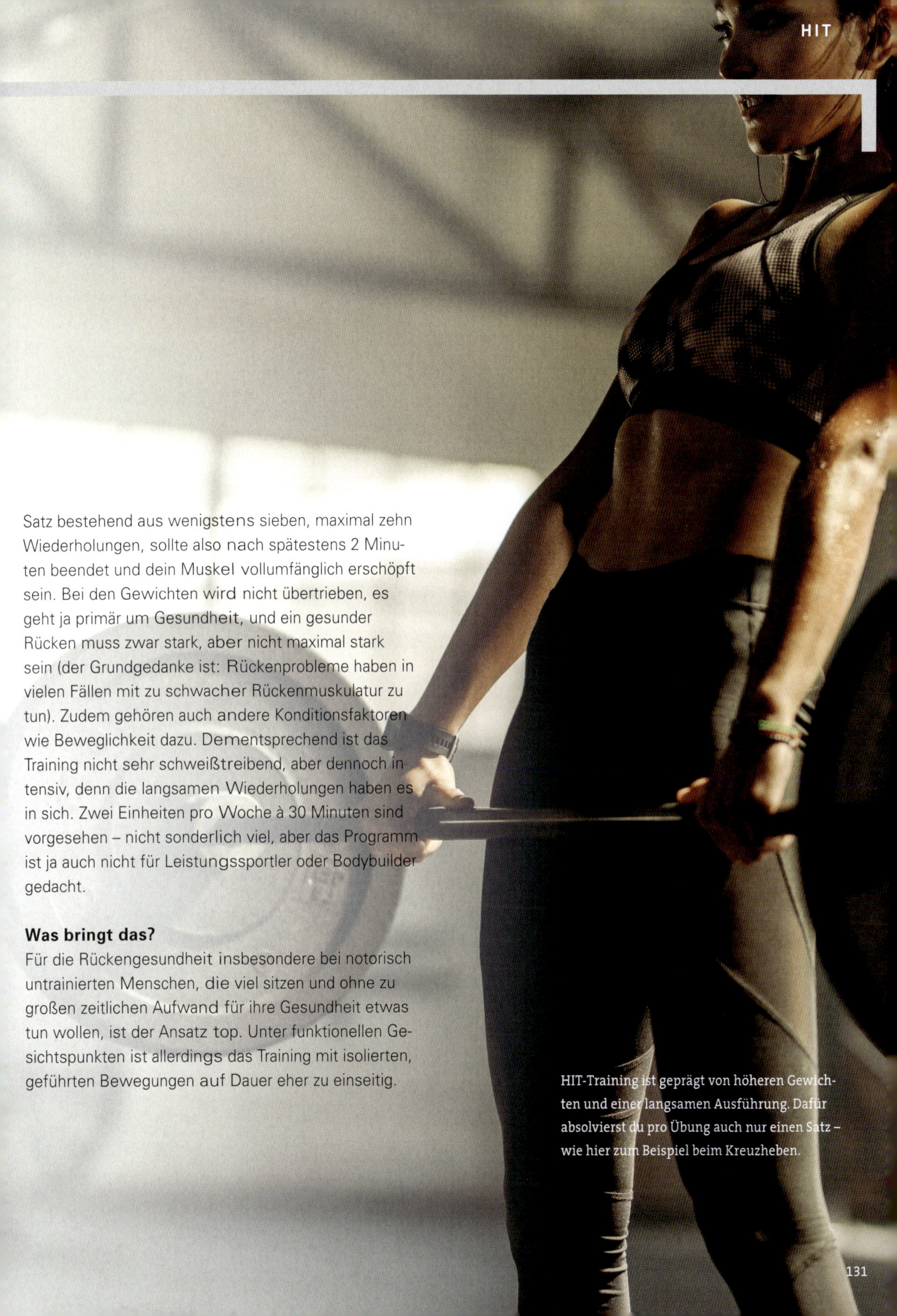

Satz bestehend aus wenigstens sieben, maximal zehn Wiederholungen, sollte also nach spätestens 2 Minuten beendet und dein Muskel vollumfänglich erschöpft sein. Bei den Gewichten wird nicht übertrieben, es geht ja primär um Gesundheit, und ein gesunder Rücken muss zwar stark, aber nicht maximal stark sein (der Grundgedanke ist: Rückenprobleme haben in vielen Fällen mit zu schwacher Rückenmuskulatur zu tun). Zudem gehören auch andere Konditionsfaktoren wie Beweglichkeit dazu. Dementsprechend ist das Training nicht sehr schweißtreibend, aber dennoch intensiv, denn die langsamen Wiederholungen haben es in sich. Zwei Einheiten pro Woche à 30 Minuten sind vorgesehen – nicht sonderlich viel, aber das Programm ist ja auch nicht für Leistungssportler oder Bodybuilder gedacht.

Was bringt das?

Für die Rückengesundheit insbesondere bei notorisch untrainierten Menschen, die viel sitzen und ohne zu großen zeitlichen Aufwand für ihre Gesundheit etwas tun wollen, ist der Ansatz top. Unter funktionellen Gesichtspunkten ist allerdings das Training mit isolierten, geführten Bewegungen auf Dauer eher zu einseitig.

HIT-Training ist geprägt von höheren Gewichten und einer langsamen Ausführung. Dafür absolvierst du pro Übung auch nur einen Satz – wie hier zum Beispiel beim Kreuzheben.

HIIT, Tabata & Co.

In der Trainings-HIITparade für viele auf Platz eins steht das »Hochintensitäts-Intervalltraining«, kurz eben HIIT mit zwei »II«.
Im Mittelpunkt dieses Trainingskonzepts stehen, wie der Name bereits anmerkt, Intervalle. Intervalle, in denen du jeweils Vollgas gibst. Doch der besondere Clou ist ein anderer: Zwischen den Intervallen sind die Pausen absichtlich zu kurz für eine wirkliche Erholung des Körpers. Das heißt, du startest in das jeweils nachfolgende Intervall immer ein wenig erschöpfter. Diese unvollständige Erholung löst in Kombination mit der hohen Belastung durch das Bewegungstempo einen starken Trainingsreiz aus.

Eine spezielle Form des HIIT, die dir sicher auch schon über den Weg gelaufen ist, ist **Tabata**, benannt nach dem japanischen Sportwissenschaftler Izumi Tabata. Hier ist das HIIT-Grundintervall immer gleich: 20 Sekunden maximale Belastung, dann immer 10 Sekunden Pause. Das Ganze achtmal ergibt 4 Minuten Trainingszeit für eine Übung. Dabei bleibt es zumeist nicht – du absolvierst mehrere Übungen (in der Regel drei bis vier) in dieser Form nacheinander, die dann eine ganze, aber kurze Trainingseinheit ergeben. Du sparst also jede Menge Zeit: In der Regel dauert keine HIIT-Einheit mehr als 30 Minuten, Tabata meist deutlich weniger.

Was bringt das?

HIIT und Tabata sind Formen der sogenannten **metabolischen Konditionierung** (kurz: MetCon): Dieses Konzept paart Kardio-Belastungen mit Kraft-Belastungen: Du führst also eine Fitnessübung wie die Burpees quasi wie eine Ausdauerbewegung aus – deine Pumpe wird dabei mindestens ebenso schnell gehen. Während Tabata und HIIT somit oft eher die kardiovaskuläre, schnelle Belastung betonen, also aufs Schwitzen (Abnehmen) und Kraftausdauer abzielen, leben andere MetCon-Formen wie letztlich auch das CrossFit (siehe Seite 128) noch zusätzlich von hohen Gewichtsbelastungen, die mehr die Ausbildung der Athletik mit starkem Kraftanteil in den Fokus rücken. Dadurch sind sie, im Gegensatz zu Tabata und HIIT, eher nicht geeignet für Einsteiger.
In jedem Fall profitiert deine Ausdauer von HIIT & Co.: Nachgewiesenermaßen verbessert sich auch bei diesen kurzen Einheiten über die Zeit deine maximale Sauerstoffaufnahmekapazität (siehe Seite 97), ein Indikator für die Ausdauerleitungsfähigkeit. Für solche Leistungsverbesserungen ist es aber notwendig, dass du wirklich absolut Vollgas gibst. Das hilft auch, wenn du HIIT zum Abnehmen einsetzt: Wenn du Gas gibst, verbrennst du so viele Kalorien pro Minute wie bei kaum einen anderen Training, und deine Fettverbrennung läuft auf Hochtouren – mit dem beliebten »Nachbrenneffekt«, in dem dein Stoffwechsel auch viele Stunden nach einer Einheit noch auf Trab ist. Schließlich profitiert auch deine Gesundheit: Die kardiovaskulären Belastungsspitzen haben positive Effekte für Herz- und Blutgefäße, aber auch für die Muskeln inklusive Sehnen sowie Knochen und Bänder.

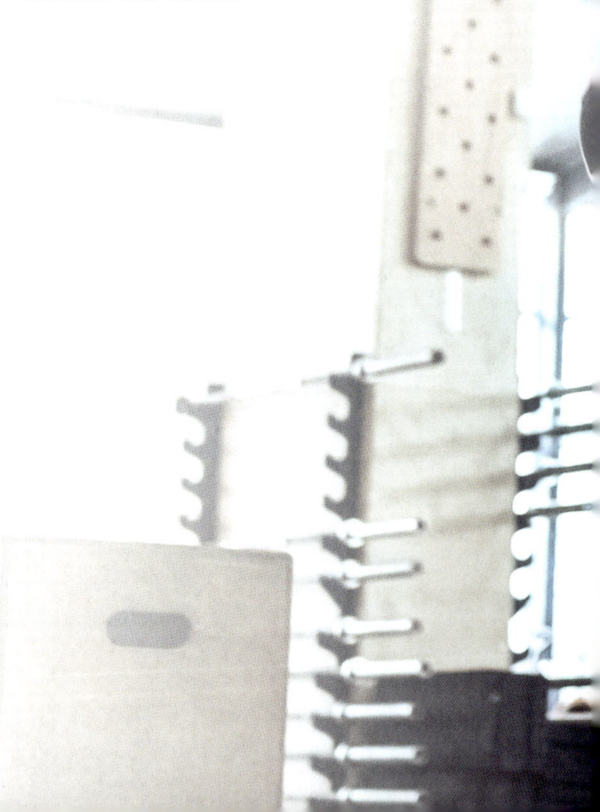

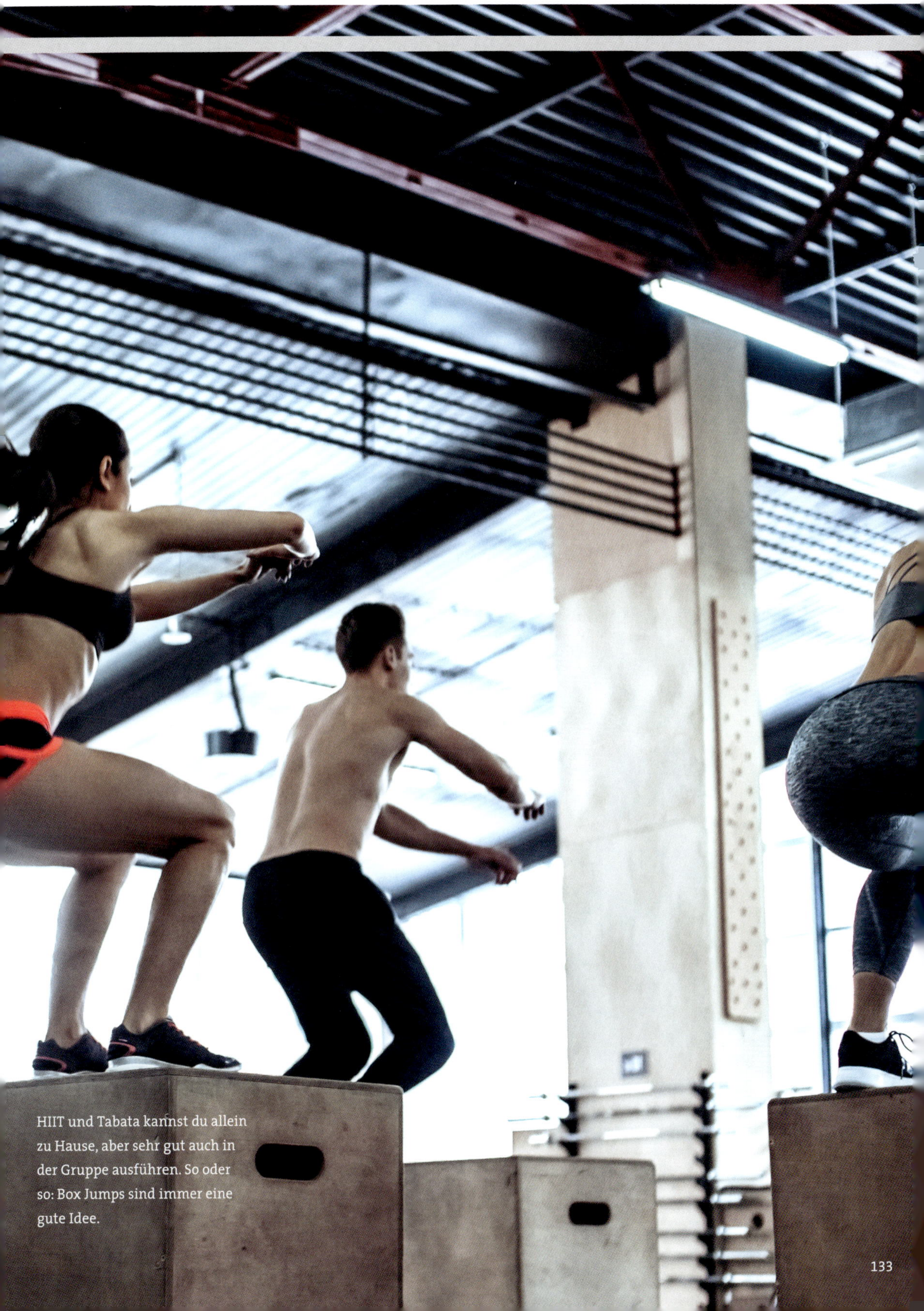

HIIT und Tabata kannst du allein zu Hause, aber sehr gut auch in der Gruppe ausführen. So oder so: Box Jumps sind immer eine gute Idee.

HIIT, Tabata & Co.

Ausprägungen und Kursformate von HIIT

»Fusion Fitness« mit HIIT – drei Beispiele, wie HIIT eingesetzt und kombiniert werden kann.

a) HIIT meets Yoga
Zum Beispiel bei »Athelticflow«: Dieses Konzept vereint die Vorzüge von HIIT mit denen des Yoga. Heraus kommt ein dynamischer Flow mit einer wechselnden Abfolge von hochintensiven Kraft-Moves und stretchenden Asanas – untermalt von passender Musik.

b) HIIT meets Spinning
Zum Beispiel mit »LES MILLS SPRINT«: Hier absolvierst du eine 30-minütige HIIT-Einheit auf dem Indoor Bike, die dich richtig fertig machen wird, die Belastung aber nicht auf Kosten deiner Gelenke geht.

c) HIIT meets Step Aerobic
Zum Beispiel beim »LES MILLS GRIT ATHLETIC«: Dieses Hardcore-Intervalltraining nutzt das Stepboard auf intensivste Art und Weise, mit explosiven Sprungfolgen – hier ist volle plyometrische Power gefordert.

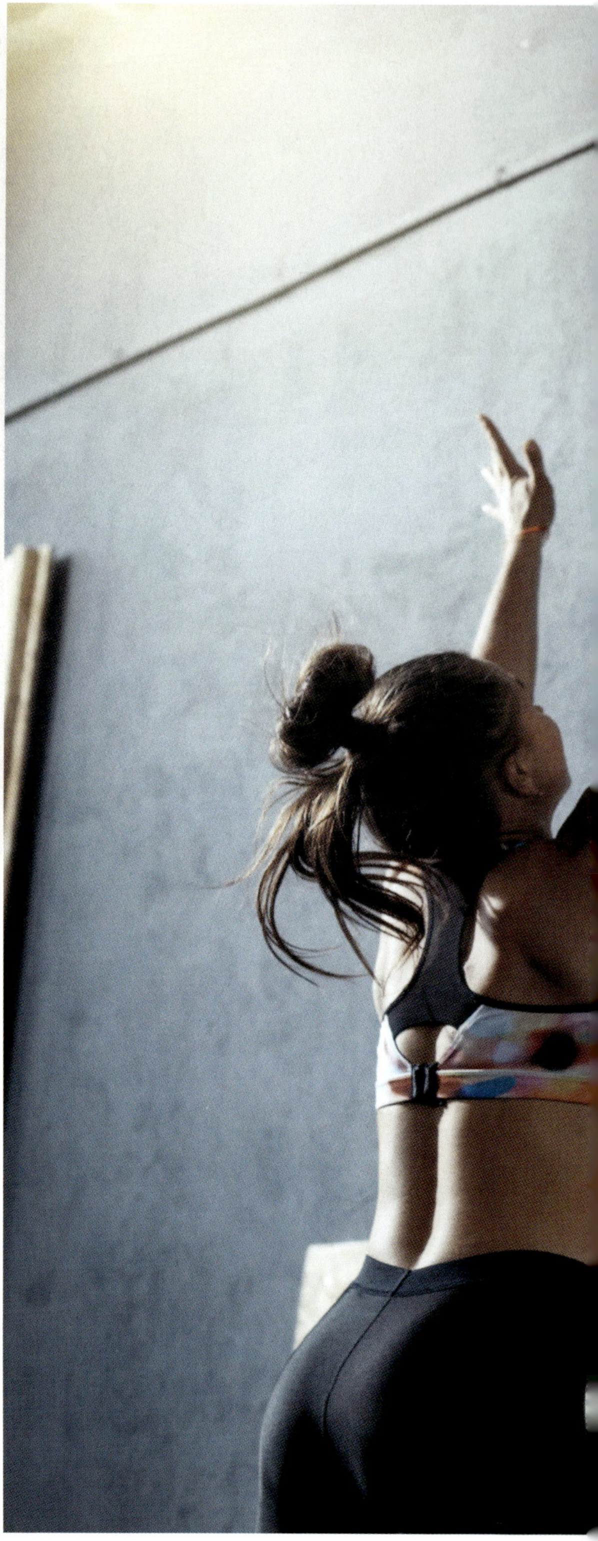

Was erwartet dich im Training?
Die grundlegenden Zutaten kennst du bereits: intensive Intervalle, zu kurze Pausen, und insgesamt eine schweißtreibende Einheit, die schnell vorbei ist. Optimal sind Bodyweight-Moves, die den ganzen Körper ansprechen: Burpees, Strecksprünge, Stütz-Kombinationen etc. HIIT kannst du sehr gut allein ausführen, aber es gibt auch Kurse im Studio, und ebenso beliebt ist das Konzept auch bei Outdoorgym/Bootcamp-Sessions.

Rechts findest du ein paar Beispiel-HIIT-Workouts. Das Grundprinzip, wenn du selbst Übungen zusammenstellst: Wechsele Muskelgruppen und Formen der Beanspruchung ab, sodass du mit immer »frischen« Muskelgruppen Vollgas geben kannst. Und natürlich gilt: vorher gut aufwärmen nicht vergessen!

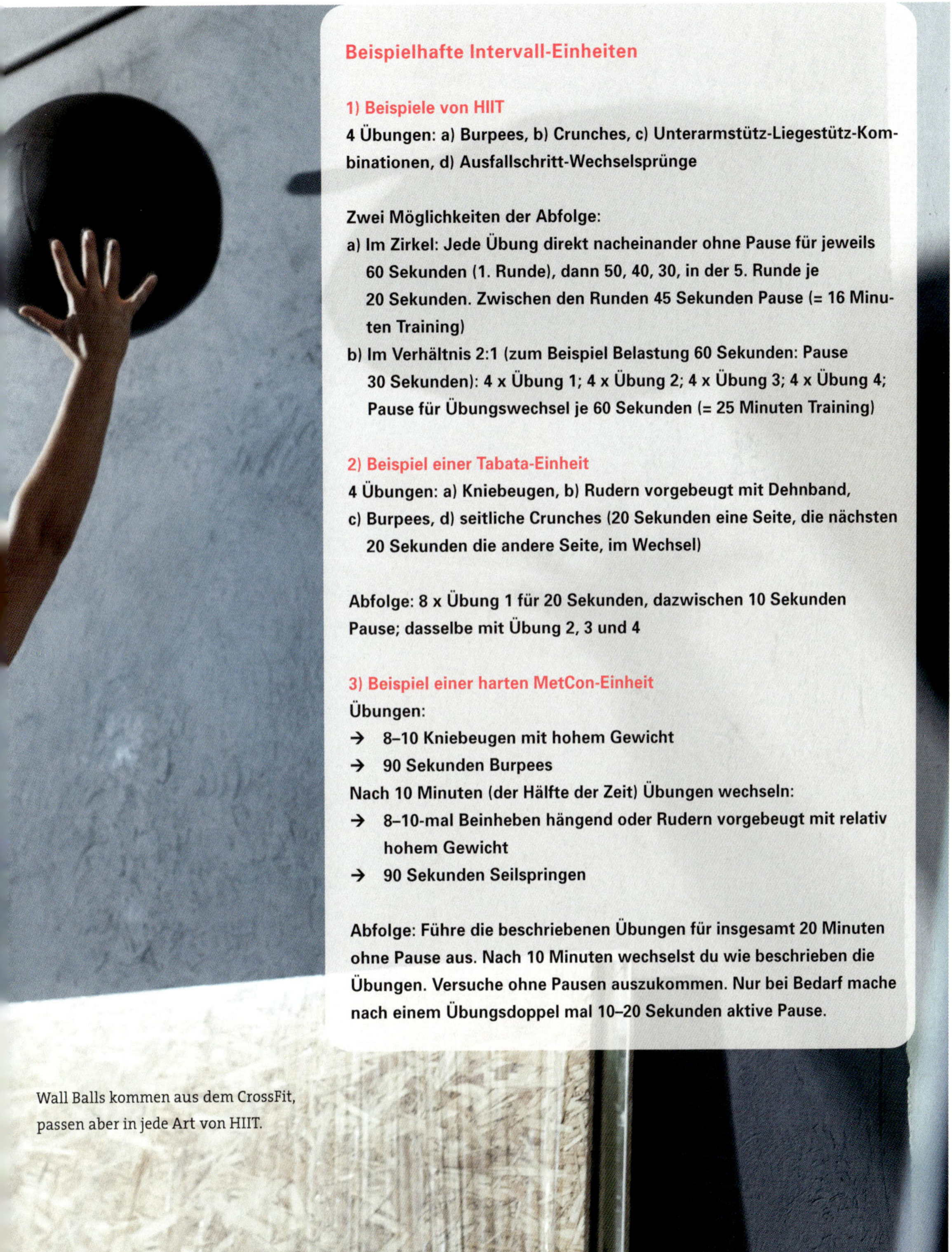

Beispielhafte Intervall-Einheiten

1) Beispiele von HIIT

4 Übungen: a) Burpees, b) Crunches, c) Unterarmstütz-Liegestütz-Kombinationen, d) Ausfallschritt-Wechselsprünge

Zwei Möglichkeiten der Abfolge:

a) Im Zirkel: Jede Übung direkt nacheinander ohne Pause für jeweils 60 Sekunden (1. Runde), dann 50, 40, 30, in der 5. Runde je 20 Sekunden. Zwischen den Runden 45 Sekunden Pause (= 16 Minuten Training)

b) Im Verhältnis 2:1 (zum Beispiel Belastung 60 Sekunden: Pause 30 Sekunden): 4 x Übung 1; 4 x Übung 2; 4 x Übung 3; 4 x Übung 4; Pause für Übungswechsel je 60 Sekunden (= 25 Minuten Training)

2) Beispiel einer Tabata-Einheit

4 Übungen: a) Kniebeugen, b) Rudern vorgebeugt mit Dehnband, c) Burpees, d) seitliche Crunches (20 Sekunden eine Seite, die nächsten 20 Sekunden die andere Seite, im Wechsel)

Abfolge: 8 x Übung 1 für 20 Sekunden, dazwischen 10 Sekunden Pause; dasselbe mit Übung 2, 3 und 4

3) Beispiel einer harten MetCon-Einheit

Übungen:

→ 8–10 Kniebeugen mit hohem Gewicht
→ 90 Sekunden Burpees

Nach 10 Minuten (der Hälfte der Zeit) Übungen wechseln:

→ 8–10-mal Beinheben hängend oder Rudern vorgebeugt mit relativ hohem Gewicht
→ 90 Sekunden Seilspringen

Abfolge: Führe die beschriebenen Übungen für insgesamt 20 Minuten ohne Pause aus. Nach 10 Minuten wechselst du wie beschrieben die Übungen. Versuche ohne Pausen auszukommen. Nur bei Bedarf mache nach einem Übungsdoppel mal 10–20 Sekunden aktive Pause.

Wall Balls kommen aus dem CrossFit, passen aber in jede Art von HIIT.

Aerobic

Dieses Trainingskonzept ist in Teilen gar nicht so weit von Belastungsinhalten des HIIT entfernt – und unsterblich mit der legendären Jane Fonda verbunden, die das dynamische, mit Fitness-Moves gespickte Ausdauertraining in den 1980er-Jahren maßgeblich prägte. Seinen Ursprung nimmt Aerobic allerdings in den 1960er-Jahren, als der Sportmediziner Kenneth H. Cooper (derselbe, der uns den Cooper-Test beschert hat, siehe Seite 95) ein vorrangig aerobes, breitensporttaugliches Training entwickelte. Nach einiger Kritik an Konzept und Wirkweise in den 1990er-Jahren hat sich Aerobic in den vergangenen Jahrzehnten weiterentwickelt, ist anspruchsvoller, tänzerischer, aber auch medizinisch vertretbarer geworden. Zentrale Elemente damals wie heute: Musik und Gruppendynamik.

Was erwartet dich im Training?

Aerobic verbindet aerobe (daher der Name) Ausdauerbelastungen mit koordinativen Elementen aus Gymnastik, Fitness und Tanz. Alle Bewegungsanforderungen werden in einer Choreografie aneinandergereiht, wobei der oder die Aerobic-Anleitende den Ton angibt. Dabei kommen standardisierte Gesten und Ansagen zum

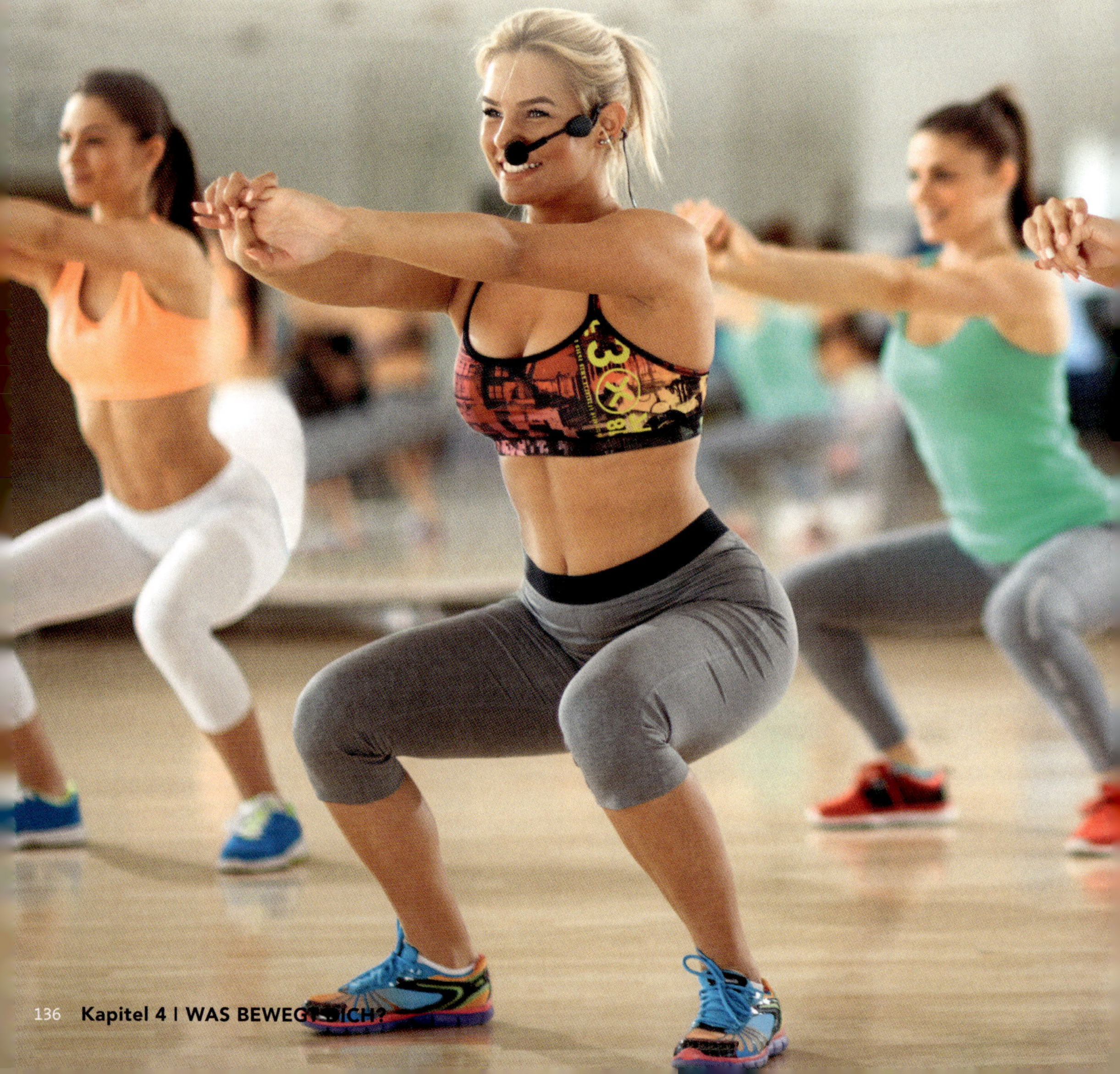

Einsatz, sozusagen eine »Aerobic-Fachsprache« zur Anleitung der Bewegungen innerhalb einer Einheit. Die Anforderungen in Aerobic-Einheiten können sehr unterschiedlich sein – ein Ziel haben sie aber alle gemeinsam: die gesamte Einheit über eine durchgezogene Choreografie möglichst ohne Unterbrechung des Bewegungsablaufs durchzutrainieren, und zwar immer synchron zur Musik. Das kann recht komplex werden, denn du musst ja »learning by doing« machen, wenn du dich an der Trainerin und ihren immer wieder für dich neuen Anweisungen orientierst. Während einer Einheit zieht das Tempo der Musik, gemessen in »beats per minute«, in der Regel an, sodass es immer intensiver wird, bevor die Cool-down-Phase einsetzt. Im Rahmen der Choreografie werden zwei Schrittmuster grob unterschieden: **»Low-Impact«**-Bewegungen und **»High-Impact«**-Bewegungen, die im Grunde den Unterschied zwischen Gehen und Laufen beschreiben: Bei »Low-Impact«-Schrittmustern bleibt wie beim Gehen immer ein Fuß am Boden. Wenn du einen »Low Impact«-Kurs besuchst, ist das Training gelenkschonender (gut für Schwergewichtige, zudem Schwangere), aber auch weniger intensiv.

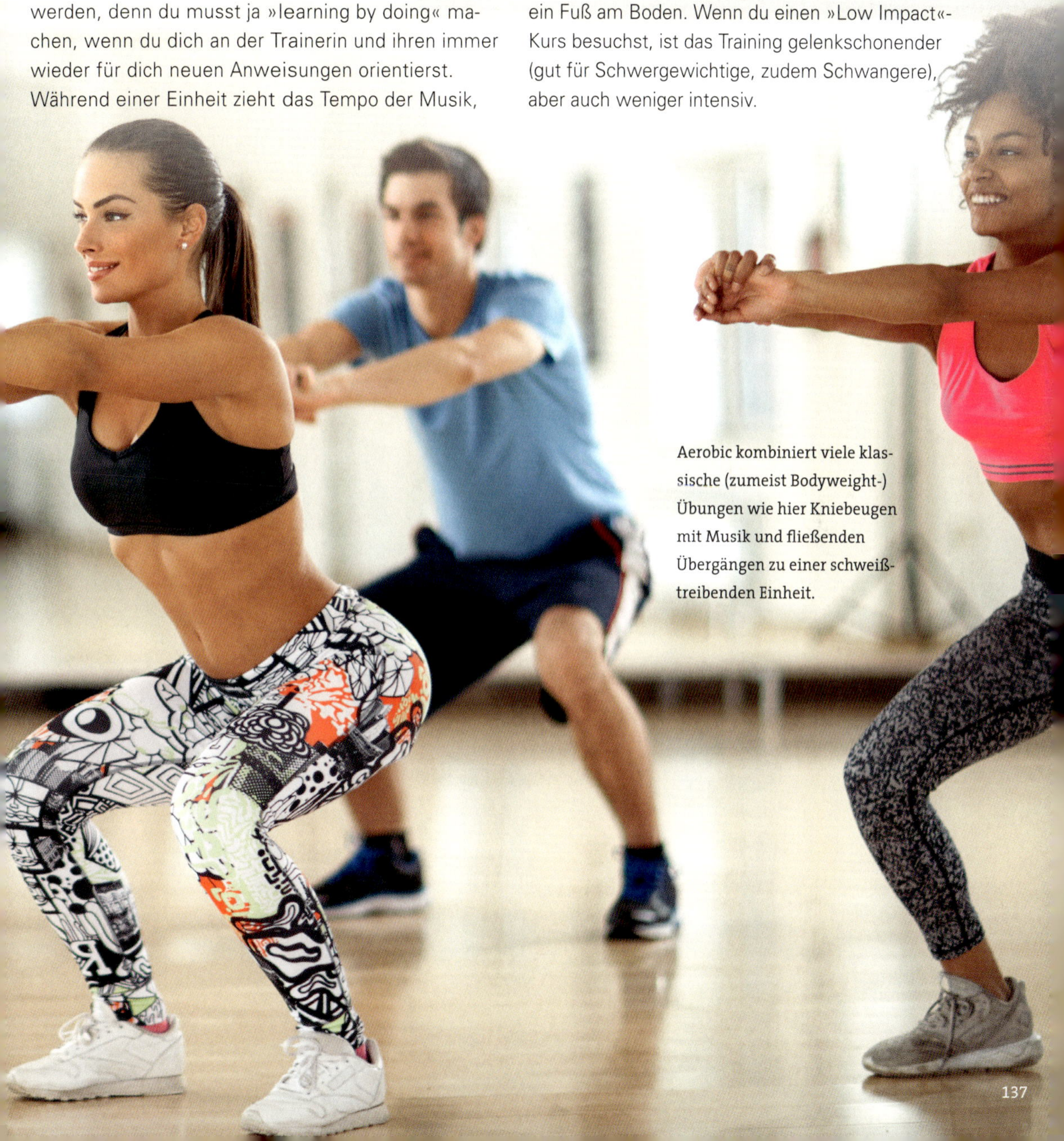

Aerobic kombiniert viele klassische (zumeist Bodyweight-) Übungen wie hier Kniebeugen mit Musik und fließenden Übergängen zu einer schweißtreibenden Einheit.

Aerobic

Bei »High-Impact«-Schrittmustern verlieren immer wieder beide Füße gleichzeitig den Bodenkontakt – wie beim Laufen oder Springen. In der Praxis findest du keine reinen »High-Impact«-Angebote, dafür aber »Mixed-Impact«, wo die intensiveren Schritte ausgiebig genutzt werden.

Was bringt das?

Klar, deine Ausdauer und allgemeine Kondition verbessern sich durch das schweißtreibende Training, das durchaus mit HIIT-Einheiten mithalten kann.

Der Fluss der Bewegung inklusive aller Übergänge sowie das Tänzerische verbessern deine Koordination, und je nach eingebauten Fitnessübungen kannst du auch deine Kraftausdauer oder Schnellkraft (vor allem in Kombination mit Kampfsportelementen wie Kicks) verbessern. Abschließendes Prädikat: wertvoll für alle Ziele! Außer vielleicht Muskelaufbau. Auf den folgenden Seiten findest du ein paar effektive Aerobic-Abwandlungen in der Kurzbeschreibung.

Der beste Push für Motivation und Kontinuität beim Training: der soziale Austausch rund um Kurse wie Aerobic & Co.

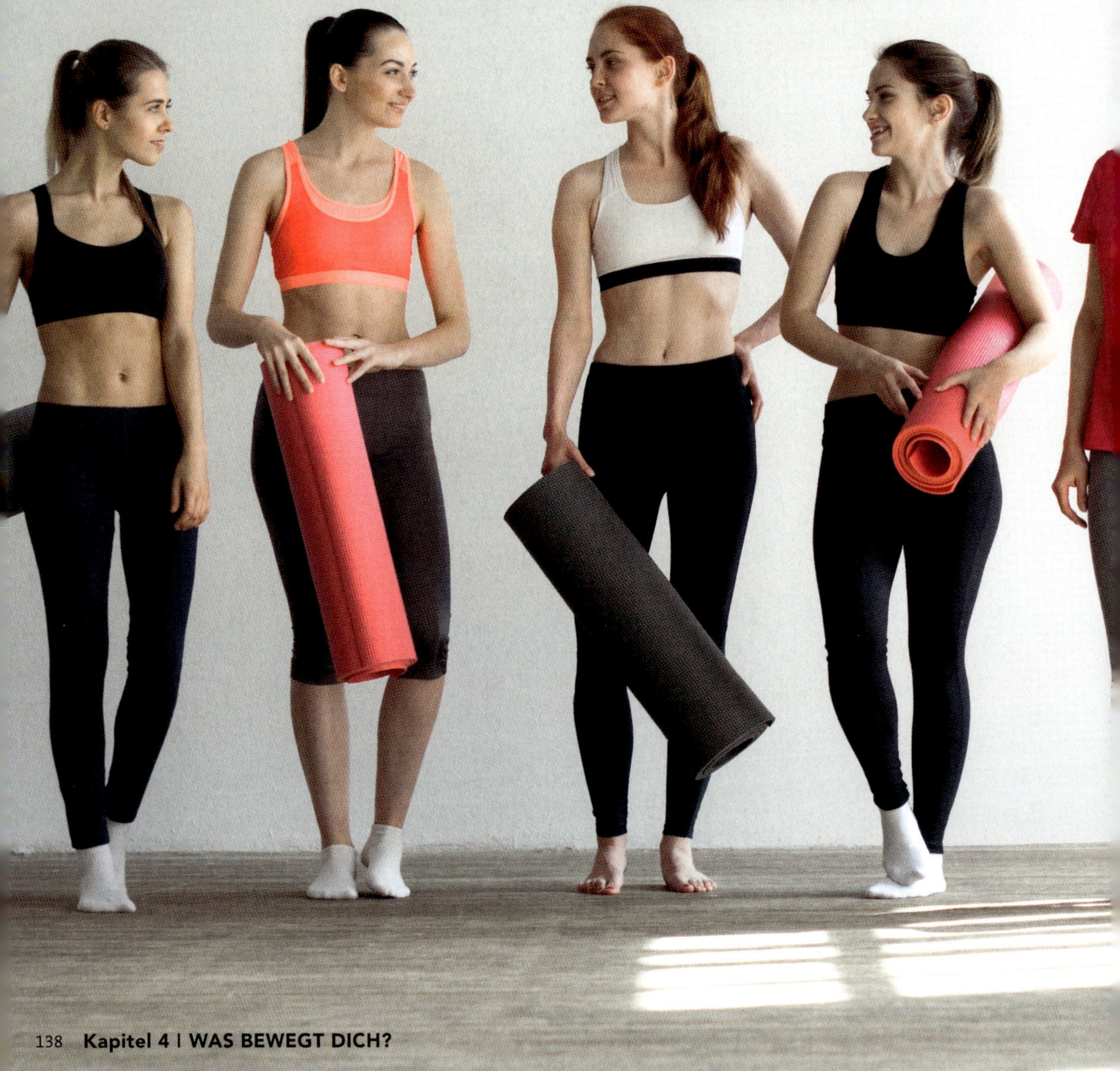

Übersicht verschiedener Aerobic-Ausprägungen (Auswahl)

Aerobic ist, ähnlich wie Kampfsport oder Yoga, heutzutage eine breite Basis für viele verschiedene Ausprägungen mit jeweils unterschiedlichsten Aspekten. Hier ein kleiner Überblick, in welche Richtungen sich Aerobic entwickelt hat.

Konzept	Infos	siehe Seite
Aerobic mit Kampfsportelementen		
Bodycombat (Les Mills-Kurs)	Aerobic meets MMA (ohne Kontakt)	---
Box Aerobic	Aerobic meets (Schatten)Boxen	---
Kantaera	Aerobic mit sanfter Kampfkunst	140
Kickbox Aerobic	Aerobic meets Kickboxen	141
Tae Bo	Aerobic mit Kampfsportelementen	142
Aerobic mit Tanzelementen		
Aerodance	Aerobic mit anspruchsvollen Tanzmustern aus HipHop, Jazz Funk, Samba etc.	---
HipHop-Aerobic	Aerobic meets HipHop (ohne Breakdance & Battles)	---
Salsa Aerobic	Aerobic meets Salsa	---
Zumba	Aerobic mit (lateinamerikanischen) Tänzen	146
Aerobic mit anderen Trainingskonzepten		
Bodyattack (Les Mills-Kurs)	Aerobic mit hochintensiven Elementen wie Kraftübungen und Sprüngen	---
Bodybalance (Les Mills-Kurs)	Aerobic meets Yoga, Tai Chi, Stretching und Pilates	---
Bodytoning (Les Mills-Kurs)	Aerobic meets Krafttraining mit diversen Tools	---
Aerobic mit Tools		
Body Pump (Les Mills-Kurs), Hot Iron (Fitness First) etc.	Aerobic mit (Lang-)Hanteln	171
Slide Aerobic	Aerobic auf einer speziellen »Rutschmatte« für gleitende Bewegungen	---
Step Aerobic	Aerobic mit Stepboard	144
Aerobic im Wasser		
Aqua Aerobic	Gelenkschonendes Aerobic im Wasser (wahlweise brusthoch oder tief, mit Hilfsmitteln wie Poolnudel, Schwimmbrettern etc.)	166

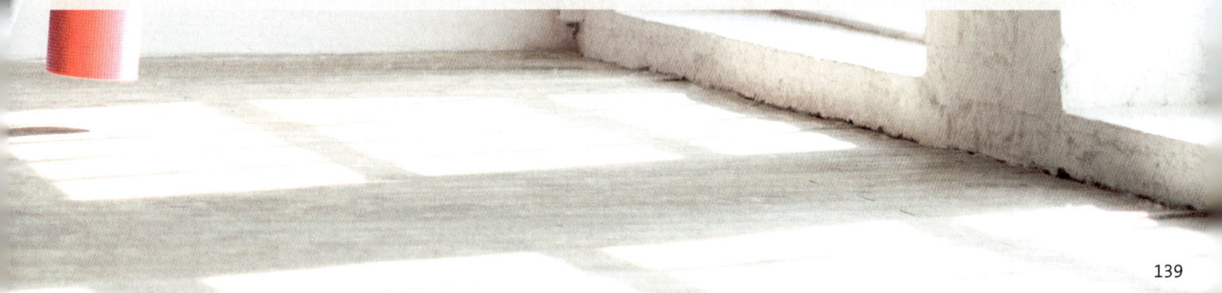

Kantaera

Kantaera ist die etwas sanftere, dafür gelenkschonende Alternative, um Kampfkunst und Aerobic zu vereinen. Anstrengend ist das Training gleichwohl – du trainierst hier auch deine (Kraft-)Ausdauer, kommst dementsprechend ins Schwitzen. Nur das Tempo ist nicht so hoch wie bei klassischem Aerobic, Tae Bo oder reinen Kickbox-Aerobic-Varianten (siehe folgenden Abschnitt). Trainiert wird auch hier zu pushender Musik, und durch die choreografischen Elemente aus diversen Kampfkünsten förderst du dein Koordinationsvermögen – die Schritte sind hier aber extra nicht ganz so komplex wie bei anderen Aerobic-Mix-Konzepten.

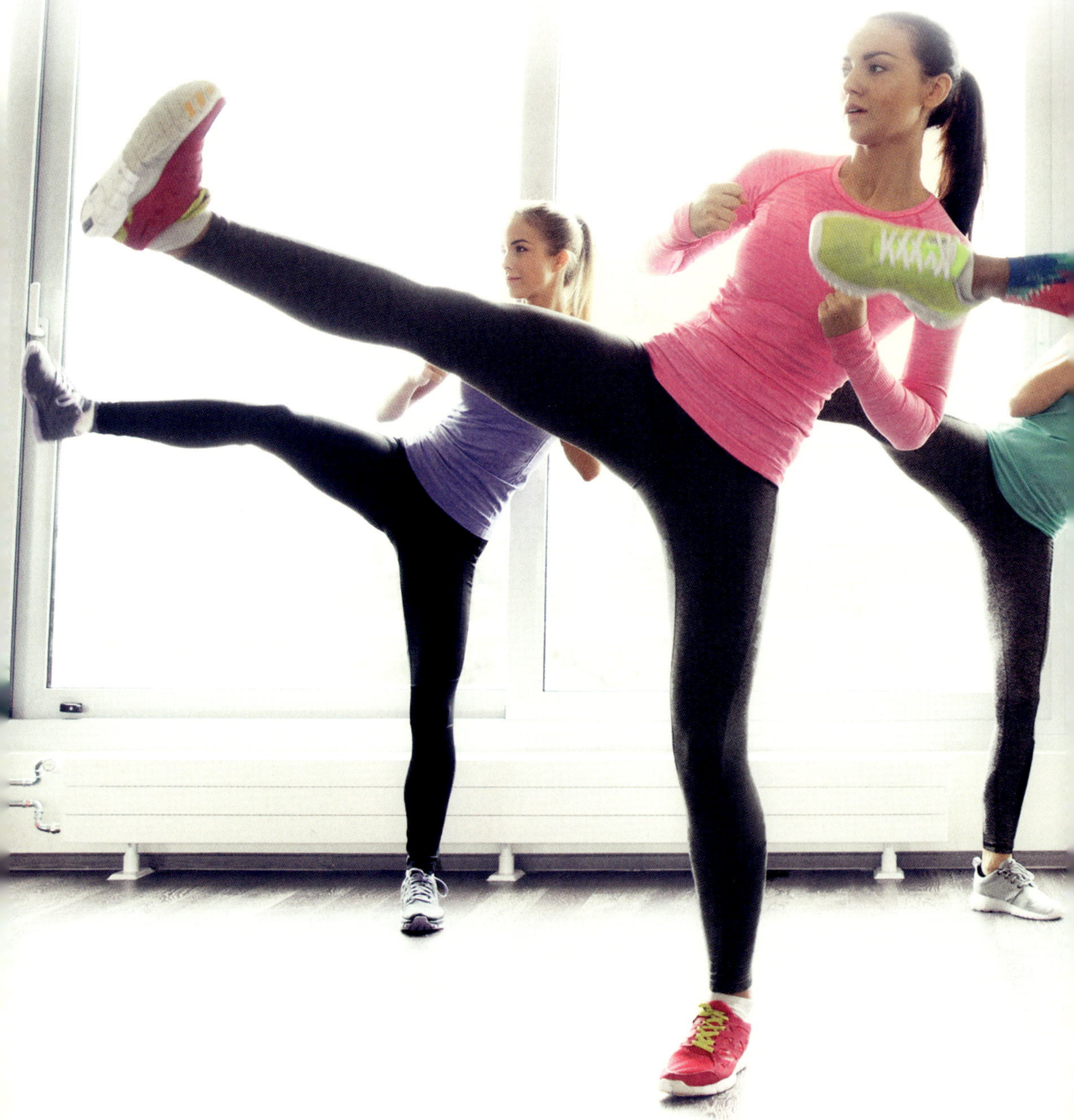

Kickbox Aerobic (KiBo)

Hierbei handelt es sich um ein Gruppentraining, das (wer hätte das bei dem Namen gedacht?) Techniken vom Kickboxen beziehungsweise Kampfsport mit Aerobic kombiniert. Von Anbieter zu Anbieter können die Schwerpunkte und die Anforderungen eines Kurses variieren.

Was erwartet dich im Training?
Hauptmerkmale: kraftvolle und schnelle Moves inklusive Kicks und anderen Boxtechniken, das Ganze im Rhythmus zu antreibender Musik. Zu Beginn der rund 60-minütigen Einheiten gibt's zumeist Einstimmungsübungen mit Atemtechniken, dann wird die Technik geschult, bevor es zur hauptsächlichen Power-Einheit übergeht. Zu diesem zumeist choreografischen Teil gibt es oft noch einen Part mit klassischen Fitnessübungen auf Zeit, bevor ein Cool-down-Part eine Einheit abschließt.

Was bringt das?
Kickbox Aerobic ist ein intensives Ganzkörpertraining mit effektivem Ausbau deiner Fitness (vor allem Kraftausdauer), perfekt zum Abnehmen dank schweißtreibendem Training, Schulung von Beweglichkeit und Koordinationsvermögen durch eine teils komplexe Choreografie.

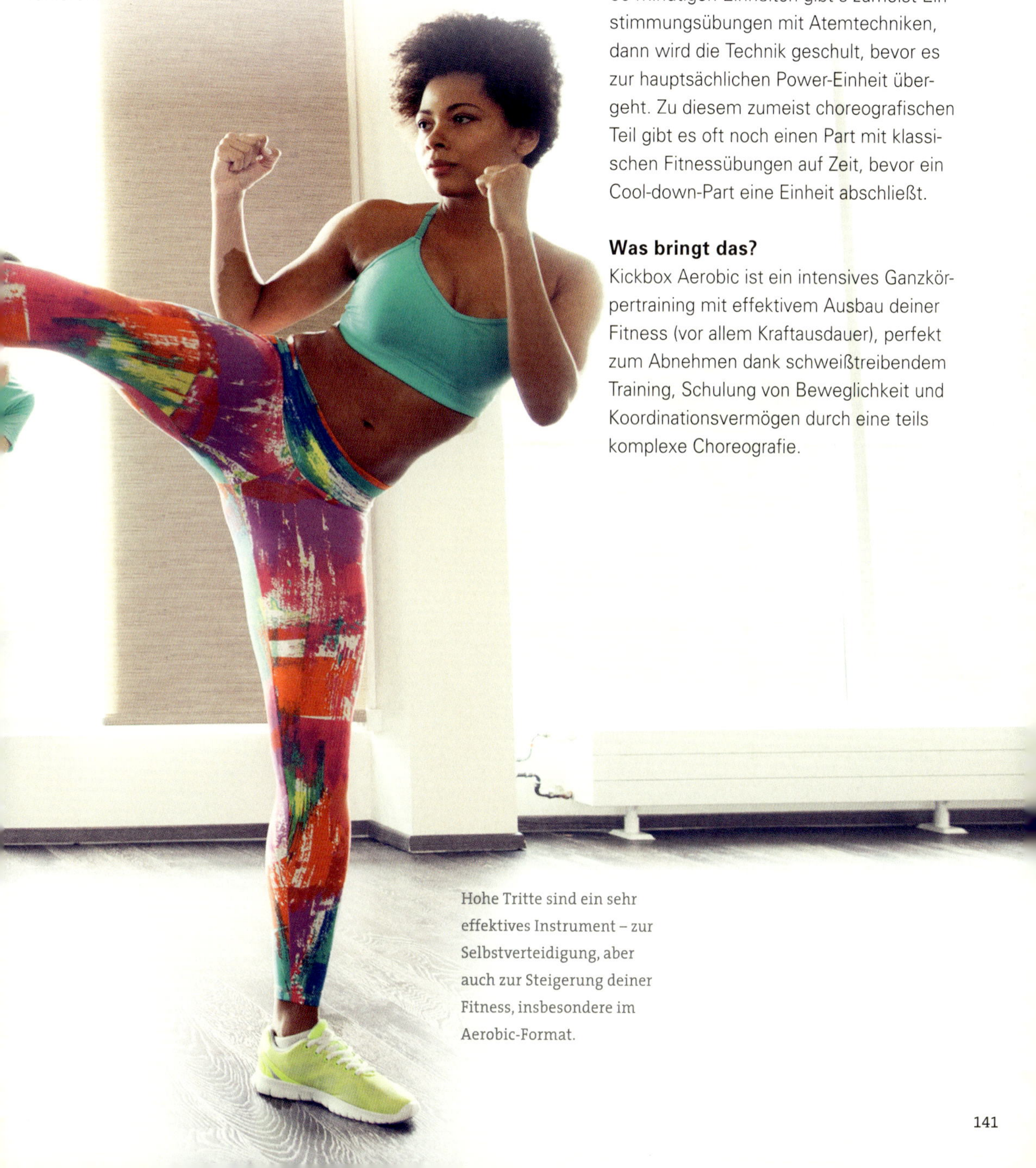

Hohe Tritte sind ein sehr effektives Instrument – zur Selbstverteidigung, aber auch zur Steigerung deiner Fitness, insbesondere im Aerobic-Format.

Tae Bo: Kampfsport meets Fitness

Tae Bo (es gibt auch viele weitere Ausprägungen ähnlicher Art mit teils fast gleichklingenden Namen wie Tai Bo, Taekbo, Thai Fit etc.) zeigt, wie populär – und am Ende auch effektiv – die Vermischung aus Kampfsportelementen mit Fitness beziehungsweise Aerobic ist. Tae Bo ist ausdrücklich kein Kampfsport, bringt dir also nichts in Sachen Selbstverteidigung, außer einer ungezielten »Schlagkraft« vielleicht. Es gibt auch keine Wettbewerbe oder Kämpfe.

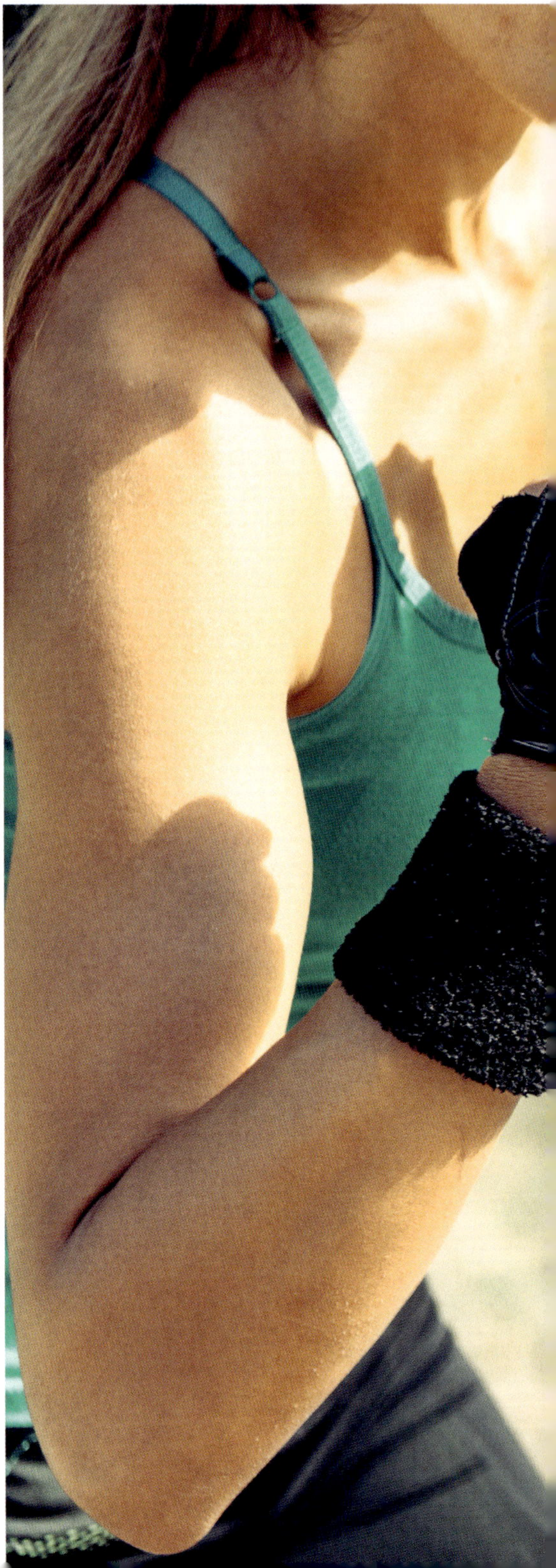

Was erwartet dich im Training?

Was es dafür umso mehr gibt, das sind schweißtreibende Ganzkörpertrainingseinheiten: Denn die Boxtechniken wie Kicks und Schläge vollziehst du kraftvoll und mit hohem Tempo, was Tae Bo zu einem der anstrengendsten Fitnesskonzepte macht. Es ist dabei auch technisch anspruchsvoll, denn die Techniken sind nicht aus der Luft gegriffen, sondern durchaus mit Konzept angelegt. Deshalb sollten Einsteiger erst unter Anleitung die Grundtechniken erlernen. Tae Bo wird überwiegend in Kursen angeboten – es gibt aber auch DVDs für das Training im Home-Gym. Das Training lebt (wie du es von anderen Aerobic-Arten kennst) von treibender, schneller Musik, die dich pushen soll. Der Choreografie liegen dabei bestimmte Kampfsporttechniken zugrunde, die erweitert und variiert werden: Es gibt insgesamt acht Haupt- und acht Nebentechniken, die du miteinander kombinierst.

Was bringt das?

All das führt dazu, dass Tae Bo den gesamten Körper fordert. Alle Bewegungen werden bei hohem Tempo ausgeführt, was deiner Schnelligkeit zugutekommt und Puls sowie Energieverbrauch in die Höhe treibt.
Du verbesserst mittelfristig deine Ausdauer und bist mit Tae Bo auf einem guten Wege, um ein mögliches Abnehmprojekt zum Erfolg zu führen. Weiterhin verbesserst du mit den Bewegungsformen aus dem Kampfsport mit vielen Kicks und Drehungen dein Koordinationsvermögen und deinen Gleichgewichtssinn. Die vielen Tritte in die Luft (nicht gegen einen Partner) kräftigen Bein- und Gesäßmuskulatur, und zusammen mit den Schattenboxschlägen trainierst du intensiv deinen Rumpf mit.

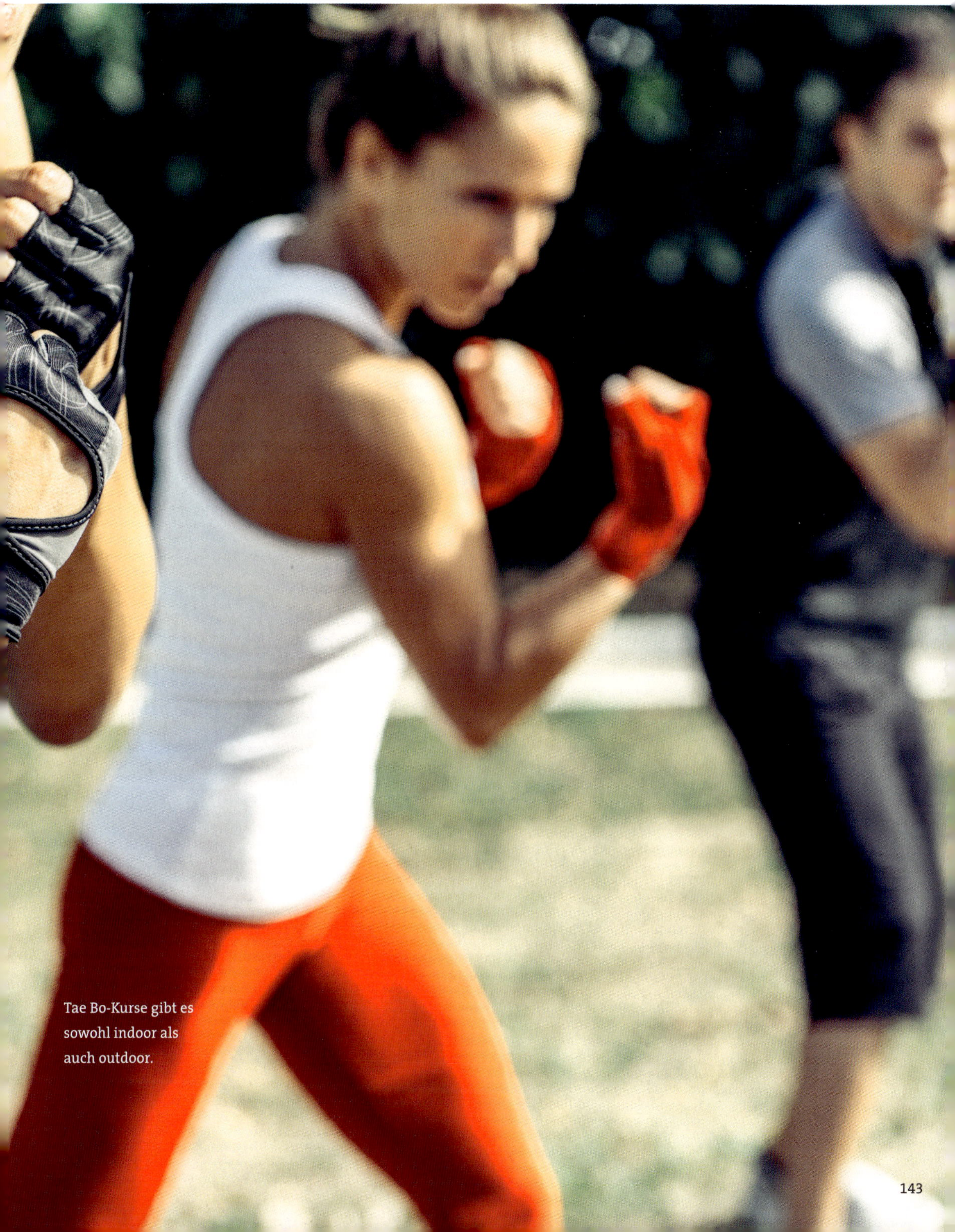

Tae Bo-Kurse gibt es sowohl indoor als auch outdoor.

Step Aerobic

Eine intensive und unterhaltsame Ausprägung von Aerobic ist Step Aerobic, das Aerobic-Training mit einem Stepboard (siehe Seite 144). Wie Aerobic grundsätzlich, so wird auch Step Aerobic zumeist in Gruppen, die von einer Trainerin lautstark angeleitet werden, und bei motivierender Musik ausgeführt. Du kannst aber mit dem Board auch relativ gut allein zu Hause trainieren und für die Anleitung DVD oder Online-Kurse nutzen. Infos zu Stepboards findest du auf Seite 229.

Was erwartet dich im Training?

Im Mittelpunkt der Einheiten steht das Stepboard, das du von allen Seiten besteigst, bespringst – oder was sich die Trainerin noch so Schönes ausdenkt. Du kannst dieses Board auch außerhalb reiner Aerobic-Einheiten nutzen – etwa mit klassischen Kraftübungen, wie Kniebeugen, erhöhten Ausfallschritten o. Ä.

Was bringt das?

Wie alle Aerobicarten förderst du hier vor allem deine (Kraft-)Ausdauer durch die hohe Belastung deines kardiovaskulären Systems, auf Deutsch: Dir geht ordentlich die Pumpe. Somit verbrennst du jede Menge Energie, was Abnehmwilligen zugute kommt. Mit dem Stepboard geht es dann vor allem deiner Gesäß- und Beinmuskulatur nochmals zusätzlich an den Kragen – ein perfektes Training, wenn du diese Bereiche als deine Problemzone definiert hast.

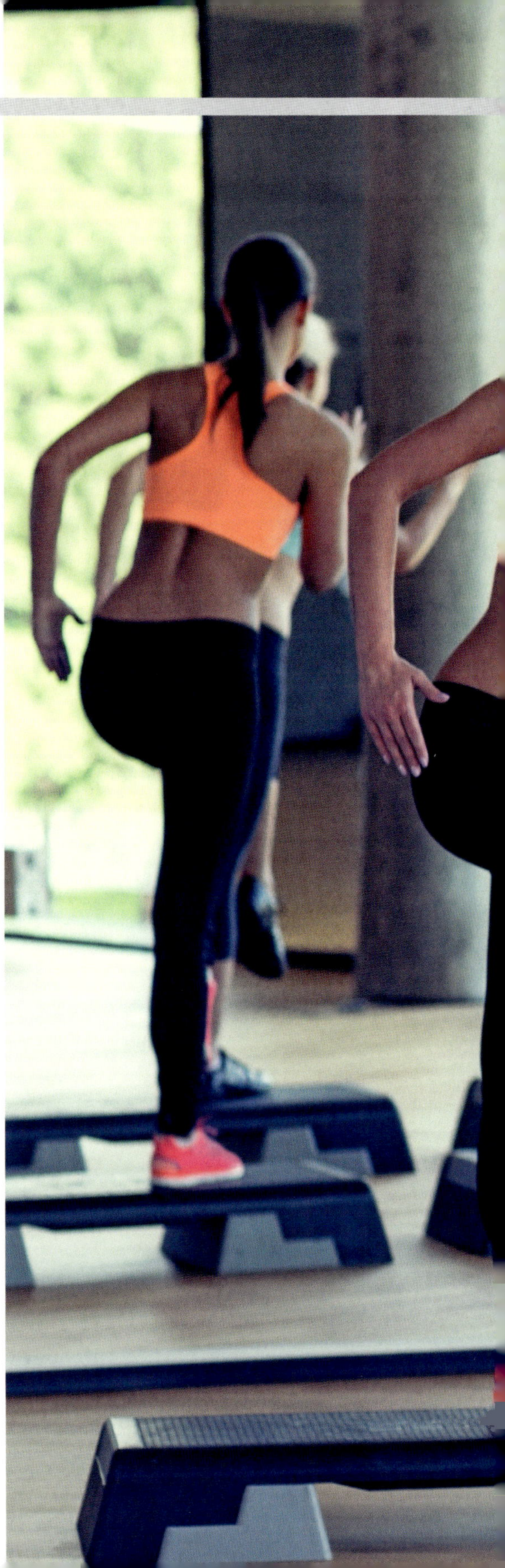

Das Stepboard: kleine Schritte für dich, große Sprünge für den Trainingserfolg.

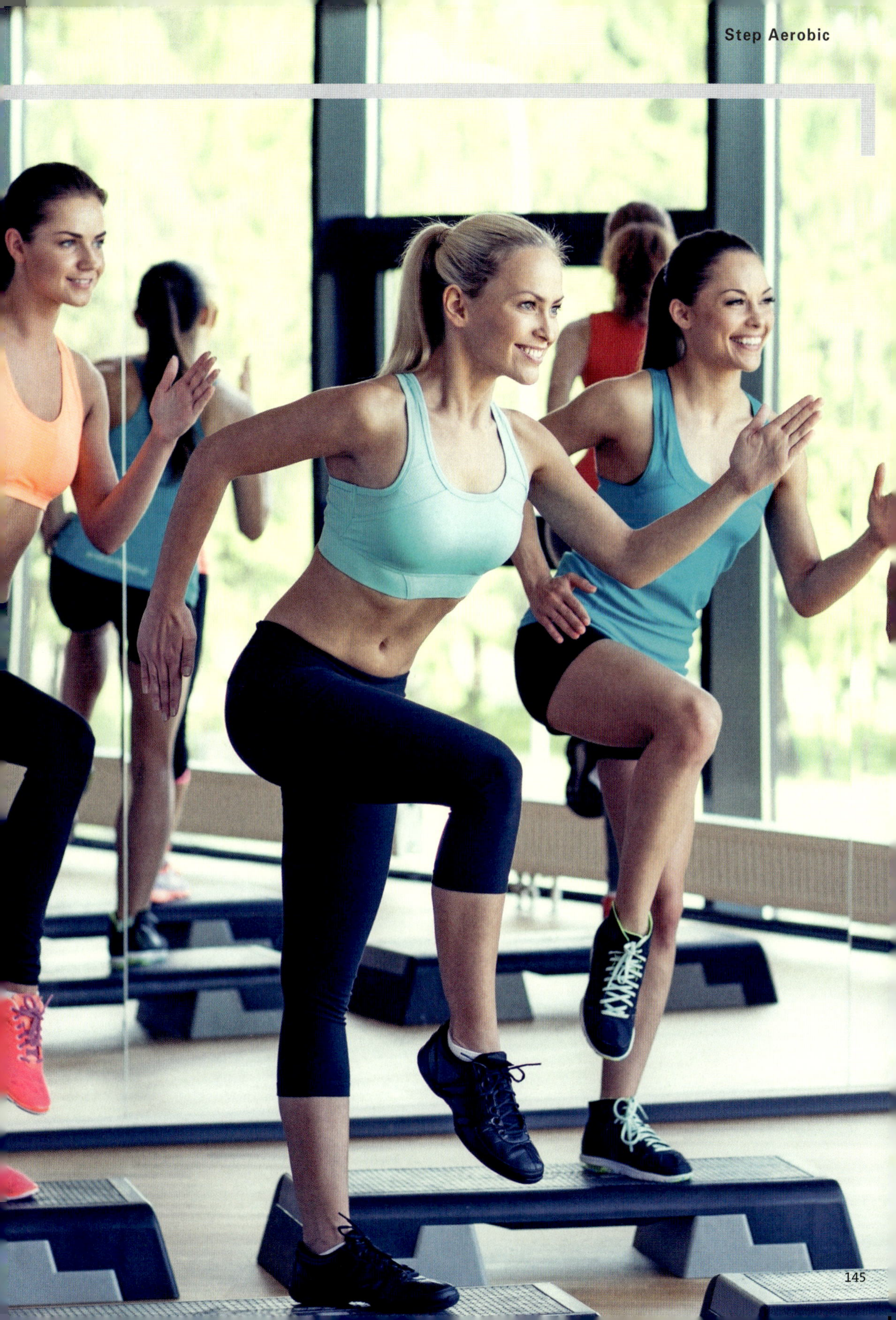

Zumba

Die Mischung aus (zumeist lateinamerikanischen) Tanzelementen und Aerobic ist dir sicher schon mal begegnet – vielleicht hast du auch schon Gefallen daran gefunden. Kaum ein Studio oder Sportverein, der keine Zumbakurse anbietet – es soll über 200.000 Anbieter weltweit geben. Du wirst also in jedem Fall fündig werden auch in deiner Nähe.

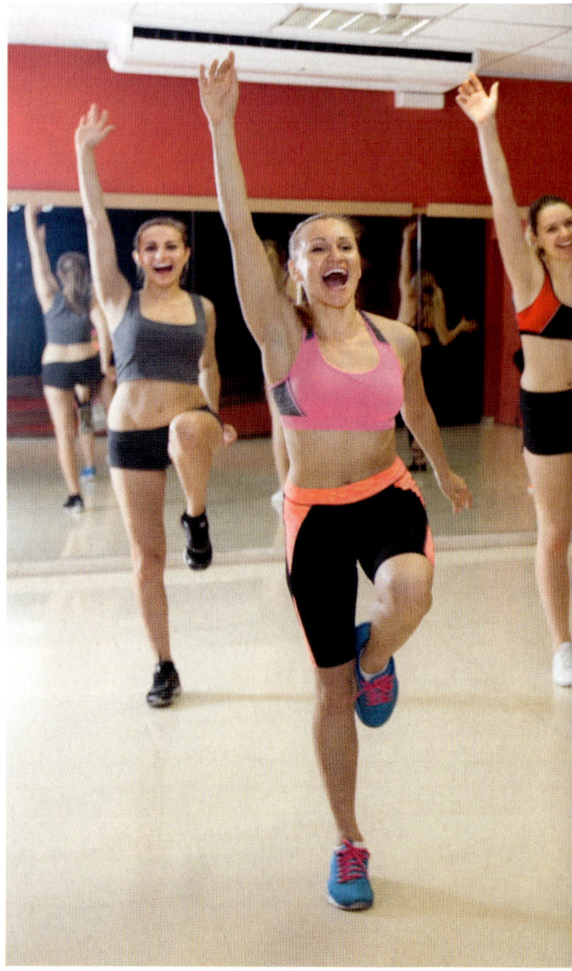

Was erwartet dich im Training?
Beim Zumba bewegst du dich im Flow – vor allem nach der Vorgabe der Kursleiterin – zur Musik, wobei du zumeist die rein tänzerischen, »klassischen« Grundschritte des jeweiligen Tanzes (darunter finden sich zu Beispiel Salsa, Mambo, Cha-Cha-Cha, Soca und viele mehr) verlässt. Dafür geht es in jedem Fall sehr schweißtreibend zur Sache, nicht zuletzt auch dank der eingearbeiteten dynamischen Aerobic-Elemente wie Ausfallschritte, Kniebeugen, Burpees etc. Diese können sich von Lied zu Lied ändern, wie insgesamt auch die choreografischen Anforderungen.

Das »klassische« Zumba wird als Marke intensiv weiterentwickelt. Kein Wunder, dass es zusätzlich eine Vielzahl spezieller Zumba-Ausprägungen gibt. Und ebenso wie bei Aerobic gibt es auch hier kaum ein anderes Trainingskonzept, mit dem Zumba nicht vermischt wird. Sieben Beispiele:

Zumba Step
Hier kommt ein Stepboard zum Einsatz, an dem du dich austobst – und das Po und Beine zusätzlich fordert.

Zumba Sentao
Bei dieser Variante nutzt du einen Stuhl als Trainingstool, der bei vielen Moves zum Einsatz kommt.

Zumba Strong Nation
Diese besonders anspruchsvolle Ausprägung von Zumba ist wie HIIT aufgebaut: Bei den wiederkehrenden, hochintensiven Intervallen mit relativ kurzen Pausen musst du alles aus dir herausholen.

Für dieses Training werden eigens kreierte Songs eingesetzt, die perfekt die Bewegungsanforderungen des Workouts unterstreichen.

Aqua Zumba
Keine Überraschung: Diese Zumba-Form findet im Wasser statt – hier trifft Zumba also auf klassische Aquafitness (siehe Seite 166).

Zumba Toning
Sozusagen die Bauch-Beine-Po-Variante von Zumba: Hier soll das Training speziell die »Problemzonen« der Frau bekämpfen. Dazu werden oftmals kleine

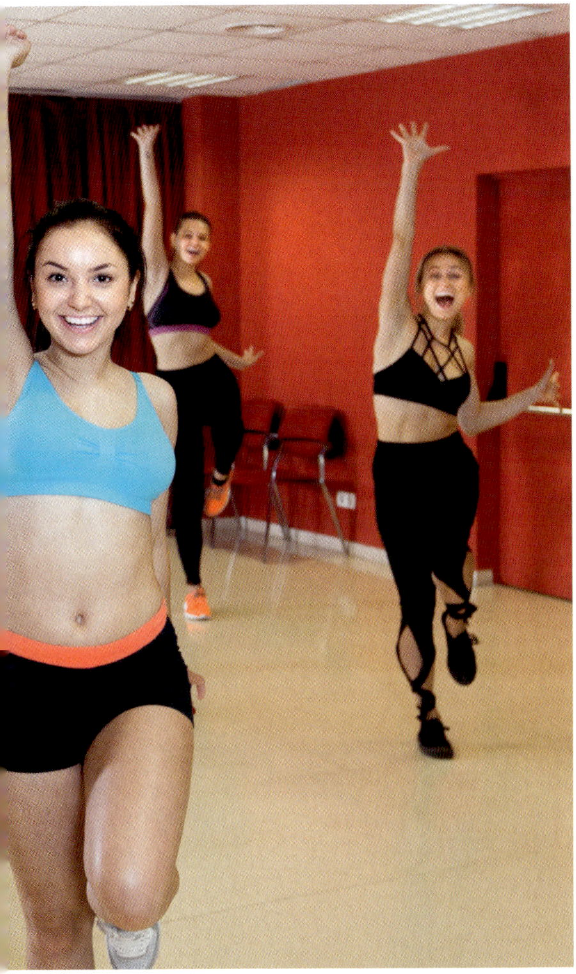

Musik, Tanz und Gruppendynamik: Der Tanz-Aerobic-Klassiker lässt Frauenherzen höher schlagen.

Gewichte eingesetzt (was auch dem Straffen der Arme zugute kommt).

Zumba in the Circuit
Auch keine Überraschung: Hier wird Zumba als Zirkeltraining abgefeiert – wobei die Stationen zumeist unterschiedliche Tänze darstellen.

Zumba Gold
Diese Kursvariante zielt auf ältere Teilnehmerinnen. Die Intensität ist also moderater, und die Moves fordern etwas weniger Flexibilität. Das macht Zumba Gold zu einem guten Wiedereinstiegsprogramm nach einer Verletzung beispielsweise – oder nach einer Geburt, bevor du wieder voll durchstartest.

Was bringt das?
Zumba ist ein intensives Ganzkörpertraining mit einem hohen Ausdaueranteil – du musst zunächst die komplette Session in Bewegung auch durchhalten. Dadurch ist dein Puls hoch, die Energieverbrennung läuft auf vollen Touren. Zusätzlich forderst du deine Muskulatur durch die durchaus kraftraubenden Aerobic-Moves, die dir vor allem nach unzähligen Wiederholungen alles abverlangen – ein klassisches Kraftausdauertraining, das (natürlich abhängig von der jeweiligen Kursleitung) so intensiv wie HIIT sein kann.

Weitere Vorteile neben mehr (Kraft-)Ausdauer: Du verbesserst massiv deine Beweglichkeit, vor allem auch dein Koordinationsvermögen. Je nachdem, wie dynamisch Moves vorgegeben werden, kann auch deine Explosivität und Schnelligkeit profitieren. Zum Abnehmen ist das Ganze selbstverständlich hervorragend geeignet – und natürlich auch fürs Bodyshaping, wenn du noch etwas Körperfett loswerden willst. Hier spielt dir in die Karten, dass durch die Tanzbasis vorrangig Beine und Gesäß im Mittelpunkt des Bewegungsgeschehens stehen. Schließlich vermittelt Zumba jede Menge Lebensfreude, und mit der mitreißenden Musik sowie der Gruppendynamik wächst die Chance, dass du über dich hinauswächst.

Kampfkunst & Kampfsport

Das mag dir zunächst nicht als passendes Thema für weibliche Trainingskonzepte erscheinen – aber bei genauerem Hinsehen hast du doch sehr viele, teils einzigartige Vorteile, wenn du dich mit einem Kampfsport beziehungsweise einer Kampfkunst deiner Wahl auseinandersetzt. Und nicht nur, weil du gerade gelernt hast, wie gut sich Kampfsport mit Aerobic verträgt. Keine Sorge, es geht hier nicht darum, in den Ring zu steigen und Schläge zu kassieren oder auszuteilen. Sondern darum, die umfassenden körperlichen Fähigkeiten zu bekommen, die Kampfsportler verschiedenster Disziplinen ausmachen. Zusammen mit den jeweiligen Techniken ist das ein entscheidender Benefit gerade für Frauen, der dir ein gutes Gefühl der Sicherheit geben kann: Du schulst dich in der Selbstverteidigung! Du lernst, körperlich auf körperliche »Attacken« von anderen zu reagieren – und dich so, wenn's drauf ankommt, zu wehren. Das fördert dein Selbstbewusstsein.

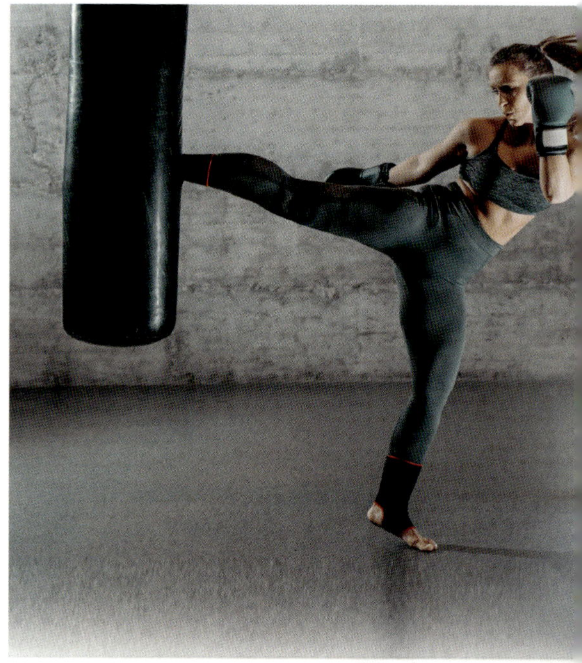

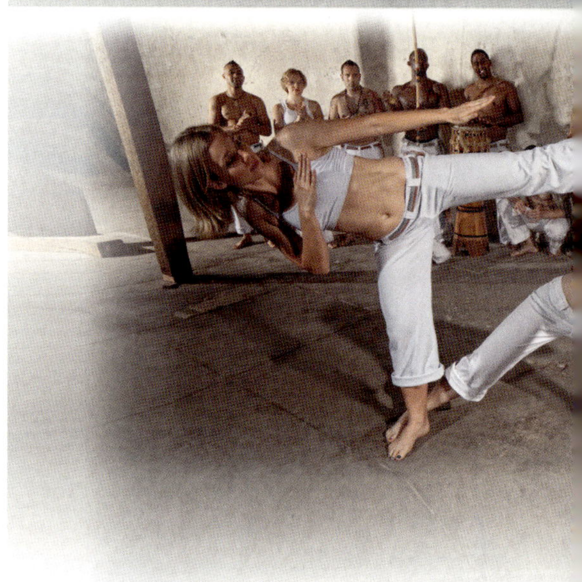

Was bringt das?

Neben diesem Aspekt gilt das Körperliche: Die Fähigkeit zu kämpfen, anzugreifen oder sich zu verteidigen, ist so alt wie die Fähigkeit zu laufen. Solche archaischen Bewegungsmuster stecken in unseren Genen, derartige Moves liegen in unserer Natur. Deshalb ist Kampfsporttraining auch grundsätzlich als Funktionelles Training anzusehen. Hier bekommst du das volle Programm: mehr Kraft(ausdauer), Schnelligkeit, Beweglichkeit, Koordinationsvermögen, Ausdauer, … Du verbesserst deine Reaktions-, Visualisierungs- und Wahrnehmungsfähigkeit, schulst dein allgemeines Körpergefühl und deinen Gleichgewichtssinn und verbrennst jede Menge Energie und am Ende auch Körperfett. Zudem ist das Training sehr gut geeignet zum Stressabbau.

Was erwartet dich im Training?

Es gibt Hunderte Kampfsport- oder Kampfkunstansätze – alle mit teils sehr unterschiedlichen Trainingsinhalten und Fitnesswirkungen. Die Tabelle auf der folgenden Doppelseite stellt ein paar für Frauen geeignete Konzepte vor, die primär ohne Waffen oder andere Geräte auskommen. Das heißt natürlich nicht, dass andere Konzepte nicht geeignet wären für dich: Kickboxen ist ein ebenso toller, effektiver und für Frauen geeigneter Sport wie Judo, Karate, Kung Fu, MMA, Taekwondo und viele mehr. Darüber müsste man dann mal einen Kampfsport-Kompass schreiben …

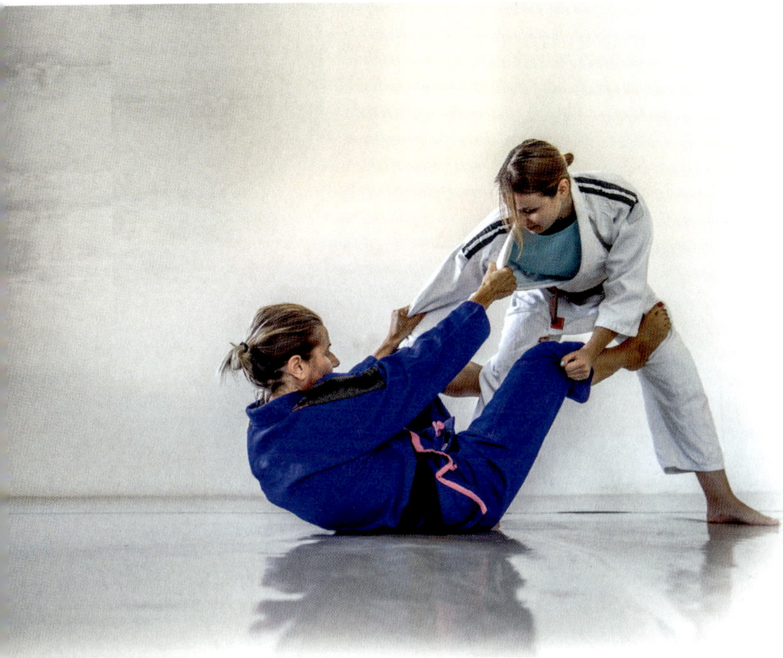

Die Ausprägungen von Kampfsportarten und Kampfkünsten sind extrem vielfältig: hier in Form von (Kick-)Boxen, Brazilian Jiu Jitsu, Tai Chi und Capoeira (von oben im Uhrzeigersinn).

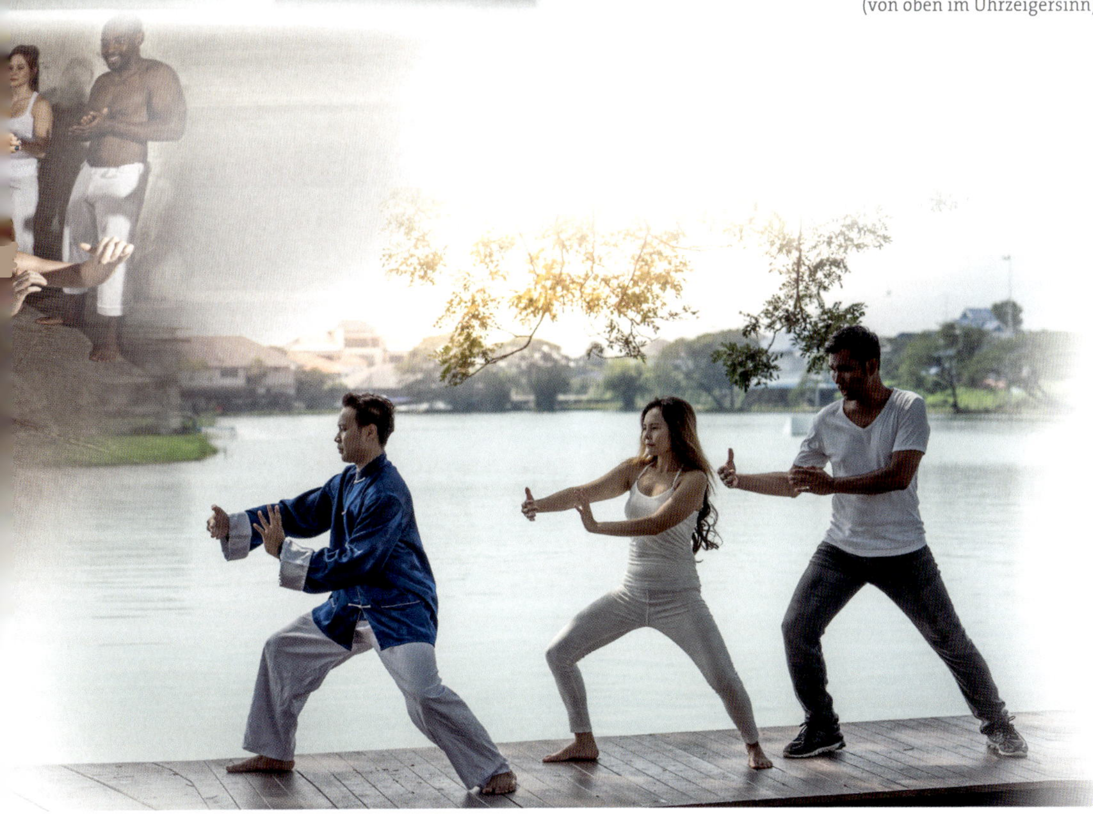

Kampfkunst & Kampfsport

Eine Auswahl geeigneter Kampfkunst-/Sportarten für Frauen

Sportart	Trainingsinfos	Was hast du davon?	Geeignet für
Boxen	Perfekter Einstieg für alle, die ihre Fitness mit Kampfsport verbessern (und in das Thema Kampfsport hineinschnuppern) wollen: Boxen ist eine eigene Sportart, im Fitnessbereich inzwischen auch ein übergeordneter Begriff für Elemente aus dem Kampfsport, die ins Training einfließen. Dementsprechend findest du in vielen Studios Kursangebote wie »Fitnessboxen« o. Ä.: Hier werden Boxelemente mit klassischen Workout- oder Aerobic-Moves zusammengebracht und zumeist in intensiven Intervalleinheiten absolviert. Eine spannende und unter Trainingsgesichtspunkten beinahe noch effektivere Variante als Boxen ist Kickboxen.	Gesundheit *** Abnehmen **** Muskelaufbau *** Ausdauer *** Kraft *** Koordination **** Schnelligkeit **** Beweglichkeit *** Kampfsportbonus: Selbstverteidigung **** Meditation * → hoher Puls und Energieverbrauch, dadurch gut für Fettverbrennung und Abnehmen → verbessert deine Reaktionsfähigkeiten, gibt dir Sicherheit und Selbstvertrauen	Einsteigerinnen und Fortgeschrittene
Brazilian Jiu Jitsu	Brazilian Jiu Jitsu (kurz BJJ) ist eine Abwandlung von Jiu Jitsu mit Judoelementen und insbesondere für Einsteiger geeignet. Denn die Techniken wurden teils extra so entwickelt, dass sie auch für untrainierte, schwächere, ältere Menschen geeignet sind. Den Durchbruch hatte BJJ bei sogenannten Ultimate Fighting Championships, in denen sich Meister verschiedener Künste messen. Hier gewann der körperlich unterlegene Royce Gracie in den 1990er-Jahren reihenweise gegen stärkere Gegner. BJJ ist demnach auch eine effektive Art der Selbstverteidigung für alle – so gut, dass die Techniken auch zum Mixed Martial Arts (MMA)-Trainingsrepertoire gehören. Der Schwerpunkt liegt im Bodenkampf: Einmal zu Boden gerungen, kann ein Angreifer nur noch schwerlich harte Schläge setzen. Begonnen wird jede Kampfsituation auch im Training im Stehen, um zu lernen, mit speziellen Wurftechniken den Gegner möglichst schnell umzuwerfen.	Gesundheit *** Abnehmen ** Muskelaufbau *** Ausdauer *** Kraft *** Koordination **** Schnelligkeit **** Beweglichkeit **** Kampfsportbonus: Selbstverteidigung ***** Meditation *	Einsteigerinnen und Fortgeschrittene
Capoeira	Capoeira ist eine Kampfkunst in Form eines Tanzes – du hast sicher schon mal diese fließenden, akrobatischen Bewegungen zweier »Kämpfer« gesehen. Entwickelt wurde Capoeira in der Kolonialzeit von Sklaven in Brasilien, wo es noch weniger tänzerisch, sondern gezielt als Kampfkunst gegen Gegner einsetzt wurde. Heute gehören zum Capoeira Elemente zum Beispiel aus dem Ringen und dem Jiu Jitsu, die zu den charakteristischen Drehtritten, Sprüngen und Ausweichbewegungen verschmolzen sind. Zum Kampf (und damit Training) gehört Musik und die sogenannte Roda – ein Kreis der anderen Kämpfer*innen, die im wahrsten Sinne den Ring für (Trainings-)Zweikämpfe bilden. Das Training ist somit ein sehr gemeinschaftliches Erlebnis, macht Spaß und ist auch für Einsteiger gut geeignet.	Gesundheit **** Abnehmen ** Muskelaufbau ** Ausdauer *** Kraft ** Koordination ***** Schnelligkeit *** Beweglichkeit ***** Kampfsportbonus: Selbstverteidigung *** Meditation*** → fördert dein Körpergefühl, Koordinationsvermögen und Beweglichkeit in besonderem Maße → schult im besonderen Maße deine Wahrnehmungsfähigkeit – du lernst, die Bewegungen eines anderen zu antizipieren, was dir auch bei der Selbstverteidigung zugute kommt → verbessert auch deine Kraft, bei Tritten beispielsweise	Einsteigerinnen und Fortgeschrittene

Sportart	Trainingsinfos	Was hast du davon?	Geeignet für
Jiu Jitsu	Selbstverteidigung par excellence: Beim Jiu-Jitsu geht es darum, die Kraft eines Angreifers abzulenken und gegen ihn selbst einzusetzen, ohne eigene Kraft oder Hilfsmittel einzusetzen. Deshalb wird Jiu Jitsu auch als »sanfte Kunst« bezeichnet. Da Kraft und Stärke nicht im Vordergrund stehen, ist Jiu Jitsu gut für Frauen und für all diejenigen, die körperlich nicht zu den Stärksten gehören, geeignet. Im Zentrum steht das Nachgeben und Aufnehmen von Energie sowie diverse Hebel- und Wurftechniken, um die einwirkende Kraft auf den Angreifer zu lenken. Das trainiert intensiv deine Rumpfmuskulatur. Zum Einsatz kommen zudem Faustschläge und Fußtritte, und zum Training gehören auch klassische Boxelemente wie Schattenboxen, Sandsack- oder Seilsprungtraining. Neben Jiu Jitsu gibt es übrigens auch Ju Jutsu, eine modernere, in Deutschland entwickelte ähnliche Form mit Elementen aus Aikido, Karate und Judo, bei der die Techniken strikter vorgegeben sind.	Gesundheit *** Abnehmen *** Muskelaufbau ** Ausdauer ** Kraft ** Koordination **** Schnelligkeit **** Beweglichkeit **** Kampfsportbonus: Selbstverteidigung ***** Meditation ** → perfekt zum Training von Schnelligkeit, Koordinationsvermögen und Beweglichkeit → verbessert Gleichgewichtsgefühl und Reaktionsfähigkeit	Einsteigerinnen und Fortgeschrittene
Tai Chi & Qigong	Sanfter Kampf: Beim Tai Chi oder Taijiquan erlernst du verschiedene Figuren, die in einer »Form« kombiniert und immer weiter einstudiert werden. Die Bewegungen sind tatsächlich Kampf-Moves, die in dieser Kunst über Jahrhunderte sanft geschliffen wurden. Ein Prinzip ist, keine Muskelkraft zu verwenden, sondern entspannt zu sein und die Energie frei fließen zu lassen – im Einklang mit der Atmung. Dies ist die meditativste Form von Kampfkunst, die Körper und Geist zusammenbringen soll. In eine ähnliche Richtung, nur ohne den Kampfkunsthintergrund, geht Qi Gong, eine Sammlung von Konzentrations- Meditations-, und Atemübungen.	Gesundheit **** Abnehmen * Muskelaufbau * Ausdauer * Kraft * Koordination **** Schnelligkeit * Beweglichkeit *** Kampfsportbonus: Selbstverteidigung * Meditation ***** → perfekt zum Stressabbau, um Blockaden zu lösen und innere Ruhe zu erlangen → schult Bewegungsabläufe, Balance und Körpergefühl	Einsteigerinnen und Fortgeschrittene

* (* = sehr gering, ***** = sehr ausgeprägt)

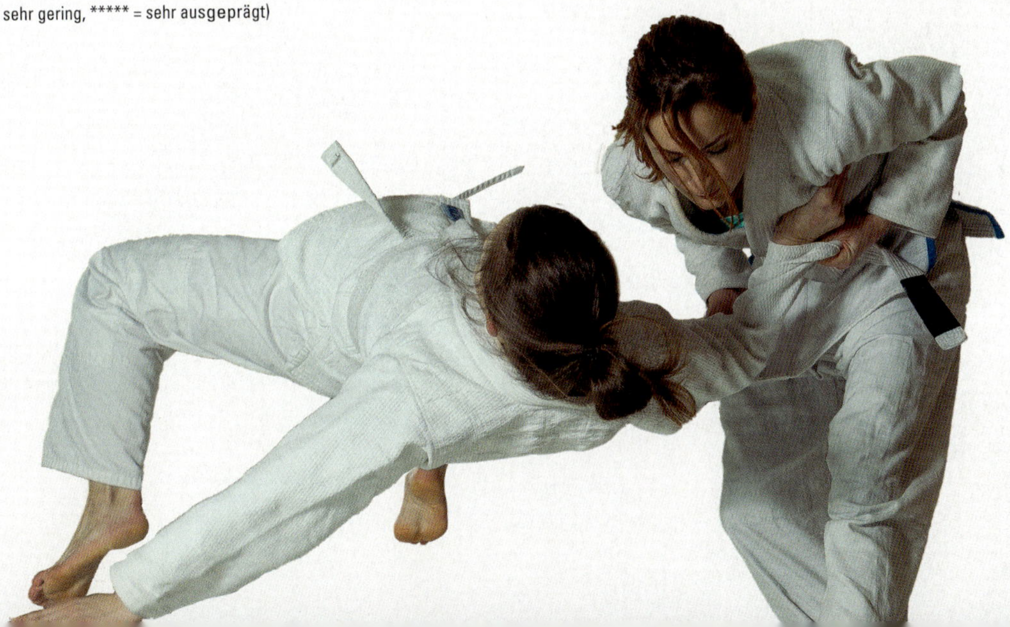

Yoga

Die teils fließenden, teils meditativen, teils akrobatischen Bewegungen des Yoga entspringen einer jahrtausendealten, in Indien entstandenen Tradition. Was wir heute unter Yoga verstehen, hat sich dann vor allem in den letzten 100 Jahren herausgebildet. Aus dieser Metamorphose entsprungen sind weit über 100 Formen, die rund um den Globus die moderne Yoga-Welt prägen. Was über die Jahrtausende erhalten geblieben ist: Yoga ist auch heute noch ganzheitlicher als »reine Fitness«: Es geht darum, Körper und Geist in Einklang zu bringen. Wobei die Schwerpunkte in den vielen verschiedenen Formen des Yoga sehr unterschiedlich aussehen können.

Was erwartet dich im Training?

Es gibt unzählige Yoga-Studios mit vielfältigstem Programm, zudem auch Kursangebote in Fitnessstudios. Und schließlich kann auch jede(r) für sich selbst Yoga praktizieren, auch unter Anleitung per DVD oder YouTube-Video. Egal wie du trainierst: Eine Einheit kann sich komplett anders anfühlen als die andere, immer in Abhängigkeit des jeweiligen Konzeptes. Einen Überblick über 13 davon gibt dir die nachfolgende Tabelle. Allen Yoga-Formen sind ein paar Grundbegriffe gemein: Als **Asanas** bezeichnet man die einzelnen Körperhaltungen (Übungen) im Yoga. Diese werden kombiniert in sogenannten **Flows**: Ein Flow ist eine

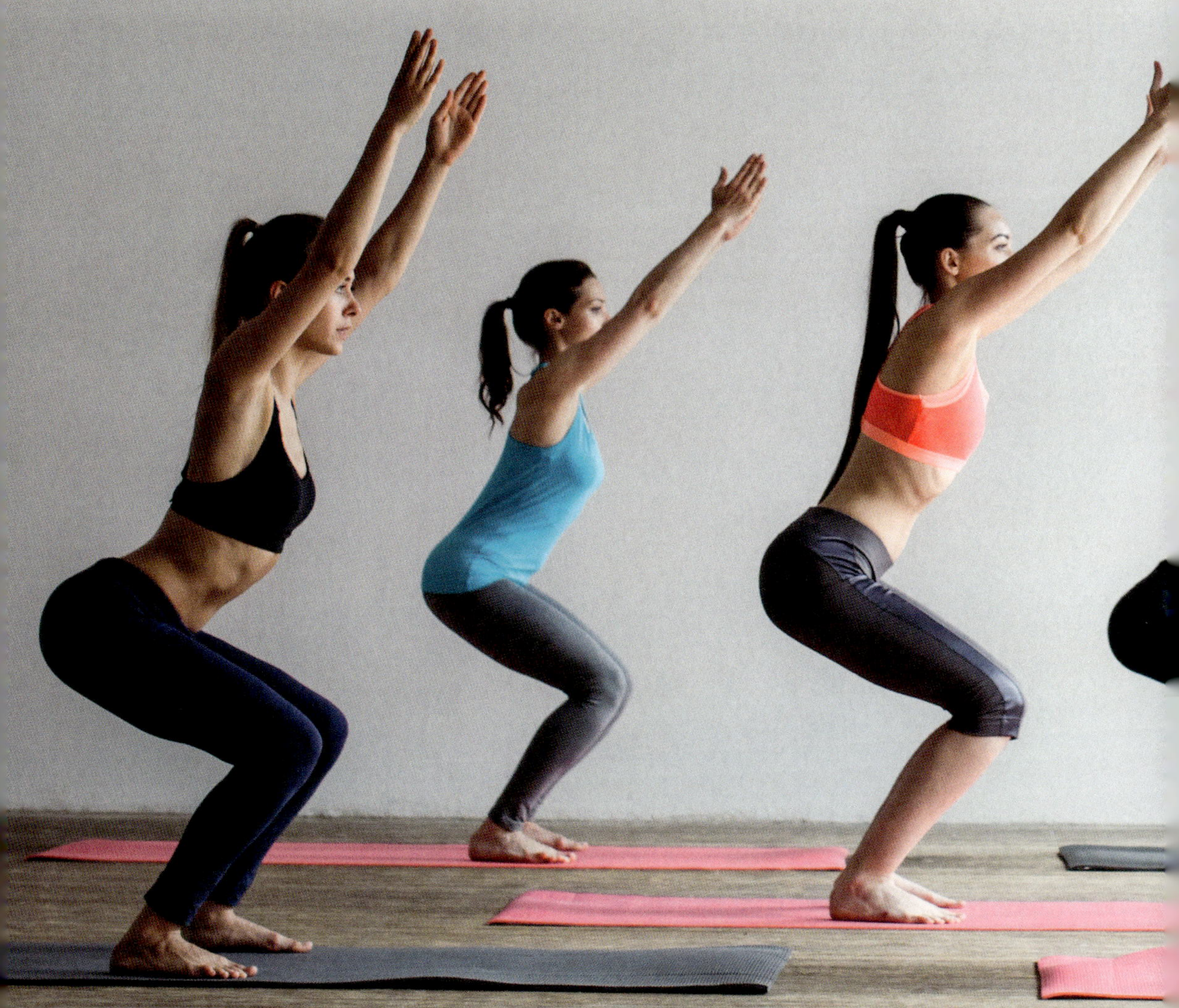

Abfolge ineinander verschmelzender Asanas. Klassisches Beispiel für einen Yoga-Flow ist der Sonnengruß. Bei vielen Yoga-Sessions gibt es zum Abschluss eine Entspannungsphase, die **Shavasana** genannt wird.

Was bringt das?

Auch hier hängt die Wirksamkeit immer stark von der Ausprägung der Yoga-Form ab: Manche powern dich richtig aus, andere entspannen dich. Wenn es körperlicher zugeht, dann macht dich das Training vor allem beweglicher und verbessert zudem deine Koordination. Intensivere Formen können dich auch kräftigen: Dann kann Yoga bei dir durch die intensive Kombination aus Kräftigungs- und Stretching-Moves Blockaden lösen und Beschwerden wie Rückenprobleme mindern oder vermeiden helfen. Yoga ist also grundsätzlich ein probates Mittel für ein beschwerdefreies Leben – insbesondere, wenn dein Körper mit zunehmendem Alter immer mehr »einrostet«. Bei den etwas schwungvolleren Formen wird auch dein Herz-Kreislauf-System spürbar gefordert und gefördert. So oder so geht es beim Yoga aber eher nicht um Leistung. Was zählt, ist vielmehr die Qualität von Bewegungen: Diese sollten stets sauber und im Einklang mit Atmung und Seele ausgeführt werden. Das fördert deine Achtsamkeit und entspannt ähnlich wie eine Meditation. Namaste!

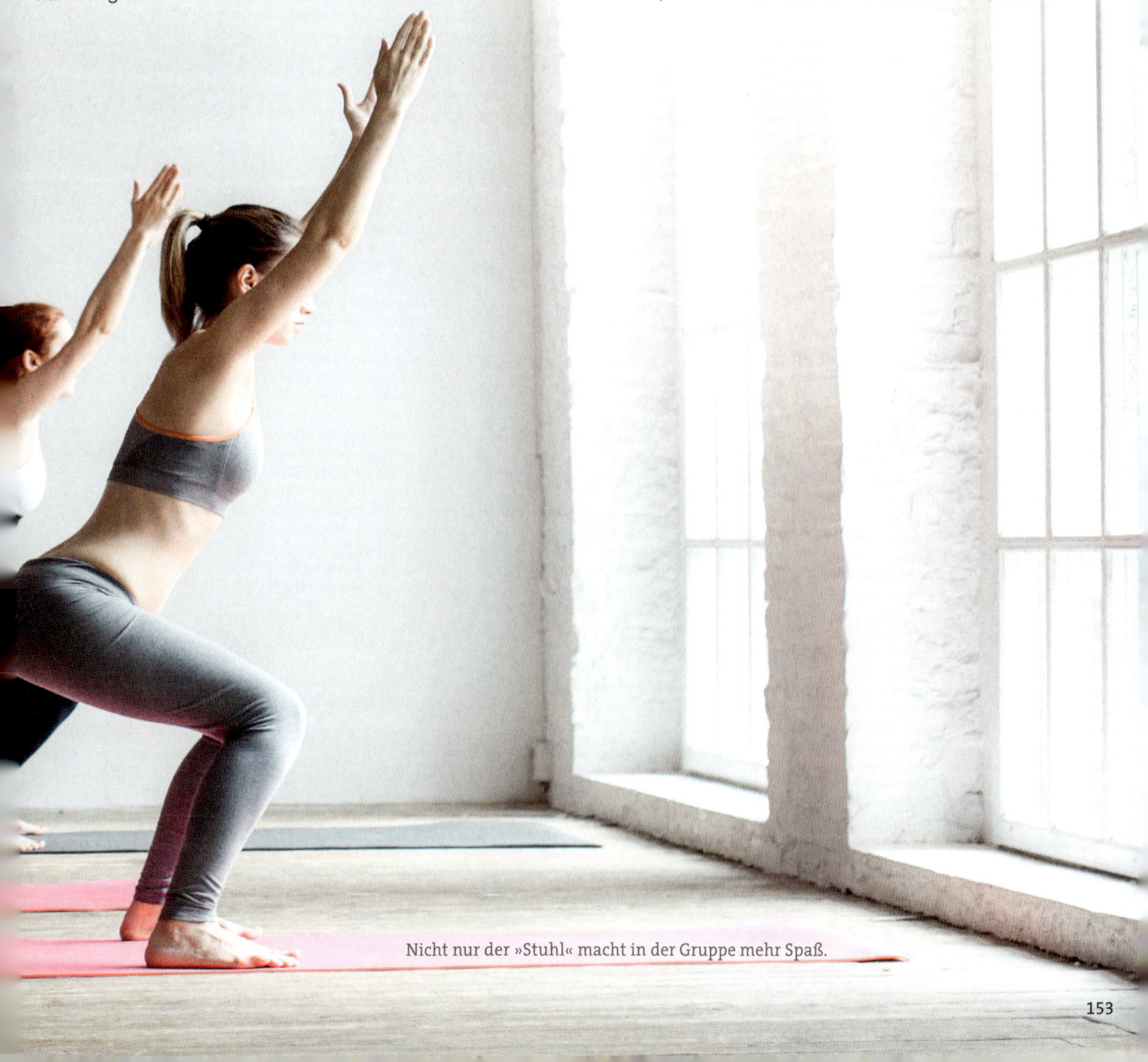

Nicht nur der »Stuhl« macht in der Gruppe mehr Spaß.

Yoga

Eine Auswahl an Yoga-Formen für Frauen

Yoga-Form	Beschreibung	Geeignet für ...
Acro Yoga	**Körperkunst zu zweit zelebrieren** → Hast du auch schon mal im Park ein Pärchen bewundert, das miteinander akrobatische Figuren geturnt hat? Zum Beispiel einen Flieger, bei dem eine(r) auf den hochgestreckten Füßen des anderen »schwebt«? Das war sehr wahrscheinlich Acro Yoga - »akrobatisches« Yoga für (mindestens) zwei Personen. → Eine Person bildet dabei die sogenannte Base – die tragende Rolle für die andere Person, den sogenannten Flyer. Letztere(r) wird immer mit den Beinen oder den Armen von der Base gehalten und kann sozusagen in der Luft klassische Yoga-Asanas durchführen. → Spätestens das macht das Ganze extrem anspruchsvoll. In jedem Fall solltest du (am besten mit festem Partner/fester Partnerin) einen Kurs aufsuchen, bevor ihr euch selbst im Park oder auf einem weichen Untergrund daheim ausprobiert. → Benefits: Neben Körperbeherrschung, Konzentrationsvermögen und dem Ausbau deiner Kraft – förderst du die Fähigkeiten, loszulassen und zu vertrauen. Das kann ja auch einer Partnerschaft ganz guttun ...	... Einsteigerinnen und Fortgeschrittene, die gern im Pärchen trainieren
Aerial Yoga	**Körper und Seele baumeln lassen** → Du hängst in einem trapezförmigen Tuch, das an der Decke befestigt ist, und führst darin sozusagen schwerelos deine Asanas aus. Das Tuch ist verschiedenartig einsetzbar: Du kannst dich daran festhalten, es dir um die Hüfte wickeln oder dich reinlegen und darin hängen lassen. → Allein das Hängenlassen ist ein perfektes Mittel gegen Alltagsstress, und das Hängen im Tuch entlastet deine Wirbelsäule. → Wenn du deine Bewegungen im Tuch ausführst, förderst du durch die ungewohnten Belastungsrückmeldungen, die dir dein Körper in der Quasi-Schwerelosigkeit gibt, dein Körpergefühl ungemein. → Das Ganze ist auch perfekt, wenn du Probleme hast loszulassen – dies ist genau die richtige Herausforderung für dich! → Für Schwangere ist Aerial Yoga nicht geeignet. Und auch bei Blutdruckproblemen solltest du vorsichtig sein.	... Einsteigerinnen und Fortgeschrittene, die ein ganz neues Belastungsfeeling kennenlernen wollen
Ashtanga Yoga	**Powerfitness im Yoga-Kleid** → Dieser Yoga-Stil gilt als einer der härtesten, ist intensiver als die anderen hier beschriebenen dynamischen Formen. Damit förderst du nicht nur deine Kraft, sondern auch deine Ausdauer (inklusive deiner Durchblutung) sowie deine Koordination beim Zusammenspiel mehrerer Muskeln. → Die Asanas werden mit dem Atem synchronisiert und immer in der gleichen Reihenfolge durchgeführt, wobei die Übergänge besonders intensiv sind. → Jede(r) übt in ihrem/seinem Tempo und in ihrer/seiner Intensität.	... Fortgeschrittene und alle, die sich auspowern wollen
Bikram Yoga	**Hitzige Mischung: Schweiß & Spiritualität** → Spezialität: Flow bei etwa 40 Grad! Der Raum wird für Bikram Yoga derart aufgeheizt. → Die logische Folge: Du schwitzt – das soll den Körper entgiften. Und es lockert die Muskulatur. → Absolviert werden in der Regel immer dieselben, recht anspruchsvollen 24 Asanas und 2 Atemübungen.	... Einsteigerinnen und Fortgeschrittene, die Power suchen und das Schwitzen lieben
Boxing Yoga	**Konzentrierte Bewegungen, null Spiritualität** → Eine auf den ersten Blick seltsame Kombination, die aber für ein ganz neues Belastungsgefühl sorgt. Die Boxelemente werden – entgegen sonstiger Gepflogenheiten – gerade nicht explosiv, sondern betont langsam ausgeführt und mit Elementen aus dem Yoga gepaart. → Bei dem Ganzkörpertraining werden Asanas wie beim Yoga fließend ineinander übergehend ausgeführt, dazu kommen dann Elemente aus dem Boxtraining, wie Stützhaltungen oder Sit-ups. Beides zusammen fördert deine Konzentrationsfähigkeit sowie dein Körpergefühl. Die dehnenden Yoga-Elemente halten die Muskulatur lang, ohne übermäßig zu stretchen. → Insgesamt verbesserst du die Flexibilität deines Körpers, was dich auch weniger verletzungsanfällig macht.	... Einsteigerinnen und Fortgeschrittene, die eine ungewohnte Kombination ausprobieren wollen und die es nicht schlimm finden, dass sämtliche Spiritualität des Yogas ausbleibt

Yoga-Form	Beschreibung	Geeignet für ...
Forrest Yoga (auch: Power Vinyasa Flow Yoga)	**Yoga mit intensivem Core-Training** → Ana Forrest entwickelte diese ebenfalls anspruchsvolle Form mit intensiven, teils lange gehaltenen Asanas. → Das Besondere: Nach den Einstiegsübungen wird intensiv die Bauch- und Rumpfmuskulatur trainiert. → Dies und einige bestimmte Asanas sprechen gezielt die Tiefenmuskulatur an. → Die Übungen sollen auch Blockaden lösen und den Energiefluss fördern.	... Einsteigerinnen und Fortgeschrittene
Hatha Yoga	**Garantiert meditativ entspannen** → Zeit zum Relaxen: Diese weit verbreitete Yoga-Form besteht überwiegend aus leichten Grundübungen und entspannten Atemtechniken. → Die Asanas werden langsam ausgeführt, dazwischen vergleichsweise kraftvoll gewechselt. → Im Vordergrund steht aber immer die Verbindung zwischen Körper und Geist: Dazu gibt es spezielle Atemübungen und Meditationen.	... Einsteigerinnen und alle, die das Entspannende suchen
Iyengar Yoga	**Perfektion in (der) Bewegung** → Spezialität: Hier geht es um die Präzision der Bewegungsausführungen – deshalb erfolgt hier alles unter strenger Anleitung. → Bei den anspruchsvollen Übungen kommen Hilfsmittel wie Yoga-Blöcke oder Gurte zum Einsatz. → Die exakten Abläufe sollen Fehlhaltungen auflösen und Beschwerden insbesondere im Nacken- und Schulterbereich bekämpfen.	... Einsteigerinnen und Fortgeschrittene (die Beschwerden loswerden wollen)
Jivamukti Yoga	**Dynamische Power für Körper und Geist** → Ebenso powervoll wie Ashtanga Yoga ist diese Kombination aus Krafttraining und Stretching. → Die Asanas werden dynamisch und zügig nacheinander ausgeführt. → Das Ganze erfolgt im Einklang mit der richtigen Atmung und oftmals zu passender Musik. → Ergänzend und den spirituellen Teil abbildend wird meditiert, zudem gemeinsam Mantren gesungen.	... Einsteigerinnen und Fortgeschrittene, die es gern fitnesslastig und/oder spirituell haben
Kundalini Yoga	**Atmung, Energie, Körper & Geist: alles im Fluss** → Kundalini Yoga ist eine Art »Best of Yoga«: eine Mischung aus dynamisch ausgeführten, körperbetonten Asanas, intensiven Atemübungen und spirituellen Elementen wie Meditation und dem Singen von Mantren. → Im Zentrum steht eher das Spirituelle und das Ziel, Blockaden zu lösen sowie Energien frei fließen zu lassen.	... Einsteigerinnen und Übende, denen der spirituelle Part wichtig ist
Power Yoga	**Intensives Fitnesstraining im Flow** → Power Yoga ist ein moderner Überbegriff für kraftvolle Yoga-Formen und insgesamt eine moderne Interpretation des Ashtanga-Yoga. → Der größte Unterschied zu Letzterem: Beim Power-Yoga können die Asanas beliebig kombiniert werden. → Die einfach wirkenden, aber intensiven Asanas werden lange gehalten, was die Tiefenmuskulatur anspricht und deine Kraft sowie Koordinationsfähigkeit inklusive deiner Körperbalance verbessert.	... Einsteigerinnen und Fortgeschrittene, die besonderen Wert auf den Fitnessaspekt legen
Vinyasa Yoga	**Der Flow-Klassiker mit Atemschule** → Die Spezialität: der stete Fluss von Asanas in zügiger Abfolge, ohne Pause und geleitet durch deine Atmung. Deshalb wird Vinyasa Yoga auch einfach »Vinyasa Flow« genannt. Zumeist gibt es mehrere Durchgänge derselben Abfolge. → Ansonsten ist kaum etwas vorgegeben. Je nach Lehrer*in kann die Intensität stark variieren, denn sie/er bestimmt das Tempo und auch die Auswahl der Asanas. → Grundsätzlich ist Vinyasa Yoga aber körperbetont und dynamisch, wobei jede Einheit den ganzen Körper ansprechen, zudem mit einer passenden Atmung deinem Geist Ruhe schenken soll.	... Einsteigerinnen und Fortgeschrittene, die sich Fitnesstraining in Kombination mit Yoga-Elementen wie der Schulung des Atems wünschen
Yin Yoga	**Wer es ruhig mag, bewahrt Haltung!** → Bei dieser »statischen« Variante steht das Halten von Positionen im Vordergrund: Für einige bis hin zu 10 Minuten (!) hältst du bestimmte Asanas. Ziel: dich in eine Pose hinein fallen zu lassen und dabei vollständig zu entspannen. → Damit profitierst du von dem Dehneffekt der Positionen, was Muskeln und Faszie zusätzliche Flexibilität und deinem Körper Beweglichkeit verleiht. → Dabei lernst du auch, zur Ruhe zu kommen und deinen Atem fließen zu lassen.	... Einsteigerinnen und Fortgeschrittene, die an Beweglichkeit, Koordinationsvermögen und innerer Ruhe arbeiten wollen

Pilates

Bei diesem Trainingskonzept handelt es sich um ein Ganzkörpertraining, bei dem die Stützmuskulatur von Bauch, unterem Rücken und Becken(boden), das sogenannte **Powerhouse**, im Mittelpunkt steht. Es ist keine 100 Jahre her, da entwickelte Namensgeber Joseph Hubertus Pilates diesen Ansatz, der vor allem Einsteiger*innen an eigens von Pilates entwickelten (heute eher selten zu findenden) Fitnessgeräten kräftigen sollte. Was wir heute unter Pilatestraining verstehen, die Übungen auf der Matte, waren eigentlich ausschließlich für fortgeschrittene Trainierende gedacht. In Teilen erinnert Pilates durchaus an fitnessbetonte Yoga-Formen, denn auch hier steht dein Atem im Mittelpunkt – so soll Pilates neben dem Körperlichen auch deine Selbstwahrnehmung und Entspannungsfähigkeiten verbessern.

Was bringt das?

Der Powerhouse-Gedanke macht es deutlich: Pilatesübungen zielen vor allem auf tieferliegende, kleine Muskeln am Rumpf. Wenn du diese trainierst, verbesserst du unter anderem deine Körperhaltung und kannst auf diese Weise Rücken- oder anderen Haltungsproblemen entgegenwirken beziehungsweise diesen vorbeugen. Du wirst auch leistungsfähiger, wenn du dich auf dein Körperzentrum konzentrierst: Deine Körpermitte fängt alle Kräfte ab, die bei jeder deiner Bewegungen mit den Armen und/oder Beinen entstehen. Pilates ist zudem gelenkschonend, denn du führst die Bewegungen kontrolliert und fließend aus. Es bringt aber zugleich auch deinen Kreislauf in Schwung, was zum Beispiel die Durchblutungslage in deinem Körper verbessert.

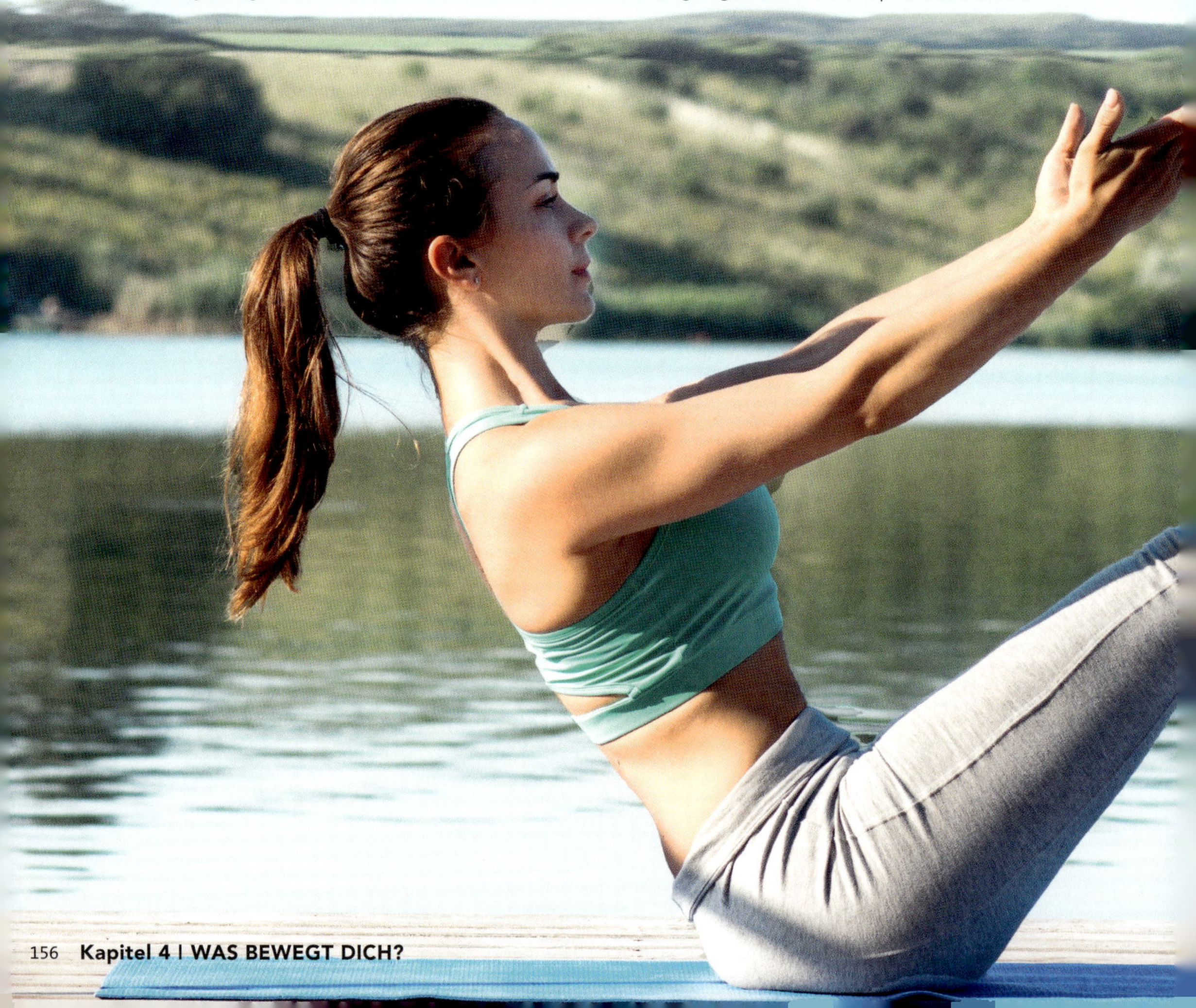

Was erwartet dich im Training?

Vieles erinnert an Yoga, etwa die Konzentration auf eine bewusste Atmung oder die langsam fließenden Übungen, die du mental betont bewusst wahrnehmen und kontrollieren sollst: Pilates zielt auf möglichst präzise Bewegungsausführungen und schöpft dabei aus einem Fundus von über 500 Übungen, die zumeist auf der Matte ausgeführt werden. Diese werden dann im Training so angeordnet, dass sie im Wechsel für eine Dehnung und für eine Kräftigung der Muskeln sorgen sollen. All diese Zutaten machen Pilates zu einer schweißtreibenden Angelegenheit – die dich nicht nur in gesundheitlichen Aspekten, sondern auch beim Abnehmen und dem Aufbau von Bauchmuskeln unterstützt. Nicht umsonst also findest du in vielen Studios passende Kursangebote – sicher auch in deiner Nähe.

Fusion-Fitness-Beispiel: Piloxing

Das Beste aus verschiedenen Fitnessansätzen zu mixen ist eine gute Idee, wie dir in diesem Kompass unzählige Trainingskonzepte von Aqua Boxing bis Zumba zeigen. Fusion-Fitness-Einheiten, auch als Hybrid-Workouts bezeichnet, sind angesagt und effektiv. Ein weiteres Beispiel aus dem unerschöpflichen Fundus der Kombinationsmöglichkeiten: Piloxing.

Kurz den Namen betrachtet, und du kommst dahinter: Piloxing ist eine Mischung aus Pilates und Boxing, wie üblich bei Fusion-Fitness-Einheiten untermalt von treibender Musik – kurz: richtig anstrengend. Beim Ganzkörpermix aus explosiven Boxsequenzen und kraftraubenden Pilatesübungen, die wie gewohnt vor allem den Rumpf zum Brennen bringen und eher kontrolliert ausgeführt werden, fließt Schweiß in Strömen. Das Ganze wird mal in getrennte Intervalle gepackt, mal koordinativ anspruchsvoll vermischt, und als Huldigung der Musik mit einer tänzerischen Komponente kombiniert. Fazit: ausprobieren!

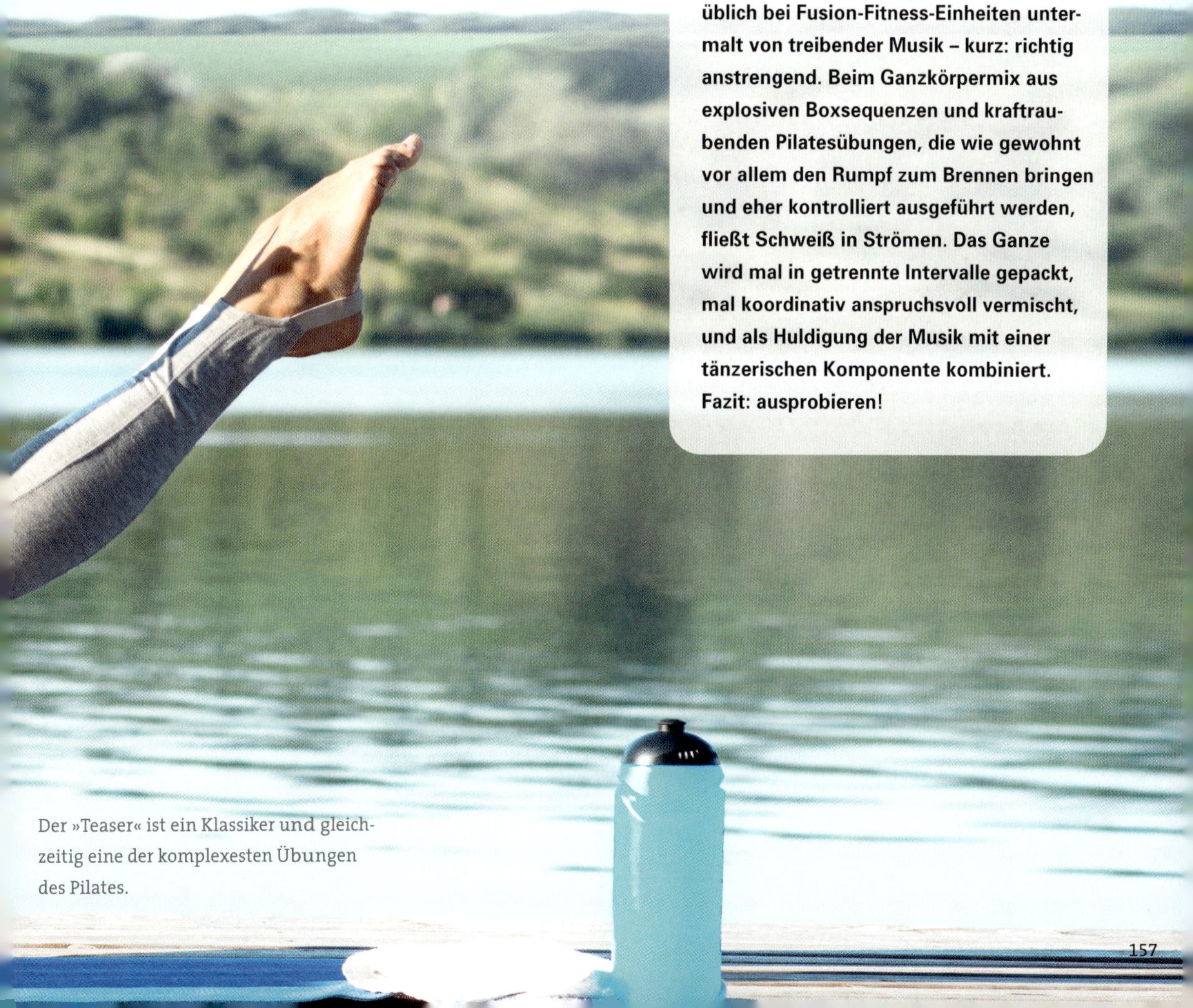

Der »Teaser« ist ein Klassiker und gleichzeitig eine der komplexesten Übungen des Pilates.

Barre Workout

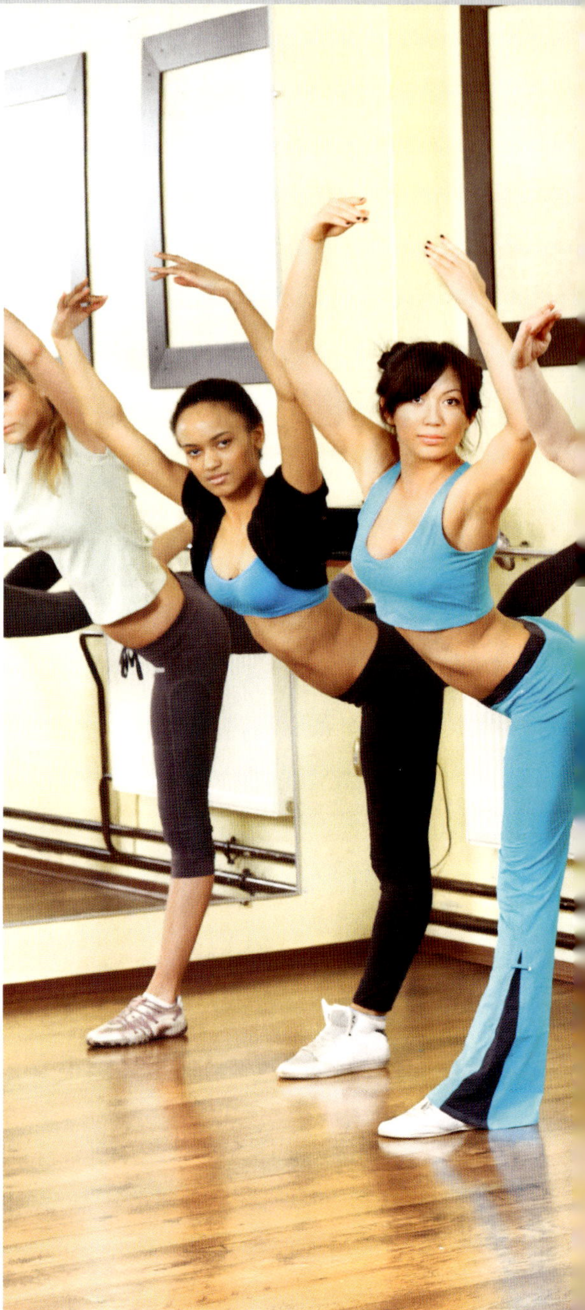

Dieses Ballett-Workout, das vor alle durch weibliche Hollywood-Größen zunehmende Bekanntheit erlangt hat, kombiniert Positionen und Moves aus dem Ballett mit Elementen vorrangig aus der Gymnastik, zusätzlich auch aus dem Yoga- und Pilatesbereich. Der Name Barre ist abgeleitet vom Englischen »Bar« für Barren, womit der Ballettbarren gemeint ist.

Was erwartet dich im Training?

Das Barre-Workout ist eine spannende Alternative zu normalen Fitnesskursen, und zwar nicht nur dann, wenn du Ballett-Erfahrung mitbringst. Die fordernden Einheiten werden vorrangig im Stehen ausgeübt, wie beim Ballett vor einem großen Wandspiegel und dem namensgebenden Barren davor. Fürs Home-Gym ist so ein Setting eher nicht geeignet – aber warum auch? Unter Anleitung lernst du immer was Neues, und in der Gruppe macht das Ganze auch richtig Spaß. Das Coole an dem großen Spiegel: Du hast nicht nur dich selbst stets im Blick, sondern auch deine Trainerin, was das Nachmachen erleichtert. Sowohl die klassischen Positionen aus dem Ballett als auch die schweißtreibenden Gymnastik- und Fitness-Moves absolvierst du bei anregenden Beats. Neben dem »klassischen« Barre-Workout im Stehen gibt es auch das sogenannte Floor Barre, bei dem du auf der Matte Bewegungen aus dem Ballett absolvierst.

Was bringt das?

Die grazile Leichtigkeit von Ballettbewegungen täuscht: Dieses Training mit diesen Moves ist unglaublich anstrengend – und damit effektiv. Schau dir Balletttänzerinnen an: Insgesamt wirst du beweglicher und auf eine attraktiv-schlanke Art muskulöser. Du wirst richtig ins Schwitzen kommen, denn dein Herz-Kreislauf-System ist gehörig gefordert – und du sprichst den ganzen Körper bis hinein in Zonen der Tiefenmuskulatur an, insbesondere an den typischen »Problemzonen«: Bauch, Oberschenkel (aber auch die Waden – Achtung: erhöhte Muskelkatergefahr!), Po und Arme. Das Gesamtkonzept ist somit auch ansatzweise zum Abnehmen geeignet. Selbst dein Bindegewebe, die Faszie, trainierst du wie auch bei anderen Konzepten mit ganzheitlichem Ansatz inklusive Stretching-Elementen mit. Barre Workout fördert Körpergefühl, Körperhaltung, Gleichgewichtssinn und weitere koordinative Fähigkeiten. Und last but not least: Auch Barre sorgt für richtig gute Stimmung und jede Menge Glücksgefühle.

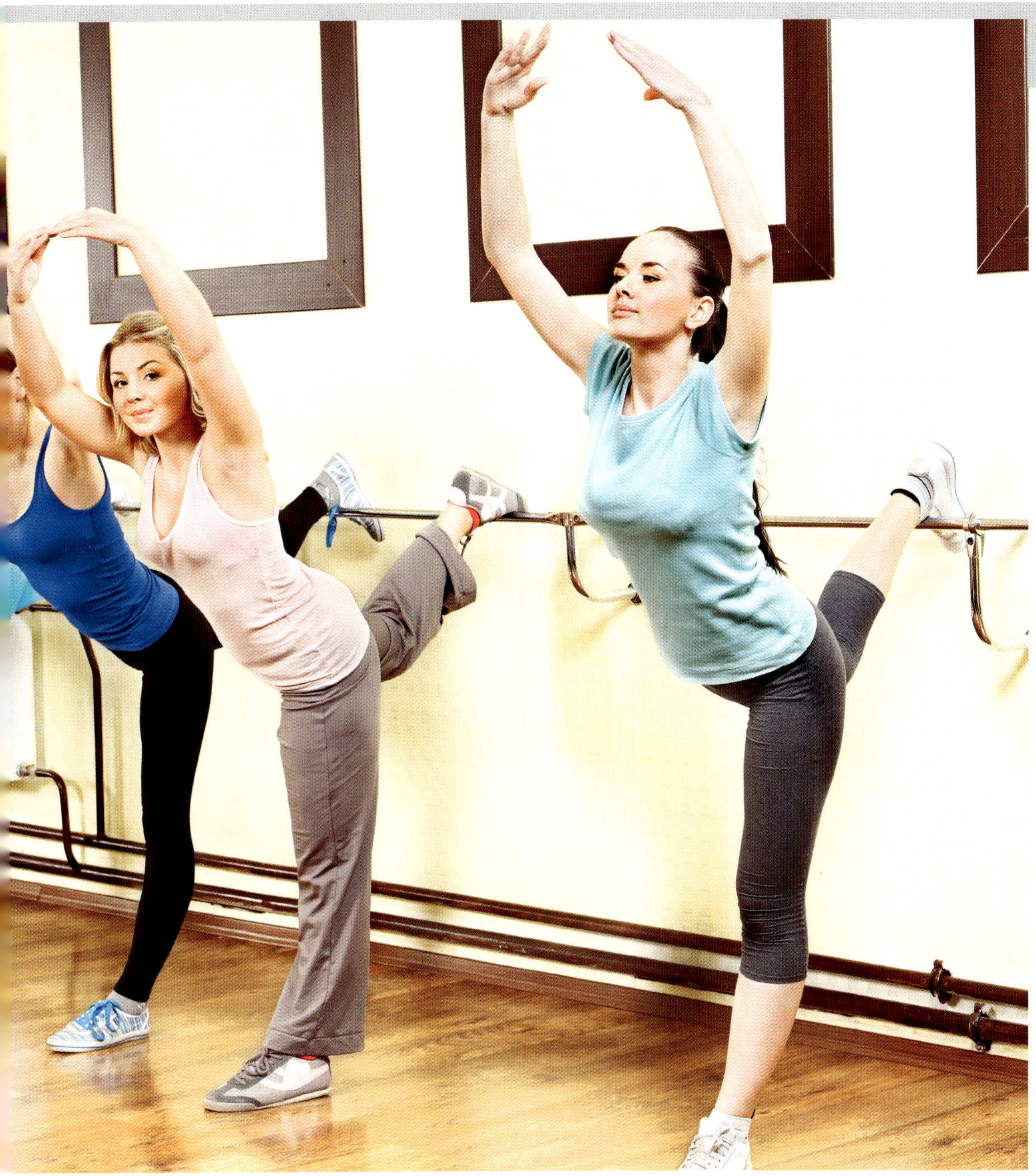

Alles andere als von der Stange: Die Anforderungen des Barre-Workouts mit den Ballettelementen sind einzigartig.

Ein Warnhinweis zum Schluss: Wenn du von konkreten Bandscheiben-, Hüft- oder Knieproblemen weißt, dann solltest du lieber im Vorfeld deinen Arzt konsultieren und ihn fragen, ob diese Moves für dich okay sind. Gehe dann behutsam vor.

Pole Dance

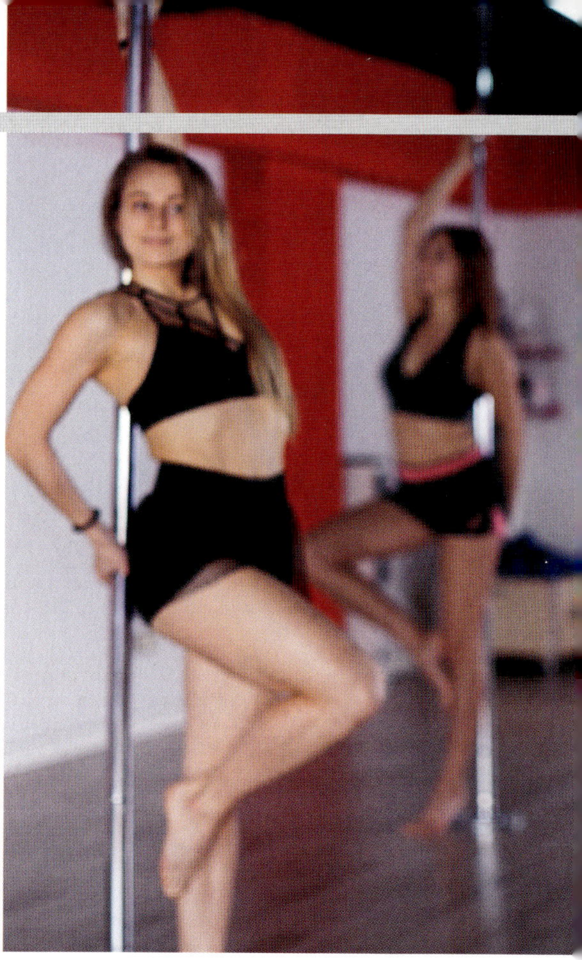

Zwischen Himmel und Erde: Ein ehemals exotisches Tool bereichert die Fitnesswelt – und bietet ein sehr effektives Training.

Mit schummrigen Rotlichtbars hat dieses Fitnesskonzept an der vertikalen Stange nicht mehr viel gemein: Pole Dance (»Stangentanz«), ist schon seit Längerem ein Gruppenfitness-Hype dank seiner akrobatischen Moves mit hoher Wirksamkeit für den ganzen Körper. Das wussten vor längerer Zeit auch schon die Männer zu schätzen – in China: Ein Act im chinesischen Zirkus war (und ist) das Pendant vorrangig für Männer, »Chinese Pole« genannt. Wenn du Lust auf ungewöhnliche Tanz- und intensive Fitness-Moves gleichermaßen hast, bist du in einem der bundesweit mehr als 200 Pole-Fitness-Studios goldrichtig. Ein Schnupperkurs lohnt in jedem Fall: Alles, was du brauchst, ist eine kurze Hose und (bei fortgeschrittenen Moves) ein bauchfreies Oberteil: Mit deiner bloßen Haut hast du besseren Halt an der Stange. Schuhe trägst du nicht. Theoretisch kannst du dir übrigens auch eine Stange für das Home-Gym zulegen – in der Gruppe und unter Anleitung (denn du wirst immer was dazulernen können!) ist Pole Dance aber deutlich empfehlenswerter, und in jedem Fall unterhaltsamer.

Was erwartet dich im Training?

Du führst an einer vertikalen Stange diverse Schwung-, Dreh- und Hebel-Moves aus, die akrobatisch anmuten (und durchaus sind) und gleichzeitig sehr elegant wirken können (zugegeben, mit etwas Übung). Das Ganze machst du vor allem als Einsteigerin am besten unter Anleitung, dann zumeist in einer kleinen Gruppe. Wenn du Yoga- oder Pilateserfahrung mitbringst, werden dir die Moves an der Stange eventuell leichter fallen. Ansonsten kommen Einsteigerinnen auch so gut rein – und nach oben hin gibt es keine Grenzen: Wenn du richtig ambitioniert bist, kannst du dich im Fortgeschrittenen-Level richtig auspowern (etwa bei »Pole Fitness«, wo es sehr akrobatisch zugeht) und im weiteren Verlauf in den Leistungssportbereich hineinschnuppern, wenn du – sorry, das Wortspiel muss einmal sein – bei der Stange bleibst.

Was bringt das?

Pole Dance ist eine perfekte Symbiose aus Kraft- und Beweglichkeitstraining, gepaart mit koordinationsfördernden Tanz-Moves. Du baust Kraft, Beweglichkeit und Koordination gleichermaßen aus. Dabei beanspruchst du alle Muskelgruppen, vorrangig die des Oberkörpers (inklusive der Schultern und der Arme, insbesondere auch deiner Griffkraft) und des Rumpfs (dort vor allem deine Bauchmuskeln). Durch die vielen Beugebewegungen und Rotationen wird dein Rumpf flexibler, und je mehr du in die Technik einsteigst, desto mehr Koordination kommt hinzu. Schon allein aufgrund der choreografischen Elemente – denn es ist immer noch ein Tanz, und du bist eine »Polerina«. Das verbessert am Ende auch dein Körpergefühl sowie deine Körperhaltung. Abnehmen kannst du damit auch, denn du wirst merken, wie anstrengend eine Einheit an der Stange ist – ein Zeichen dafür, dass du deine Körperstrukturen aufbaust und ordentlich Energie verfeuerst. Und dann macht der ganze Tanzzauber auch noch jede Menge Spaß.

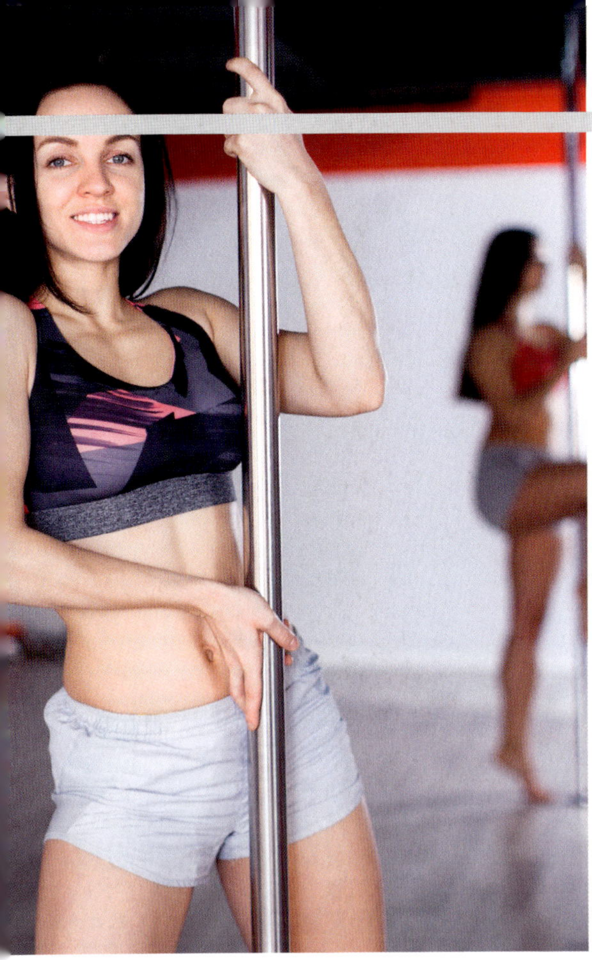

Kleiner Warnhinweis: Mit (chronischen) Beschwerden an Schulter-, Knie- oder Hüftgelenken ist Pole Dance möglicherweise nicht optimal für dich. Sprich dich dazu im Zweifelsfall mit deinem Arzt ab. Diesen oder ebenso gut deine Trainerin kannst du zudem dazu befragen, bis zu welchem Zeitpunkt du noch Pole Dance machen darfst, wenn du schwanger bist.

Als Einsteigerin solltest du dich darauf vorbereiten, dass es insbesondere am Anfang durch die noch nicht ganz so ausgefeilte Technik bei der Arbeit an der Stange zu blauen Flecken kommen kann. Du solltest deine Pole Dance-Trainingseinheit also nicht unbedingt vor einem Beachbody-Fotoshooting durchführen.

Weitere Tanzfitness-Ansätze

Neben Ballett und Stangentanz gibt es jede Menge Fitnessformen, bei der spätestens seit der Entwicklung von Zumba Aerobic und Tanz verschmelzen: Heute lässt sich als Teilnehmerin kaum noch sagen, ob ein Tanzfitnesskonzept eher Tanz oder doch Fitness ist. Das ist letztlich auch egal, Hauptsache es macht Spaß und ist effektiv. Und davon kannst du auch bei diesen drei Tanzfitnessvarianten ausgehen, die hier stellvertretend für viele andere genannt sind: Leider wird nicht jedes Konzept flächendeckend in Deutschland angeboten, aber erkundige dich einfach nach den Tanzfitnesskursen, die es in deinem Umfeld gibt.

Bokwa

Bei diesem Tanz-Workout, das aus einer Mischung aus Kickboxen, Capoeira, Step-Aerobic und Kwaito, einem afrikanischen Tanz, besteht, bewegst du dich nach (26) Buchstaben und den Zahlen von 1 bis 10, also 36 einfach zu erlernenden Tanzschritten. Es gibt kein Auszählen von Schritten, und damit ist es perfekt für alle geeignet, die sich mit dem Erlernen aufwändiger Choreografien schwertun. Der Übergang zwischen zwei Schritten wird mit Boxen, Beinschwingen oder Ähnlichem überbrückt und sorgt für eine nahtlos hohe Beanspruchung, die – wie bei all diesen Trainingskonzepten – einen hohen Energieverbrauch nach sich zieht und somit perfekt zum Abnehmen geeignet ist. Du verbesserst mit Bokwa aber auch deine Ausdauer und Beweglichkeit.

Masala Bhangra

Diese indisch angehauchte Tanzfitnessform kombiniert ebenfalls schweißtreibende Fitnessübungen mit einer gehörigen Portion Bollywood auf Basis des indischen Tanzes namens Bhangra.

4streatz

Dieses Tanzfitness-Workout setzt sich zusammen aus einer durchaus fordernden Mischung aus HipHop-, Salsa- und Streetdance-Elementen. Wie üblich finden hier Tanzwütige jede Menge Spaß, und dann legt es die Choreo auch noch darauf an, ordentlich Coolness zu versprühen.

Jumping Fitness

Power auf dem Trampolin: Beim Jumping Fitness wirst du sprunghaft fit. Vor allem wird dir das Grinsen nicht mehr vergehen – so viel Spaß macht das schweißtreibende Gespringe, das als Kurs von immer mehr Tanz- und Fitnessstudios angeboten wird und auch für Einsteigerinnen eine gute Wahl ist.

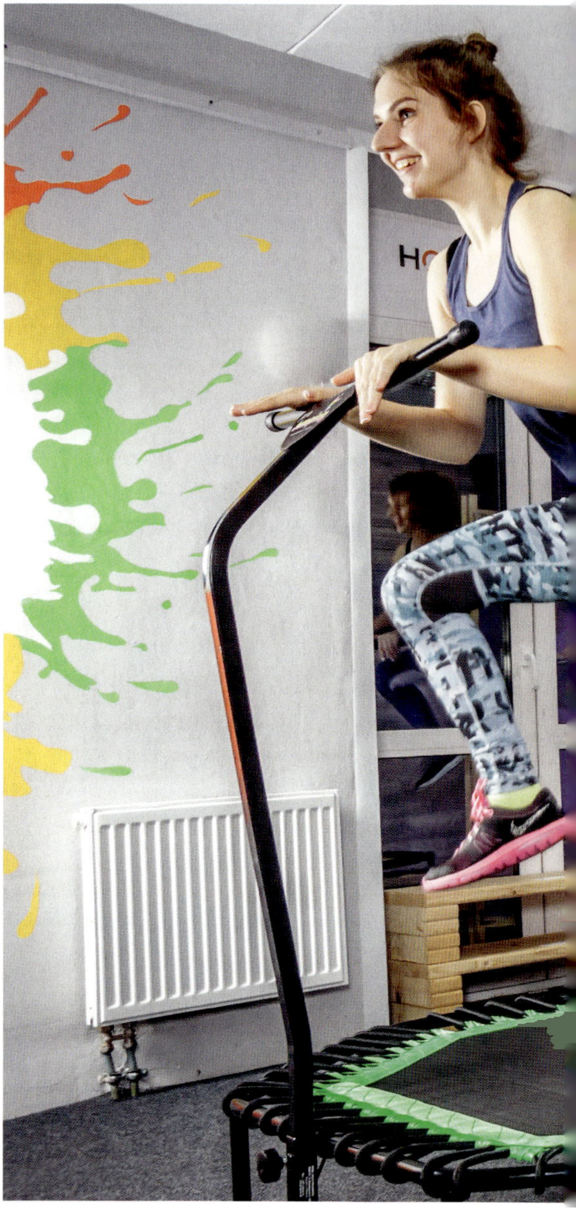

Was erwartet dich im Training?

Jede Teilnehmerin steigt auf ein eigenes Trampolin, das vorne jeweils eine Haltestange angebracht hat. An diesem Griff kannst du dich abstützen und festhalten, denn du wirst sehr schnelle Sprünge machen, dich in alle möglichen Richtungen bewegen – und sollst deswegen natürlich nicht vom Gestell fallen. Das Ziel ist kraftvoll zu springen, ohne dass du dich zur Decke katapultierst. Vielmehr soll die Energie nach unten in das Tuch gehen. Was dann auch deine Gelenke schont – und schon ist an dem Gerücht, Trampolinspringen sei nicht gut für die Wirbelsäule, auch nichts mehr dran.
Das Workout besteht aus vielen Balanceübungen, Sprüngen und klassischen Bewegungen aus dem Aerobic. Hinter allem steckt wieder eine Choreografie, die aber verhältnismäßig leicht zu erlernen ist und den Spaßfaktor erhöht, wenn alle Teilnehmerinnen sich im Einklang bewegen. Apropos Einklang: Jumping Fitness wird in der Regel zu schneller Musik absolviert, die dich durch das anstrengende Training pusht und das eingangs erwähnte Grinsen unterstützt.
Steige nach der kraftzehrenden Einheit vorsichtig vom Trampolin herab: Dein Körper ist am Zittern, auf Schwankungen eingestellt, und für deine Füße wird der harte Boden erst mal wieder gewöhnungsbedürftig sein. Apropos gewöhnungsbedürftig: Wundere dich nicht, wenn du auch nach richtig harten Einheiten eventuell keinen Muskelkater verspürst – der soll durch die kurzen Belastungsimpulse auf dem Trampolin bei manchen ausbleiben.

Was bringt das?

Das Training auf dem Trampolin ist sehr effektiv, denn es spricht fast alle Muskeln deines Körpers an, was es – Überraschung – zu einem tollen Ganzkörpertraining macht. Jumping fördert deine Kraftausdauer, zudem natürlich deinen Gleichgewichtssinn, darüber hinaus deine Beweglichkeit und Koordinationsfähigkeit. Wenn du es richtig anstellst, schont das Training auf dem Trampolintuch deine Gelenke. Und in jedem Fall verbrauchst du so viel Energie dabei, dass Jumping

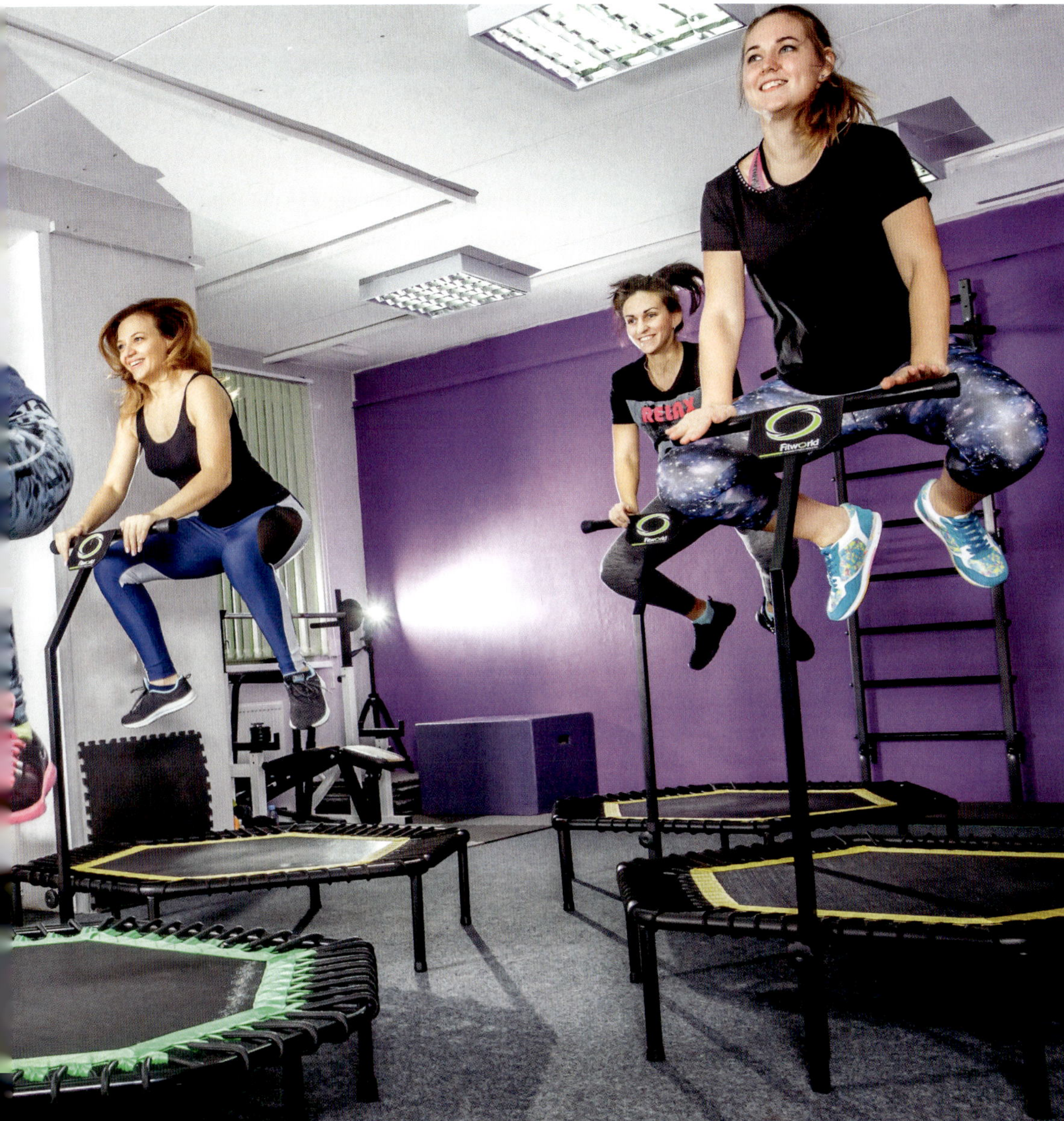

Vielleicht ist nicht mal fliegen schöner: effektives Training mit hohem Spaßfaktor auf dem Sport-trampolin.

Fitness ein erstklassiges Training zum Abnehmen ist. Da du dich quasi »wie auf Wolken« fühlst und in eine ganz andere Welt eintauchst, hilft das Training, Stress abzubauen und sogar Glückshormone auszuschütten – da sind wir wieder bei deinem Lächeln!

Hula-Hoop

Das wird Kindheitserinnerungen wecken: Hula-Hoop is back! Seit Jahren bereits, und das mit Macht: Das Hüftkreisen mit Kunststoff- oder Holzreifen ist en vogue und gilt heute als vollständiges Workout-Konzept, auf das auch Promifrauen wie Beyoncé schwören. Zurecht: Denn Hula-Hoop sieht faszinierend aus, macht jede Menge Spaß und ist zudem auch ordentlich effektiv. Es lohnt sich also für dich, in den Ring zu steigen: Heute schon gehullert?

Was erwartet dich im Training?

Eine Workout-Einheit des Hoopings oder Hullerns, wie das Hula-Hoop-Training tatsächlich auch genannt wird, geht rund 20 bis 30 Minuten lang. In dieser Zeit sollte der Reifen (Kaufberatung siehe Seite 242) mit einem mehr oder weniger geschmeidigen Hüftschwung mehr oder weniger dauerhaft kreisen. Ansonsten sind die Kreisbewegungen auch an den Armen, Beinen oder sogar am Hals möglich. Es gibt Kurse und Coaches für Hula-Hoop, aber du kannst hier genauso gut auch selbst loslegen und deine ersten Erfahrungen sammeln. Was dir helfen wird: Schaue dich mal auf YouTube um – dort gibt es viele Expertinnen, bei denen du dir Anleitungen, Tricks und Kniffe holen kannst. Früher oder später solltest du aber auch mal einen Live-Kurs besuchen.

Was bringt das?

Hooping ist in Form einer eben beschriebenen Workouteinheit richtig anstrengend und hat einen hohen Effekt auf dein Herz-Kreislauf-System, sodass das Training quasi als Ausdauertraining durchgehen kann. Dabei hat Hullern einen Einfluss auf deinen Stoffwechsel, da viel Energie verbrannt wird – ähnlich wie bei Tanzaktivitäten, etwa Salsatanzen. Das ist schon mal klasse für dein Abnehmprojekt. Wobei immer der etwas fälschliche Eindruck entsteht, dass das Schwingen des Reifens gezielt Bauchfett abbaut, hier quasi wegmassiert. Das ist so nicht korrekt. Auch hier ist es, wie bei anderen Trainingsformen auch, immer die Gesamtheit deiner Bewegungsbemühungen und deines Kalorienhaushalts, die Körperfett an den Kragen geht.

Dennoch trainierst du effektiv deinen Rumpf, je nach Zusatzmoves auch andere Bereiche. Ein Ersatz zum Krafttraining ist es zwar nicht, aber Rumpf, Po und Co. werden dennoch etwas gestählter, das Muskel- und Bindegewebe insgesamt zudem gestrafft, denn dein ganzer Körper ist unter Spannung. Weitere positive Effekte: Du optimierst in hohem Maße dein Koordinationsvermögen (insbesondere bei Choreografien mit Zusatzmoves), förderst deine Durchblutung und wirst mit Glückshormonen belohnt.

Kein Beinbruch, aber einen abschließenden Hinweis wert: Anfangs kannst du blaue Flecken bekommen. Was aber wirklich wichtig ist: Lasse die Finger vom Hula-Hoop bei akuten Rücken-, insbesondere Bandscheibenproblemen!

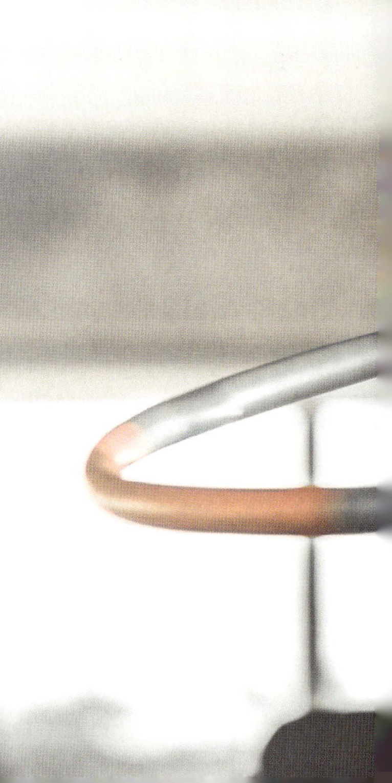

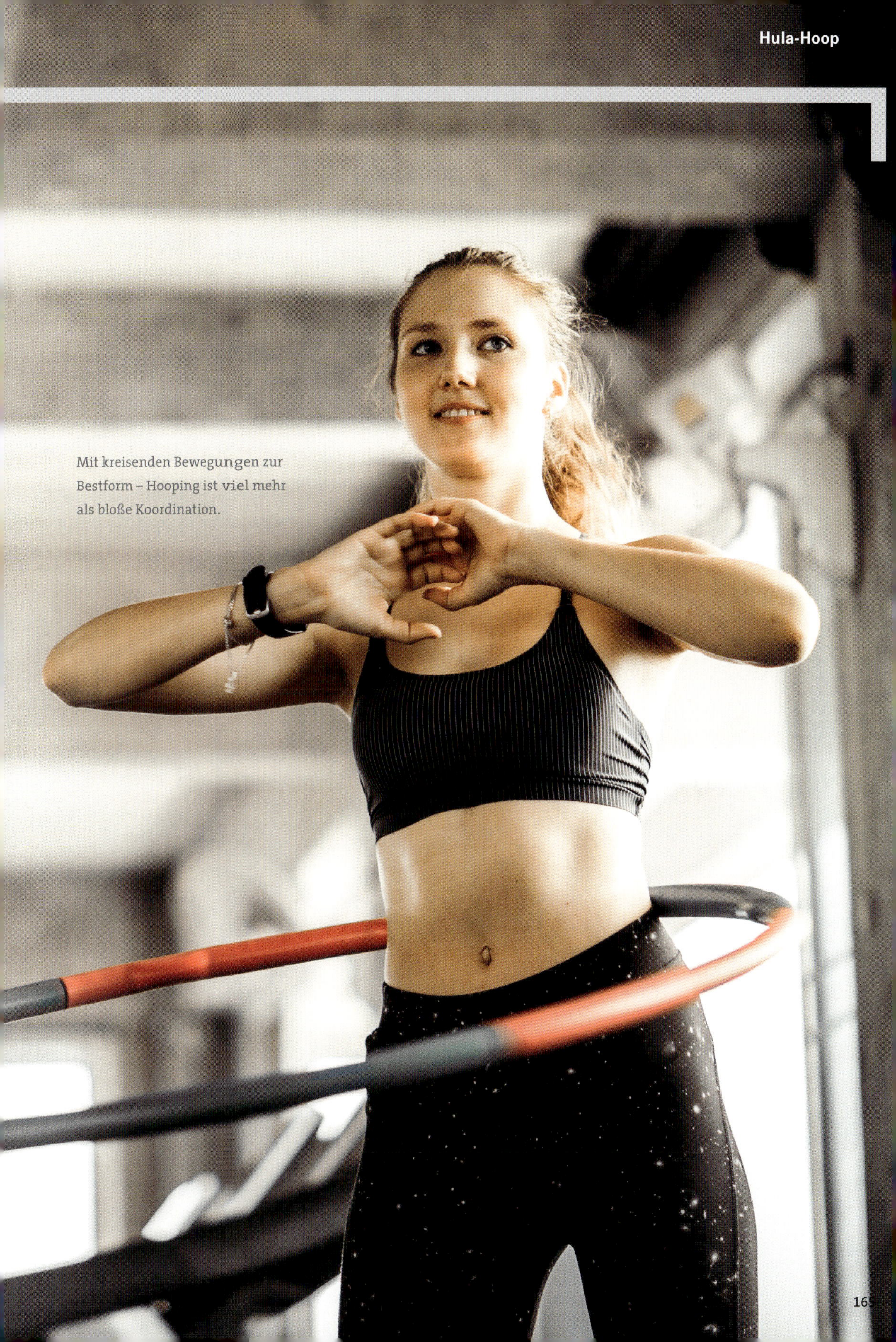

Mit kreisenden Bewegungen zur Bestform – Hooping ist viel mehr als bloße Koordination.

Aquafitness

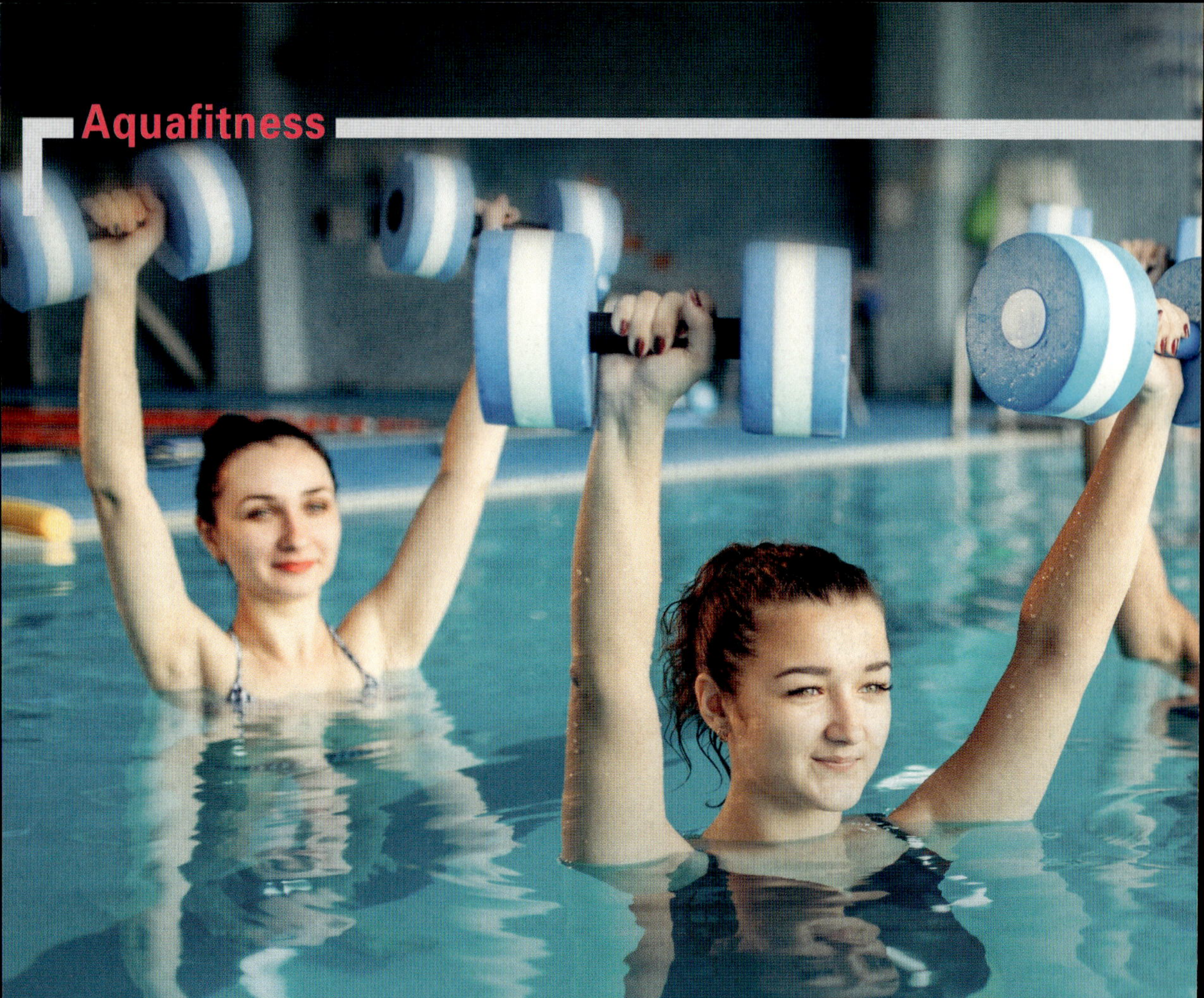

Verstaubtes Image in nasser Umgebung: Zugegeben, Aquafitness (oder noch schlimmer: Aquagymnastik) hat ein wenig den Ruf des »Oma-Sports«. Aber es gibt zahlreiche Methoden, die zeigen, wie anstrengend Fitnessbewegungen im Becken sein können. Beim Thema Aerobic (siehe Seite 138) ist dir zum Beispiel schon Aqua Aerobic begegnet. Das Besondere und besonders Nützliche des Trainings im Wasser ist, dass du das Element nicht nur als gelenkschonendes Auftriebsmittel nutzen kannst, sondern auch als intensivierenden Widerstand. Doch der Reihe nach.

Was erwartet dich im Training?

Aquafitness wird gern in Schwimmbädern oder Studios mit Becken als Kursprogramm genutzt. In der Regel folgst du den Anweisungen eines Kursleiters/einer Kursleiterin am Beckenrand, während du entweder im brusthohen Wasser (die leichte Variante) stehst oder im tiefen Wasser schwimmst. Dabei muss es nicht immer nur die berüchtigte, Auftrieb erzeugende Poolnudel sein, die dich beim Training begleitet: Beim Aquaboxing beispielsweise bindest du dir Schaumstoff-Pads um die Fuß- und Handgelenke, oder du nutzt Schaumstoff-»Hanteln« oder auch Aqua-»Boxhandschuhe« aus gebogenem Schaumstoff: Mit diesen boxt und trittst du, triffst dabei dank der Pads auf einen massiv erhöhten Widerstand. Während du solche Einheiten wie das Aquaboxing dann zumeist im flacheren, etwa brusttiefen Wasser ausführst, finden andere Formate im tiefen Wasser ohne Standmöglichkeit statt. Selbst Radfahren kannst du im Wasser, beim Aquabiken. Und moderne Kursangebote bestehen heute auch viel mehr aus schweißtreibenden Aerobic-Elementen denn aus laschen Chichi-Bewegungen.

Was bringt das?

Wie beschrieben bietet dir Wasser zwei Vorzüge: Auftrieb oder bei Bedarf Widerstand.
Der Auftrieb hilft dir, er erleichtert Bewegungen und schont Gelenke. Allen Aquafitness-Ausprägungen ist

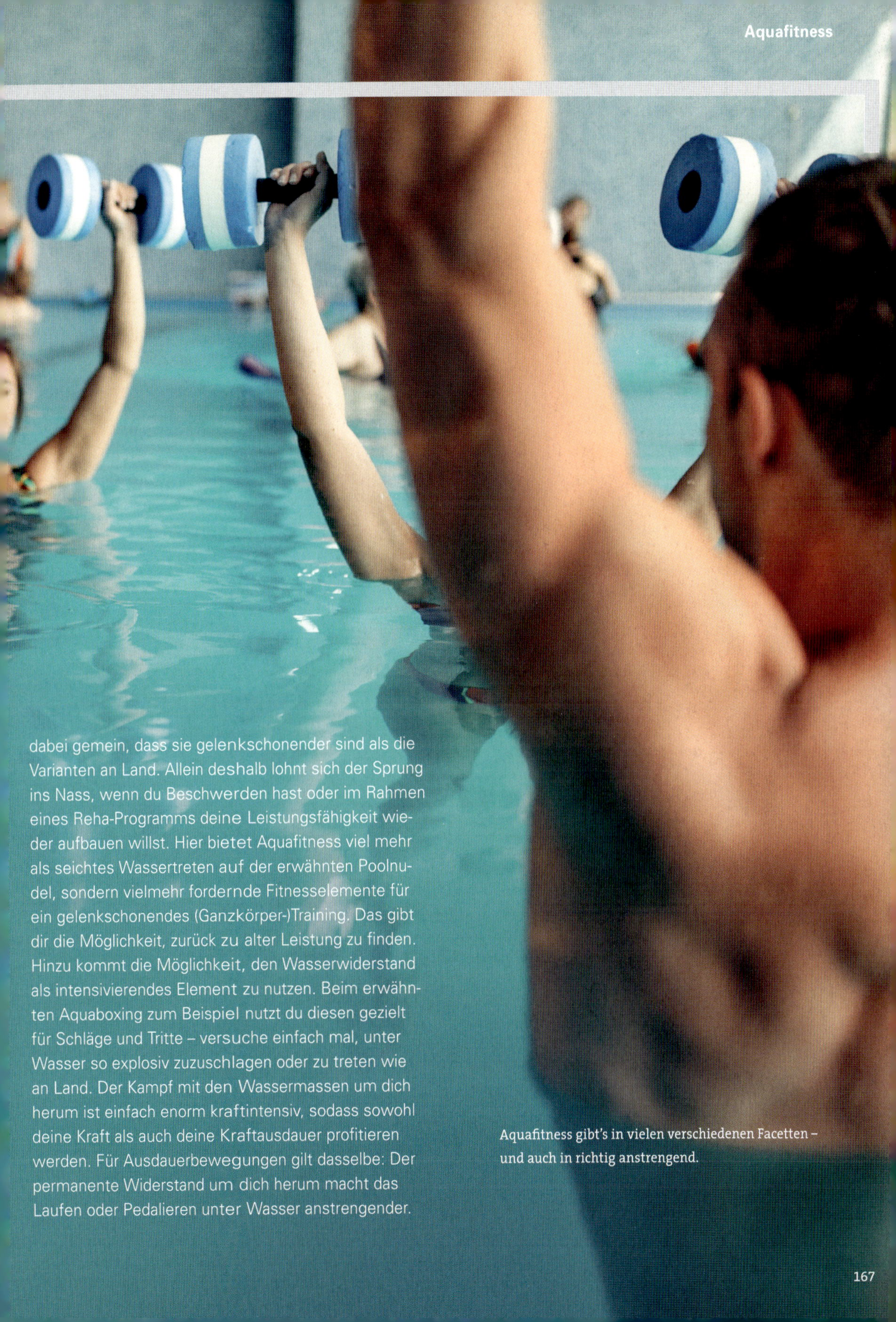

dabei gemein, dass sie gelenkschonender sind als die Varianten an Land. Allein deshalb lohnt sich der Sprung ins Nass, wenn du Beschwerden hast oder im Rahmen eines Reha-Programms deine Leistungsfähigkeit wieder aufbauen willst. Hier bietet Aquafitness viel mehr als seichtes Wassertreten auf der erwähnten Poolnudel, sondern vielmehr fordernde Fitnesselemente für ein gelenkschonendes (Ganzkörper-)Training. Das gibt dir die Möglichkeit, zurück zu alter Leistung zu finden. Hinzu kommt die Möglichkeit, den Wasserwiderstand als intensivierendes Element zu nutzen. Beim erwähnten Aquaboxing zum Beispiel nutzt du diesen gezielt für Schläge und Tritte – versuche einfach mal, unter Wasser so explosiv zuzuschlagen oder zu treten wie an Land. Der Kampf mit den Wassermassen um dich herum ist einfach enorm kraftintensiv, sodass sowohl deine Kraft als auch deine Kraftausdauer profitieren werden. Für Ausdauerbewegungen gilt dasselbe: Der permanente Widerstand um dich herum macht das Laufen oder Pedalieren unter Wasser anstrengender.

Aquafitness gibt's in vielen verschiedenen Facetten – und auch in richtig anstrengend.

Spinning

Ein Kardio-Klassiker sozusagen der »Fatburning-Szene« ist das seit Jahrzehnten betriebene Gruppentrainings-Ausdauer-Auspower-Konzept Spinning, auch Indoorcycling genannt. Dabei sitzt du auf einem Indoorbike, wie andere Gruppenteilnehmer auch, und strampelst dich, den Befehlen des Instructors folgend, für etwa eine Stunde ab.

Was erwartet dich im Training?

Ein Kursraum mit mehreren Indoorbikes, eine Gruppe von Mitradler*innen und vorne ein Trainer beziehungsweise eine Trainerin, der/die die Anweisungen gibt, wie du zu fahren hast. Zumeist absolvierst du eine Einheit in wechselnden Intervallen mit unterschiedlicher Intensität.

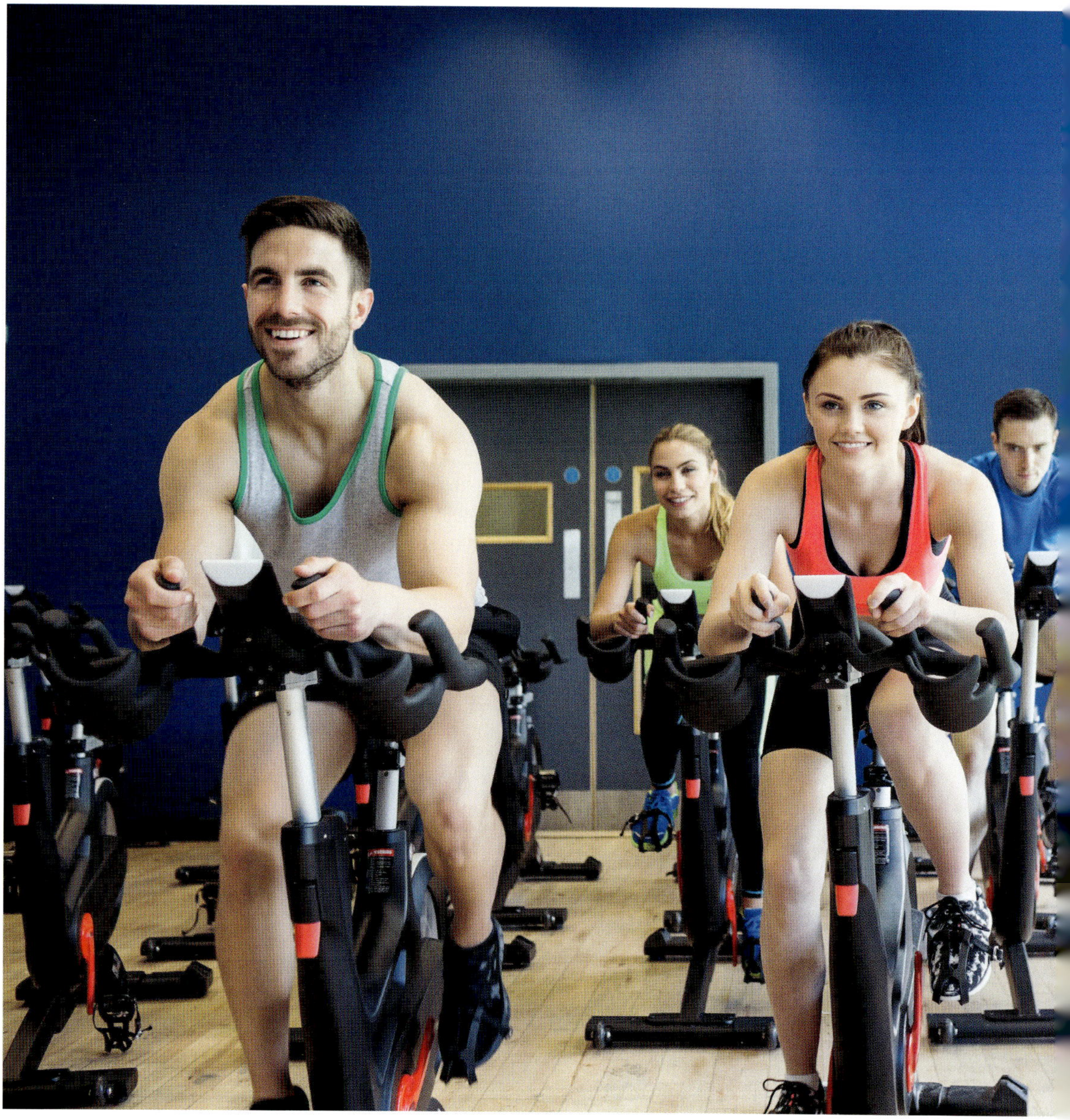

Die hauptsächlichen Stellschrauben, an denen du bzw. der Instructor drehen kann, sind Belastungsintensität und Sitzposition.

Die Belastung kannst du verändern, indem du den Widerstand am Rad erhöhst und/oder einfach schneller trittst, also die Trittfrequenz anpasst.

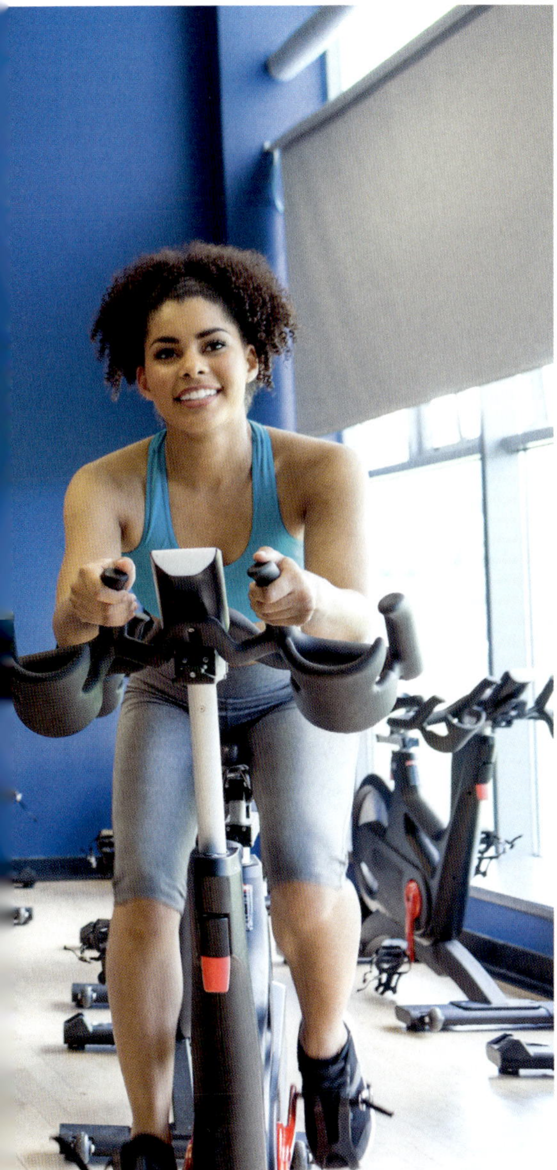

In der Regel kannst du während des Trainings deine Herzfrequenz verfolgen und so gezielt bestimmte Belastungsbereiche ansteuern.

Auch die Sitzposition (und damit ebenfalls die Intensität beziehungsweise die Beanspruchung deiner Muskulatur) kannst du verändern: entweder ganz klassisch im Sitzen oder alternativ im Wiegestritt »stehend«. Für beides gibt es auch verschiedene Grifftechniken, die der Instructor vorgibt. So ergeben sich in einer Einheit verschiedene Intervalle mit verstärkter oder geringerer Belastung und unterschiedlichen Trainingspositionen. Das Ganze wird zumeist mit intensiver Musik untermalt, die dich zusätzlich pushen und dir auch einen treibenden Rhythmus geben soll.

Es gibt auch Spinning-Events, dann zumeist mit einer wirklich großen Teilnehmerzahl (wenn nicht gerade Corona-Auflagen greifen). Hier kannst du dich mehrere Stunden lang (bis hin zu 24-Stunden-Fahrten) mit anderen austoben.

Was bringt das?
Zunächst einmal kräftigt Radfahren die Muskulatur deines Unterkörpers, also Beine und Po. Dann verbrennt Spinning aber vor allem maximal viel Energie: Es ist also ein hochgradig effektives Training zum Abnehmen, das dabei auch für Übergewichtige geeignet ist, da das Radeln im Gegensatz zum Laufen die Gelenke schont. Zudem förderst du bei einer Spinning-Session massiv deine Ausdauer. Denn letztlich ist Spinning genau das: ein hochintensives Ausdauertraining in Intervallen, damit in Struktur und Aufbau sehr ähnlich dem HIIT (siehe Seite 134).

Viele Studios führen Spinningbikes – und bieten entsprechende Kurse an.

Tool-geprägte Fitnesskurse

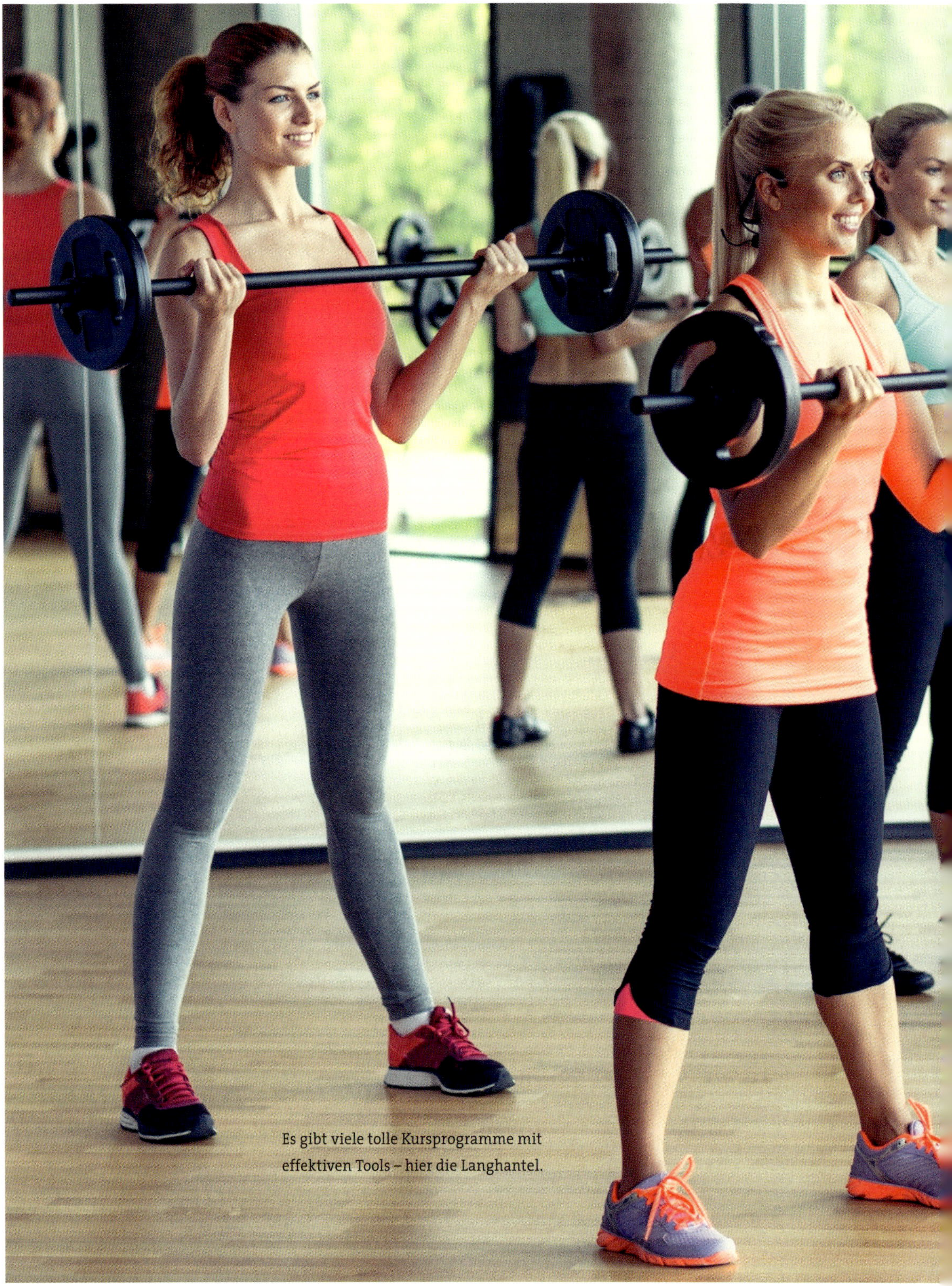

Es gibt viele tolle Kursprogramme mit effektiven Tools – hier die Langhantel.

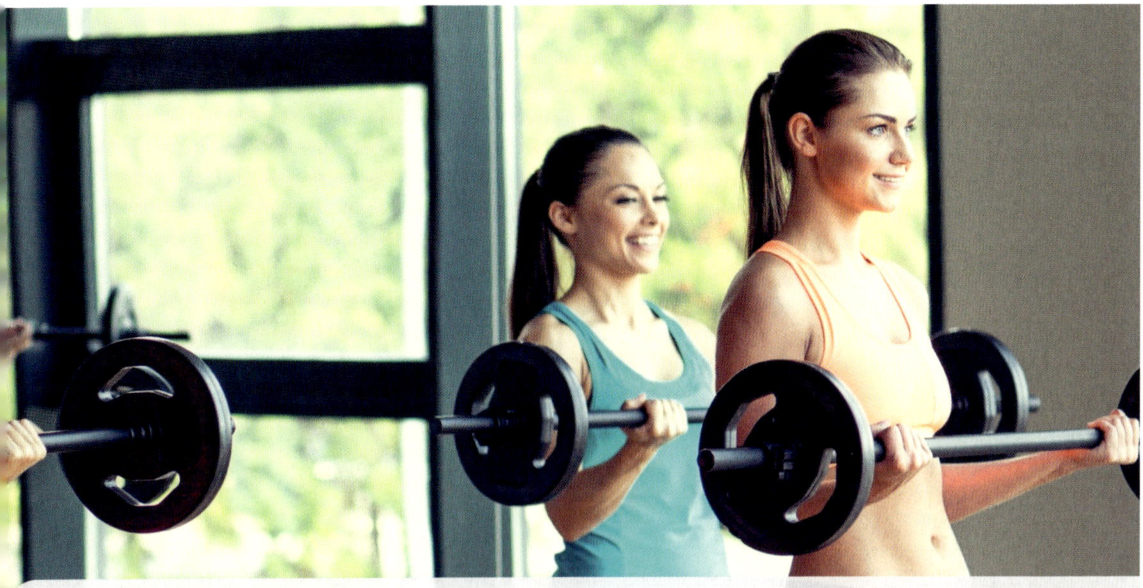

Im Equipment-Kapitel ab Seite 202 findest du viele sinnvolle Tools für dein Home-Gym. Und was für dein Home-Gym gut ist, passt teilweise erst recht ins Studio: Dort finden Kursangebote statt, in denen du dich immer mit einem speziellen Tool auseinandersetzt. So wie das Stepboard beim Step Aerobic etwa (siehe Seite 229). Nutze ein derartiges Kursangebot unbedingt aus. Die Programme sind nicht nur effektiv, du lernst auch viel im Umgang mit dem jeweiligen Tool – und hast damit eventuell auch eine Entscheidungshilfe, wenn du wirklich über den Kauf eines solchen Geräts für dein Zuhause nachdenkst. Vier Beispielformate:

Kurse mit der Langhantel

Kaum ein Studio, das keine Langhanteln stellt. Und kaum ein Studio mit Kursangebot, das keine Langhantelkurse anbietet. »Hot Iron« ist so ein Schlagwort, oder auch »Body Pump« – diese Kurse sind extrem anstrengend, somit auch extrem effektiv. Sie fördern deine Kraftausdauer, helfen beim Bodyshaping oder beim Abnehmen und vielem mehr.

Kurse mit der Kettlebell

Ebenfalls eine feste Größe in vielen Studios sind inzwischen die Kettlebells (siehe Seite 228). Da sie ganz besondere Bewegungen erlauben und ebenso leicht für ein Komplett-Workout genutzt werden können wie die Langhantel, findest du auch häufig Kursangebote mit den Kugelhanteln. Auch diese Einheiten sind in jedem Fall hocheffektiv, fördern sowohl deine Kraft als auch deine Ausdauer und nehmen dabei oftmals Beine und Po in den Fokus.

Kurse mit dem Schlingentrainer

Das Tausendsassa-Gerät schlechthin: Schlingentrainer sind aus der Fitnessszene nicht mehr wegzudenken. Gut, wenn auch dein Studio über welche verfügt. Und noch besser, wenn entsprechende Kurse angeboten werden. Das unglaublich vielseitige Tool (siehe Seite 216) bietet Möglichkeiten für das Training des gesamten Körpers. Das intensive Kraftausdauertraining macht dabei in der Gruppe noch deutlich mehr Spaß.

Kurse mit der Flexi-Bar

Etwas exotischer sind Kurse mit diesem Tool – du wirst sie sicher nicht in jedem Studio finden. Wenn dein Studio aber Flexi-Bar-Training anbietet, probiere es unbedingt mal aus. Die Vorzüge des Tools findest du auf Seite 244. Unter Anleitung kannst du dann nicht nur schneller die grundlegende Technik erlernen, sondern lernst auch Übungen kennen, auf die du niemals selbst gekommen wärst.

EMS-Training

Hier stehst du wahrlich unter Strom! EMS steht für »Elektrische Muskel-Stimulation« (oder »Elektro-Myo-Stimulation«, wobei »Myo«, aus dem Altgriechischen stammend, »Muskel« bedeutet). Es geht also darum, die Muskulatur mit elektrischen Reizen von außen zu stimulieren und gleichzeitig mit Bewegungen zu fordern. Auf diese Weise sollen mehr Fasern angesprochen und eine größere Spannung im Muskel erzeugt werden, als du selbst mit willentlicher Anspannung erreichst.

Was erwartet dich im Training?
EMS-Training wird in speziellen Studios entweder als Einzelcoaching oder in Kleingruppen angeboten. Die engmaschige Betreuung ist notwendig, zudem der Materialaufwand fürs Studio groß, da du quasi einen Ganzkörperanzug trägst. Das erklärt auch den relativ hohen Preis: In der Regel musst du mit einem Wochenbeitrag von 20 Euro für ein EMS-Studio rechnen.
Es gibt auch (teures, sofern qualitativ hochwertig) Equipment für das Heimtraining. Doch bevor du das einsetzt, solltest du unbedingt ein wenig Erfahrung im EMS-Training sammeln – unter Aufsicht und Anleitung eines qualifizierten Trainers.

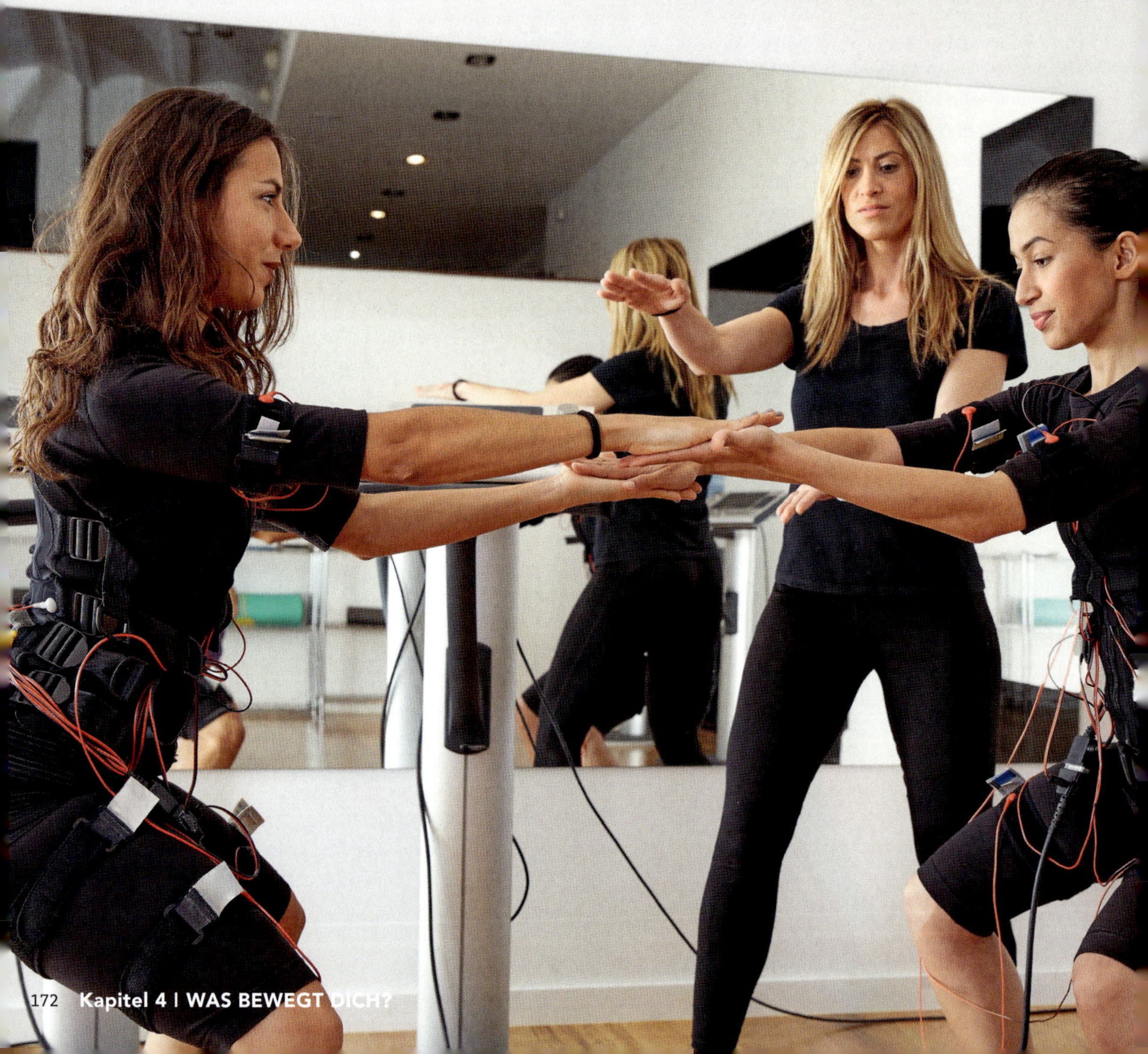

Vor Beginn des Trainings wirst du verkabelt, trägst dann eine spezielle Weste oder einen Anzug. Oder du bekommst Pods auf den Körper gesetzt, die Elektroden enthalten, durch die der Strom in deinen Körper gelangt. Dieser wird in Stößen von bis zu fünf Sekunden Länge wiederkehrend in deinen Körper geleitet. »Stromschläge« musst du nicht befürchten: Es handelt sich um niederfrequenten Strom, der mit einer Spannung bis neun Volt und einer Stärke bis etwa 90 Milliampere in deinen Körper gelangt. Der verstärkt die Reize, die deine Bewegungen auf die Muskulatur ausüben. Du wirst das »verkrampfende« Gefühl verspüren, mehr nicht. Eine Einheit dauert dann nur zwischen 15 und 25 Minuten. In dieser Zeit führst du mehr oder weniger normale Übungen aus. Erwarte zu Beginn heftigen Muskelkater: Viele reagieren damit auf die für deine Muskulatur wirklich ungewohnte Belastung, denn es werden überdurchschnittlich viele Fasern zum Zucken gebracht.

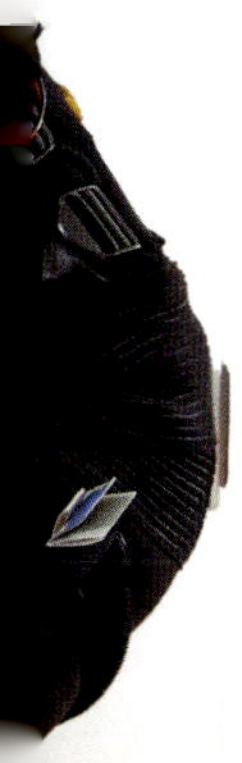

Voll geladen: EMS-Training ist extrem effektiv und findet zumeist in kleinen Gruppen statt.

Sicherheitshinweis:
Wenn du Herzprobleme hast, unter Epilepsie oder akuten Infekten leidest, solltest du kein EMS-Training durchführen.

Was bringt das?

Dass Strom eine Wirkung auf Muskelfasern hat, ist bekannt und belegt: Seit Jahrzehnten etwa wird Strom in der Reha nachweislich mit Erfolg angewendet, um etwa Muskeln an verletzten Gelenken, die nicht bewegt werden können und somit eigentlich immer weiter degenerieren, zu erhalten. Beim EMS-Training läuft das Ganze im Vergleich zur klassischen Reha dynamisch ab: Du führst unter Strom stehend Übungen aus. Das hat ebenfalls nachweisliche Effekte auf den Muskelaufbau und soll grundsätzlich jede Minute des Trainings effektiver machen. Diese Zeitersparnis ist eines der Erfolgsgeheimnisse des EMS-Trainings: Denn das wirbt offensiv damit, dass ein, zwei kurze Trainingseinheiten pro Woche reichen, um fit, schlank, muskulös zu werden. Das allein greift zwar etwas zu kurz (siehe die Empfehlungen weiter unten), doch effektiv ist das EMS-Training allemal. So effektiv, dass es sich zu einem Kassenschlager in der deutschen Studioszene gemausert hat. Und zudem von Leistungssportler*innen unterschiedlicher Disziplinen angewandt wird.

Neuere Studien legen zudem nahe, dass EMS-Training ähnliche Effekte auf Kraftzuwachs und Muskelwachstum hat wie intensives HIT (siehe Seite 130) – wie gesagt bei deutlich weniger Aufwand. Darüber hinaus soll es zum Beispiel auch das Abnehmen unterstützen, dabei Untersuchungen zufolge mehr als doppelt so viele Kalorien verbrennen wie »normales« Training. So oder so: EMS sollte nicht das einzige Training sein, das du absolvierst, denn aus funktionellen Gesichtspunkten findet einfach zu wenig Bewegung in zu eingeschränktem Maße statt. Der Strom kann aber eine sinnvolle und effektive Ergänzung für dich sein – probiere es aus.

Floating Fitness & SUP-Yoga

Bei diesen Trainingskonzepten gehst du nicht baden – aber dich treibt's schon aufs Wasser. Genauer auf ein (zumeist speziell dafür konzipiertes) aufblasbares Board, auf dem du dann deine Bewegungen absolvierst. Das Training hat in jedem Fall Ganzkörpereffekte, denn dein Körper ist permanent dabei, das Wackeln des Boards auf dem Wasser auszugleichen – und selbst wenn es nur Nuancen sind.

Floating Fitness kann jede(r) – einzige Voraussetzung: Du solltest schwimmen können, für den Fall des Falls ins Wasser – und in der Regel wirst du auch gern freiwillig das kühle Nass aufsuchen, zum Beispiel direkt nach der schweißtreibenden Einheit.

Was erwartet dich im Training?

Im wahrsten Sinne die Basis deines Trainings ist ein schwimmendes aufblasbares Brett, Aqua-Base, Fit Mat oder ähnlich genannt. Was du darauf machst, ist dann die Frage des jeweiligen Trainingskonzepts und Kursleiters. In der Regel gibt es ...

a) ... Fitness-Sessions mit unterschiedlichen Ausrichtungen, z.B. HIIT, Stretching, BBP etc. und
b) Yoga auf dem SUP – eine tolle Möglichkeit, Yoga zu praktizieren und das Ganze noch intensiver zu gestalten. Beim SUP-Yoga könntest du ein genügend großes SUP-Board nutzen – in der Regel gibt es aber auch hier spezielle Boards, sogenannte YSUP (Yoga SUP-Boards), die mehr Stabilität durch entsprechende Länge und Breite liefern, dafür nicht wirklich für Streckenfahrten taugen.

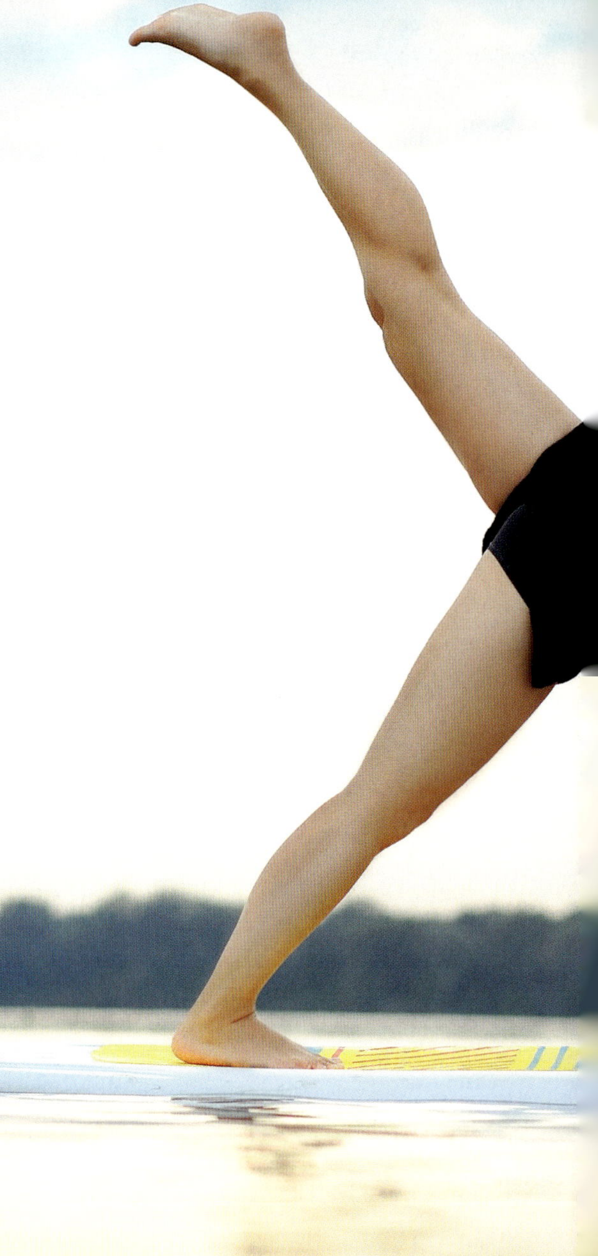

Du absolvierst das Training in Kursen, die von Fitnessstudios, Schwimmbädern, SUP- oder Yoga-Clubs angeboten werden (schau nach Begriffen wie SUP-Yoga, FloatFit, GlideFit o. Ä.) Das Ganze ist natürlich bei herrlichem Sommerwetter auf einem See machbar – aber das Coole an dem Konzept: Floating Fitness ist ganzjährig möglich! Im Winter steigst du einfach indoor aufs Board – im Gym- oder öffentlichen Schwimmbad mit entsprechendem Kursangebot. Alles, was du mitbringen musst, ist deinen Bikini oder Badeanzug. Alternativ kannst du auch (leichte) Trainingsbekleidung tragen.

Insbesondere Einsteigerinnen beginnen ihre Einheiten zumeist im Sitzen. Da wackelt das Board am wenigsten, und du kannst den **»Sweetspot«** kennenlernen, also den stabilsten Punkt in der Mitte des Boards. Anschließend oder im Warm-up bist du auch aufgerichtet und spielst mit dem Wackeln des Boards, um Sicherheit zu erlangen. Wenn du dann normale Übungen auf dem Brett absolvierst, egal ob Kniebeugen, Liegestütze oder Yoga-Übungen wie Krieger oder gar Krähe, wirst du merken, dass die Ausführung viel schwerer sein wird. So oder so heißt dein sicherer Begleiter für die kommenden Tage: Muskelkater.

Was bringt das?
All das, was du von Yoga, HIIT etc. auch sonst hast, kommt dir bei Floating Fitness zugute. Darüber hinaus profitierst du von den intensiven propriozeptiven Anforderungen: Das Brett schwimmt und wackelt, diese Bewegungen musst du ausgleichen, um nicht am Ende ist Wasser zu fallen. Du brauchst also Power für die Trainingsmoves und gleichzeitig Kraft für die Balance, um dich auf dem Brett zu halten.
Dein Rumpf – inklusive Bauch – arbeitet dann besonders, aber auch Beine und Po. Bei Stützhaltungen natürlich auch der gesamte Oberkörper inklusive der Arme. In jedem Fall sprichst du dabei die Tiefenmuskulatur an, vor allem im Rumpfbereich und entlang der Wirbelsäule – das ist ein hervorragendes Training für eine gesunde Körperhaltung und einen beschwerdefreien Rücken.

Zusätzlich schulen die Trainingsformen des Floating Fitness dein Körpergefühl, deinen Gleichgewichtssinn und andere koordinative Fähigkeiten. Und schließlich bist du nicht nur beim Yoga auch achtsamer in deinen Bewegungen und förderst dein Konzentrationsvermögen. Ganz abgesehen davon, dass es riesig viel Spaß macht.

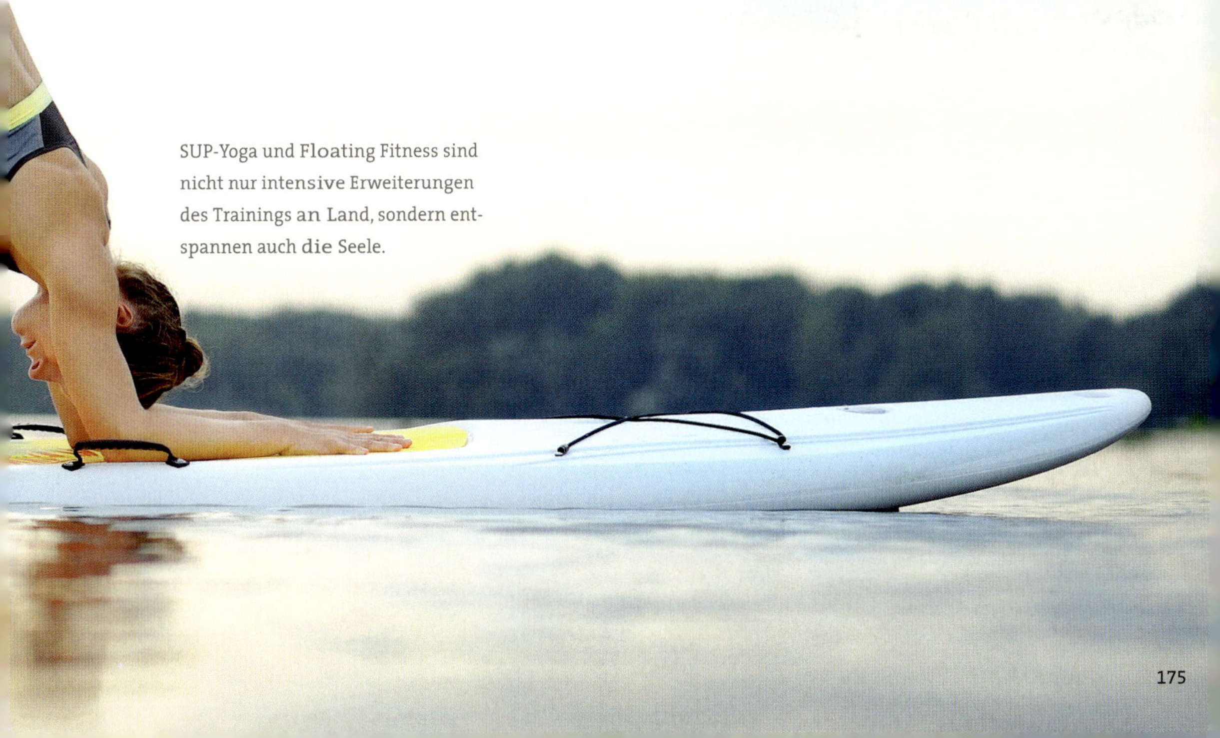

SUP-Yoga und Floating Fitness sind nicht nur intensive Erweiterungen des Trainings an Land, sondern entspannen auch die Seele.

Vier besondere Trainingsformen

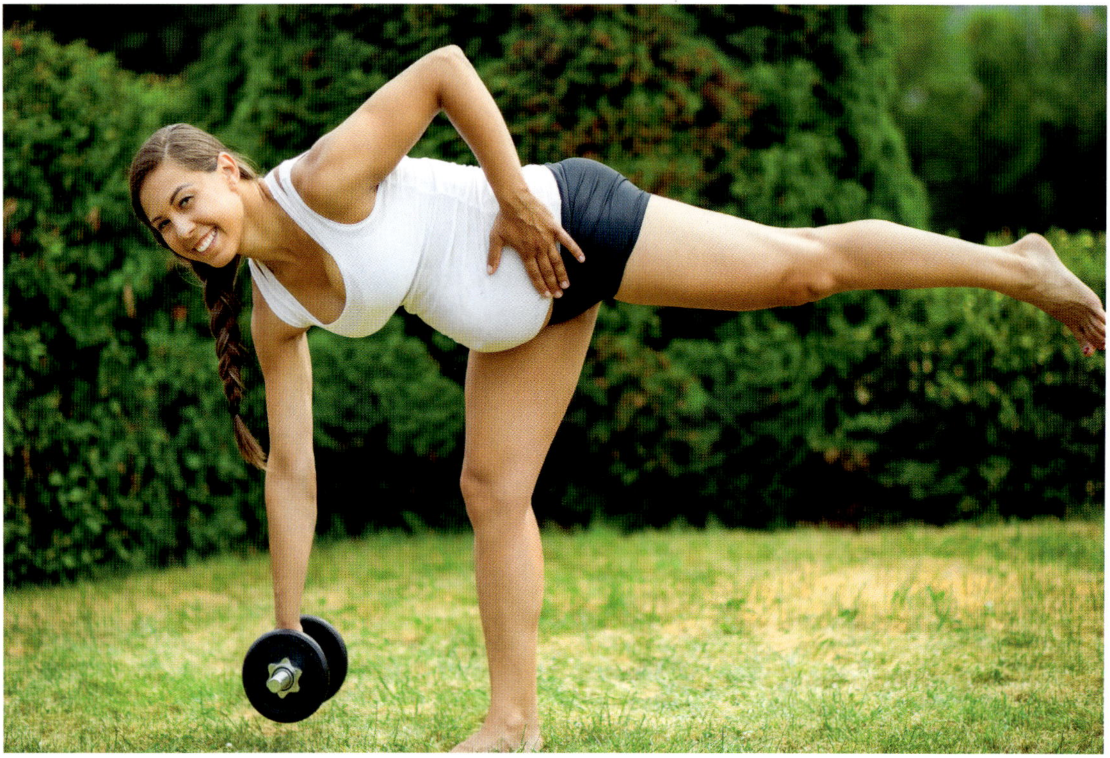

Einbeiniges Kreuzheben mit einarmigem Gewicht – eine tolle asymmetrische Übung, von der dich auch keine Schwangerschaft abbringen kann.

Asymmetrisches Training

Der Name ist Programm: Hier trainierst du extra so, dass deine Körperhaltung bei der Bewegungsausführung oder Haltung asymmetrisch ist. Beispiel Liegestütz: Begib dich in die obere Position eines Liegestützes, bei der deine Arme senkrecht unterhalb der Schultern abstützen und dein Körper von Kopf bis Fuß auf einer Linie ausgerichtet ist. Dann nimm eine Hand vom Boden und leg sie auf den Rücken. Eventuell kippst du gleich um, oder aber du merkst sofort, wie deine Rumpfseite zu kämpfen beginnt, um den fehlenden Stützarm auszugleichen. Das kannst du praktisch bei jeder Übung machen: einbeinige Kniebeuge, einseitiges Seitheben, einarmiges Rudern, ... So forderst du die Muskulatur auf ungewohnte und zugleich effektive Weise. Dein Körper, vor allem der Rumpfbereich, muss extrem koordinativ tätig werden, was das Zusammenspiel mehrerer Muskeln verbessert und ganz neue Muskelfasern anspricht. Für mehr Leistung, eine bessere Haltung, weniger Dysbalancen und Beschwerden.

In eine ähnliche Richtung geht das sogenannte Anti-Rotations-Training. Hier ist die Prämisse, Drehbewegungen des Rumpfes auszuschalten – um eben die Rumpfmuskeln zu stärken und die Stabilität deiner Körpermitte auszubauen. Das passiert zum Beispiel beim seitlichen Pendeln der Knie in Rücklage, während der Rücken am Boden bleibt. Aber auch der beschriebene einarmige Liegestütz hat denselben Effekt.

Neuroathletik

Der Grundgedanke all der verschiedenen Ansätze der Neuroathletik, darunter auch Life Kinetik (siehe weiter unten): Jede Bewegung, die du ausführst, ist am Ende nur die Folge dessen, was dein Körper wahrnimmt und was dein Gehirn als Handlungsanweisung daraus macht. Dementsprechend lohnt es sich für alle, die entweder leistungsfähiger werden oder sich einfach gesünder und gewandter bewegen wollen, auch das Nervensystem inklusive des Gehirns sowie die Sinnesorgane zu trainieren.

Aspekte der Wahrnehmung spielen hier eine gewichtige Rolle, wie beim propriozeptiven Training (siehe Folgeseite): auf Basis der Sinnesorgane sowie der vielen Rezeptoren, körperweit verteilt in deinem Faszien- und Muskelgewebe. Neuroathletik will die Wahrnehmungsarbeit verbessern, aber vor allem dann auch die Informationsverarbeitung – also was dein Gehirn draus macht: In der »klassischen« Neuroathletik ist das die perfekte Umsetzung einer perfekten Bewegung. Und die Lehre geht noch einen Schritt weiter – und davon aus, dass auch eine Verletzung eine unperfekte »Umsetzung« des Körpers ist: eine logische Folge auf Basis von unzureichender Wahrnehmung und/oder Verarbeitung. Dementsprechend wirkt Neuroathletik auch präventiv vor Verletzungen.

Der sogenannte Life Kinetik-Ansatz ist ein anderer: Hier geht es darum, in deinem Gehirn möglichst viele Synapsen auszubilden – und das geht am besten, indem du mit möglichst vielen, immer neuen komplexen Aufgaben konfrontiert bist, die das Zusammenspiel von Sinnesorganen und Bewegungsapparat optimieren. So baust du deine Auffassungsgabe aus, kannst schneller agieren und reagieren. All das nutzen Leistungssportler: indem sie zum Beispiel mit Bällen auf einer Slackline laufend jonglieren, oder Rückwärtszählen, während sie die Arme und Beine gegengleich in komplexer Choreografie bewegen.

Neuroathletik-Training geht nur unter fachkundiger Anleitung – aber wenn du es ausprobierst, kannst du auch unabhängig von deiner Fitness profitieren: Du wirst kreativer, steigerst dein Denkvermögen, erhöhst deine Konzentrationsfähigkeit und schulst deine Fähigkeit zum Multitasking.

Wahrnehmungs- und Reaktionsfähigkeit ist ein Teil des neuroathletischen Trainings.

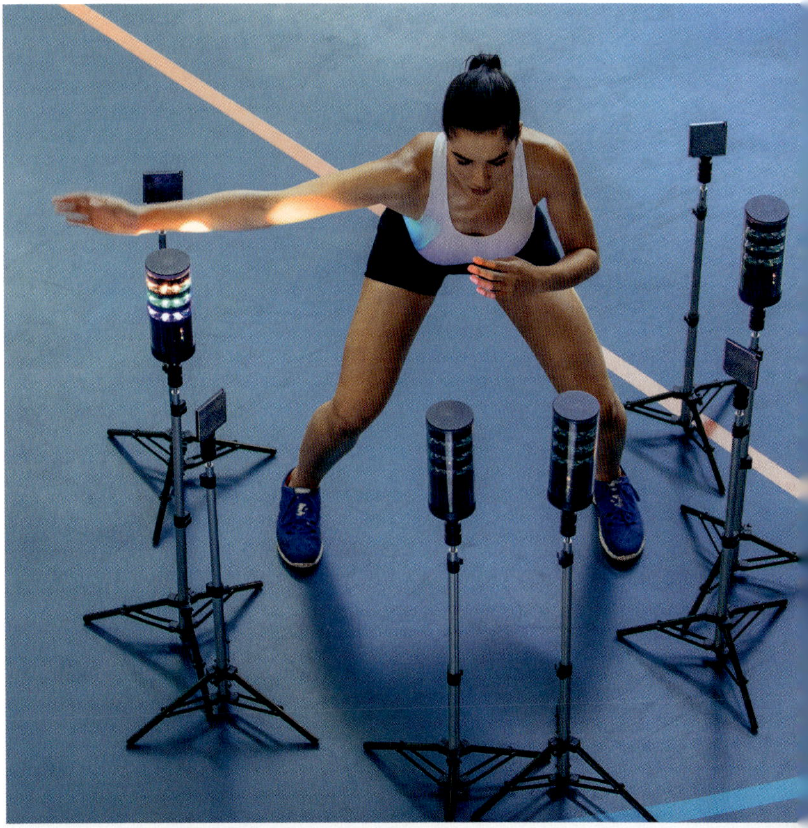

Vier besondere Trainingsformen

Plyometrisches Training

Diese Trainingsform ist perfekt geeignet, um deine Sprungkraft und Explosivität zu verbessern. Worum geht es? Beim Plyometrischen Training nutzt du Übungen wie Tiefsprünge (du springst von einer Box auf den Boden und drückst dich so schnell wie möglich wieder ab), um deine Reaktivkraft zu verbessern.

Reaktivkraft meint: Die Kraft kommt weniger aus »klassischer« Muskelarbeit kontrahierender Muskelzellen, sondern vielmehr aus der Dehnung von Muskel- und Fasziengewebe, das wie eine Art Sprungfeder agiert.
Aber natürlich fördern explosive Sprünge auch schon von sich aus die reine Kraft deiner Beinmuskulatur, straffen zudem das Gewebe mit der Zeit – eine durchaus passable Möglichkeit, Cellulite-Problemen entgegenzuwirken! Die leistungsfördernden Effekte machen sich auch beispielsweise Volleyballer*innen und Sportler*innen der Leichtathletik zunutze.

Am Ende kannst du mit Plyometrischem Training nicht nur höher oder weiter springen, sondern schneller antreten und auch schneller reagieren. Du kannst natürlich auch deinen Oberkörper mit entsprechenden Übungen plyometrisch trainieren, etwa beim CrossFit im Wall-Balls-Training.

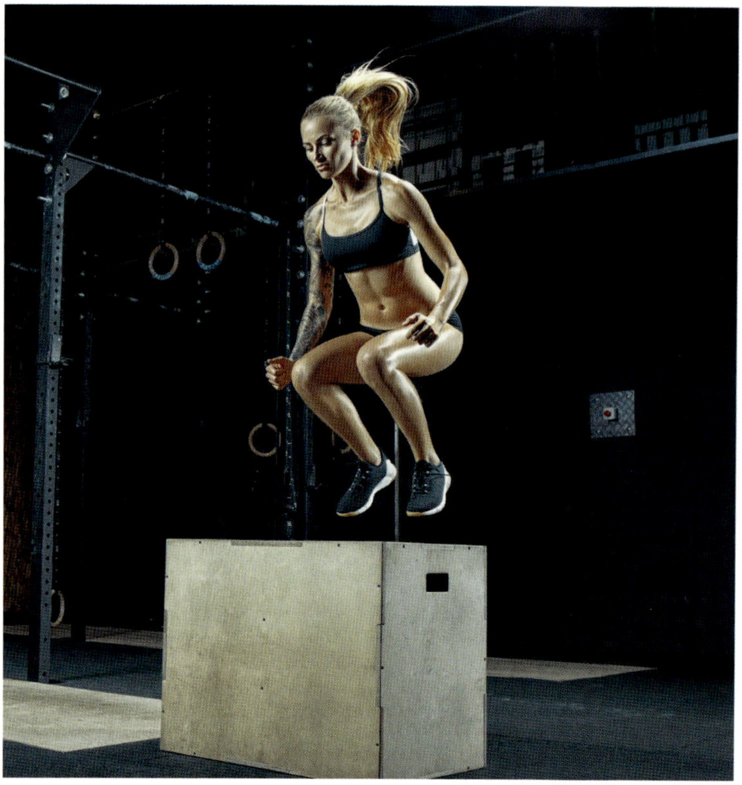

Sprünge auf und auch runter von einer Box sind typisch für Plyometrisches Training.

Propriozeptives oder Sensomotorisches Training

Dieses Training geht wahrlich in die Tiefe: Im Zentrum des quasi synonym genutzten Propriozeptiven Trainings und Sensomotorischen Trainings steht die Tiefensensibilität deines Körpers. Diese speist sich vor allem aus unzähligen Rezeptoren in deinem Muskel- und Fasziengewebe, die dein Gehirn permanent mit Informationen über den Zustand der jeweiligen Körperbereiche speisen. Sie sorgen so etwa dafür, dass du auch mit geschlossenen Augen stehen und gehen kannst und nicht umfällst. Das ist etwas, was wir oft für selbstverständlich erachten. Aber tatsächlich arbeiten deine Muskeln permanent daran, dich aufrecht zu halten – mit den Informationen aus den Rezeptoren, aber natürlich auch mit Informationen, die du über deine Sinnesorgane aufnimmst. Stell dich mal auf ein Bein, finde deine Balance und schließe dann die Augen. Du wirst sofort ins Wanken geraten, deine Muskulatur massiv arbeiten spüren.
Der Einbeinstand ist eine typische Übung des sensomotorischen Trainings. Hauptmerkmal sind aber vor allem instabile, wackelige

Untergründe: weiche Matten, Balance Trainer, Therapiekreisel etc. (siehe Seite 232). Aber auch ein Schlingentrainer sorgt dafür, dass sich dein Körper immer wieder neu zur Schwerkraft ausrichten muss – probiere mal, mit den Händen auf den hängenden Schlingentrainergriffen in einen Liegestütz zu gehen.

Auf diese Weise trainierst du gezielt die »Eigenwahrnehmung« (das bedeutet Propriozeption), die muskuläre Reaktion des Körpers auf aufgenommene Reize (das bedeutet Sensomotorik). Du verbesserst die Tiefensensibilität, auch insbesondere bei gelenkstabilisierender Muskulatur (rund um die Knie oder Sprunggelenke etwa), denn die arbeitet in »instabilen« Situationen besonders. Das Ergebnis: Du bist deutlich geschützter vor Verletzungen, verfügst über Muskeln, die zum Beispiel beim Umknicken schneller und besser agieren und so dein Gelenk schützen helfen. Du verbesserst aber auch deine Körperhaltung, was auch deinem Rücken zugutekommt. Alle Bewegungsabläufe verlaufen einfach geschmeidiger und effektiver, denn das Training fördert die inter- sowie intramuskuläre Koordination (siehe Seite 21) und damit das Zusammenspiel verschiedener Muskeln.

Nicht umsonst wird Propriozeptives Training im Leistungssport präventiv und in der Reha kurativ mit Erfolg eingesetzt.

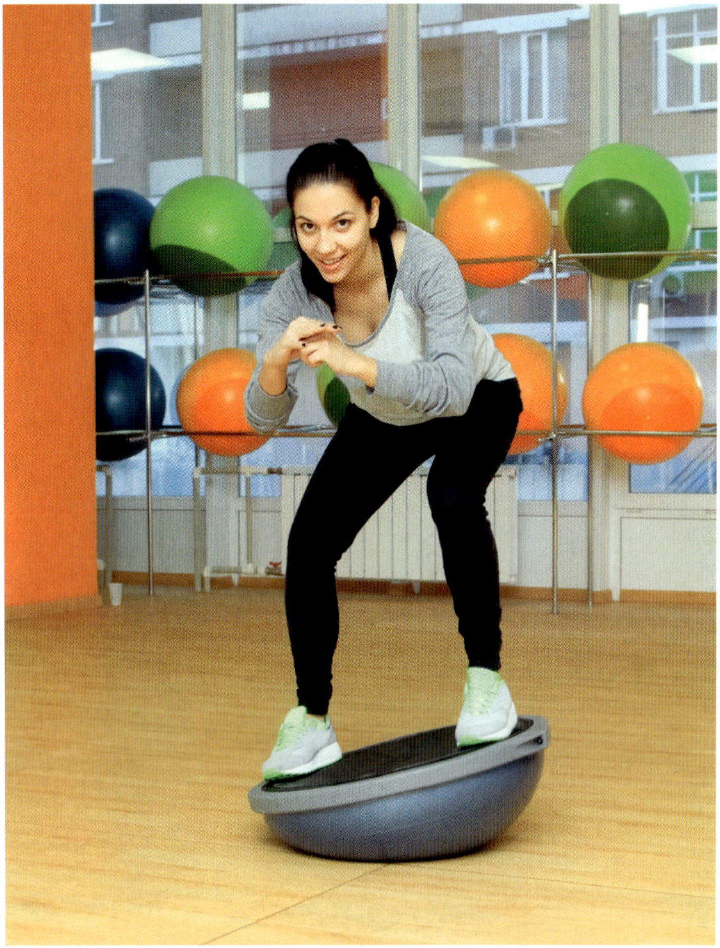

Übungen auf einem Balancetrainer lassen die Muskulatur intensiv arbeiten.

Störungen für extra Instabilität: Perturbationstraining

Eine Ausbaustufe des Sensomotorischen Trainings ist das sogenannte Perturbationstraining (Perturbation meint hier: Störung von außen), das vor allem im Spitzensport, aber auch in der Reha Anwendung findet. Hier kommen zu den instabilen Verhältnissen des Propriozeptiven Trainings unvorhersehbare Störungen von außen hinzu: Ein Trainingspartner schubst dich unvermittelt leicht, während du im Einbeinstand stehst. Solche Dinge kannst du ruhig mal spielerisch einbauen in dein Training, wenn du mal wieder mit (d)einer Trainingspartnerin aktiv bist.

WIE TANKST DU ENERGIE?

DIE OPTIMALE FITNESSERNÄHRUNG

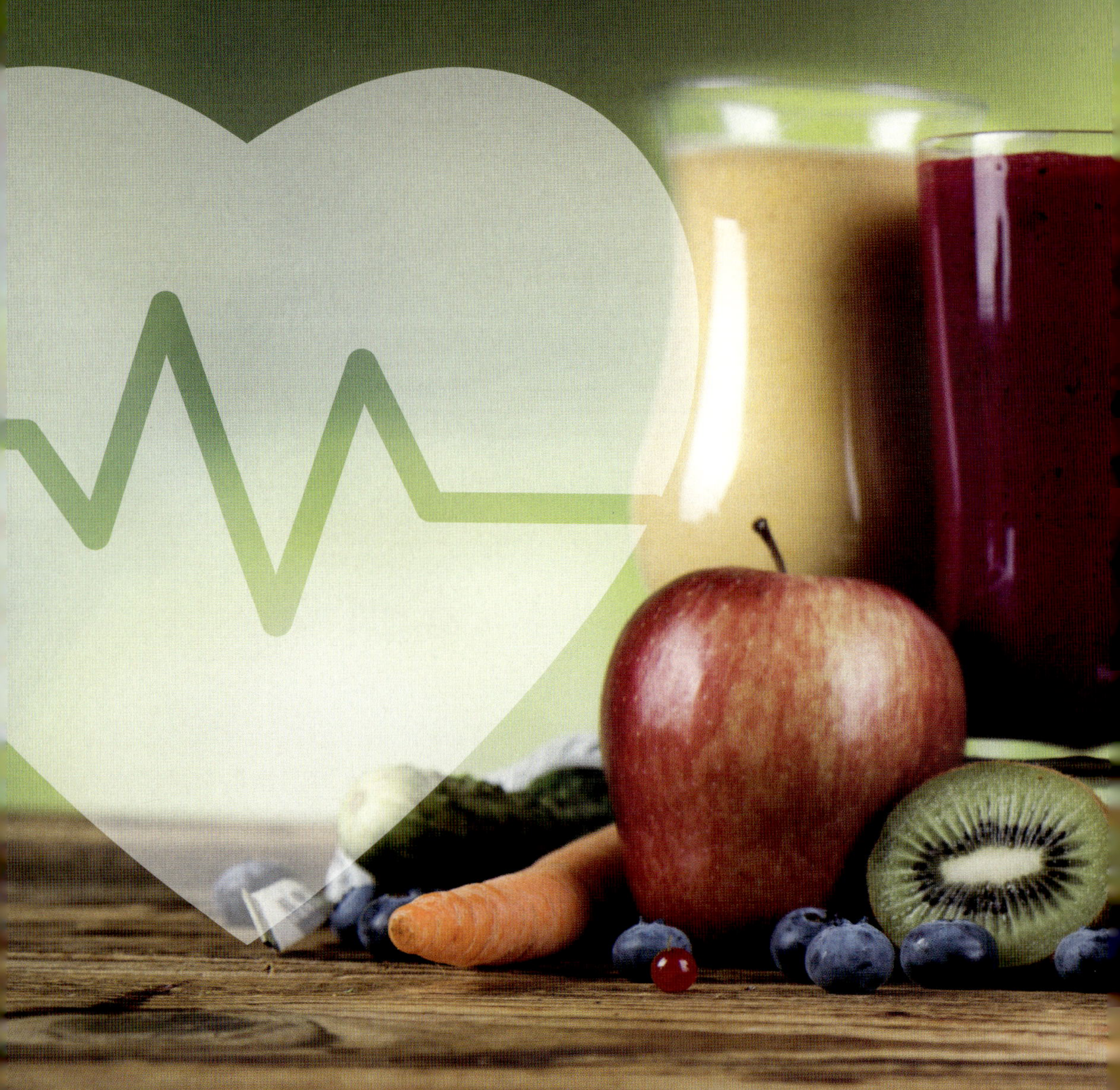

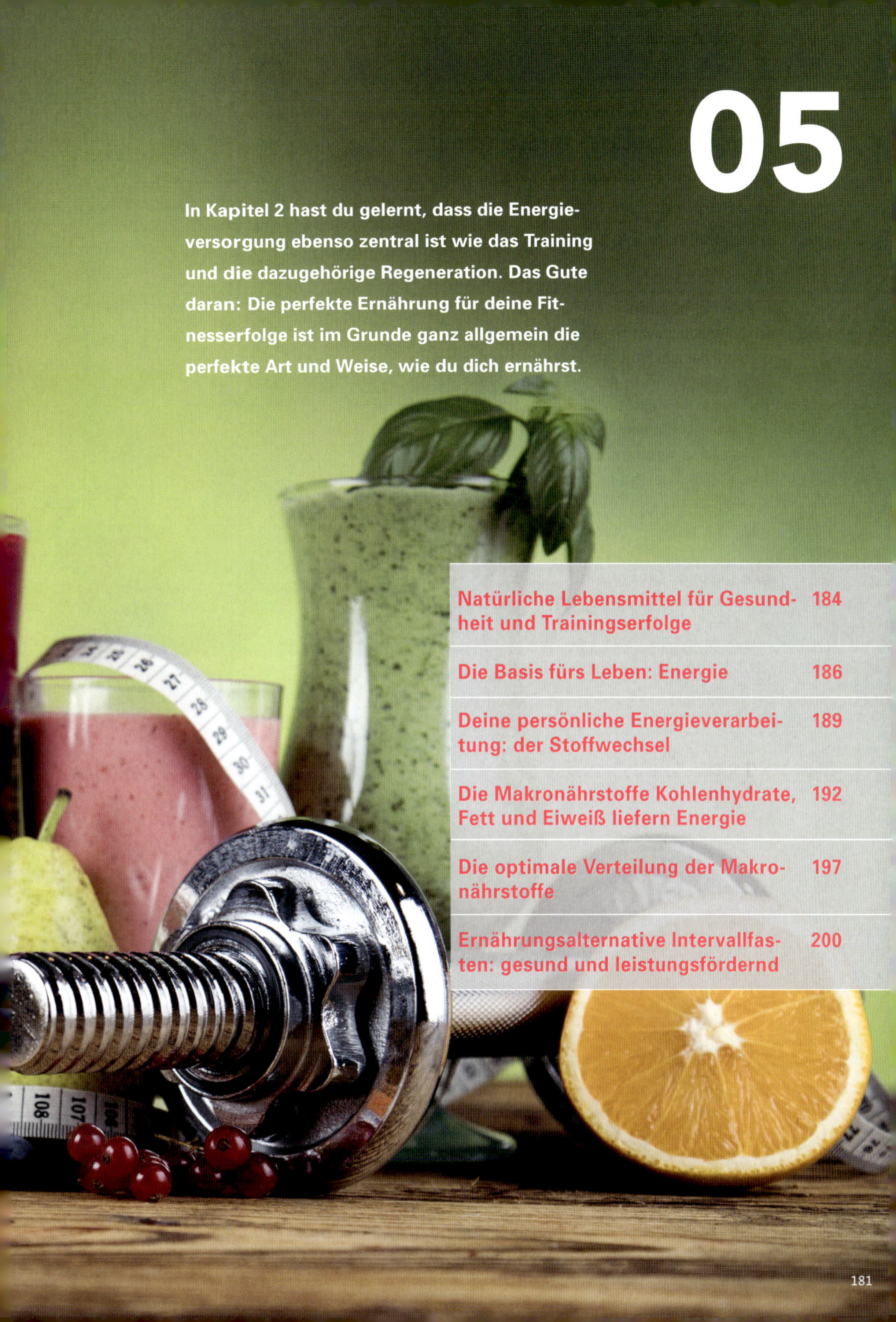

05

In Kapitel 2 hast du gelernt, dass die Energieversorgung ebenso zentral ist wie das Training und die dazugehörige Regeneration. Das Gute daran: Die perfekte Ernährung für deine Fitnesserfolge ist im Grunde ganz allgemein die perfekte Art und Weise, wie du dich ernährst.

Immer wieder geht es darum, dass du dir und deinem Körper etwas Gutes tust, genauso wie mit Bewegung, mit Fitnesstraining. Für Letzteres und fürs Leben allgemein benötigst du die passende Energie, die du in Form von Nahrung zu dir nimmst. Und die passenden Nährstoffe, die dir und deinem Körper guttun. Hier erfährst du die Grundzüge einer gesunden Ernährung und einer Ernährung, die deinem Typ entspricht und dich deinem Fitnessziel auf ideale Weise näherbringt.

Beim Fitnesstraining ist zunächst einmal entscheidend, dass du dich überhaupt bewegst. Alles Weitere sind Feinheiten, die du deinem Fitnessziel entsprechend natürlich wohlüberlegt umsetzen solltest – so wie du es in den vorherigen Kapiteln lesen konntest. In Sachen Ernährung ist es im Prinzip ebenso: Entscheidend ist, dass du dir deines Essverhaltens bewusst wirst – und dich dann grundsätzlich gesund ernährst. Alles Weitere sind wieder ebensolche Feinheiten, die du entsprechend deinem Fitnessziel steuern solltest.

Was ist eine gesunde Ernährung?

Auch wenn dieser Fitness-Kompass kein Ernährungsratgeber sein kann, so sollst du hier doch die wichtigsten Informationen zu zentralen Aspekten bekommen: etwa darüber, was Energie für deinen Körper bedeutet, wie dein Stoffwechsel mit den Dingen umgeht, die du ihm zuführst, oder auch darüber, welche Nährstoffe in welcher Qualität ihm guttun und welche nicht. Klar ist: Was und wie du isst und trinkst, das hat entscheidenden Einfluss darauf, ob du Power (auch fürs Training) hast oder nicht, ob du dich wohlfühlst oder nicht, ob du dick bist, spindeldürr oder in perfekter Form.

Bereits bei der Diskussion über »gute« oder »schlechte« Trainingskonzepte scheiden sich ja die Geister. Noch kontroverser wird die Auseinandersetzung über »optimale« Ernährungsformen geführt. Möglicherweise hast du selbst eine klare Vorstellung davon, wie deine Ernährung auszusehen hat. Oder du kennst »Jünger« bestimmter Ernährungsphilosophien: Veganer, Vegetarier, Paleo-, Low-Carb- oder Keto-Verfechter. Ganz egal, was auf den folgenden Seiten stehen wird: Es wird nicht allen recht sein. Deshalb soll es hier nicht um ein Abwägen verschiedener Ernährungsansätze gehen, sondern um grundlegende Dinge, die für alle gelten: die verschiedenen Inhaltstoffe der Nahrung und die Art und Weise, wie dein Körper damit umgeht.

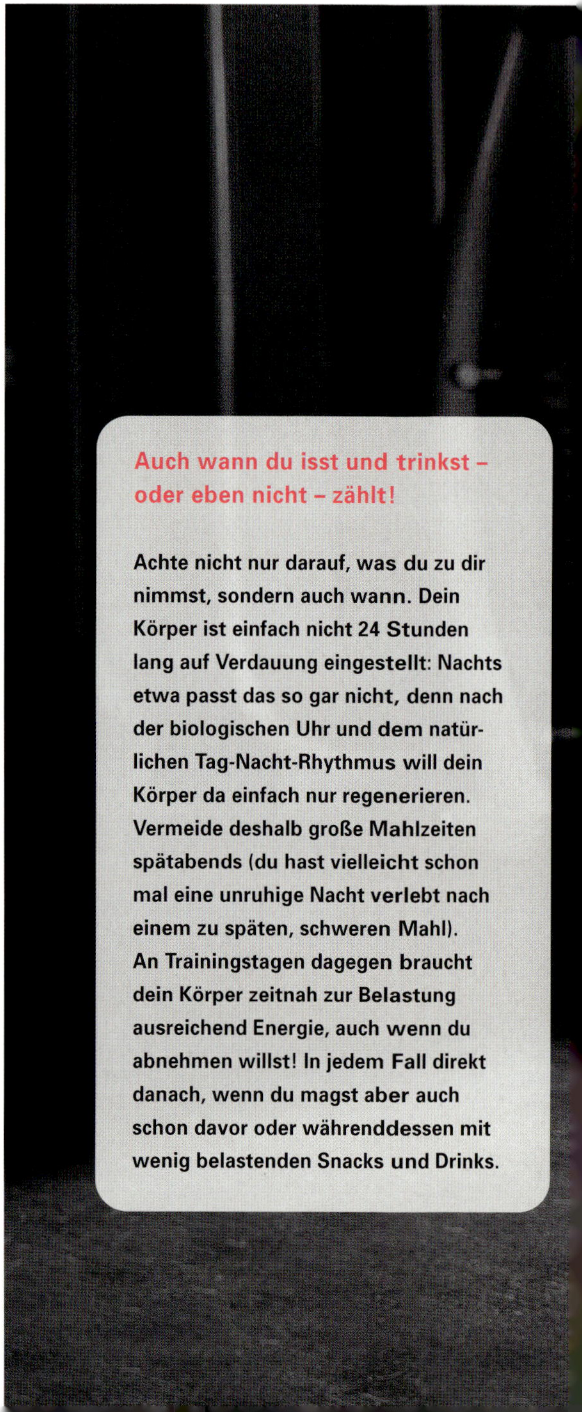

Auch wann du isst und trinkst – oder eben nicht – zählt!

Achte nicht nur darauf, was du zu dir nimmst, sondern auch wann. Dein Körper ist einfach nicht 24 Stunden lang auf Verdauung eingestellt: Nachts etwa passt das so gar nicht, denn nach der biologischen Uhr und dem natürlichen Tag-Nacht-Rhythmus will dein Körper da einfach nur regenerieren. Vermeide deshalb große Mahlzeiten spätabends (du hast vielleicht schon mal eine unruhige Nacht verlebt nach einem zu späten, schweren Mahl). An Trainingstagen dagegen braucht dein Körper zeitnah zur Belastung ausreichend Energie, auch wenn du abnehmen willst! In jedem Fall direkt danach, wenn du magst aber auch schon davor oder währenddessen mit wenig belastenden Snacks und Drinks.

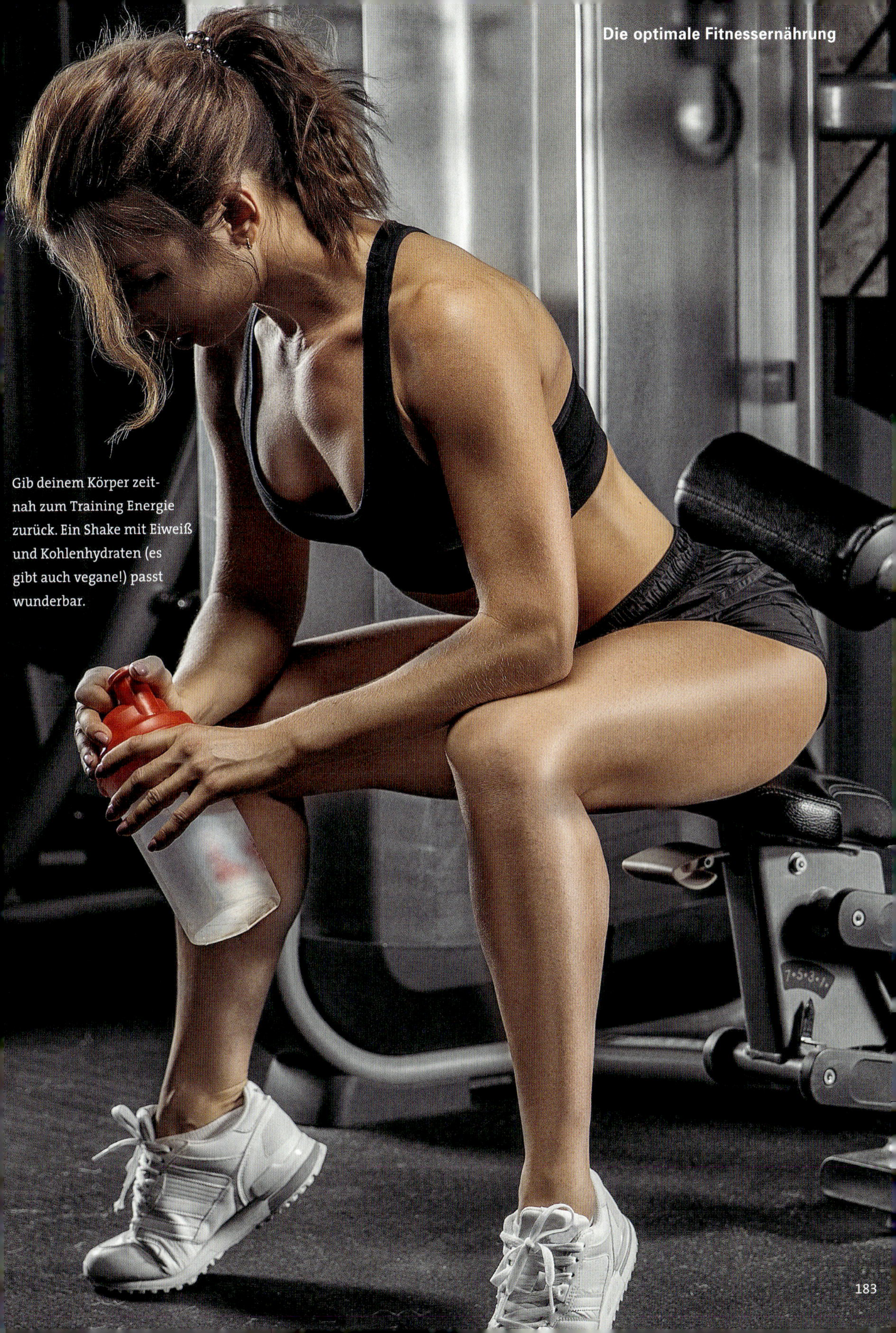

Gib deinem Körper zeitnah zum Training Energie zurück. Ein Shake mit Eiweiß und Kohlenhydraten (es gibt auch vegane!) passt wunderbar.

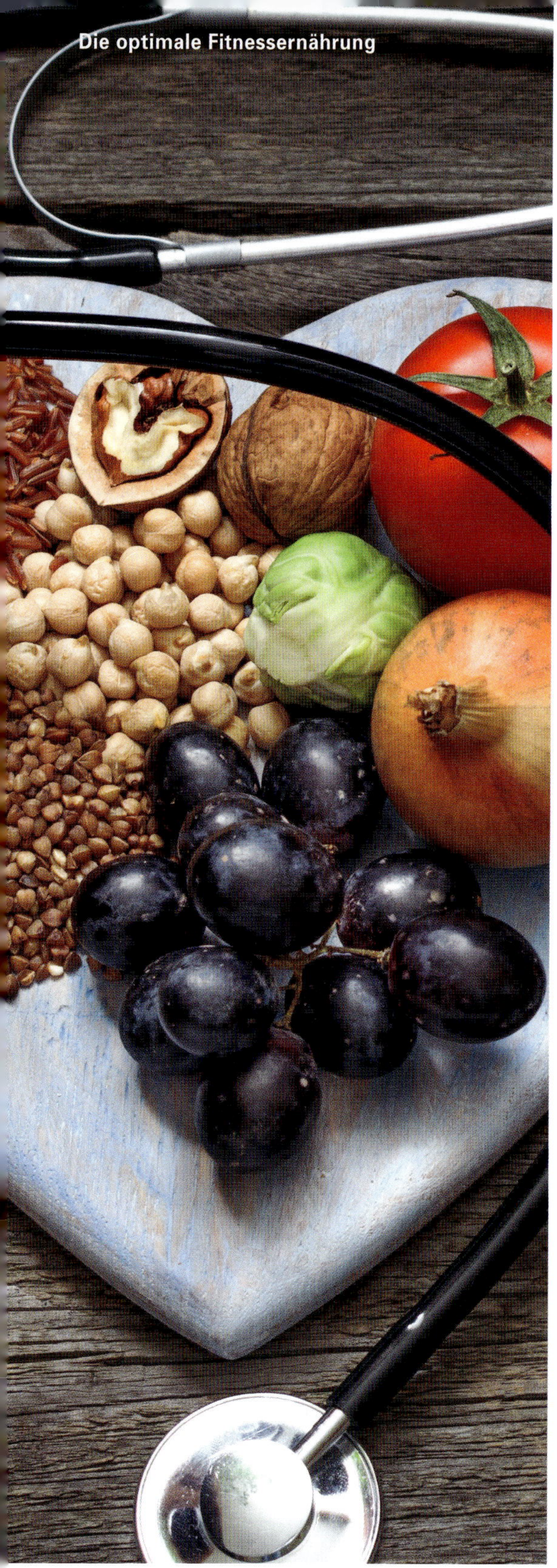

Natürliche Lebensmittel für Gesundheit und Trainingserfolge

Egal, nach welcher Philosophie du dich ernährst – für jede(n) gilt: Je natürlicher ein Produkt, desto besser für dich – und je mehr verarbeitet, desto schlechter! Das gilt für deine Gesundheit, für dein Abnehmvorhaben oder für jedes andere Trainingsziel gleichermaßen.
Natürliche Lebensmittel sind zumeist großvolumig – das heißt, sie machen satt. Zudem sind sie vitaminreich, gesund und machen dich nicht dick. Gute Beispiele: Gemüse, Salat, Obst, aber auch Fisch und Fleisch.

Von Menschenhand erzeugte Lebensmittel dagegen sind oft komprimiert – das heißt, sie vereinen eine Menge Kalorien auf kleinem Raum und machen eher nicht satt. Zudem sind sie oft vitaminarm, ungesund und können dich sehr wohl dick machen.

Über alle Lebensmittelgruppen hinweg zeigt eine wachsende Zahl an Studien: Je mehr ein Lebensmittel verarbeitet und von seiner natürlichen Form entfremdet ist, desto weniger verwertbar und ungesünder ist es für den Organismus. Das ist kein Wunder, denn in der Entwicklungsgeschichte des Menschen gab es quasi nur in den letzten Augenblicken (den letzten paar tausend Jahren seit Beginn des Ackerbaus) menschengemachte Nahrung – unser Organismus ist aber auch heute noch genetisch auf die »Jagen-und-Sammeln-Zeit« davor eingestellt.

Und: Natürliche Lebensmittel liefern eine große Bandbreite an Vitaminen, Mineralstoffen und weiteren Vitalstoffen wie sekundären Pflanzenstoffen. Diese liefern keine Energie (keine Kalorien), sind aber sehr wichtig und teilweise essenziell für deinen Körper, das heißt, er kann sie selbst nicht herstellen. Wenn du dich ausgewogen und gesund zu wenigstens 80 Prozent von natürlichen, frischen Lebensmitteln ernährst, dann kannst du davon ausgehen, dass du all diese wertvollen Bestandteile in ausreichender Menge zu dir nimmst. Zudem sinkt die Wahrscheinlichkeit enorm, dass du mit dieser Ernährung noch dick werden kannst.

Natürliche und entfremdete Lebensmittel

Stufe	Merkmale	Beispiele
Stufe 5: entfremdete Lebensmittel	Fertigprodukte, in denen die Ursprungslebensmittel kaum noch wahrnehmbar oder stark industriell verändert sind	Fertiggerichte & Fast Food, Chips, Limonaden, Kuchen, Saucen & Ketchup, Tütensuppen, Kartoffelpüreepulver
Stufe 4: verarbeitete Lebensmittel mit Zusatzstoffen	umfangreich verarbeitete Lebensmittel mit Zusatzstoffen	Fruchtjoghurt, Marmelade, Leberwurst, eingelegter Fisch, Fertigsalate (Thunfischsalat, Kartoffelsalat o. Ä.)
Stufe 3: verarbeitete rein natürliche Lebensmittel	natürliche Lebensmittel, die erwärmt, miteinander vermischt oder anderweitig weitererarbeitet sind, ohne Zugabe von Zusätzen	Naturjoghurt, Butter, Brot ohne Konservierungsstoffe o. Ä., Tofu, Dosentomaten, Hackfleisch
Stufe 2: verzehr-/küchenfertig gemachte natürliche Lebensmittel	gewaschene, geschnittene oder anderweitig verzehrfertig gemachte Produkte ohne Zugabe von Zusätzen	geputztes und geschnittenes Gemüse und Obst, geschälte Nüsse, Mehl aus Getreideprodukten, ausgenommene Fische, filetiertes Fleisch, gepresste Öle, TK-Gemüse, Direktsäfte, getrocknete Früchte
Grundstufe: roh und unbehandelt	natürliche Produkte direkt bei Ernte oder Schlachtung	Gemüse vom Feld, Obst vom Baum, Nüsse vom Strauch, frisches Fleisch, Fisch nach Fang, Eier

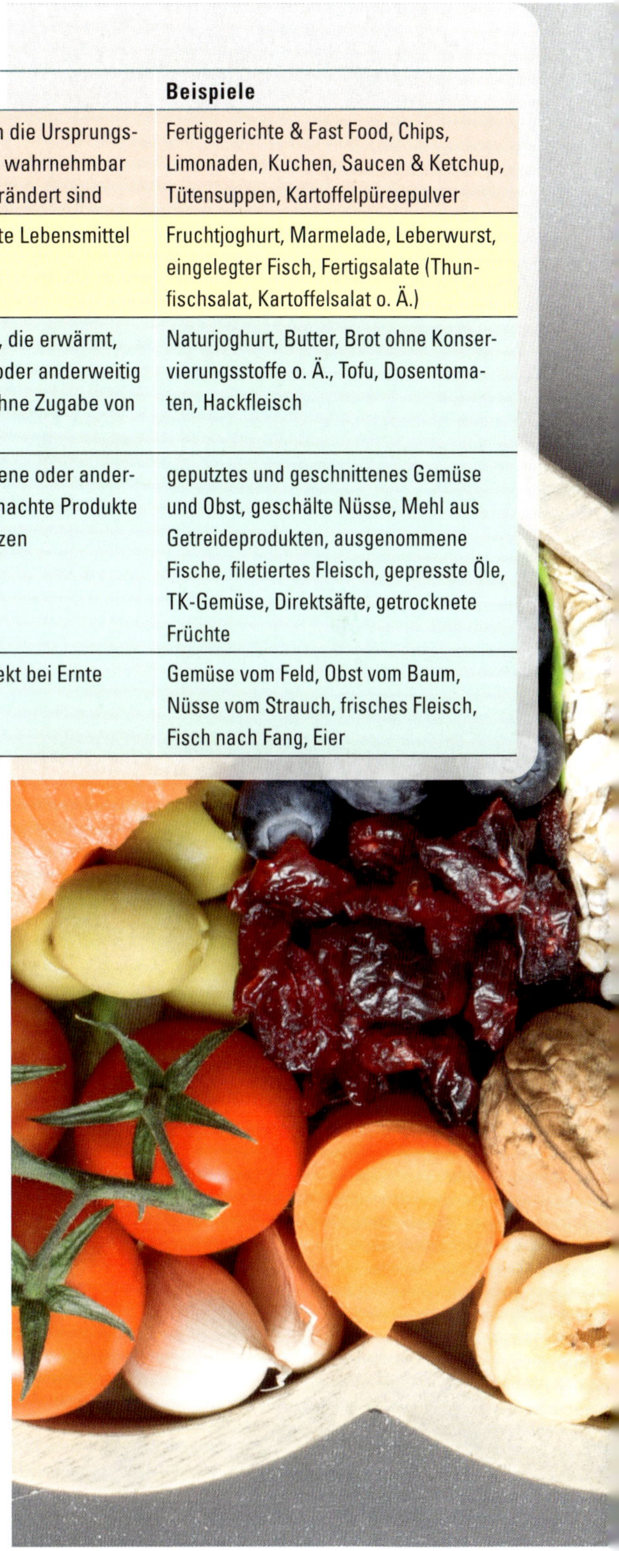

Die Tabelle zeigt verschiedene Verarbeitungsstufen: Unten der natürliche Zustand, oben der, der am meisten entfremdet ist. Versuche, mit dem überwiegenden Teil deiner Ernährung im grünen Bereich zu bleiben. Du kannst also sehr wohl ohne schlechtes Gewissen Fleisch und Fisch braten (roh ist der Verzehr sowieso selten eine gute Idee), Kartoffeln, Gemüse etc. kochen, dein Obst zu Obstsalat schneiden oder dir daraus einen Smoothie machen: Wenn du frische Lebensmittel direkt verwendest und zeitnah konsumierst, bleibt die Wertigkeit der Lebensmittel zumeist bestehen (manche Gemüse zum Beispiel können beim Kochen etwas an Vitaminen verlieren, andere beim Waschen oder Lagern). Schließlich kannst du auch ohne Probleme natürliche Würzmittel einsetzen wie Pfeffer oder Kräuter. Doch je mehr du (oder ein Hersteller) dann ein Lebensmittel veränderst, es anreicherst mit Fetten, Zucker, Aromen, Geschmacks-, Konservierungs- und sonstigen Zusatzstoffen etc., desto ungünstiger für deinen Körper. So sind Chips oder Pommes viel ungesünder

als gekochte Kartoffeln, und Leberwurst oder abgepackte Bratwürste ungesünder als schieres Fleisch.
Das liegt nicht nur an zusätzlichen Kalorien (wie das Fett bei den Pommes oder den Chips), sondern auch am Einsatz von ungesunden, zumeist gesättigten Fettsäuren, einem hohen Salzgehalt, Zuckerzusätzen, den im langwierigen Verarbeitungsprozess verlorenen gegangenen Vitaminen etc. Und das betrifft nicht nur offensichtliche Fast-Food- oder Schokoriegelartikel: Versuche mal, ein Müsli, eine Tomatensoße oder eine Gemüsebrühe ohne Zucker oder Geschmacksverstärker zu bekommen.

Wasser marsch für deine Trainingsleistungen

Es ist ein echtes Superfood, dass jedem von uns glücklicherweise im Überfluss zur Verfügung steht: Wasser! Trinke jeden Tag reichlich davon, am besten natürliches, also ungesprudelt und nicht aus Plastikflaschen. Leitungswasser ist in Deutschland empfehlenswert und zumeist gut mineralisiert.

Ein Richtwert für deinen Flüssigkeitsbedarf pro Tag, den du natürlich nicht nur mit Wasser, sondern auch mit anderen Getränken und wasserhaltigen Lebensmitteln wie Obst erreichst: Wenigstens 30 bis 40 Milliliter pro Kilo Körpergewicht solltest du an Flüssigkeit aufnehmen – das ergibt bei einem gesunden Erwachsenen etwa 2 bis 3 Liter pro Tag.
Für Trainingstage gilt: Für jede halbe Stunde Anstrengung kommt etwa ein halber Liter (am besten Wasser) dazu!

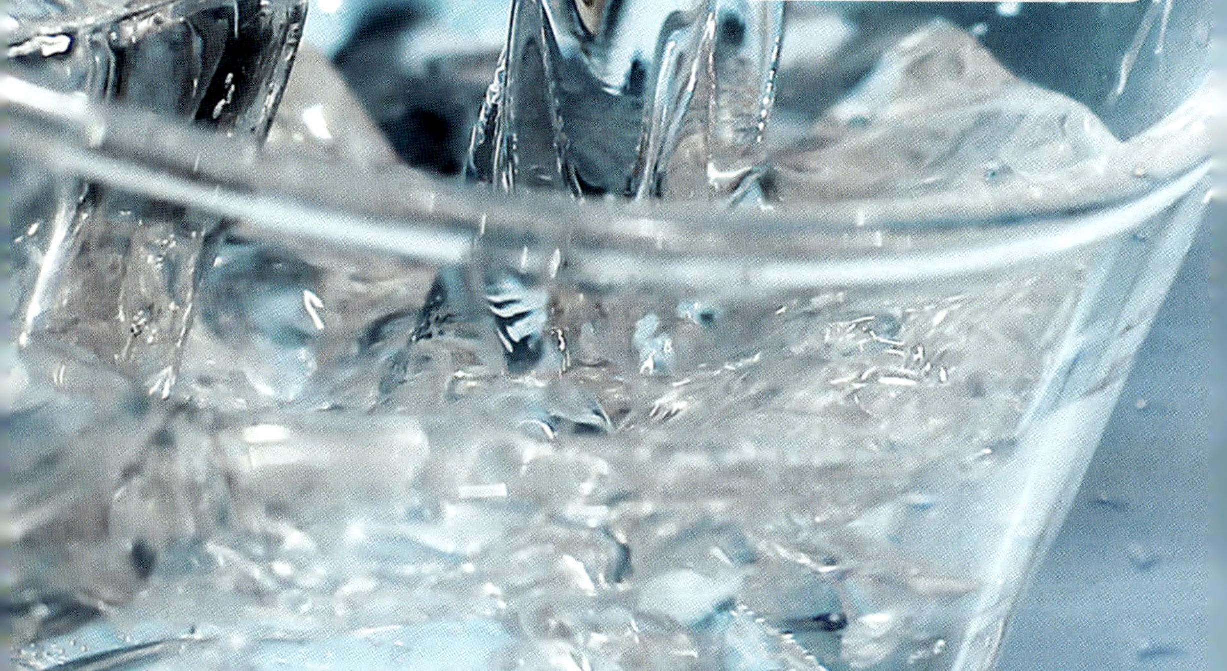

Benzin für den Körper: Power-Brennstoff Kohlenhydrate

Für deine Energieversorgung im Allgemeinen und deine Fitnessernährung im Speziellen sind Kohlenhydrate von allergrößter Bedeutung, denn wie kein anderer Nährstoff geben sie dir zügig und kontinuierlich Energie und sind auch noch essenziell für die Arbeit deines Gehirns. Und das, obwohl sie so einen schlechten Ruf haben? Ja – denn der bezieht sich vor allem auf die »schlechten« Kohlenhydrate. Die gibt es ebenso wie die »guten«: Auch wenn am Ende jedes Gramm Kohlenhydrate stets 4 kcal hat, verhalten sie sich doch sehr unterschiedlich. Wieso? Kohlenhydrate bestehen (wie die anderen Nährstoffe auch) aus unterschiedlichen chemischen Strukturen – und diese Struktur bestimmt, wie dein Körper diese verarbeiten kann.

Die »schlechten« Kohlenhydrate

Da gibt es zum einen die kurzkettig aufgebauten Kohlenhydrate, die vor allem in Zucker und Weißmehlprodukten stecken. Dies sind die »schlechten« Kohlenhydrate: Ihre einfache Struktur macht sie weniger wertig – zumeist steckt in ihnen nicht viel mehr Nützliches als die reine Energie. Zudem sind diese Kohlenhydrate für deinen Köper schnell verwertbar: Schwupps hat er die Struktur aufgespalten, was zu einem unmittelbaren Energieschub führt. Das klingt toll, allerdings lässt das deinen Blutzuckerspiegel auf ungesunde Weise hochschnellen und dann auch wieder runterrauschen (siehe rechts). Die Folge sind dann auch noch Heißhungerattacken – sehr wahrscheinlich wirst du mehr Energie zu dir nehmen als nötig. Wird diese aufgespaltene Energie aktuell nicht benötigt, kann dein Körper sie leider auch mit Leichtigkeit in Fett umwandeln, das dann deine Fettpolster füllt. Um den kurzkettigen Kohlenhydraten noch etwas Positives abzugewinnen: Die schnelle Energieverfügbarkeit ist der Grund, warum zuckerhaltige Produkte bei Leistungssportlern sehr beliebt sind – dann helfen sie, intensive Leistungen zu unterstützen.

Die »guten« Kohlenhydrate

Ganz anders verhalten sich die langkettigen, »guten« Kohlenhydrate, die du etwa in Gemüse und Vollkornprodukten findest und die somit oft von weiteren wertvollen Vital- und Nährstoffen begleitet werden. Zudem sorgen sie für eine längerfristige Energieversorgung: Die langen Ketten dieser Kohlenhydratmoleküle sind für den Körper schwerer aufzubrechen. Der hat also länger damit zu tun, um die Energie aus diesen Kohlenhydraten zu gewinnen, und stellt diese so sukzessive über einen längeren Zeitraum zur Verfügung.

Der Verlauf der Energiegewinnung aus verschiedenen Kohlenhydraten

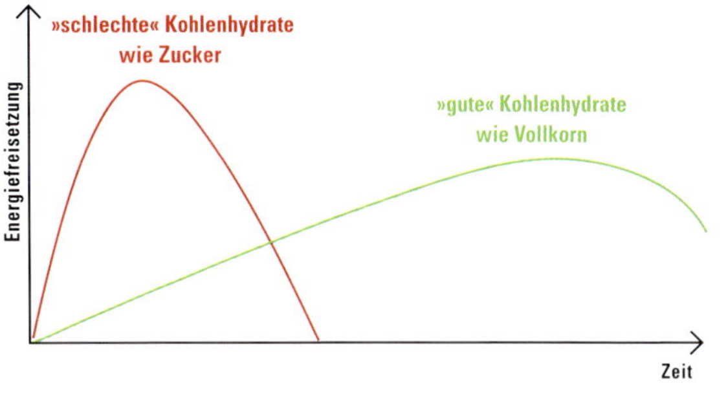

Die Insulinfalle: Sei lieb zu deinem Blutzuckerspiegel

Die Struktur der Kohlenhydrate entscheidet nicht nur über das Tempo der Energiegewinnung, sondern auch über die Ausschüttung des Hormons Insulin – und hat damit direkten Einfluss auf deinen Blutzuckerspiegel. Die Aufgabe von Insulin: Es reguliert den Blutzucker im Körper und sorgt dafür, dass die zugeführten Kohlenhydrate einen Platz finden. Wenn du nun immer wieder viele einfache, »schlechte« Kohlenhydrate aufnimmst, zum Beispiel mit Limonaden, Weißbrot, Kuchen etc., wird dein Blut immer wieder schnell und extrem von Zuckermolekülen geflutet. Das setzt deine Bauchspeicheldrüse unter Stress, denn die schüttet nun massig Insulin aus, um dem ganzen Zucker Herr zu werden. Abgesehen davon, dass ohne Training nicht alle Energie benötigt wird und schnell in Fettdepots landen kann (weil deine Kohlenhydratspeicher begrenzt sind und sonst kein Platz dafür bleibt), bist du sehr schnell wieder (heiß-)hungrig, denn der Blutzuckerspiegel rauscht ebenso schnell wieder in den Keller, wie er angestiegen ist. Mit jeder Mahlzeit und jedem Snack mit »schlechten« Kohlenhydraten fährt dieser Achterbahn, und insgesamt bleibt er ungesund dauerhaft erhöht, was mehrere, durchaus nicht ungefährliche Nachteile hat:

- Bei der genannten Umwandlung von Zucker in das Fett für die Fettdepots hilft Insulin tatkräftig mit: Je höher der Insulinspiegel, desto einfacher fällt deinem Körper diese Einlagerung. Ja, es ist sogar so, dass die Einlagerung ohne Insulin nicht funktioniert – auch deshalb wird der »Fettdepot-Treiber« Insulin in der Tiermast eingesetzt.
- Ein erhöhter Insulinspiegel beschleunigt nicht nur das Einlagern, sondern behindert gleichzeitig den Abbau von Körperfett. Denn er bremst den dafür zuständigen Fettstoffwechsel aus.
- Die Menge an Fett in deinem Körper hat Einfluss auf die Arbeit des Insulins: Je mehr du davon mit dir herumträgst, desto schlechter kann Insulin den Blutzucker zielführend regulieren. Das führt irgendwann dazu, dass dein Blutzuckerspiegel dauerhaft erhöht bleibt. Das Risiko ist nun groß, dass du an lebensgefährlichen Erkrankungen wie Diabetes Typ 2, Bluthochdruck oder Herzinfarkt erkranken kannst.

Das Kohlenhydrat-Fazit für deine Fitnessernährung

Kohlenhydrate sind unverzichtbar für die Arbeit deines Gehirns, aber auch für Trainingsleistungen! Somit gehören sie täglich auf den Teller, wobei du deine Lebensmittel weise wählen und vorrangig zu Produkten mit »guten« Kohlenhydraten aus Gemüse, Vollkornprodukten oder Obst greifen solltest.

Diesel für den Körper: Langzeitbrennstoff Fett

Wenn wir die Zeitschiene der Kurvengrafik auf der vorherigen Seite verlängern würden, dann könnten wir die noch beträchtlich länger gezogene Kurve von Fett in das Schema eintragen. Fett wird über einen längeren Zeitraum als Kohlenhydrate verstoffwechselt. Und da der Fettstoffwechsel eine entscheidende Rolle bei längeren, moderat intensiven Ausdauerleistungen in Sachen Energiebereitstellung einnimmt, ist Fett perfekter Brennstoff fürs Ausdauertraining (selbst wenn auch dort nichts ohne Kohlenhydrate geht).

Fett ist enorm energiereich, liefert mehr als doppelt so viele Kalorien wie Kohlenhydrate oder Eiweiß. Das macht es für den Körper zum perfekten Speichermedium (weshalb du Fett- und keine Kohlenhydratdepots auf der Hüfte hast), hat ihm aber auch den Ruf des »Dickmachers« eingebracht, was weniger angebracht ist als bei den »schlechten« Kohlenhydraten. Denn es ist mitnichten so, dass Fett automatisch zu Körperfett wird. Vielmehr sind die richtigen Fette extrem gesund, teilweise sogar essenziell! Die Fettsäuren, aus denen Fett besteht, liefern teilweise wichtige Nährstoffe. Und es gibt noch mehr Vorteile: Gesunde Fette machen satt, sind notwendig für die Verarbeitung von fettlöslichen Vitaminen wie dem Vitamin A, und sie können auch deine Körperzellen pflegen.

Wertvoller als ihr Name vermuten lässt: Ballaststoffe

Ballaststoffe klingen irgendwie schwer verdaulich. Und tatsächlich kann dein Körper diese Zell- und Faserstoffe nur schwer oder gar nicht verarbeiten. Dennoch sind sie extrem gesund und vollbringen in deinem Magen wahre Wunderdinge – hier fünf davon! Ballaststoffe …

1) … sättigen, da sie im Magen aufquellen,
2) reduzieren die Insulinausschüttung, da sie den Anstieg des Blutzuckerspiegels nach einer Mahlzeit verlangsamen,
3) unterstützen deine Verdauung, machen gesund und schlank, da sie die Bildung guter Darmbakterien fördern,
4) binden Giftstoffe, die mit ihnen ausgeschieden werden und
5) binden überschüssiges Cholesterin, bevor sie ausgeschieden werden – dein Cholesterinspiegel dankt es dir.

Du findest Ballaststoffe vor allem in pflanzlichen natürlichen Lebensmitteln: Gemüse, Hülsenfrüchten, Vollkornprodukten, Obst (besonders Beeren), Nüssen und Samen.

Fett ist also nicht per se schlecht. Trotzdem solltest du, wenn du zu Übergewicht neigst oder abnehmen willst, ein Auge auf deinen Fettkonsum haben, und zwar vor allem wegen des hohen Energiegehalts. Leider stecken Fette oftmals gut versteckt und komprimiert in Lebensmitteln: in ungesunden wie Kartoffelchips, Schokolade oder Fast Food, aber auch in gesunden wie Nüssen oder Avocados.

Auch bei Fetten gibt es gute und schlechte Kandidaten

Wie bei den Kohlenhydraten gilt: Es gibt eher »gute« und eher »schlechte« Fette. Grundsätzlich lassen sich drei verschiedene Arten von Fettsäuren, die mehr oder weniger allein oder vermischt in Lebensmitteln vorkommen, unterscheiden: gesättigte Fettsäuren, einfach ungesättigte und mehrfach ungesättigte Fettsäuren. Was sie unterscheidet, ist wieder einmal die chemische Struktur.

Fangen wir mit den »Guten« an: **Ungesättigte Fettsäuren** sind wertvoll, denn sie senken beispielsweise die Konzentration des schädlichen, gefäßverkalkenden LDL-Cholesterins und erhöhen gleichzeitig den Anteil des gesunden, gefäßschonenden HDL-Cholesterins. **Einfach ungesättigte Fettsäuren** stecken zum Beispiel in Oliven- und Rapsöl sowie in Avocados. **Mehrfach ungesättigte Fettsäuren** finden sich in vielen weiteren Pflanzenölen wie Maiskeim-, Sonnenblumen- oder Distelöl und in fetten Fischarten wie Makrele, Lachs, Hering oder Forelle. Diese Fische liefern für den Körper essenzielle Fettsäureformen wie Omega-3. In Nüssen und Samen, vor allem Leinsamen, stecken beide Formen der ungesättigten Fettsäuren.
Die »schlechten« Fette verdanken wir gesättigten Fettsäuren (auch wenn nicht alle gesättigten Fettsäuren gleich schlecht sind). Die noch recht brauchbaren stecken in frischen tierischen Lebensmitteln wie Fleisch, Wurst und Käse. Die wirklich ungesunden Fette stecken dagegen in vielen verarbeiteten Lebensmitteln wie in Fast Food oder in Knabberartikeln, wo sie durch die ungünstige industrielle Verarbeitung zu gehärteten Fetten, auch Transfettsäuren genannt, werden. Diese stehen in dem Ruf, Gehirn und Herz-Kreislauf-System anzugreifen und letztlich das Schlaganfall- und Herzinfarktrisiko zu erhöhen.

Das Fett-Fazit für deine Fitnessernährung

Die ungesättigten (vor allem die einfach ungesättigten) Fettsäuren sind gesund, deshalb sollten sie den Großteil deines täglichen Fettkonsums ausmachen – sagen wir nach der 80-20-Regel etwa 80 %. Die gesättigten Fettsäuren dagegen sind eher ungesund – ihr Anteil an deinem täglichen Fettkonsum sollte bei nicht viel mehr als 20 % liegen.

Baustoff für den Körper: Eiweiß

Protein, wie Eiweiß auch genannt wird, ist DER Baustoff für alle deine zig Billionen Körperzellen, darunter natürlich auch für die beim Training geforderten Muskelzellen. Es vergeht kein Moment, an dem dein Körper nicht an irgendeiner Körperzelle mit den verschieden ausgeprägten chemischen Formen von Eiweiß, den Aminosäuren, herumwerkelt. Etwa 20 % deines Körpers bestehen daraus! Als Energiequelle nutzt dein Körper Eiweiß eher nicht – zu aufwändig ist die Prozedur, in der er aus den Aminosäuren erst Kohlenhydrate bauen muss. Das bedeutet im Umkehrschluss: Du könntest so viel Eiweiß essen wie du wolltest – die Wahrscheinlichkeit, dass davon etwas in deinen Fettdepots landet, ist verschwindend gering. Und was für Abnehmwillige ebenso interessant ist: Da das Verdauen von Eiweiß überhaupt etwas anstrengender ist, sättigt Eiweiß grundsätzlich enorm. Klingt alles dufte – dennoch solltest du es beim Eiweißkonsum nicht übertreiben, denn zu viel des Guten ist belastend für den Körper, etwa für deine Nieren, die beim Verarbeiten von Eiweiß enorm arbeiten müssen. Wie viel nun zu viel ist, und wie viel Eiweiß überhaupt täglich nötig ist, da scheiden sich die Geister ein wenig – wie du in der nachfolgenden Auseinandersetzung mit der Nährstoffverteilung sehen wirst.

»Gute« versus »schlechte« Eiweiße? Auch eine Frage der Einstellung

Eine ganz so klare Unterscheidung von »guten« und »schlechten« Eiweißen wie bei Kohlenhydraten oder Fetten gibt es auf den ersten Blick nicht. Hier lässt sich die Proteinwelt eher grob in zwei Teile teilen: in den mit Produkten aus pflanzlichem Eiweiß und den mit Produkten aus tierischem Eiweiß.
Wer sich »normal« ernährt und auch von tierischen Produkten Gebrauch macht, muss sich um die Deckung des Eiweißbedarfs in der Regel keine Sorgen

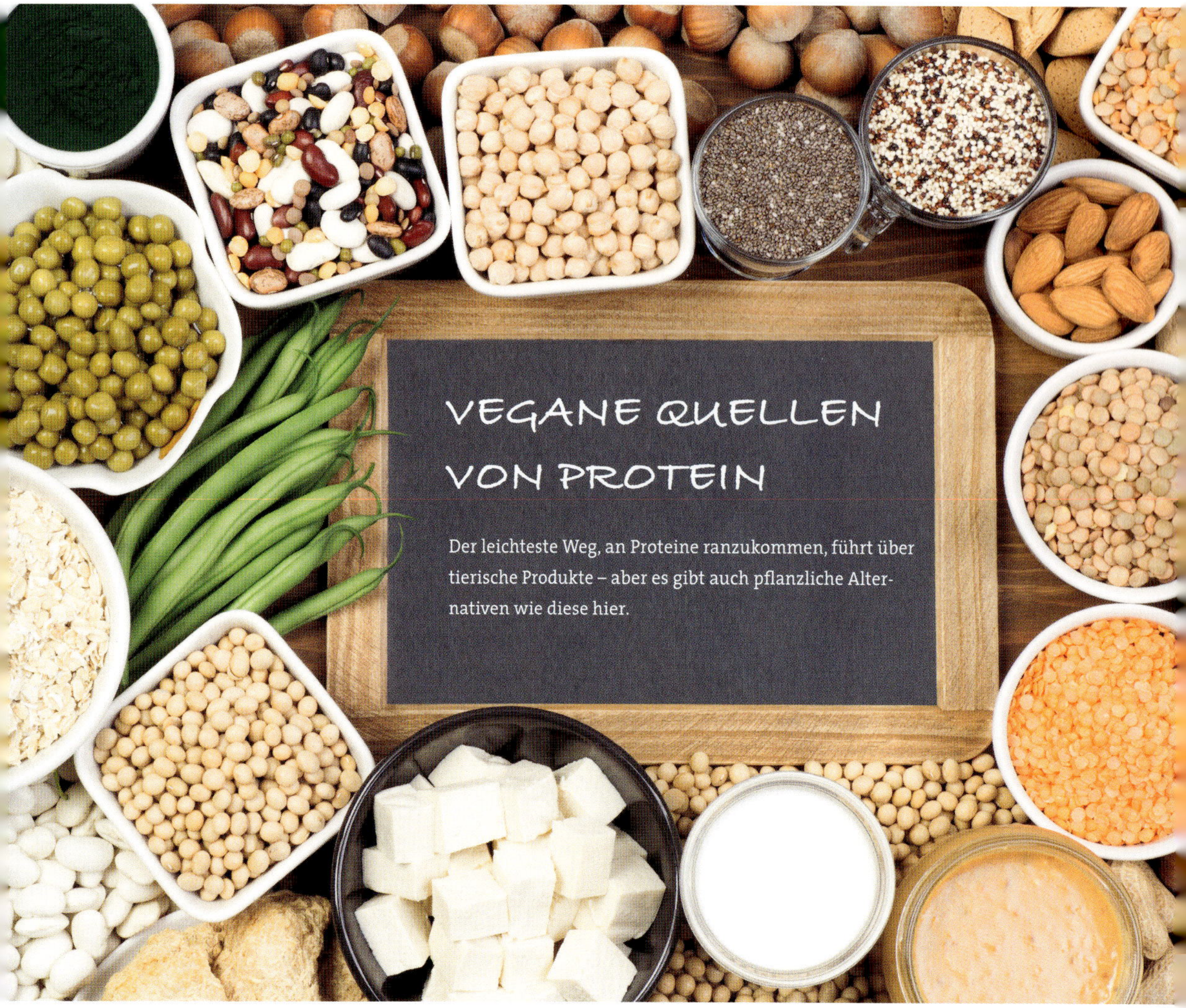
VEGANE QUELLEN VON PROTEIN
Der leichteste Weg, an Proteine ranzukommen, führt über tierische Produkte – aber es gibt auch pflanzliche Alternativen wie diese hier.

machen: Denn tierische Lebensmittel wie Fleisch, Fisch, Eier und Milchprodukte liefern von Haus aus jede Menge Eiweiß, was sie zu besonders wichtigen Quellen macht. Allerdings deuten neuere Studien darauf hin, dass tierisches Eiweiß zumindest in größeren Mengen nicht wirklich gesund ist für den Körper. So enthalten diese unter anderem schwefelhaltige Aminosäuren, die Entzündungsprozesse im Körper befeuern sollen, welche wiederum Gelenkprobleme hervorrufen und auch das Krebsrisiko erhöhen. Relativ gesichert ist, dass eine permanent hohe Zufuhr an tierischem Eiweiß die Zellen altern lässt und den Körper insgesamt übersäuert. Pflanzliches Eiweiß soll dagegen einer Übersäuerung des Körpers entgegenwirken. Hier wirken sicher die vielen basisch wirkenden Inhaltstoffe, die pflanzlichen Lebensmitteln eigen sind.

Das Eiweiß-Fazit für deine Fitnessernährung

Dein Fazit zum Eiweißkonsum: Versorge dich täglich damit, ohne es (dauerhaft) zu übertreiben. Proteine sind einfach ein unverzichtbarer Baustoff, insbesondere mit zunehmendem Alter, in dem der Körper sukzessive Muskelmasse abbaut.

Versuche grundsätzlich, dich mit möglichst viel Eiweiß aus pflanzlichen Quellen zu versorgen. Mit Hülsenfrüchten, Soja, Tofu, Vollkornprodukten, Getreide inklusive Haferflocken und Hirse, Nüssen, Pseudo-Getreidesorten wie Quinoa oder Amaranth und vielem mehr gibt es reichlich Möglichkeiten.

Die optimale Verteilung der Makronährstoffe

Wie viel Kohlenhydrate, Fette und Eiweiße sollest du am besten zu dir nehmen, um deine Fitness zu unterstützen und deine Lebensziele zu erreichen? Eine passende Antwort für alle – die gibt es auch diesmal nicht. Doch das ist auch nachvollziehbar: Denn wer 10 Kilo abspecken will, muss sich naturgemäß anders ernähren als jemand, der 10 Kilo Muskelmasse aufbauen will. Entscheidend für die für dich passende Nährstoffzusammensetzung deiner Ernährung sind am Ende immer wieder zwei einfache Fragen:

1. Wo stehst du aktuell?
2. Wo willst du hin?

Damit sind wir wieder bei den in Kapitel 3 formulierten Zielen.

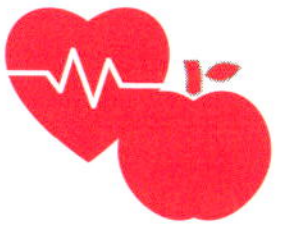

Ernährungstipps für die Ziele 1 & 2: mehr Gesundheit sowie Beschwerdefreiheit

Wenn du allgemeine gesundheitliche Ziele verfolgst, Beschwerden bekämpfen oder präventiv vermeiden willst oder auch deine »Fitness im Alter« steigern willst, musst du – abgesehen von einer rundum ausgewogenen und gesunden Ernährung mit natürlichen Lebensmitteln (siehe zu Beginn dieses Kapitels) – keine weiteren Regeln befolgen. Es sei denn, es gibt individuelle Gründe bei dir, die dieses Buch nicht berücksichtigen kann.

→ Empfehlung: Bewege dich mit deiner Ernährung zwischen der **vollwertigen Mischkost** und der **moderat-universellen Sporternährung** (siehe Tabelle unten).

Wenn du eher ein endomorpher Stoffwechseltyp bist (siehe Seite 190), reduziere die Kohlenhydrate eventuell noch etwas mehr, zum Beispiel mit einer moderaten **Low-Carb-Ernährung**.

Ausgewählte Ernährungsformen mit Nährwertempfehlungen für die Ziele dieses Buches

Ernährungsform	Eiweiß-Empfehlung	Fett-Empfehlung	Kohlenhydrate-Empfehlung	Geeignet für ...
Vollwertige Mischkost (Empfehlung der Deutschen Gesellschaft für Ernährung, DGE)	10–15 %	30 %	55–60 %	... normalgewichtige, eher gesundheits- als leistungsorientierte Menschen.
Moderat-universelle Sporternährung	20–25 %	20–25 %	45–55 %	... gesundheitsorientierte mit regelmäßig sportlicher Betätigung.
Kohlenhydratreiche Ernährung	15–25 %	10–20 %	60–70 %	... Ausdauersportler, Hardgainer/ektomorphe Stoffwechseltypen.
Kohlenhydratreduzierte Ernährung (Low-Carb)	20–40 %	40–50 %	15–40 %	... das Abnehmen, vor allem endomorphe Stoffwechseltypen
Eiweißreiche Ernährung	40 % alternativ: 33 %	30 % alternativ: 33 %	30 % alternativ: 33 %	... Muskelaufbautraining, Krafttraining, Bodybuilding etc., auch Abnehmen.
Sonderform: Ketogene (fettreiche) Ernährung	15–30 %	60–80 %	5–10 %	... eher spezielle Anwendungsbereiche.

Ernährungstipps für Ziel 3: abnehmen

Um abzunehmen, musst du weniger Kalorien zu dir nehmen, als du verbrauchst – das hast du bereits auf Seite 188 gelesen. Reduziere aber bloß nicht zu viel! Ein nützlicher Richtwert: Lasse etwa 10 bis 15 % der benötigten Gesamtkalorien jeden Tag weg, niemals mehr als 300 bis 500 Kalorien an einem Tag.

→ Empfehlung: **Low-Carb-Varianten** oder eine **eiweißreiche Ernährung** können den Abbau von Körperfett unterstützen, insbesondere wenn du ein endomorpher Typ bist.

Ernährungstipps für Ziel 4: Bodyshaping und Muskelaufbau

Für ein erfolgreiches Bodyshaping inklusive einem wirksamen Krafttraining, das deine Muskelmasse pflegt und ausbaut, musst du eine positive Energiebilanz vorweisen, also mehr Kalorien zu dir nehmen, als du verbrauchst. Dies gilt vor allem in der **Massephase** (siehe Seite 84). Richtwert: Lege auf deinen Gesamttagesbedarf etwa 10 % drauf, aber nie mehr als 500 Kalorien an einem Tag. Als Einsteigerin kannst du eher mehr essen (300 bis 500 Kalorien mehr am Tag), da dein Körper noch schneller reagiert und mehr Muskelmasse aufbaut. Wenn du (weit) fortgeschritten bist, lege jeden Tag nur noch maximal 100 bis 300 Kalorien drauf.

→ Empfehlung: Dein Körper braucht zum Muskelaufbau eine gute Eiweißversorgung, greife deshalb zu einer **eiweißreichen Ernährung**. Dabei solltest du nicht weniger als 1,5 Gramm Eiweiß pro Kilogramm Körpergewicht am Tag zu dir nehmen. In der Massephase dürfen es auch 2 bis 3 Gramm pro Kilogramm Körpergewicht/Tag sein.

Wenn du wirklich Muskeln aufbauen möchtest, wirst du es eventuell nicht ganz verhindern können, dass du neben diesen in der Massephase auch Fett zulegen wirst. Aber keine Angst: Das wirst du in deinem trainierten Zustand schnell wieder los – in der anschließenden **Definitionsphase** (siehe Seite 84).

Was für den Muskelaufbau in der Definitionsphase gilt, gilt auch fürs »reine« **Bodyshaping** – wenn du also zum Beispiel die paar letzten hundert Gramm Fett loswerden möchtest, die in deinen Augen deine Bikinifigur stören: Dann trainierst du regelmäßig und reduzierst dabei sanft deine Kalorienzufuhr. Deine Energiebilanz sollte leicht negativ sein, aber wirklich nur leicht, sonst verschwindet auch Muskelmasse. Außerdem bringst du sonst möglicherweise zu viel durcheinander, oder dir geht es schlecht, denn dein Energiebedarf kann während deiner Periode um einige hundert Kalorien am Tag schwanken.

Der Energiebedarf während der Periode

Kein Tag ist wie der andere – und bei Frauen schon gar nicht: Die Regelphase, in der du gerade steckst, bestimmt deinen Tagesbedarf an Energie mit. Denn die Stoffwechselrate deines Körpers variiert mit den Kapriolen der Hormone während des Zyklus. Zumeist sinkt der Bedarf in der Zeit gen Eisprung, zum Ende einer Periode/vor Beginn der nächsten Periode steigt der Energiebedarf dann um etwa 100 bis 300 Kalorien über das normal übliche Maß an.

Auch sonst sollten Frauen eher moderater reduzieren, denn sie haben von Grund auf einen etwas geringeren Energiebedarf als Männer. Du solltest hier nie mehr als 300 Kalorien pro Tag einsparen – und so viel auch nur in der ersten Hälfte deiner Definitionsphase. In der zweiten Hälfte halbierst du dieses Maximum auf ein Defizit von 150 Kalorien. Selbstverständlich trainierst du in der Definitionsphase weiter – und deshalb solltest du bei einer eiweißreichen Ernährung bleiben.

Ernährungstipps für Ziel 5: mehr Leistungsfähigkeit

Wenn du dich in deinem Sport oder einer bestimmten Disziplin verbessern möchtest, ist zunächst die Frage, in was du besser werden möchtest – danach richtet sich auch das Feintuning deiner Ernährung. Wenn du einfach allgemein gern Sport treibst, aber nicht gezielt eine bestimmte Fähigkeit ausbauen willst, kommt du mit einem Mittelwert verschiedener nicht zu spezieller Sporternährungsansätze, der **moderat universellen Sporternährung**, gut aus.

Wenn du dich in bestimmten Konditionsfaktoren gezielt verbessern willst oder für Wettkämpfe trainierst, sollte deine Ernährung angepasster sein. Dann gilt:

a) Geht es vor allem um **Kraft oder Schnelligkeit**, solltest du eine ausreichende Eiweißversorgung im Blick behalten. Empfehlung: Bewege dich zwischen der **moderat-universellen Sporternährung** und der **eiweißreichen Ernährung**.
b) Wenn du deine **Ausdauer** trainieren willst, brauchst du eine höhere Kohlenhydratversorgung – ohne Eiweiß komplett außer Acht zu lassen. Empfehlung: Wende eine **kohlenhydratreiche Ernährung** an.

Welche Nährstoffe stecken in welchen Lebensmitteln?

Jetzt, da du eine passende Ernährungsform für dich festlegen kannst, wird dich noch interessieren, was du am besten konkret essen solltest. Eine ökotrophologische Ernährungsberatung (die einmalig durchgeführt sehr hilfreich sein kann, denn du erfährst von Expert*innen jede Menge über deinen Körper und dein Essverhalten) kann das Buch hier natürlich nicht abdecken. Ebenso wenig ersetzt die folgende grobe Unterscheidung übergeordneter Lebensmittelgruppen in Form einer Ernährungspyramide eine umfassende Nährstofftabelle. Die Abbildung ist aber extrem hilfreich, denn sie zeigt auf einen Blick, welche Lebensmittel deine tägliche Basis sein sollten und welche du besser weglässt.

Zu sehen ist ein grobes Clustering aller Lebensmittel in verschiedene Gruppen. Unten, an der Basis der Pyramide, findest du das Gesündeste, das du regelmäßig zu dir nehmen solltest – der grüne Bereich mit all den schönen natürlichen Lebensmitteln. Ganz oben in der Pyramide steht das Ungesündeste, was du möglichst vermeiden solltest.

Empfehlung	Die Ernährungspyramide	Enthaltene Nährstoffe
Vermeiden	Alkohol	→ Alkohol, auch Kohlenhydrate
	Knabberkram, Süßigkeiten	→ ungesunde Mischung
	industriell verarbeitete Lebensmittel, Fertigprodukte & Fast Food	→ ungesunde Mischung
	Teigwaren & Weißmehlprodukte	→ überwiegend leere Kohlenhydrate
Mit Bedacht	Milch & Milchprodukte	→ Eiweiß, Kohlenhydrate und Fett
	Eier, Fleisch, Fisch	→ überwiegend Eiweiß, auch Fett
Zugreifen	Tofu, Sojaprodukte, Tempeh	→ überwiegend Eiweiß, auch Fett
	Vollkorn- und natürliche Getreideprodukte (z. B. Haferflocken, Quinoa, Amaranth, Reis)	→ überwiegend Kohlenhydrate, auch Eiweiß
	Öle, Kokosprodukte	→ überwiegend Fett
	Nüsse & Saaten	→ überwiegend Fett, auch Eiweiß
	Obst	→ überwiegend Kohlenhydrate
	Gemüse, Hülsenfrüchte, Sprossen, Kräuter	→ überwiegend Kohlenhydrate, auch Eiweiß (vor allem bei Hülsenfrüchten)
	Wasser, natürlicher Tee	→ keine Kalorien/Makronährstoffe

Richtwert: Versuche, dich zu 80 % mit Produkten aus der unteren Hälfte der Pyramide bis inklusive »Eier, Fleisch, Fisch« zu ernähren. Alles was inklusive der »Milch und Milchprodukte« nach oben geht, sollte dann höchstens 20 % deiner Ernährung ausmachen, auf keinen Fall mehr.

Klar ist, dass es bei manchen Lebensmittelgruppen starke Nährwertunterschiede zwischen einzelnen Produkten geben kann. Hier hilft einmal mehr dein gesunder Menschenverstand, um die Wertigkeit eines Produktes einzuschätzen – oder du schaust einfach auf die Inhaltsstoffe. Hilfreich ist auch hier, die Natürlichkeit eines Lebensmittels zu berücksichtigen: Wenn du dir zum Beispiel ein Produkt aus der Gruppe »Milch und Milchprodukte« aussuchst, dann weißt du: Ein möglichst natürlicher Joghurt ist besser als ein gezuckerter oder auch fettreduzierter Fruchtjoghurt.

Ernährungsalternative Intervallfasten: gesund und leistungsfördernd

Sicher hast du schon einmal vom Intervallfasten gehört – oder es sogar angewendet? Der Wechsel aus Essens- und Fastenphasen ist in jedem Fall eine gesunde Alternative zum »normalen« Essen und soll sogar deine Leistung fördern – in Kombination mit Bewegung/Fitnesstraining besonders effektiv! Was steckt dahinter? Der Name verrät das Prinzip: Es gibt Intervalle, in denen du fastest (nichts isst, genauer: keine Kalorien zu dir nehmen darfst), und Intervalle, in denen du essen (genauer: Energie zu dir nehmen) darfst. Zwei verbreitete Methoden:

Intervallfasten nach der 16/8-Methode (bzw. 14/10-Methode für Frauen)

Du teilst hier deinen **Tag** (16+8 = 24 Stunden) in eine Essens- und in eine Fastenphase auf: 16 Stunden lang (die Fastenphase) darfst du dann keine Energie zu dir nehmen. Aber Wasser, schwarzen Tee oder Kaffee und überhaupt alles, was keine Kalorien hat, schon! In den anderen 8 Stunden darfst du dann Kalorien zu dir nehmen. Und grundsätzlich essen, was du willst! Abnehmer müssen beispielsweise nicht auf Kalorien achten – können aber trotzdem abnehmen. Natürlich gilt aber auch beim Intervallfasten die grundsätzliche Empfehlung, dass du dich gesund ernähren solltest. Wenn du Leistungssport betreibst oder unbedingt Muskeln aufbauen willst, solltest du zudem darauf achten, dass du ausreichend Gesamtenergie zu dir nimmst. Insbesondere an Trainingstagen solltest du zeitnah rund ums Training essen (intensive Einheiten gehören also nicht in die Fastenphase!).

Die Einteilung des Tages bleibt dir überlassen: Du kannst um 8 Uhr deine Essensphase beginnen oder erst um 12 Uhr – es sollte zu deinem persönlichen Rhythmus passen. Nur in der Nachtzeit solltest du nichts essen oder nur in Ausnahmefällen (Schichtarbeit). Halte diesen Zeitraum bei und setze das Fasten an möglichst vielen Tagen der Woche um. Nur dann treten die rechts beschriebenen Effekte ein.

Frauen dürfen länger essen

Für Frauen gibt es eine mildere Variante, denn: Die Wirkung des Intervallfastens hängt nicht von der Zeitspanne an sich ab, sondern davon, dass in der Fastenphase die Glykogenspeicher in deinem Körper geleert werden und so die positiven Prozesse des Intervallfastens in Gang kommen. Da Männer größere Glykogenspeicher haben (aufgrund von mehr Muskelmasse), müssen sie 16 Stunden fasten. Bei Frauen können schon 14 Stunden reichen – sodass du 10 Stunden Zeit zum Essen hast. Probiere diese sanfte 14/10-Methode zum Einstieg aus, und wenn du feststellst, dass sich nichts tut, schwenke auf die 16/8-Methode um.

Intervallfasten nach der 5/2-Methode

Hier geht es um die Einteilung einer **Woche** (5+2 = 7 Tage): An fünf Tagen pro Woche isst du ganz normal, an den anderen beiden Tagen fastest du – wobei die Fastentage nicht direkt aufeinander folgen. Du musst nicht komplett hungern, solltest aber binnen 24 Stunden nur maximal 500 bis 600 Kalorien zu dir nehmen. Auch hier gilt: Ernähre dich grundsätzlich gesund, und vermeide intensive Trainingseinheiten an den Fastentagen.

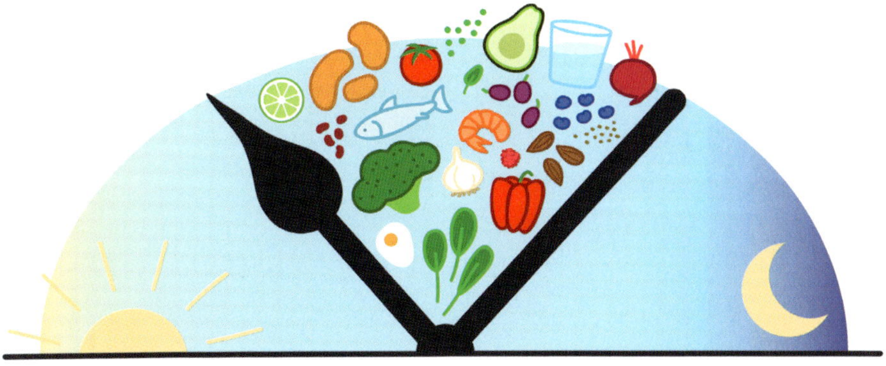

Beim klassischen 16/8-Intervallfasten hast du am Tag 8 Stunden, an denen du dir Energie zuführen kannst.

Intervallfasten – das hast du davon

Auch wenn du anfangs ein wenig Disziplin für Zeitplanung und Umsetzung investieren musst: Es lohnt sich! Ein paar Effekte des Intervallfastens:

- Wenn es anschlägt, nimmst du gezielt Körperfett ab. Denn die Fastenphasen schulen und intensivieren deinen Fettstoffwechsel.
- Trotz Energieentzug ist deine Muskulatur geschützt: Der durch das Fasten ausgelöste, Autophagie genannte »Recycling«-Prozess in den Zellen schützt das Gewebe vor Abbau.
- Keine Angst vor dem Jo-Jo-Effekt: Der Grundumsatz steigt beim Intervallfasten sogar eher!
- Fasten wirkt ausgleichend und positiv auf Hormone – das ist gerade für zyklusgeplagte Frauen interessant. Es reguliert zudem das Hunger- und Sättigungsgefühl, den Blutzucker und den Insulinspiegel auf ein normaleres Maß. Zudem kann das Fasten Hormone pushen, die dich wacher, fitter, ausgeglichener machen und besser schlafen lassen.
- Fasten löst eine Art Grundreinigung der Zellen von innen aus, was diese verjüngt und insgesamt Alterungsprozesse verlangsamt.
- Fasten aktiviert eine Vielzahl von Genen, von denen viele stoffwechselaktiv sind und zum Beispiel die Fettverbrennung positiv beeinflussen.
- Fasten mindert Entzündungsherde im Körper und soll heilend wirken bei vielen Beschwerden und Krankheiten, darunter Diabetes, Bluthochdruck, Rheuma, Arthrose, Kopfschmerzen u. v. m.

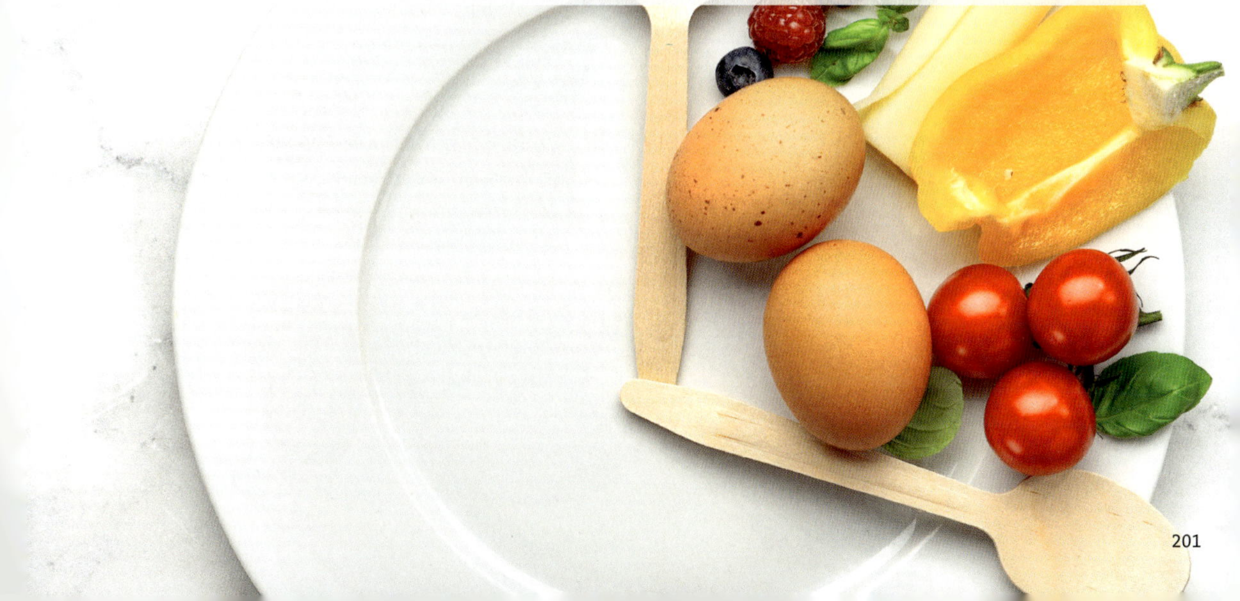

WAS BRAUCHST DU FÜR DEIN TRAINING?

EQUIPMENT-BERATUNG FÜRS HOME-GYM UND TIPPS ZUR STUDIO-SUCHE

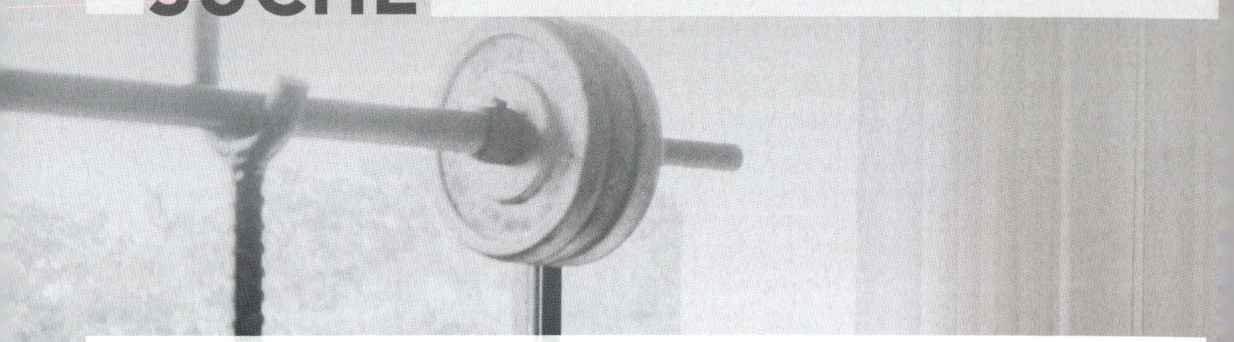

Dieses Kapitel zeigt dir fantastische Möglichkeiten auf, wie du dein Home-Gym aufstocken und dein Training somit intensivieren, ja professionalisieren kannst. Insgesamt präsentieren wir dir über 50 frauentaugliche Tools in mehr als 30 Produktkategorien! So bekommst du einen guten Überblick, was da draußen so alles auf dich wartet. Und falls du dich nicht entscheiden kannst, dann halte dich einfach an unsere Empfehlung, welches Tool sich als Nächstes bei dir gut macht. Im Übrigen nicht nur für das Home-Gym, sondern auch für dein Training auf Reisen oder prinzipiell outdoor – denn viele Tools sind ganz schön portabel.

Ach, du willst gar kein Home-Gym aufziehen? Dann folge eben den Hinweisen und Tipps, die dir bei der Suche nach einem passenden Studio helfen. Unter uns: Ein bisschen Home-Gym wäre schon ganz gut! So kannst du auch kleine Alltagsroutinen entwickeln – und wenn es »nur« ein aktivierender Flow zum Tagesstart ist. Außerdem bleibst du so autonom – selbst wenn es mal wieder lockdownen sollte … Und auch sonst kannst du mit der Kombination aus Studio- und Heimtraining die Vorzüge aus beiden Welten kombinieren. So oder so: Lasse dich inspirieren und motivieren!

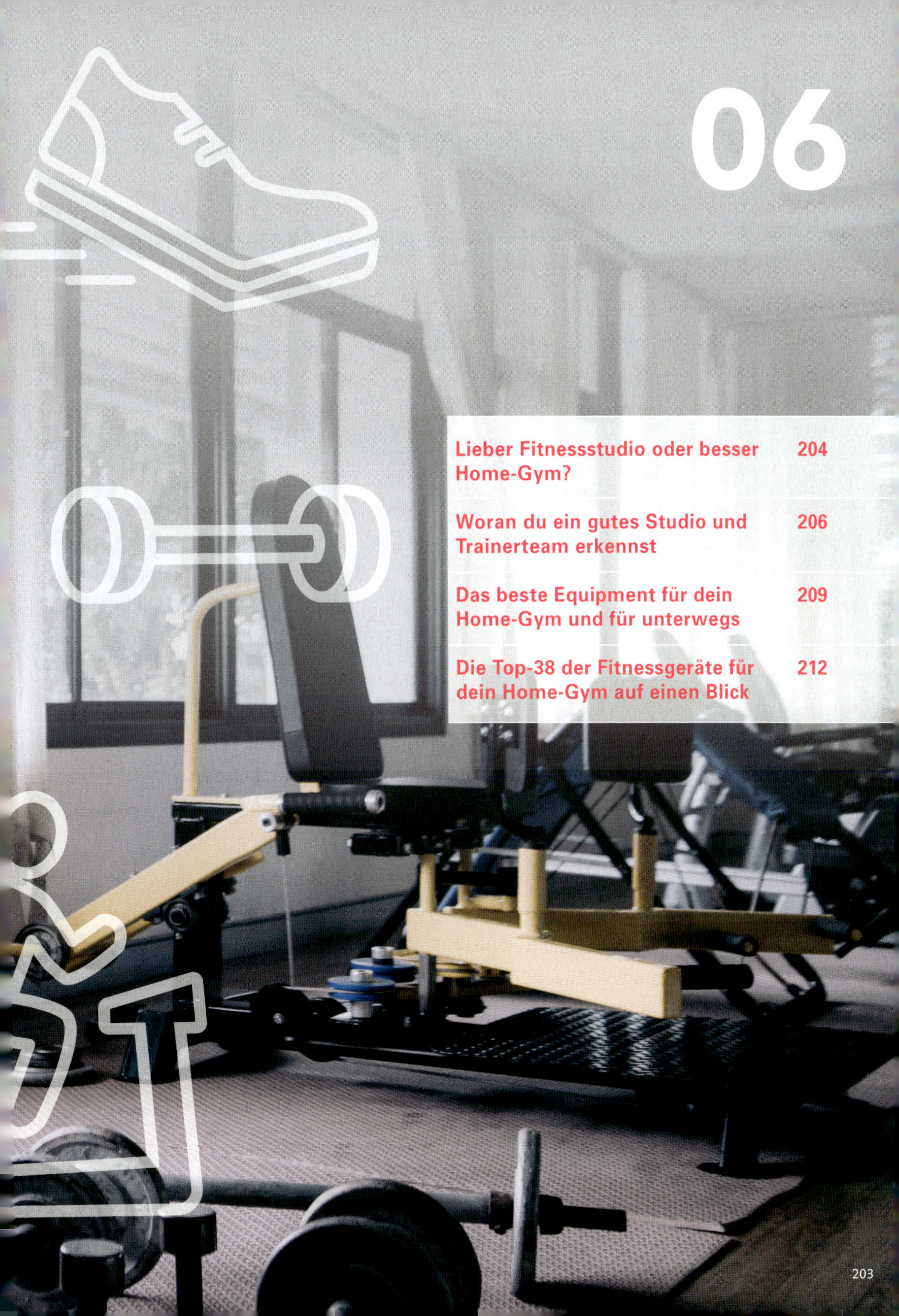

06

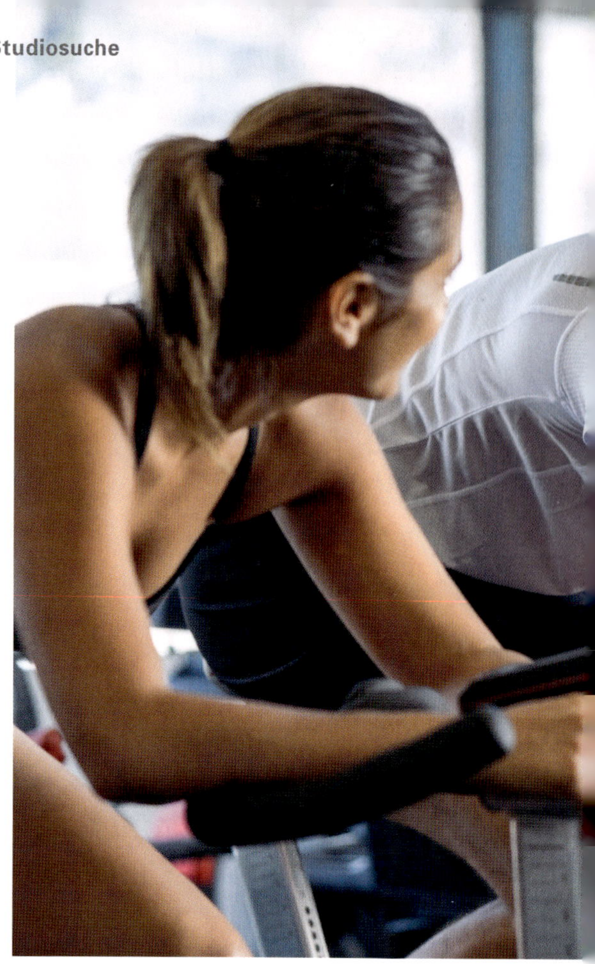

Wie sieht dein perfektes Trainingsumfeld aus? Die EINE richtige Antwort darauf für alle gibt es (du ahnst es) wieder nicht. Denn viele Faktoren und letztlich auch deine persönliche Meinung bestimmen, wie, wo und mit was du trainierst. Sollst du in eigene Geräte oder in eine Studiomitgliedschaft investieren? Die G(e)rätchenfrage lautet:

Lieber Fitnessstudio oder besser Home-Gym?

Wie gesagt: Das Ganze hängt von deinen persönlichen Vorlieben, deinen Lebensumständen, der Erreichbarkeit von Studios, deinem Platz zu Hause und vielem mehr ab. Tendenziell lässt sich aber festhalten: Frauen lieben Studios mindestens ebenso wie Männer – aufgrund des Kursangebots! Diesen und weitere Vorteile einer Mitgliedschaft im Überblick.

Im Studio triffst du auf andere Fitnessbegeisterte, die dich zusätzlich motivieren.

Die Vorteile eines Fitnessstudios:

- Kurse, Kurse, Kurse! Viele Studios bieten jede Menge Kurse unter Gleichgesinnten – und unter Anleitung: Ob Zumba, Step-Aerobic oder Aeral Yoga – viele tolle und effektive Trainingskonzepte entwickeln ihren Charme erst in der Gruppe. Ein Kurs ist für viele Motivation pur – und nicht selten das Highlight der Woche.
- Geräte, Geräte, Geräte: Ein klassisches Studio ist voll davon, und selbst in CrossFit-Boxen hast du Tools und Möglichkeiten, die du zu Hause schwerlich wiederfinden wirst.
- Gleichgesinnte und jede Menge Motivation: Viele spornt es an, wenn sie mit anderen Menschen zusammen sind: Die Atmosphäre ist geselliger, ein Trainingspartner schneller gefunden etc.
- Anleitung und Hilfe: Du kannst auf einen Trainerstab zurückgreifen, der dir helfen und dich anleiten, kontrollieren, antreiben kann. Das ist insbesondere für Einsteigerinnen ein riesiger Vorteil.
- Je nachdem, was dir wichtig ist, kann ein Studio weitere Annehmlichkeiten bieten: ein Schwimmbad etwa, einen Wellness-Bereich – und manche fühlen sich auch an der Nutrition-Bar wohl …
- Auch eine Motivationshilfe: Manche trainieren häufiger und regelmäßiger, wenn sie wissen, dass sie dafür jeden Monat Geld ausgeben. Damit sich der Beitrag auch lohnt … Sollte dich das auch antreiben, ist dieser Motivationsfaktor sehr hilfreich.
- Vorteil einer Mitgliedschaft in einer Studiokette, einem Studioverbund oder in einer Clubgemeinschaft wie dem Urban Sports Club: Du kannst in allen eingeschlossenen Clubs und Städten trainieren – also auf Dienstreise, beim Wochenendtrip oder im Urlaub teilweise sogar im Ausland.

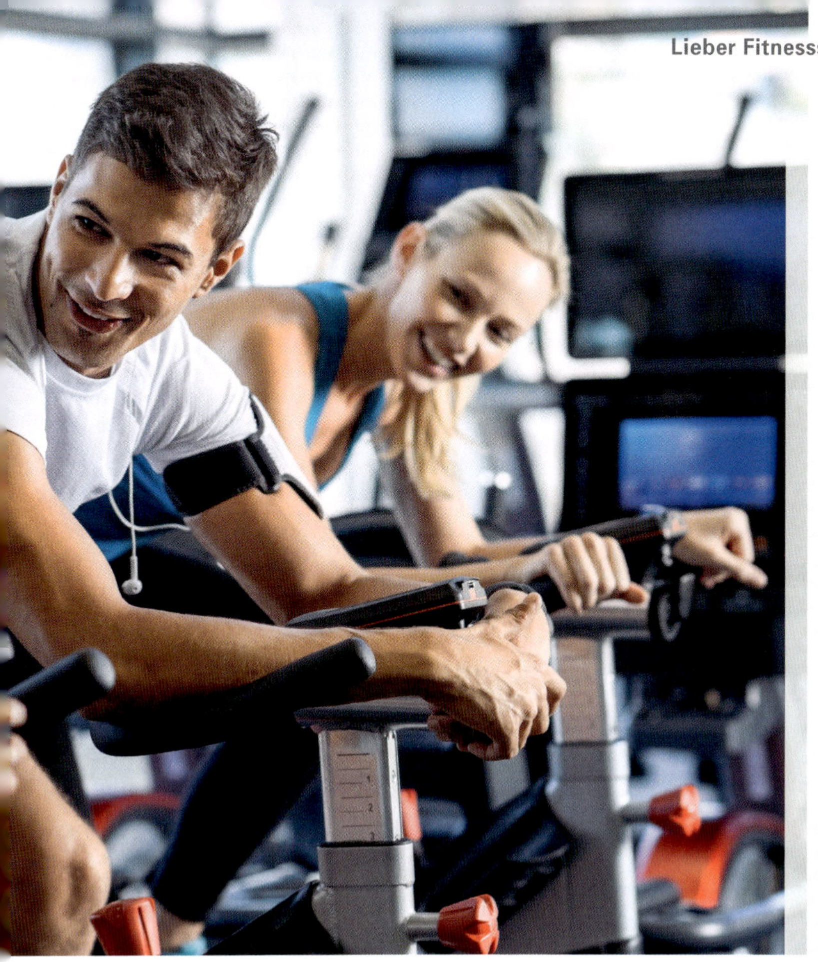

Die Nachteile eines Fitnessstudios:

- Kohle: Du zahlst monatliche Beiträge – auch für die Zeiten, in denen du möglicherweise nicht trainieren kannst, wenn du mal krank bist, im Urlaub, schlichtweg lustlos – oder auch in Lockdownzeiten (zu Studioverträgen siehe Seite 208).
- Aufwand: Du musst eine An- und Abreise in Kauf nehmen.
- Gedränge: Zu beliebten Zeiten ist das Studio voll, eventuell kommt es zu Wartezeiten.
- Verschlossene Türen, Teil 1: Die meisten Studios haben nicht rund um die Uhr geöffnet. Du kannst dann nicht zu ungewöhnlichen Uhrzeiten trainieren, wie es dir gefällt.
- Verschlossene Türen, Teil 2: Die Corona-Pandemie hat gezeigt, dass ein Studio unter Umständen schließen muss. Oder aber ein Training kann nur unter größeren Gesundheitsauflagen stattfinden – wer will schon etwa mit Maske trainieren?

Krankenkassenzuschüsse für deine Fitnessaktivitäten

Einige Krankenkassen vergeben Zuschüsse im Zusammenhang mit Sport- und Fitnessangeboten. Dabei arbeiten sie oftmals mit einer Punktevergabe o. Ä., die auf das jeweilige Bonusprogramm oder Gutscheinheft einzahlt.

Zumeist gibt die Kasse vor, welche Anbieter und Kurse »qualifiziert« sind. Oftmals sind zudem auch bestimmte Anforderungen oder Fachkräfte gefordert, und die betreffenden Kurse dürfen in der Regel auch nicht von deinem monatlichen Mitgliedsbeitrag abgedeckt werden. Hierzu kann es sich aber durchaus lohnen, bei deiner Kasse mal nachzufragen: Denn manche bieten Zuschüsse (zumeist für bestimmte Studioketten) zu deinem Monatsbeitrag an. Das kann auch Online-Studios und digitale Trainingsdienstleister betreffen.

Wenn du sowieso darüber nachdenkst, deine Krankenkasse zu wechseln, kannst du diese Argumente berücksichtigen. In Vergleichsportalen im Internet lässt sich eventuell erkennen, welche Krankenkassen welche Sport- und Fitnessaktivitäten honorieren. Der Wechsel der Kasse will aber wohl überlegt sein, denn die Leistungen einer Krankenkasse gehen natürlich weit über dieses Thema hinaus.

Die Vorteile eines Home-Gyms:

- Keine regelmäßigen Beiträge – du hast es selbst in der Hand, wie viel du fürs Home-Gym ausgeben willst, und bei vielen Tools sind die Kosten überschaubar (oder ganz for free – siehe Seite 211).
- Keine Anfahrtszeiten.
- Verfügbarkeit 24/7 – dein Home-Gym ist immer geöffnet und für dich bereit. Auch, in Lockdown- oder Studioumbauzeiten.
- Keine Wartezeiten: Bei dir zu Hause gibt's keine besetzten Stationen, Umkleidebänke oder Duschen.
- Trainiere wie du willst: ungestört, unfrisiert, ungeduscht, zum Beispiel direkt nach dem Aufstehen.
- Alles nach deinem Geschmack: Höre (laute) Musik zum Training, die dir gefällt. Auch dein Geträller dazu stört niemanden – außer deine Nachbarn vielleicht.

Die Nachteile des Home-Gym:

- Siehe alle Vorteile eines Fitnessstudios – das alles fehlt dir zu Hause.
- Wenn du kein extra Fitnesszimmer hast, musst du eventuell umbauen beziehungsweise vorher und hinterher aufräumen.
- Wenn du unaufmerksam bist, kann es passieren, dass Mobiliar oder Einrichtung leiden.

Woran du ein gutes Studio und Trainerteam erkennst

Du bist auf der Suche nach einem passenden Studio? Die folgende Checkliste kann dir helfen, die richtige Entscheidung zu treffen. Als Erstes: Werde dir klar, was du willst. Denn es gibt Studios »von…bis«: minimalistisch oder stark reglementiert (wie Kieser Training beispielsweise), mit einem festen Gerätepark voll geführter Trainingsmaschinen oder ohne mit vollkommen freier Trainingsfläche, mit inhaltlich festen, strukturierten Inhalten (wie CrossFit-Boxen) usw. Informiere dich in jedem Fall ob das, was du willst, auch im Angebot ist – denn viele Studios haben eine bestimmte Ausrichtung, die entweder gut oder nicht so gut zu dir passt. Du hast ein oder mehrere Studios, die zu dir passen könnten? Anhand dieser Kriterien kannst du die Auswahl weiter verfeinern:

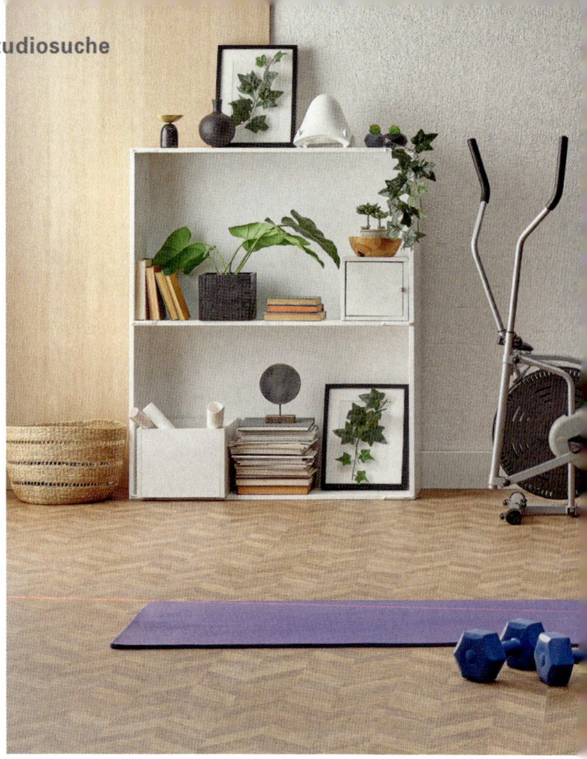

Platz ist in der kleinsten Hütte: Ein Home-Gym muss gar nicht so viele Tools bereithalten – nur die für dich passenden.

Das Trainingsangebot

Du willst unbedingt Kurse? Verständlich! Doch wenn ja, mit welchen Schwerpunkten? Vielseitige Studios haben ein großes Angebot, vom Auspowern bis zur Entspannung sollte alles dabei sein: zum Beispiel Yoga, Pilates, Aerobic und Aerobic-Varianten wie Zumba, Tae Bo etc., Kampf- und Selbstverteidigungskurse und vieles mehr. In jedem Fall sollte das dabei sein, was dir wichtig ist.

Checke aber auch die Zeiten: Wenn die Kurse nur in der Mittagspause angeboten werden, du dann aber arbeiten musst, hilft dir die schönste Mischung nichts.

TIPP: Mache dir einen Wochenplan und trage ein, wann du trainieren möchtest. Dann vergleiche deine Wunschzeiten mit dem Kursplan des oder der Studio(s), das/die du im Blick hast.

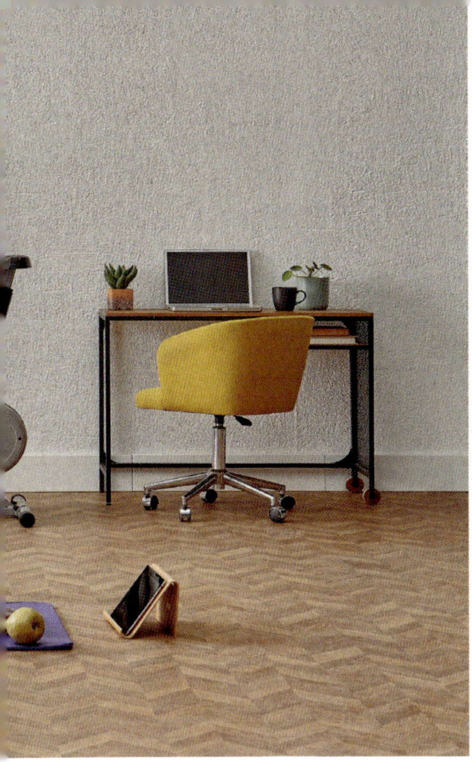

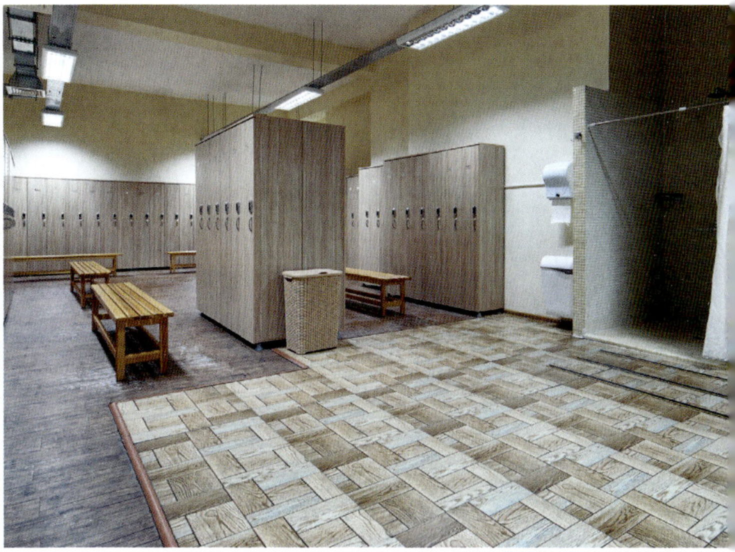

Der Blick in den Sanitärbereich sagt viel über die Reinlichkeit eines Studios aus – er sollte groß genug auch für den Abendandrang sein.

Die Atmosphäre
Alles sollte vor Ort so sein, dass du dich dort wohlfühlst und die Abläufe funktionieren. Wie ist der Lärmpegel, wie die Luft im Studio? Wird viel gelüftet, gibt es eventuell unangenehme Gerüche? In Studios mit einer hohen Decke kann stickige Luft aufsteigen, bei niedrigen Decken dagegen nicht. Wie sind die Umgangsformen in dem Studio? Herrscht ein rauer Ton, der dir nicht gefällt? Ist es dir zu förmlich? Oder fühlst du dich wohl? Besonders wichtig: Wie voll ist es? Kommst du gut an die Stationen, die du benötigst? Schaue auch in den Sanitärbereich: Kann es dort zu Engpässen beim Duschen, Umkleiden, Föhnen o. Ä. kommen?

TIPP: Nutze in jedem Fall einen Probetag bzw. ein Probetraining, sodass du Ausstattung und Atmosphäre des Studios selbst erleben kannst. Noch besser: Das Studio bietet dir die Möglichkeit, für ein geringes Entgelt eine Woche oder einen Monat Probe zu trainieren. Führe das Training dann zu den von dir gewünschten Lieblingszeiten durch.

Die Sauberkeit
Wenn es ein Studio mit der Reinlichkeit nicht so hält, deutet das auch auf einen insgesamt lieblosen Umgang mit Kunden hin. Achte also auf die Sauberkeit. Nicht erst seit Corona ein Thema: »Reinliche« Studios haben zum Beispiel kleine Desinfektionsstationen oder bieten im Gerätepark Möglichkeiten zur Zwischenreinigung von Geräten.

TIPP: Schaue dir auch insbesondere den Sanitärbereich an: Dieser Bereich offenbart zumeist besonders gut, wie Studiobesitzer mit dem Thema Sauberkeit umgehen.

Die Kompetenz
Ein sehr wichtiges Kriterium für eine gutes Fitnessstudio ist die Kompetenz des Trainerteams – und ob überhaupt Coaches zu jeder Zeit anwesend sind. Insbesondere Fitness-Einsteigerinnen sollten auf eine umfassende und fachmännische Beratung von Trainern zurückgreifen können. Diese sollten Zeit haben, sich mit dir zu beschäftigen, und nicht hinter dem Tresen gefangen sein.

TIPP: Ein paar Indizien, woran du einen guten Coach erkennst:

- Frage den Coach/die Trainerin einfach direkt nach seinem Ausbildungsweg. Denn schon mit einem Wochenendseminar kann sich letztlich jeder als Fitnesscoach bezeichnen. Auch hier hilft die Erfahrung von anderen: Entweder du kennst jemanden, der die Kompetenz des Personals schon beurteilen kann, oder du findest Online-Bewertungen zum Studio.
- Die dich einführende Person nimmt sich grundsätzlich Zeit und fragt nach Dingen wie deiner Trainingserfahrung, dem Gesundheitszustand oder körperlichen Problemen. Dabei sollte er oder sie mehr auf dich als auf das Studio eingehen, also keine Werbeveranstaltung durchführen.
- Das Studio bietet dir ein Probetraining an (besser: eine Woche oder einen Monat gegen geringe Gebühr) – und du wirst nach dem Probetraining nicht sofort darauf gedrängt, einen Vertrag zu unterschreiben. Wer dir Bedenkzeit gibt, verhält sich deutlich seriöser.
- Wer es ernst mit dir meint, bietet dir schon im Rahmen des Erstgesprächs oder Probetrainings einen Leistungstest bzw. eine Körperanalyse an, mit der du deinen Status quo erfährst.
- Der Trainer/die Trainerin gibt dir auch schon im Probetraining einen individuellen Trainingsplan auf Basis seiner Anamnese von dir an die Hand und nimmt sich Zeit, dich in die Geräte einzuführen und deine Fragen zu beantworten.

Die Lage

Du hast nichts davon, wenn das Studio Luftlinie zwei Kilometer entfernt ist, aber immer dann, wenn du nach der Arbeit kurz mit dem Auto vorbeischauen willst, du dich wegen eines Megaverkehrsaufkommens eine halbe Stunde im Stau ärgerst. Vielleicht sind aber auch immer dann blöderweise alle Parkplätze belegt, und du verbringst deine Zeit damit, den Wagen loszuwerden. Die Erreichbarkeit eines Studios entscheidet darüber, ob du auch an Tagen ohne viel Motivation zum Training gehst. Deswegen sollte ein Studio jederzeit gut und problemlos erreichbar sein: in der Nähe deines Zuhauses, deiner Arbeitsstelle oder auf dem Weg zwischen beiden. Denn die Erfahrung zeigt, selbst wenn das Studio noch so attraktiv ist: Wenn du dich jedes Mal über den Weg dorthin ärgerst oder nur beim Gedanken daran blöde Gefühle entwickelst, wirst du über kurz oder lang als Karteileiche enden.

TIPP: Nutze die Probezeit, um zu deinen persönlichen Stoßzeiten das Studio anzusteuern. Oder fahre die Strecke einfach mal probeweise und prüfe, wie kompliziert sich der Weg zum Studio gestaltet.

Die Wohlfühl-Goodies

Wünschst du dir ein Schwimmbad, eine Sauna oder weitere Vorzüge eines Wellnessbereichs? Luxuriöse Studios bieten all das – und manchmal auch einen regelrechten Anwendungskatalog von Beauty-/Healthcare- bis hin zu Massage- und Physio-Angeboten, Ernährungsberatung und vieles mehr.

Dein Recht: Kündigungsfristen im Fitnessstudio

Wie steht es um die Kündigungsfristen im Fitnessstudio?

Wer in ein Fitnessstudio eintreten will, wird zumeist mit verschiedenen Vertragsmodellen konfrontiert. Wie bei Mobilfunkverträgen geht es dabei um längere Vertragslaufzeiten von einem, oft auch zwei Jahren, für die du dich bei Eintritt verpflichtest. In der Regel hast du auch die Wahl, kürzere Laufzeiten zu nehmen, wobei die monatliche Gebühr dafür höher sein wird, denn grundsätzlich gilt: Je länger die Vertragsbindung, desto günstiger deine monatliche Gebühr. Bislang galt: Die Kündigungsfrist des Vertrags darf nicht länger als drei Monate vor Ablauf der Vertragslaufzeit sein. Wenn du diesen Zeitpunkt verpasst, darf die automatische, stillschweigende Verlängerung des Vertrages

Die Flexibilität

Dazu zählt die vertragliche Flexibilität (siehe den Kasten unten), aber auch die zeitliche und örtliche: Wenn du viel auf Reisen bist, lohnt sich eventuell die Mitgliedschaft in einer Studiokette bzw. einem Verbund: So ist auch das kostenfreie Training in anderen Städten oder Ländern möglich.

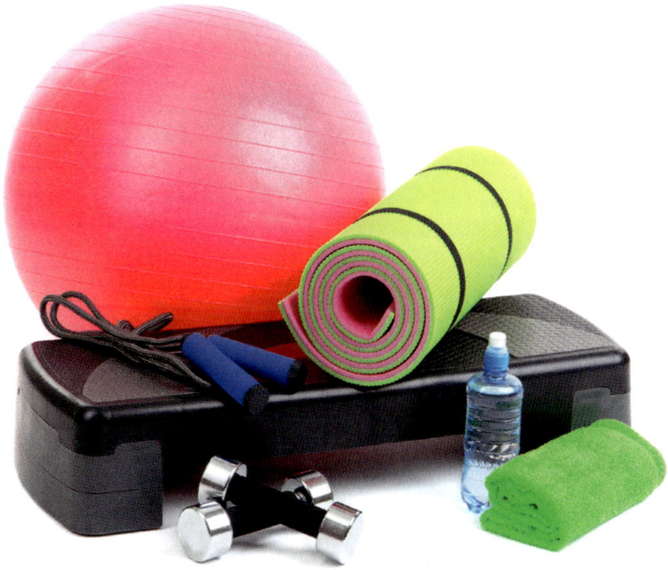

Das beste Equipment für dein Home-Gym und für unterwegs

Für dein persönliches Fitnessstudio zu Hause benötigst du im Grunde erstmal gar nichts – außer dich selbst: Beim Bodyweight-Training (siehe Seite 112) kommst du bei vielen Übungen vollkommen ohne Hilfsmittel aus und nutzt einfach deinen Körper als Trainingsgerät. Ein bekanntes Beispiel: die Liegestütze. Wenn du allerdings umfassender trainieren und wirklich alle Möglichkeiten ausschöpfen möchtest, um dein jeweiliges Ziel zu erreichen, wirst du ab einem bestimmten Punkt auf zusätzliche Hilfsmittel zurückgreifen müssen.

Mit ein paar erlesenen Tools kannst du deine Trainingsmöglichkeiten im Home-Gym bereits enorm ausbauen, sodass es in Sachen Ausstattung einem Studio nahekommt. Aus der Vielfalt aller Trainingstools haben wir dir auf den kommenden Seiten die wichtigsten zusammengestellt.

nicht länger als ein Jahr sein – und in keinem Fall länger als die ursprünglich vereinbarte Laufzeit. Wenn du also einen Vertrag über ein halbes Jahr abgeschlossen hast, darf die stillschweigende Verlängerung nicht länger als ein halbes Jahr gehen.

Ein neues »Gesetz für faire Verbraucherverträge« wird nun seit Jahren diskutiert – und soll im Laufe des Jahres 2021 in Kraft treten, wobei immer noch nicht alle Details klar sind. Das Gesetz soll die Rechte für Verbraucher verbessern – und dafür sorgen, dass diese sich schneller neu orientieren können.

Demnach gilt dann ab Start der neuen Regelung – für Neuverträge: Die maximale stillschweigende Verlängerung bei einer verpassten Kündigungsfrist darf nur noch einen Monat betragen. Insgesamt soll die Kündigungsfrist auf einen Monat reduziert werden. Und es gibt Regelungen, wie viel teurer eine kürzere Laufzeit sein darf, etwa so was wie: Ein Vertrag über zwölf Monate darf nur maximal 25 Prozent teurer sein als ein Vertrag über 24 Monate.

Das neue Gesetz wird kontrovers diskutiert: Während die einen befürchten, dass die Beitragssätze aufgrund der Vertragsänderungen steigen, glauben die anderen, dass kürzere Laufzeiten den Wettbewerb beflügeln und so für bessere Konditionen für Verbraucher sorgen.
Bis Drucklegung dieses Buches ist in der Sache noch nichts weiter passiert – halte einfach die Augen auf und verfolge, was sich mit diesem Gesetz tut. In jedem Fall solltest du dich vor Vertragsabschluss informieren, wie es mit Sonderkündigungsrechten aussieht. Lass dir schriftliche Antworten geben auf Fragen wie: Darf ich außerordentlich kündigen oder Beiträge aussetzen, wenn ich länger krank bin, arbeitslos werde oder umziehe? Was ist im Falle eines erneuten Lockdowns? Einige Studios bieten hier inzwischen Beitragsfreiheiten an.

Sechs Tipps fürs Geräte-Shopping

1. Der günstigste Preis ist kein guter Ratgeber. Zum einen, weil viel Schindluder mit Fake-Artikeln getrieben wird (siehe nächster Punkt). Doch auch sonst stehen günstige Nachahmer oftmals in Sachen Sicherheit und Verarbeitungsqualität hintenan. Hier hilft: testen, wenn möglich (siehe übernächster Punkt).
2. Dein Markengerät sollte ein Original sein. Wenn dir ein Schlingentrainer, der eigentlich 250 Euro kostet, für 40 Euro angeboten wird, solltest du misstrauisch sein. Leider tummeln sich im Internet auf Facebook, Instagram & Co., aber auch bei einschlägigen Onlinehändlern unzählige Fake-Anzeigen und Angebote für angebliche Markengeräte. Hier hilft nur, bei vertrauenswürdigen Sites und Händlern zu kaufen.
3. Teste ein Gerät möglichst selbst im Handel. So bekommst du schnell einen Eindruck davon, wie das Gerät verarbeitet ist, ob es robust genug ist auch für eine intensive Beanspruchung, wie gut es funktioniert, und vor allem, ob es dir grundsätzlich »liegt«, etwa mit Blick auf Komfort, Anwendung etc.
4. Gut verarbeitete Fitnessprodukte in Deutschland haben oft ein oder mehrere Qualitätssiegel – die gängigsten sind das GS-Siegel (steht für »Geprüfte Sicherheit«, eine freiwillige Kennzeichnung des Herstellers, die von einer unabhängigen Prüfstelle vergeben wird) und das TÜV-Siegel (ebenfalls freiwillig – eine unabhängig durchgeführte aufwändige Prüfung, die hohe Sicherheitsstandards verspricht).
5. Nutze Erfahrungsberichte von anderen als Infoquelle, ob ein bestimmtes Modell zu dir passt oder nicht und welche Qualität es aufweist (oder welche Macken). Auf den einschlägigen Onlinehändler-Plattformen sind diese zu finden. Es gibt aber auch einige auf Fitness- und Sportgeräte spezialisierte Versandhäuser, bei denen Käufer*innen ebenfalls ihre Bewertungen hinterlassen. Auch wenn bei dem Thema immer eine gewisse Skepsis angebracht ist (da du nicht weißt, mit welcher Intention die Bewertungen abgegeben worden sind, eventuell gar gekauft) und Bewertungen nicht dein einziges Kaufkriterium sein sollten: Mit gesundem Menschenverstand und im Querschnitt gelesen kannst du gut Tendenzen erkennen und bestimmte Stärken oder Schwachpunkte gezielt ausmachen.

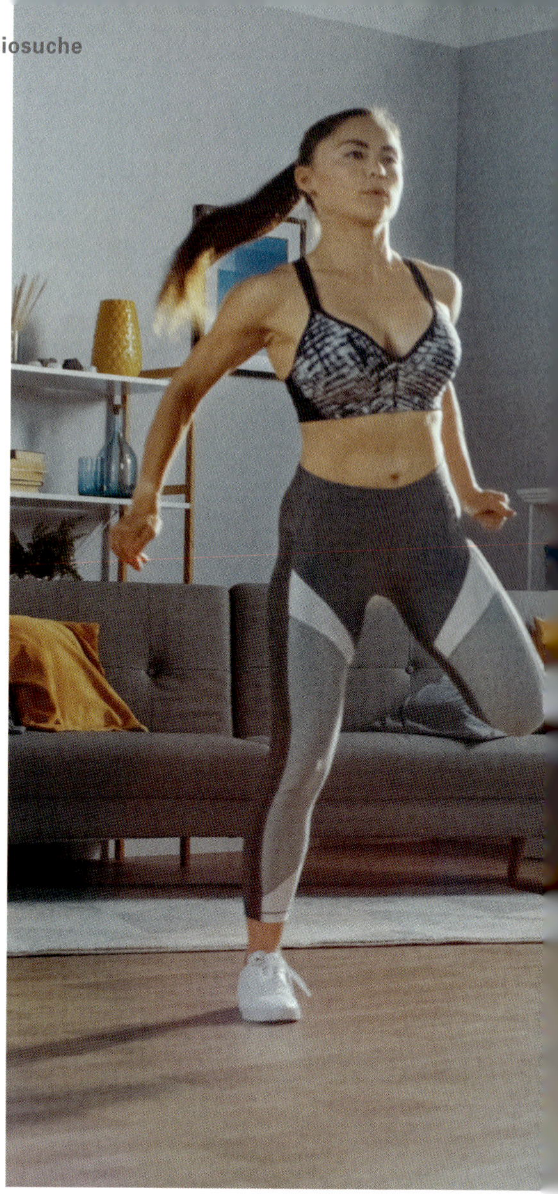

Für viele Bodyweight-Übungen brauchst du nicht mal zusätzliche Tools – nur ein bisschen Platz zum Austoben.

6. Eigentlich selbstverständlich: Wenn du dir eine größere Fitnessstation für dein Zuhause anschaffen willst, dann messe an geplanter Stelle vorher aus, ob das gute Stück auch passt. Und passen meint nicht nur, dass das Gerät einen Platz findet, sondern dass du auch daran und drumherum noch gut trainieren kannst. Ein Klimmzug-Rack perfekt unter die Kellerdecke gezirkelt ist dann leider unbrauchbar, wenn dein Kopf auf Stangenhöhe schon gegen die Decke stößt.

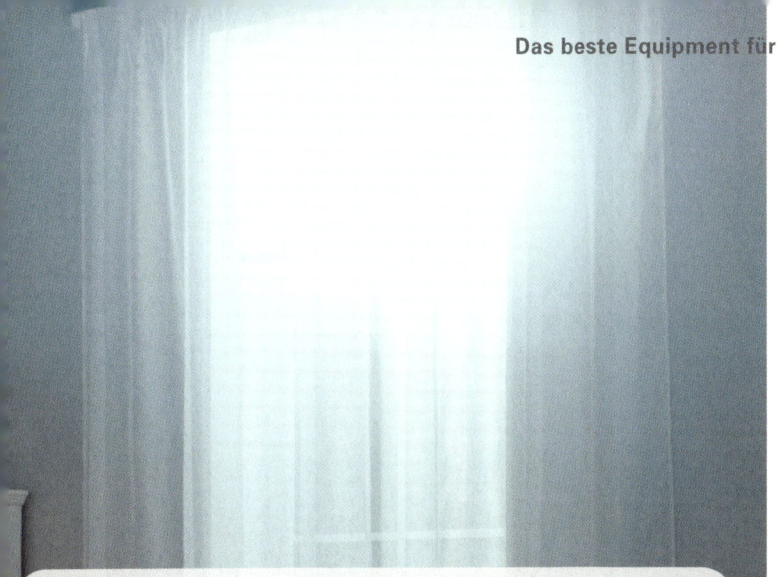

Kostenfreie Trainings-Tools aus deiner Umgebung

An jedem Ort der Welt gibt es viele praktische Dinge deiner Umgebung, die du jederzeit vollkommen unentgeltlich für dein Training nutzen kannst. Ein paar Anregungen:

- **Handtücher zum Ablegen, Draufabstützen, als Widerstand zum Ziehen etc.,**
- **Erhöhungen zum Ablegen, Draufspringen, Draufsteigen etc., zum Beispiel Bänke, Mauern, Stühle, Tische, Betten usw.,**
- **Wände, hohe Zäune, Bäume o. Ä. zum Abstützen, Handstand machen etc.,**
- **Äste, Türzargen, Klettergerüste etc. für Klimmzüge und zur Befestigung anderer Tools,**
- **Fahrradständer, Absperrbügel o. Ä. zum Abstützen, für Dip-Übungen etc.,**
- **im wahrsten Sinne handliche Gegenstände als kleine Gewichte, zum Beispiel Steine, Wasserflaschen, schwere Bücher, Werkzeug etc.,**
- **etwas größere, gut greifbare Gegenstände als schwerere Gewichte, zum Beispiel Wasserkisten, Hocker o. Ä.,**
- **ein Rucksack, den du beliebig schwer packen kannst, als zusätzliches Gewicht auf dem Rücken, etwa für Kniebeugen,**
- **weiche Dinge als Bodenpolsterung, etwa Kissen, Matratzen, Teppiche, Bettdecken etc.,**
- **dicke weiche Dinge als instabile Untergründe im Home-Gym, zum Beispiel Kissen, Matratzen, Sofa etc.**
- **outdoor Sand, unebene Waldwege etc. als instabilen Untergrund,**
- **Strukturen am Boden, die als Markierung für schnelle Schritt- oder Sprungfolgen dienen – zum Beispiel Parkplatzstreifen, Gehwegplatten, Bad- und Küchenkacheln etc.,**
- **den Timer deines Smartphones (oder eine spezielle Trainingsapp) zum Stoppen von Workoutzeiten.**

Die Tabelle auf der nächsten Seite liefert einen Überblick über die in diesem Kapitel vorgestellten Tools. Sie soll dir zudem eine zusätzliche Planungshilfe sein, wie du bei der Ausstattung deines Home-Gyms vorgehen könntest – welche Tools also am Nützlichsten sein können, welche darüber hinaus eine hilfreiche Zusatzinvestition, wenn du erst einmal die Grundlagen geschaffen hast. Dazu ist die Tabelle so aufgebaut, dass du vorne die aus unserer Sicht nützlichsten Tools findest. Diese stehen vorn, weil sie entweder ein grundsätzliches Accessoire sind und/oder deine Trainingsmöglichkeiten in besonderem Maße erweitern. Nach hinten raus findest du eher speziellere Dinge.

Beachte bitte: Diese Priorisierung ist subjektiv und dient letztlich als allgemeine Hilfestellung, wenn dir gar nicht klar ist, was du mit welchen Tools bewirken kannst. Wir kennen natürlich deine persönlichen Vorlieben, deinen Leistungsstand oder dein Trainingsziel nicht, auch haben wir keinen Überblick über den vorhandenen Platz bei dir daheim. Deshalb können Tools, die in der Tabelle weiter hinten zu finden sind, für dich persönlich viel wichtiger sein. Die Tabelle soll Orientierung geben – und dich im Idealfall inspirieren und motivieren!

Die Top-38 der Fitnessgeräte für dein Home-Gym auf einen Blick

Platz	Produkt	Kurzinfo
1	Matte	unverzichtbar für Bodenübungen I Kosten: gering I Platzbedarf: gering
2	Schlingentrainer	funktionelles Gurtsystem, sehr gut für unterwegs I Kosten: mittel I Platzbedarf: gering
3	Hanteln und freie Gewichte	perfekte Basis nicht nur fürs Krafttraining I Kosten: mittel bis hoch I Platzbedarf: mittel
4	Widerstandsbänder (inkl. Mini Bands), Tubes	kleiner leichter Widerstand ideal auch für unterwegs I Kosten: gering I Platzbedarf: gering
5	Faszientools zur Selbstmassage	Basis für das Faszientraining I Kosten: gering I Platzbedarf: gering
6	Springseil	pulstreibend, auch sehr gut für unterwegs I Kosten: gering I Platzbedarf: gering
7	Fitnesstracker & Smartwatches	nutze deine Körperdaten für Trainingssteuerung und Motivation I Kosten: mittel bis hoch I Platzbedarf: gering
8	Kettlebell	Kugelhanteln für Kraft und Kraftausdauer I Kosten: mittel I Platzbedarf: gering bis mittel
9	Stepboard	statt Füße hochlegen: Füße hochsetzen I Kosten: gering bis mittel I Platzbedarf: mittel
10	Rudergerät (je nach Neigung auch anderes Kardiogerät)	ideales Ausdauergerät für den ganzen Körper I Kosten: hoch I Platzbedarf: mittel bis groß
11	Balance Trainer (o. ä. propriozeptives Tool)	perfekte Instabilitäts-Unterlage I Kosten: gering bis mittel I Platzbedarf: mittel
12	Gymnastikball	Instabilität für mehr Wirkung I Kosten: gering I Platzbedarf: mittel
13	Trainingsbank	notwendig für viele Kraftübungen I Kosten: mittel bis hoch I Platzbedarf: mittel bis hoch
14	Sprossenwand (oder andere Klimmzugvorrichtung)	viel mehr als Wandschmuck für jedes Home-Gym I Kosten: mittel I Platzbedarf: mittel
15	Medizinball (alternativ: Slam Ball, Wall Ball)	Trainingsklassiker und zentrales CrossFit-Tool I Kosten: gering bis mittel I Platzbedarf: gering
16	Yogablöcke	intensivierend oder erleichternd für deine Flows I Kosten: gering I Platzbedarf: gering
17	Gewichtsmanschetten	praktische Zusatzgewichte für Hand- und Fußgelenke I Kosten: gering I Platzbedarf: gering
18	Power Rack, alternativ Kabelzug- oder Kraftstation	Rundum-Sorglos-Kraft-Spielplatz für Calisthenics & Co. I Kosten: hoch I Platzbedarf: groß
19	Fitness-Trampolin	ein Sprungtuch als effektive Trainingsbasis I Kosten: mittel I Platzbedarf: mittel bis groß
20	Plyo-Box	Sprungkraft-Tools für mehr Explosivität I Kosten: mittel bis hoch I Platzbedarf: mittel bis groß
21	Steckbare Matte	als Bodenschutz und erweiterte Trainingsfläche I Kosten: gering bis mittel I Platzbedarf: gering bis mittel
22	Hula-Hoop-Reifen	im Hüftschwung zu knackigem Rumpf, Po & Co. I Kosten: gering bis mittel I Platzbedarf: gering bis mittel
23	Yogagurt	Einstiegshilfe und Stretching-Push für deine Asanas I Kosten: gering I Platzbedarf: gering
24	Parallettes	kleine Barren für viele Bodyweight-Stützübungen I Kosten: gering bis mittel I Platzbedarf: gering
25	Gewichtsweste	schweres Powertool für eiserne Ladys I Kosten: mittel I Platzbedarf: gering bis mittel
26	Slashpipe	Röhren voller Wasser für ungewohnte Trainingsreize I Kosten: mittel bis hoch I Platzbedarf: gering bis mittel
27	Flexi-Bar	Zauberstab für unter die Haut gehende Schwingungen I Kosten: mittel bis hoch I Platzbedarf: gering bis mittel
28	Boxsack	klassisches Kraftausdauer-Power-Tool I Kosten: mittel I Platzbedarf: mittel
29	Battle Rope	funktionelle Power-Seile I Kosten: mittel I Platzbedarf: gering bis mittel
30	Koordinationsleiter	für ein Plus an Speed und Koordination I Kosten: gering I Platzbedarf: gering
31	Ab Matte	rückenfreundliche Unterstützung bei Übungen wie Sit-ups I Kosten: gering I Platzbedarf: gering
32	Gymstick	zusätzliche Übungsmöglichkeiten mit Tube und Widerstandsband I Kosten: mittel I Platzbedarf: gering
33	Slackline	balancefördernd für Garten, Park, Reisen I Kosten: gering bis mittel I Platzbedarf: gering
34	T-Bar Row	Langhantelerweiterung für Rumpf & Oberkörper I Kosten: gering bis mittel I Platzbedarf: gering
35	Feste & dynamische Hantelgriffe	für noch mehr Power und Griffkraft I Kosten: gering I Platzbedarf: gering
36	Kopfstandhocker	Einstiegshilfe für eine vielfältig wirksame Übung I Kosten: mittel bis hoch I Platzbedarf: mittel
37	(Indian) Clubbell	gelenkschonendes Fliehkrafttraining mit Keulen I Kosten: gering bis mittel I Platzbedarf: gering
38	Floating Fitness/ SUP-Yoga	schwimmende Basis für intensives Training auf dem Wasser I Kosten: hoch I Platzbedarf: hoch

ideal für										siehe Seite
Einsteiger	Fortgeschrittene	Gesundheit & Beschwerdefreiheit	Abnehmen	Muskelaufbau	+ Kraft	+ Ausdauer	+ Beweglichkeit	+ Koordination	+ Schnelligkeit	
										214
										216
										218
										222
										224
										226
										227
										228
										229
										230
										232
										233
										234
										236
										233
										237
										238
										239
										240
										241
										214
										242
										243
										243
										238
										244
										244
										245
										245
										245
										246
										246
										232
										246
										247
										247
										248
										249

Matten

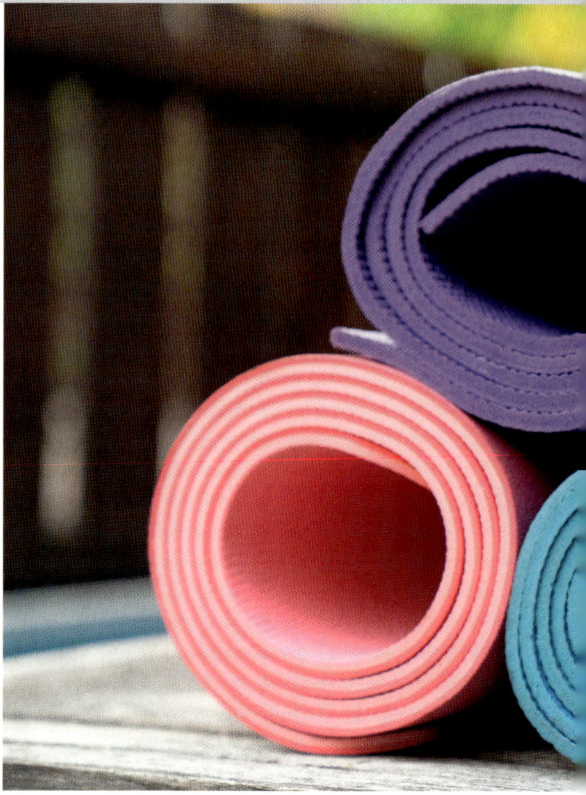

Fitness- und Yogamatten gibt es in unterschiedlichen Größen, Stärken, Festigkeiten – und natürlich auch Farben.

DAS Tool schlechthin für dein Home-Gym ist die Trainingsmatte. Du wirst viel am Boden arbeiten, und dafür sind Matten unverzichtbar. Sie schonen deine Gelenke bei Stützübungen und auch bei dynamischen Bewegungen wie den Burpees. Sie bewahren deine Knie vor Abschürfungen bei knienden Übungen, deinen Po und Rücken vor blauen Flecken bei Sit-ups & Co. – und dich und deine Klamotten vor Schmutz. Schließlich dient die Matte der Isolation auch vor Kälte, wenn du auf grundsätzlich kaltem Grund trainierst oder etwa wie beim Yoga barfuß trainierst. Großflächig und dicker ermöglichen sie Kampfsport-Moves und Turnübungen, ohne dass du dich bei Stürzen verletzt. Und dann kannst du Matten (zumeist gesteckt für eine größere Fläche) auch nutzen, um primär den Boden schützen, etwa vor schwerem Gewicht.

Grundsätzlich gilt: Je dünner eine Matte, desto besser der Halt – und je dicker, desto besser die Polsterung. Für deine Kaufentscheidung eine kurze Auflistung der gängigsten Mattenarten (abgesehen von spezielleren Formen wie Niedersprung-, Weichboden-, Keil- oder großflächigen Bodenturn-Matten):

Verschiedene Mattenarten in der Übersicht

	Infos	Preis
Fitnessmatte	→ Für die meisten Einsatzzwecke passend sind Stärken von 0,8 cm bis 1,5 cm, etwas dicker bis maximal 2 cm vor allem bei dynamischen Übungen wie gesprungenen Liegestützen.	ab etwa 30 Euro
Yogamatte	→ Diese bieten dir vor allem maximalen Halt bei allen Asanas und Stabilität bei Balance-Positionen. Dafür sind sie dünner als Fitnessmatten. Gängige Stärken liegen zwischen 0,15 cm und 0,8 cm. Auch hier gilt: Für dynamische Moves eher eine etwas dickere Variante wählen.	ab etwa 30 Euro
Turn-, Kampfsport- und Wurfmatten	→ Diese sind deutlich dicker (ab wenigstens 2 cm bei Kampfsportmatten, ab 4 cm bei Wurfmatten), denn sie dienen dem Abfangen von Stürzen bei Kampfsportübungen, Salti etc. → Es gibt sie sowohl als Einzelmatte als auch als flächig ausgelegte, oft verzahnte »Puzzle-Elemente« aus Schaumstoff.	ab 100 Euro bis einige 100 Euro, je nach Stärke & Fläche
Bodenschutzmatte	→ Diese schützen, wie der Name sagt, vorrangig den Boden, insbesondere vor Hanteln und Gewichten, aber auch als Unterboden für Kardiogeräte oder Kraftstationen. Aber natürlich polstern sie auch deinen Körper, wenn du auf der Fläche trainierst. → Auch diese findest du entweder als einzelne Matte oder als zusammensteckbare Mattenelemente.	Einzelmatten ab 20 Euro, Puzzle-Sets ab 40 Euro

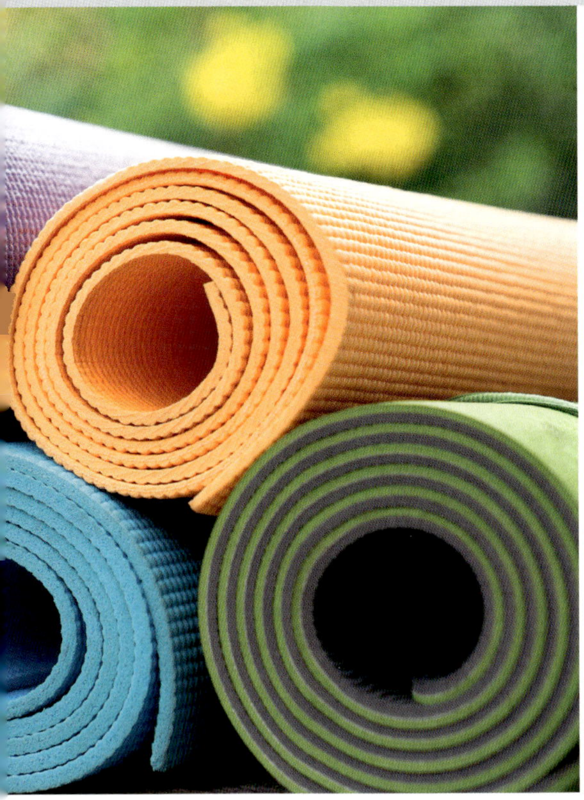

Wichtige Kriterien für den Mattenkauf

Maße

Deine Körpergröße bestimmt die benötigte Länge: Du solltest auf der Matte von Kopf bis Unterschenkel liegen können. Die Standardlängen der meisten Matten liegen zwischen 160 und 200 Zentimeter. Was die Breite angeht: Yoga- oder Fitnessmatten sollten wenigstens 60 Zentimeter breit sein. Es darf auch breiter sein, zum Beispiel 80 oder 100 Zentimeter: Das ist sinnvoll bei HIIT und Aerobic-Einheiten, bei denen du sehr schnelle Bewegungen wie Ausfallschritte in mehrere Richtungen ausführst.

Auch ein zuverlässiges Stecksystem ist eine gute Wahl. Aber achte dann darauf, dass die Verzahnung der Mattenelemente stark genug ist, sodass die Teile nicht auseinanderrutschen können durch die schräg einwirkende Kraft etwa eines Schritts.

Material

Grundsätzlich sollte die Matte schadstofffrei sein und auch keine Weichmacher enthalten. Eine Zertifizierung kann dir hier Sicherheit geben. Ansonsten gilt fürs Material: Während Stoffe wie TPE, Jute oder Kork unbedenklich sind, können PVC, Latex, Kautschuk o. Ä. Allergien auslösen – achte als Allergikerin darauf.

Rutschfestigkeit

Oberstes Sicherheitskriterium für alle dynamischen Fitnessmoves wie Burpees oder Handstandübungen sowie für Yoga-Positionen wie dem Krieger: Deine Matte muss absolut rutschfest gegenüber dem Boden sein, und dir auch auf der Oberfläche mit Füßen oder Händen sicheren Halt bieten!

Gewebestabilität

Das Gewebe sollte dicht und stabil produziert sein: Die Matten darf sich bei schräg einwirkendem Druck nicht zu sehr auseinanderziehen oder verformen. Und deine Füße und Hände sollten beim Abstützen nicht zu tief in der Matte »verschwinden«.

Gewebeflexibilität

Auch wenn die Matte aufgerollt gelagert wird, sollte sie sich beim Einsatz doch schnell im ausgerollten Zustand plan »ablegen«.

Hygiene

Im Idealfall ist deine Matte schweißresistent. Achte aber darauf, dass durch eine zu starke Imprägnierung die Oberfläche nicht zu glatt ist. Um Schweiß von der Matte loszuwerden, halte einfach ein Handtuch parat, mit dem du die Matte immer wieder kurz trockenwischen kannst.

Weitere Merkmale

Mit einem passenden mitgelieferten Aufrollgurt inklusive Trageschlaufe kannst du die Matte einfach von Ort zu Ort transportieren. Manche Matten haben ausgesparte, mit Plastikrand gesicherte Löcher: Damit kannst du die Matte an einer Seite zum Beispiel an einer Sprossenwand befestigen oder auch senkrecht aufhängen, um sie als Lehne zu verwenden.

Schlingentrainer

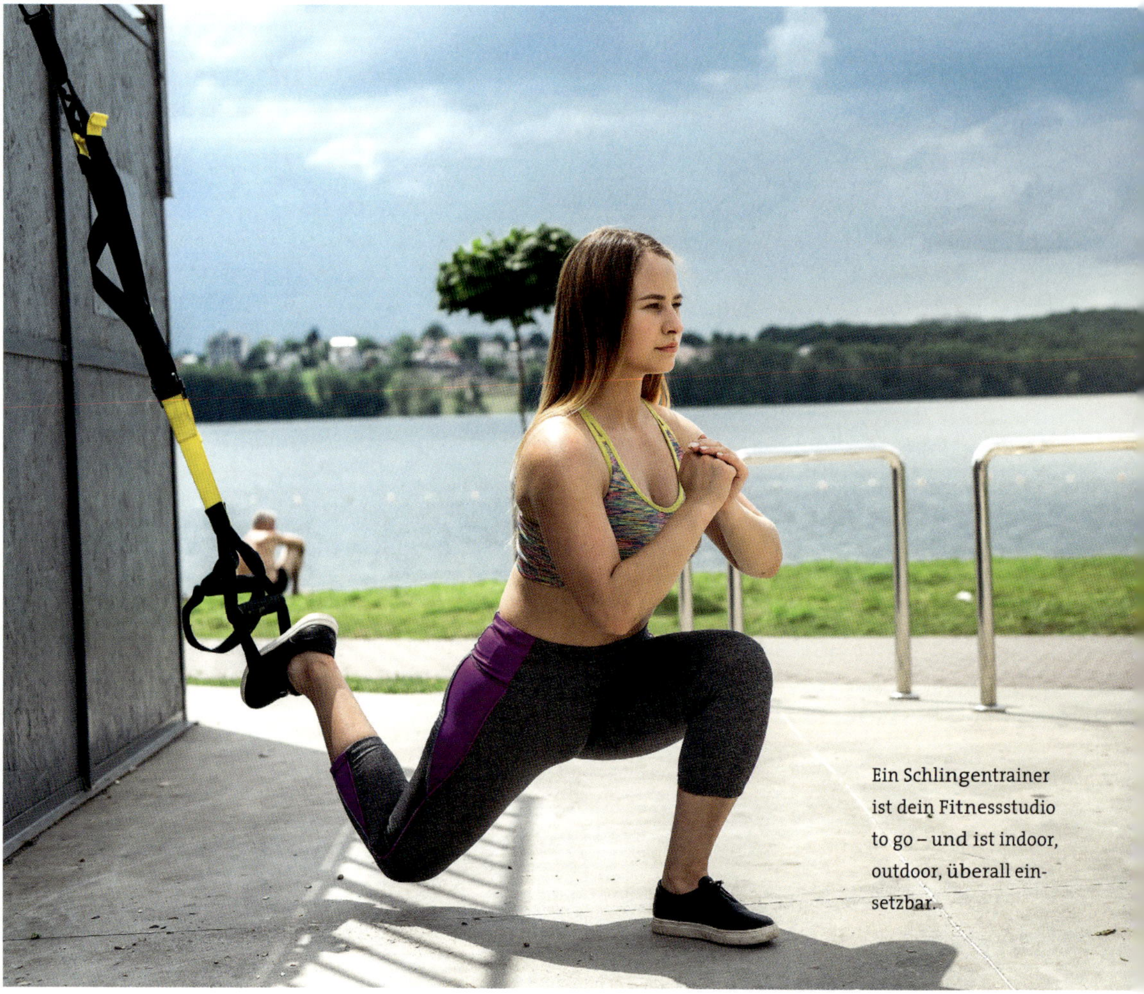

Ein Schlingentrainer ist dein Fitnessstudio to go – und ist indoor, outdoor, überall einsetzbar.

Der Schlingentrainer ist ein einfaches Gurtsystem, mit dem du vorrangig deine Kraftausdauer trainierst. Er ermöglicht unzählige Übungen mit dem eigenen Körpergewicht. Da sich die Gurte permanent frei bewegen, sorgen diese für eine anhaltende Instabilität. Das intensiviert jede Übung. Und da damit stets weite Teile deines Körpers – insbesondere der Rumpf – stetig unter Spannung stehen, wird selbst aus isolierten Übungen wie dem Bizeps-Curl eine Ganzkörperübung. Dies ist ein Grund, warum das »Schlingentraining«, auch englisch »Sling Training« oder »Suspension Training« genannt, im Funktionellen Training so beliebt ist. Die Intensität beim Training variierst du dann ganz allgemein mit dem Winkel, den dein Körper zur Aufhängung beziehungsweise zum Boden einnimmt.

Für den Einsatz des Schlingentrainers benötigst du lediglich eine stabile Befestigungsmöglichkeit, etwa einen Balken, einen Pfosten, einen Baum, einen festen Haken in der Wand o. Ä. Um diese schlingst du das eine Ende des Gurtes und sicherst es mit dem Karabiner. Achte in jedem Fall darauf, dass dein Befestigungsgegenstand in alle Richtungen belastbar ist. Ansonsten gibt es weitere Verankerungsmöglichkeiten, mit denen du zum Beispiel an einer geschlossenen Zimmertür trainieren kannst. Der Schlingentrainer ist sehr schnell angebracht und wieder abgenommen. Mit seinem geringen Gewicht meist unter einem Kilo ist er ein perfekter Begleiter für Reisen – sozusagen das kleinste Fitnessstudio der Welt, das du immer dabei hast und das Hunderte von Übungen ermöglicht.

Kriterien für den Schlingentrainerkauf

Qualität ist das A und O auch und gerade bei diesem Tool: Nicht auszumalen, wenn dir halb über dem Boden, womöglich noch mit den Gesicht nach unten hängend, der Gurt reißt. Da es leider extrem viele, teils auch sehr günstige No-Name-Produkte gibt, solltest du besser nur zertifizierte Schlingentrainer erwerben, die in der Regel an Hologrammen oder Seriennummern erkennbar sind. Oder wende dich an den Fitnessausstatter deines Vertrauens.

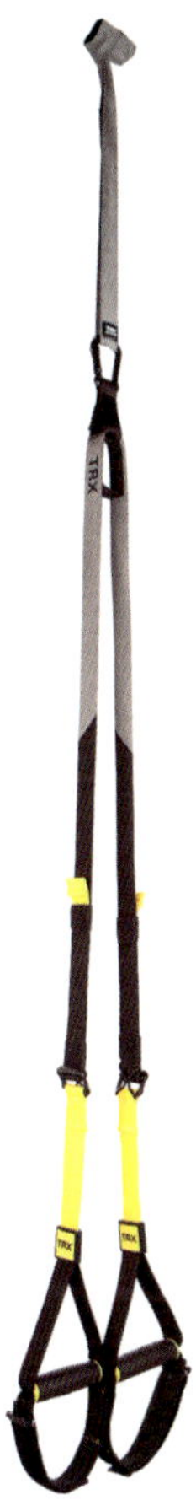

Im Mittelpunkt des Schlingentrainers stehen die verstellbaren Gurte mit Griffen und Fußschlaufen.

Preise für empfehlenswerte Systeme starten bei etwa 80 Euro, Produkte der Top-Marken liegen beim Doppelten und gehen bis über 200 Euro. Falle nicht auf angebliche Markenprodukte zu einem verdächtig günstigen Preis bei Online-Auktionshäusern oder Kleinanzeigenseiten herein – es gibt leider jede Menge Fakes mit oft mangelnder Qualität. Ein Blick lohnt auch auf den mitgelieferten Karabiner: Der sollte robust und im Idealfall ein Kletter-Karabiner sein. Stutzig werden solltest du spätestens, wenn du einen Hinweis wie »Not for climbing« darauf findest.

Merkmale eines guten Schlingentrainers

Ein guter Schlingentrainer ...

- **... ist leicht in seiner Länge verstellbar,**
- **ruckelt nicht über die Umlenkung hinweg, wenn du ihn belastest,**
- **verfügt über angenehme Griffe aus beständigem Material (lieber schadstoffgeprüftes Gummi als Schaumstoff) sowie**
- **über Schlaufen, in die du mit den Füßen leicht einsteigen kannst.**

Für Fortgeschrittene: Umlenkrollen und elastische Gurte

Herkömmliche Schlingentrainer haben keine Umlenkrolle. Das ist für Einsteiger absolut ausreichend, denn sie ermöglichen dir jede denkbare Übung. Aber es gibt auch Systeme mit Umlenkrolle, wobei du dann oft sowohl mit als auch ohne diese trainieren kannst. Von der Rolle profitieren vor allem Fortgeschrittene, denn sie sorgt für zusätzliche Instabilität. Und sie ist die Basis dafür, dass du den Schlingentrainer als Kabelzug nutzen kannst – dafür benötigst du dann entsprechende Aufsätze für Gewichtscheiben.
Schließlich gibt es auch spezielle Schlingentrainer mit einem elastischen System, das zumeist aus festen Gummizügen besteht, die nachgeben. Diese weiterentwickelten und meist teureren »Bungee Trainer« sorgen für noch mehr Instabilität und »Unruhe« bei der Bewegungsausführung.

Hanteln und freie Gewichte

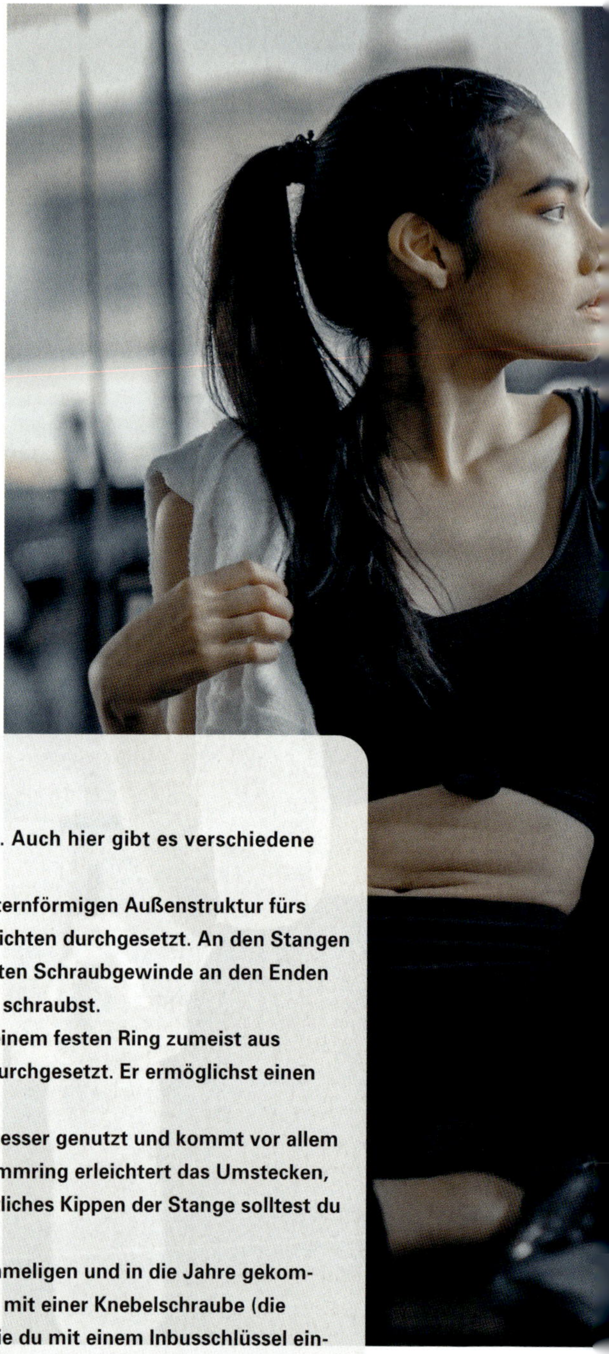

Wenn Training mit Gewichten auch im Home-Gym, dann fällt die Wahl zumeist auf Freihanteln. Zurecht: Sie fördern deine Kraft und dabei gleichzeitig deine Koordination, da dein Körper alle Bewegungen komplett selbst führen und ausgleichen muss. Damit schulst du dich in natürlichen Bewegungen und kannst so auch funktionell trainieren.

Verarbeitung

Stahlstangen und Scheiben sind keine Raketentechnik, aber dennoch achte darauf, dass Komponenten einen sicheren Eindruck machen und robust verarbeitet sind. Insbesondere die Verschlusssysteme (siehe die Aufstellung unten). Zu deiner Sicherheit kaufst du in einem deutschen Shop, nicht No-Name in China. Dann vermeidest du auch unangenehme und schädliche Ausdünstungen von Lösungsmitteln oder anderen Chemikalien in der Hantelummantelung.

Verschlusssysteme

Der wichtigste Sicherheitsaspekt sind die Verschlüsse. Auch hier gibt es verschiedene Systeme:

Sternverschluss: Dieser Schraubverschluss mit einer sternförmigen Außenstruktur fürs sichere und schnelle Handling hat sich bei Standardgewichten durchgesetzt. An den Stangen erkennst du dieses System sehr gut anhand der markanten Schraubgewinde an den Enden der Hantelstange, auf das du die sternförmigen Muttern schraubst.

Klappverschluss: Hier sichert ein klappbarer Riegel in einem festen Ring zumeist aus Plastik. Dieses System hat sich bei Olympiagewichten durchgesetzt. Er ermöglichst einen schnellen Gewichtswechsel und hält sicher.

Federverschluss: Dieser wird für beide Stangendurchmesser genutzt und kommt vor allem bei Trizepshanteln und SZ-Hanteln zum Einsatz. Der Klemmring erleichtert das Umstecken, kann aber bei hohem Gewicht überfordert sein – ein seitliches Kippen der Stange solltest du damit vermeiden.

Stellring: Bei diesem alten und sicheren, aber recht fummeligen und in die Jahre gekommenen Verschlusssystem fixierst du den Sicherungsring mit einer Knebelschraube (die die ganze Zeit übersteht), oder einer Madenschraube, die du mit einem Inbusschlüssel eindrehen musst. Das Wechseln von Gewichten dauert so länger, zudem verschleißen die Schrauben recht schnell.

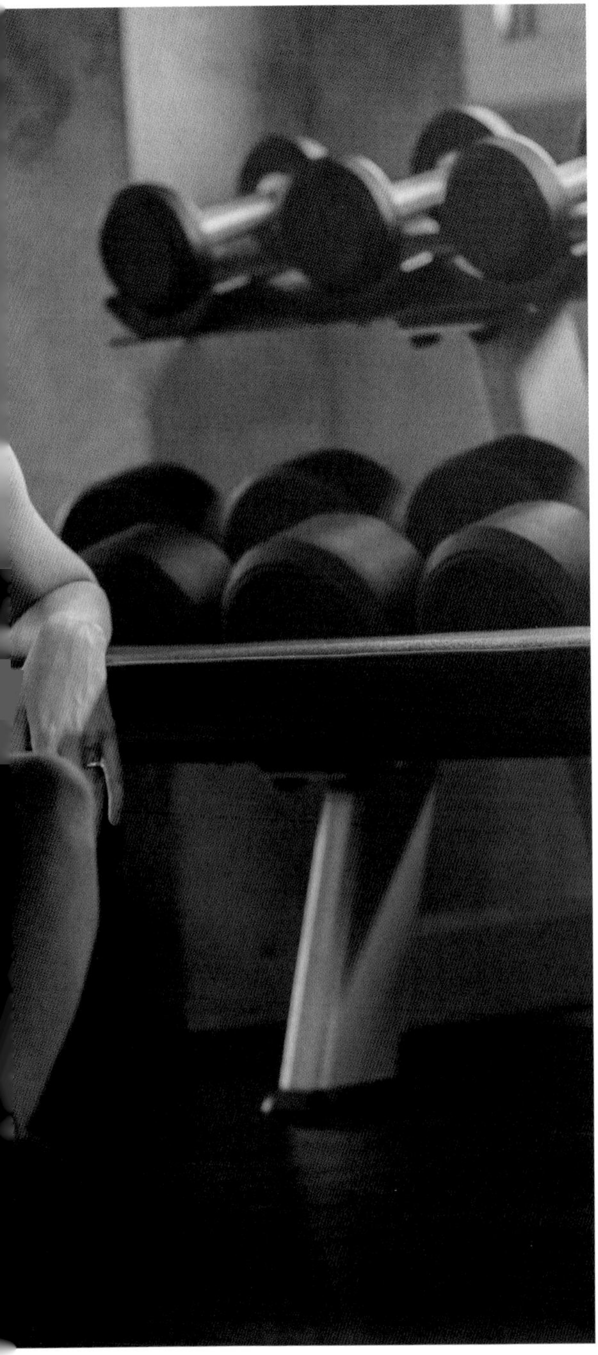

Im Studio haben Kurzhanteln meist ein festes Gewicht, fürs Home-Gym bieten sich verstellbare Hanteln an.

Gewichtssysteme

Weit verbreitet sind Hanteln, die du aus Stangen und Gewichtsscheiben zusammensetzt – vor allem für Langhanteln und Kurzhanteln (Letztere gibt es auch fertig montiert mit einem festen Gewicht). Mit der Kombi aus Gewichtsscheiben und Stangenformen kannst du unzählige Belastungsintensitäten für jede Übung deiner Wahl kreieren.

Grundsätzlich unterschieden werden zwei Systeme mit einheitlichen Größen. Es gibt einige wenige Hersteller, die andere Größen verwenden – achte beim Kauf also auf die Bohrungsangaben: Sie lauten »30/31 mm« bei der nachfolgend beschriebenen Standardgröße, »50/51 mm« bei der ebenso beschriebenen Olympiagröße. Der kleinere Wert ist hier jeweils der Stangendurchmesser, die Bohrungen in den Scheiben sind 1 Millimeter größer.

a) Standardgewichtssystem

Die Stangen der Standardgewichte haben wie beschrieben einen Durchmesser von 3 Zentimetern, knapp größer sind die Löcher in der Mitte der Standardgewichtsscheiben. Deren Durchmesser ist deutlich kleiner als der der Scheiben für das olympische System. Standardgewichte beginnen bei 0,25 Kilogramm, einzelne Scheiben sind bis 30 Kilogramm im Angebot. Empfehlenswerte Range für ein »normales« Training: 0,5 bis 10 Kilogramm. Standardgewichtsscheiben sind entweder gusseisern (robust, aber ungeschliffen), verchromt (schön anzusehen – aber Vorsicht vor billigen Exemplaren, denn die Chrombeschichtung kann absplittern und als Metallsplitter in die Haut dringen) oder gummiummantelt (ideal, da rostfrei, leise abzulegen und schonend zum Parkett). Praktisch insbesondere bei schweren Scheiben: Manche Standardgewichte haben Griffaussparungen in der Fläche der Scheibe, sodass du diese wie eine Tüte tragen kannst.

b) Olympiagewichtssystem

Stangen des Olympiasystems habe einen großen Durchmesser von 5 Zentimetern. Dieser erleichtert

Hanteln und freie Gewichte

den Scheibenwechsel, die einzelnen Scheiben liegen »satter« an und wackeln nicht. Die beiden Aufnahmebereiche für die Scheiben sind kugelgelagert und drehen sich zur Stange – das entlastet die Handgelenke.

Die Gewichtsscheiben dieses Systems werden auch »Bumper Plates« genannt. Grund ist ihre massive Gummiummantelung, mit der sie zu robusten, Boden und Umgebung schonenden Gewichten werden. Du kannst sie – wie es Gewichtheber bei Wettkämpfen tun – auch aus größerer Höhe fallen lassen. Zu empfehlen ist dies im Home-Gym aber mit Blick auf deinen Boden und die Nerven der Nachbarn nicht. Auch hier beginnen die Gewichte bei zierlichen 0,25 und gehen hoch bis 50 Kilogramm pro Scheibe. Gut bedient bist du mit Größen zwischen 1,25 und 10 Kilogramm, wenn du sehr auf Krafttraining setzt, auch bis 20 Kilogramm. Die Scheiben sind zumeist ab 5 Kilogramm, spätestens ab 10 Kilogramm gleich groß (nur nicht gleich dick) mit einem Durchmesser von 45 Zentimetern. Oft verdeutlicht ein Farbsystem das Gewicht einer Scheibe: schwarz 5, grün 10, gelb 15, blau 20 und rot 25 Kilogramm.

Übersicht gängiger Hanteln und Gewichte

	Infos	Preis
Kurzhantel (Standard)	→ Die Gewichtsscheiben sind meistens rund, teils auch dreieckig. → Fertige gesteckte, nicht verstellbare Einzelhanteln gibt es zumeist in rund oder als Hex-Hanteln (mit sechs Ecken). → Eine Kurzhantelstange wiegt, sofern sie nicht hohl ist, meist 2 kg, manchmal 2,5 kg. → Einige Griffflächen sind aus Stahl, andere gummiert, wieder andere etwas verstärkt für einen besseren Grip: Geschmackssache. → Sie sind selten zu finden, aber vorhanden: Kurzhanteln für das Olympiasystem, dann mit 5 kg Eigengewicht.	unterschiedlich, Beispiele: 20-kg-Sets sowie 2 x 10 kg-Hex-Hanteln ab etwa 60 Euro
Langhantel (Standard)	→ Es gibt verschiedene Längen meist zwischen 160 bis 220 cm. → Das Eigengewicht hängt auch von der Länge ab und liegt meist zwischen 8 und 12 kg. → Standardstangen können meist bis zu 150 kg Gewicht tragen.	Stange allein ab 70 Euro Langhantel-Set mit 50 kg Zusatzgewicht etwa 200 Euro
Langhantel (olympisch)	→ Diese langen und schweren Wettkampfstangen sind ein Must-have für (sehr) hohe Gewichte und Übungsklassiker wie Kreuzheben oder Kniebeugen. → Achtung, es gibt zwei Versionen: Bei der Frauenvariante wiegt die Stange 15 kg und ist 201 cm lang. Sie ist meist gelb markiert – abgeleitet von den gelben 15-kg-Scheiben. Zum Vergleich: Die Herren-Version ist 220 cm lang und wiegt 20 kg. → Olympische Stangen sind in der Regel bis (weit) über 400 kg belastbar.	Stange allein ab etwa 180 Euro Set mit etwas über 100 Kilo Zusatzgewicht ab 700 Euro
SZ-Hantel (Standard)	→ Die mehrfach gebogene Stange wird auch Curl-Hantel genannt, da sie genau dafür gut zum Einsatz kommt – der schräge Griff ist für die Handgelenke anatomisch deutlich komfortabler. → In der Regel wiegen die SZ-Stangen 8, manchmal auch 10 kg.	Stange ab etwa 40 Euro
Trizepshantel (Standard)	→ In dieser Stangenkonstruktion sind zwei parallele Griffe integriert, mit der du im Hammergriff über Kopf oder liegend Trizepsstrecken absolvieren kannst (und natürlich auch andere Übungen im Hammergriff wie Bizeps-Curls). → Das Eigengewicht beträgt meist 10 kg. → Zumeist gibt es Trizepshanteln mit Federverschluss.	Stange ab etwa 40 Euro
Trap Bar (olympisch)	→ Diese sehr ausladende Hantel wirkt tatsächlich wie eine »Bärenfalle«, in die du hineinsteigst; sie wird aufgrund ihrer 6-Ecken-Form auch Hex-Bar genannt. → Sie ist nur dann für dich geeignet, wenn du wirklich mit sehr schwerem Gewicht trainieren willst, etwa bei Übungen wie Kreuzheben oder Farmers Walk. → Viele Trap Bars haben verschiedene Griffstärken zur Auswahl – durch einfaches Drehen an der Griffbatterie kannst du deine Griffstärke auswählen.	ab etwa 200 Euro (ohne Gewichte)

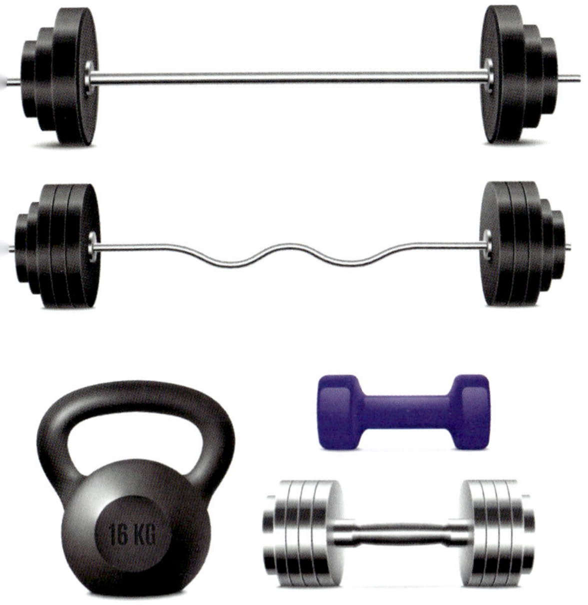

Langhantel, SZ-Hantel, Kurzhantel mit festem sowie verstellbarem Gewicht und eine Kettlebell (siehe Seite 228).

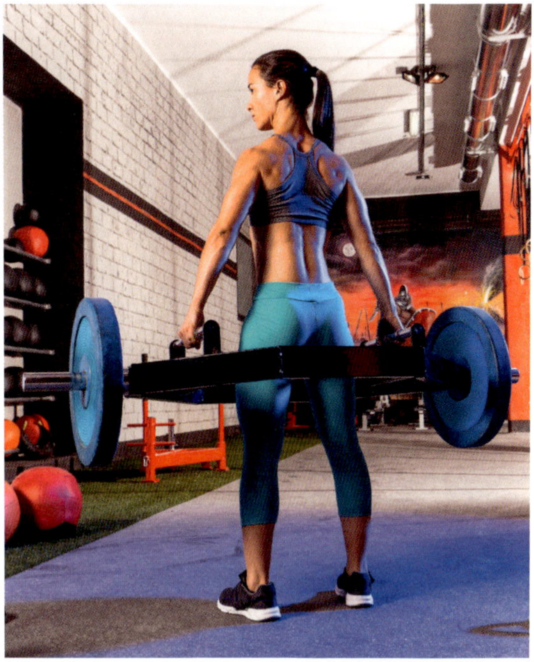

Wenn du etwas Platz zu Hause übrighast und deine Kraft ausbauen willst: Eine Trap Bar ist ein professioneller Begleiter.

Andere Hantelsysteme und freie Gewichte

Neben den beschriebenen klassischen Hanteln gibt es noch weitere Lösungen, mit denen du zu Gewichten für dein Training kommst.

Systemhantel

Diese ausgeklügelten Hanteln vereinen unterschiedliche Gewichtsgrößen in einem: Über einen Schiebe- oder Steckmechanismus kannst du mehrere Gewichtsplatten kombinieren. So benötigst du nur eine Hantel anstatt viele unterschiedlich schwere – und musst nicht lästigerweise Schrauben, um die Gewichte zu wechseln. Sehr praktisch, aber es gibt aber auch Nachteile: Die Systeme sind teuer – etwa 250 Euro zahlst du pro Kurzhantel bei möglichem Gewicht bis etwa 25 Kilogramm. Und sie sind nicht unkaputtbar, wollen immer sauber bedient sein.

Vibrationshantel

Hierbei handelt es sich um zumeist eher leichte, nur wenige Kilo wiegende Kurzhanteln, die mittels integrierten Motors vibrieren und damit für zusätzliche Intensität sorgen und beispielsweise auch die Tiefenmuskulatur der Arme ansprechen sollen. Das Konzept wirkt auf den ersten Blick verführerisch, auch und gerade für Frauen. Allerdings: Der Anschaffungspreis ist hoch (ca. 100 Euro für eine Kurzhantel), und die Wirksamkeit durch die zusätzliche Vibration (im Gegensatz zu der Wirksamkeit von Power Plates) fragwürdig bis gering.

Widerstandsbänder

Ein Training unter Spannung ermöglichen diese Tools aus dehnbarem Latex, die in unterschiedlichsten Größen, Stärken, Formen und Farben daherkommen. Sie sind extrem leicht, platzsparend und somit überall hin mitzunehmen: Nicht nur auf Reisen, sondern zum Beispiel auch auf deiner Joggingrunde, die du mit einer Übungseinheit an einem Fitness-Parcours bereicherst. All diese Widerstands-Tools sind perfekt als Alternative zu sperrigen Gewichten geeignet. Sie helfen dir aber auch dabei, normale Übungen zu intensivieren – zum Beispiel mit Minibands zwischen Beinen oder Armen. Da sie zumeist weite Teile deines Körpers unter Spannung setzen, sind Bänder und Tubes geeignete Tools fürs Funktionelle Training. Sie lassen sich überall herumschlingen, zusammenknoten, kinderleicht in ihrem Widerstand verändern: Die Stärke kannst du durch Entfernung zur Befestigung (je weiter weg, desto gespannter) oder Mehrfachlegen des Bands selbst justieren. Darüber hinaus gibt es verschiedene Bandstärken mit unterschiedlich großem Widerstand zu kaufen. Über einen (von Hersteller zu Hersteller anderen) Farbcode kannst du die Stärke eines Bandes sofort erkennen. Alle Bänder lassen sich einzeln oder auch als Set erwerben.

Wachsender Zug, zunehmende Belastung

Eine Besonderheit des Widerstandstrainings: Je mehr du ein Band in die Länge ziehst, desto größer wird der Widerstand. Das ist anders als beim Training mit Gewichten. Wenn du zum Beispiel an einem Kabelzug Ruderbewegungen ausführst, so bewegst du stetig dasselbe Gewicht, und nur der Hebel beziehungsweise die Schwerkraft bestimmen die Belastung in jedem Moment der Bewegung. Beim Zug mit einem Widerstandsband muss der Muskel zunehmend arbeiten, je mehr du den Arm heranziehst. Damit erzeugst du besonders in der Endposition intensivere Trainingsreize. Und noch ein Vorteil: Die Kräfte eines Bandes wirken immer in die jeweilige Bewegungsrichtung – egal, ob das Band unten, an der Seite oder über dir befestigt ist. Freie Gewichte werden von der Schwerkraft immer »nur« nach unten gezogen.

Ergänzendes Zubehör

Um die Potenziale deiner Bänder vollends auszuschöpfen, können Griffe oder (Fuß-)Schlaufen hilfreich sein, die du einfach an den Enden befestigst – und dann ähnlich wie bei bereits mit Griffen ausgelieferten Tubes

Verschiedene Kategorien an Widerstandsbändern

Physio-Endlosband

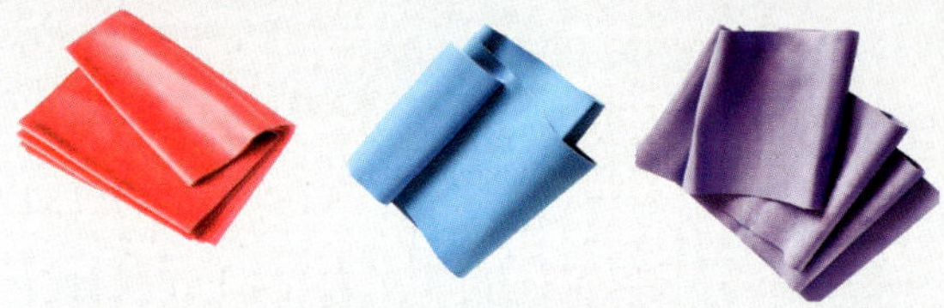

Deuserband

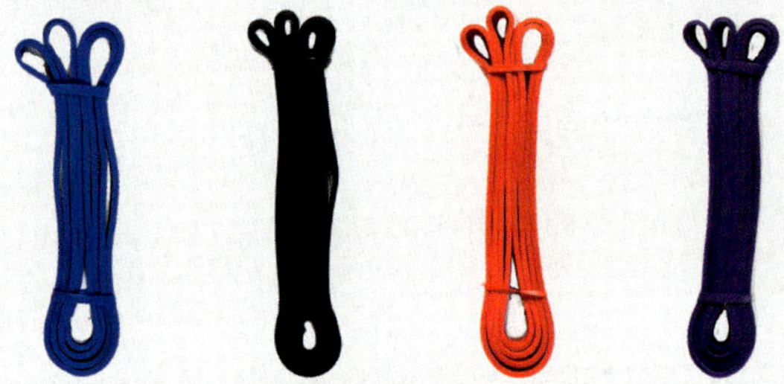

Mini Bands

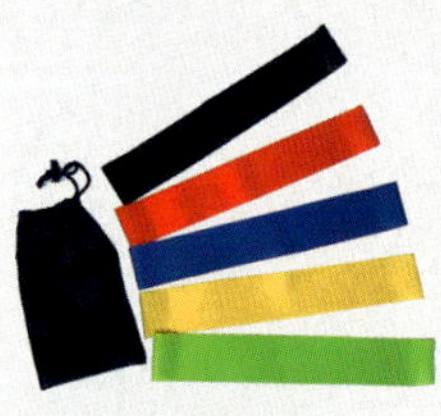

Tubes

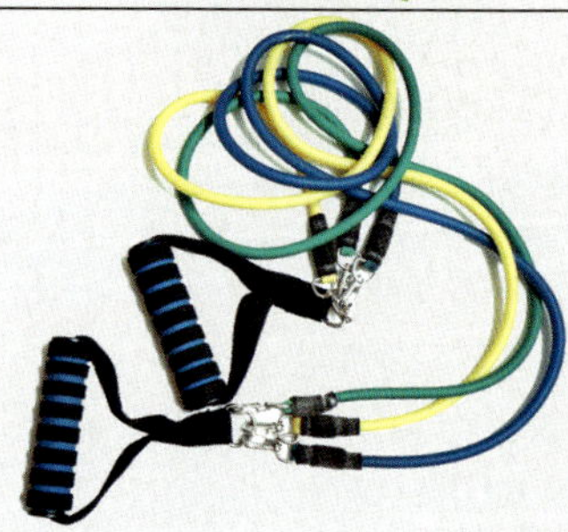

trainieren kannst. Als Aufsatz gibt es auch für Bänder spezielle Türanker, sodass du das Band hinter geschlossener Zimmertür von oben nach unten oder auch von unten nach oben einsetzen kannst.

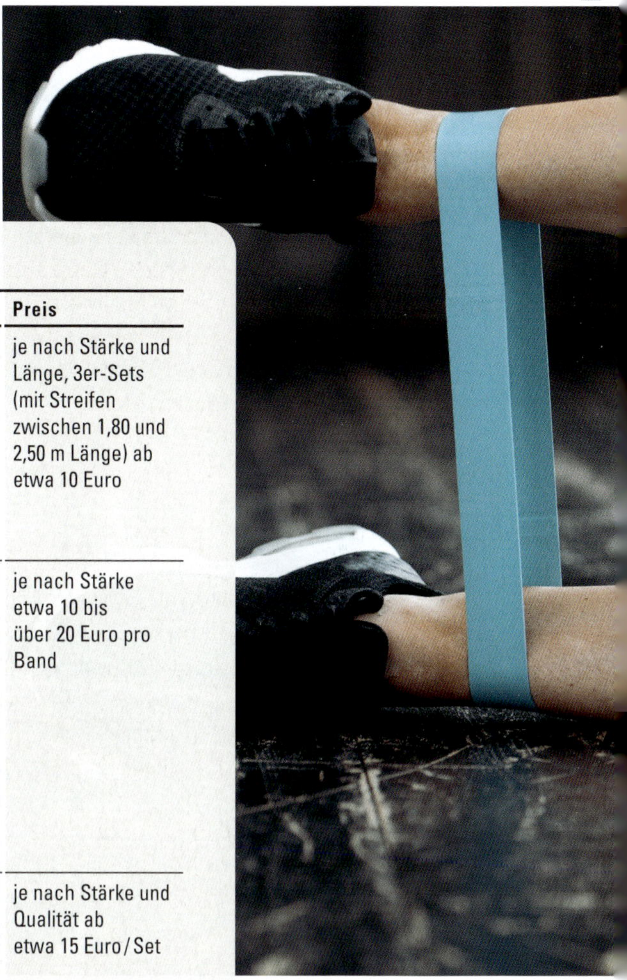

Mit Minibands kannst du einfache Bewegungen im Nu sehr anspruchsvoll gestalten.

Info	Preis
→ flexibelstes Widerstandssystem für alle Arten von Übungen, auch unter dem Markennamen Theraband bekannt → muss für wirklich große Widerstände mehrfach gelegt werden → kann auch mit optionalen Griffen versehen oder zusammengeknotet werden (was dann nicht ganz so komfortabel ist wie ein in sich geschlossenes Resistance Loop)	je nach Stärke und Länge, 3er-Sets (mit Streifen zwischen 1,80 und 2,50 m Länge) ab etwa 10 Euro
→ relativ lange und recht dicke, geschlossene »Resistance Loops«. → Besonders gut geeignet für Bein- und Gesäßübungen, aber auch für den Oberkörper – und sehr effektiv auch für beides in Kombination, indem du auf das Band steigst und es nach oben drückst. → Nutzbar auch zur Erleichterung von Übungen wie Klimmzügen: Dafür setzt du einen Fuß oder beide in das Band, das du um die Klimmzugstange gebunden hast.	je nach Stärke etwa 10 bis über 20 Euro pro Band
→ kleine Loops aus Material ähnlich dem Endlosband → Zumeist hältst du diese Bänder zwischen Beinen oder Armen auf Spannung (bekannt geworden ist die »Entengang«-Bewegung mit Minibands durch Trainingsbilder von Nationalspielern bei der WM 2006). → alternativ zur Intensivierung von Bauchübungen oder für kurze Zugbewegungen	je nach Stärke und Qualität ab etwa 15 Euro / Set
→ durch die oft integrierten Griffe sind die Gummi- beziehungsweise Latexröhren vorrangig fürs Oberkörpertraining geeignet → Zusätzliche Schlaufen erlauben auch den Zug aus den Beinen.	einzeln ab 10 Euro, im 4er-/5er-Set teils mit Türanker ab 40 Euro

Faszientrainings-Tools zur Selbstmassage

Für viele ist das Faszientraining, eine zurecht angesagte, präventive oder regenerative Erweiterung des eigentlichen Fitnesstrainings (siehe auch Seite 126), eng verbunden mit den dazugehörigen Tools zur Selbstmassage. Der Hype darum hat dafür gesorgt, dass sich viele Anbieter auf dem Markt tummeln. Auch im Discounter gibt es immer wieder diese Tools – wie fast jedes Fitnessgerät heutzutage. Die typische Gerätschaft zur Selbstmassage sind Rollen und Bälle. Es gibt sie jeweils in zwei Größen. Die große Standardrolle ist gut für alle großen Muskelgruppen und oberflächlichere Massagen. Die Bälle, insbesondere der kleinere, gehen aufgrund ihrer viel kleineren Auflagefläche deutlich tiefer ins Gewebe, wirken also eher punktuell.

Qualität und Material

Die beschriebenen Faszien-Tools bestehen typischerweise aus hartem Schaumstoff (empfehlenswert bei Rollen und Bällen), manchmal auch aus Gummi (brauchbar bei Bällen), Metall oder aus Naturmaterialien wie Kork. Letzteres ist eine perfekte, ebenfalls empfehlenswerte Rollen- und Ballvariante für Umweltbewusste, Plastikgegner oder auch Allergiker.

Zur Qualität: Die Produktion einer Hartschaumstoffrolle ist auch keine Raketentechnik, sodass man hier auf den ersten Blick bei Billigprodukten nichts falsch machen kann. Allerdings bist du in punkto Materialzusammensetzung, Schadstofffreiheit, Hautfreundlichkeit etc. immer nur auf der sicheren Seite mit Produkten von namhaften Herstellern, die Zertifizierungen aufweisen können. Außerdem kannst du dir bei »billigen« Varianten nicht sicher sein, dass sie keine unschönen Farbmacken an Wand oder Boden hinterlassen. Als Luxuserweiterung gibt es einführbare Stäbe für das mittlere Loch der großen Rolle, die die Rolle zum Vibrieren bringen. Oder alternativ auch »fertig« vibrierende Rollen oder Bälle. Für alle gilt: Die Kombi aus Massage und Vibration geht noch tiefer ins Gewebe – ist aber kein Must-have.

Selbstmassage-Tools für dein Faszientraining

	Infos	Preis
Standard-Rolle	→ rund 30 cm lang bei einem Durchmesser von 15 cm → gibt es in verschiedenen Härtegraden (weich, normal, hart), wobei normal für Einsteiger hart genug ist → gibt es zudem auch mit Profil oder Noppen, wobei die glatte harte Oberfläche völlig ausreicht → diese Rolle ist vor allem für die größeren Muskelgruppen gedacht: die Beine von allen Seiten, das Gesäß, der obere Rücken	ab 25 Euro
Mini-Rolle	→ etwa 15 cm lang und rund 5 cm breit → ideal für Fußsohlen, Unterarme und Waden, auch Arme, Schultern und Nacken	um 10 Euro
Größerer Ball	→ hat einen Durchmesser von 12 cm → Geht tiefer ins Gewebe als eine Rolle, aber nicht zu punktuell – so ist er nicht nur für kleinere, sondern auch für größere Muskeln einsetzbar.	um 12 Euro
Kleinerer Ball	→ sind meist 6 oder 8 cm groß → Dies ist die schmerzhafteste Variante, da der Ball mit seiner geringen Auflagefläche tief ins Gewebe geht. → gut für kleine Muskelgruppen, z. B. Arm- und Schulterblattmuskulatur oder die Hüftbeuger, zudem auch für die Brust	um 8 Euro (alle Tools gemeinsam im Set oft günstiger)
Duo-Bälle	→ Hierbei sind zwei Bälle (in beiden Größen erhältlich) miteinander verbunden – durch die in der Mitte entstehende Aussparung ideal für das Ausmassieren der Muskulatur entlang der Wirbelsäule.	etwa doppelt so teuer wie ein einzelner Ball

Noch mehr Massage gefällig?

Neben klassischer Faszienrolle und -ball gibt es noch massenweise Massage-Tools auf dem Markt. Drei Beispiele für ein noch geschmeidigeres Gewebe.

Hand-Trigger-Tools

Hierbei handelt es sich um unterschiedlich geformte, eher »spitzere« Tools aus Plastik, Schaumstoff, Holz oder Metall, die du in der Hand hältst und dann gezielt in dein schmerzendes Gewebe drückst. Sehr effektiv, aber eher geeignet für Faszienerfahrene.

Massage- und Vibrationsstäbe

Du packst diese Stäbe jeweils an beiden Enden und führst dann die Mitte mit Druck über die Muskulatur. Bei Massagestäben befinden sich dort genoppte oder anderweitig ins Gewebe eindringende Elemente, die drehbar sind, sodass du nicht die Haut oder deine Bekleidung vor dir herschiebst. Vibrationsstäbe sind in der Mitte hingegen glatt, etwa aus geschliffenem Holz – das die Vibrationen ins Fasziengewebe überträgt.

Massagepistolen

Sie erinnern optisch an eine Stichsäge oder Bohrmaschine: Auf Knopfdruck fängt der Massagekopf an, vor- und zurückzuschwingen – diese Massagebewegungen überträgst du dann in dein Gewebe, indem du den Massagekopf auf die Haut drückst und über deine Muskulatur führst. Eine angenehme (und teure) Ergänzung zum Faszientraining – aber vergiss nicht: Noch wichtiger als Regenerations-Tools einzusetzen ist, deinen Körper so ganzheitlich zu trainieren, dass es möglichst wenig zu Beschwerden oder Dysbalancen kommt.

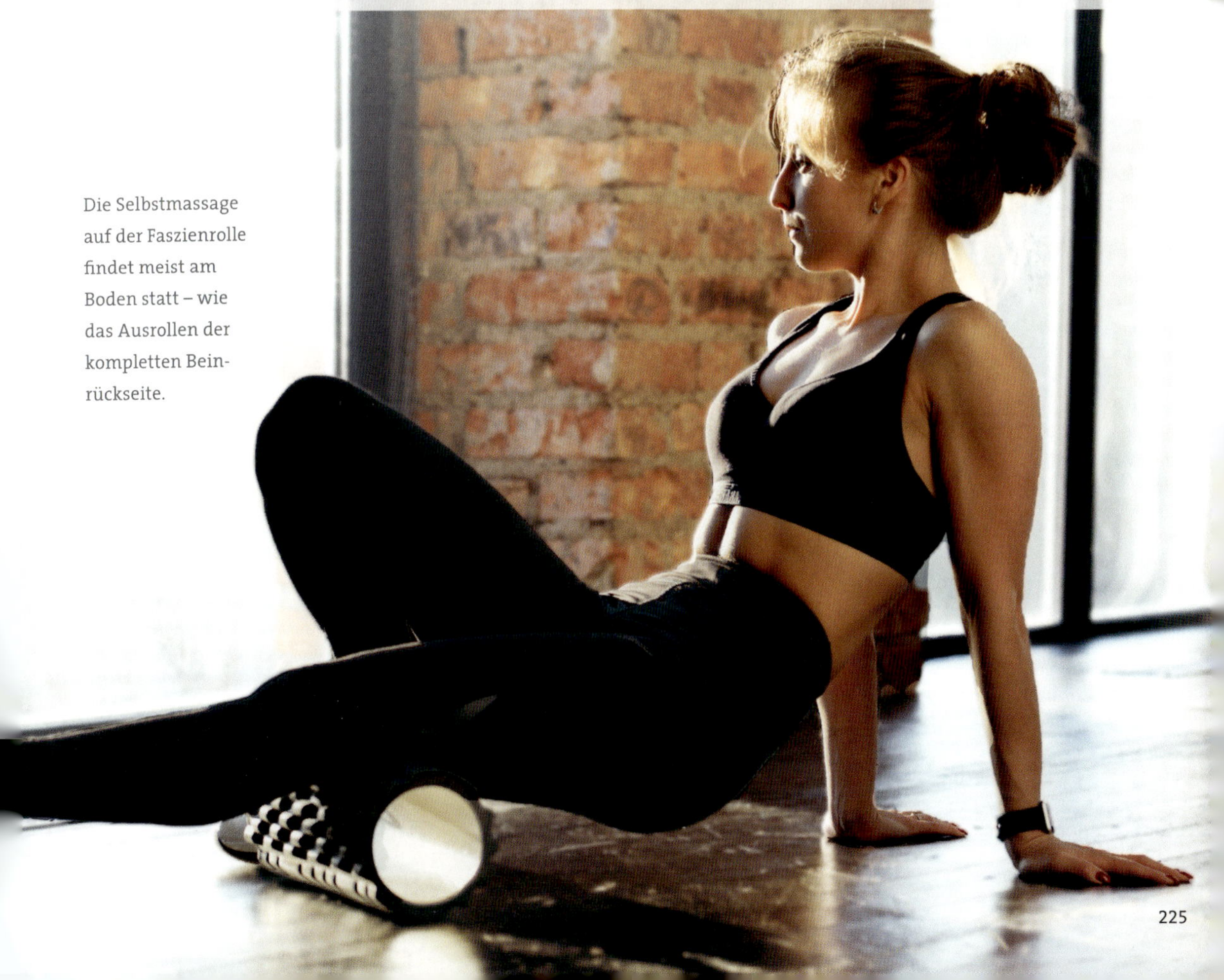

Die Selbstmassage auf der Faszienrolle findet meist am Boden statt – wie das Ausrollen der kompletten Beinrückseite.

Springseil

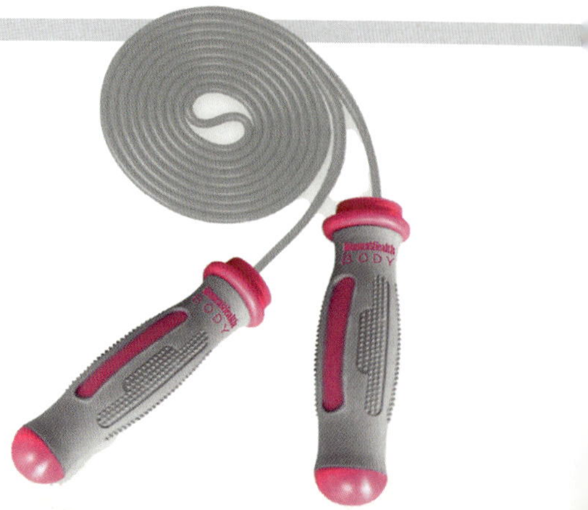

Du wirst diesen Geräte-Klassiker kennen: Ein Springseil ist ein praktisches und handliches Warm-up- und Ausdauer-Tool – perfekt auch für unterwegs! Und das Training damit muss gar nicht langweilig sein: Es gibt tolle Rope-Skipping-Fitnesspläne und auch choreografierte Einheiten, manchmal auch als Gruppenkurs im Studio – diese machen in jedem Fall jede Menge Spaß.

Qualität und Material

Ein gutes Springseil muss geschmeidig fliegen – dazu ist ein gewisses Eigengewicht nötig (etwa als ummanteltes Stahlseil oder aus Kunststoff). Dabei gilt: Eher schwerere Seile sind für Einsteiger geeignet, Fortgeschrittene wählen etwas leichtere Varianten. Das Seil muss längenverstellbar sein: Bei manchen kannst du anhand kleiner Schrauben die Länge feststellen, manchmal schneidest du die Enden dann auch einfach auf die von dir benötigte Länge.

Die Griffe sollten gut in der Hand liegen und ebenso gut gelagert sein, damit sie eine leichtläufige Drehung ermöglichen.

Preislich solltest du je nach Material und Verarbeitung für ein Springseil in brauchbarer Qualität mit einer Investition ab etwa 15 Euro rechnen.

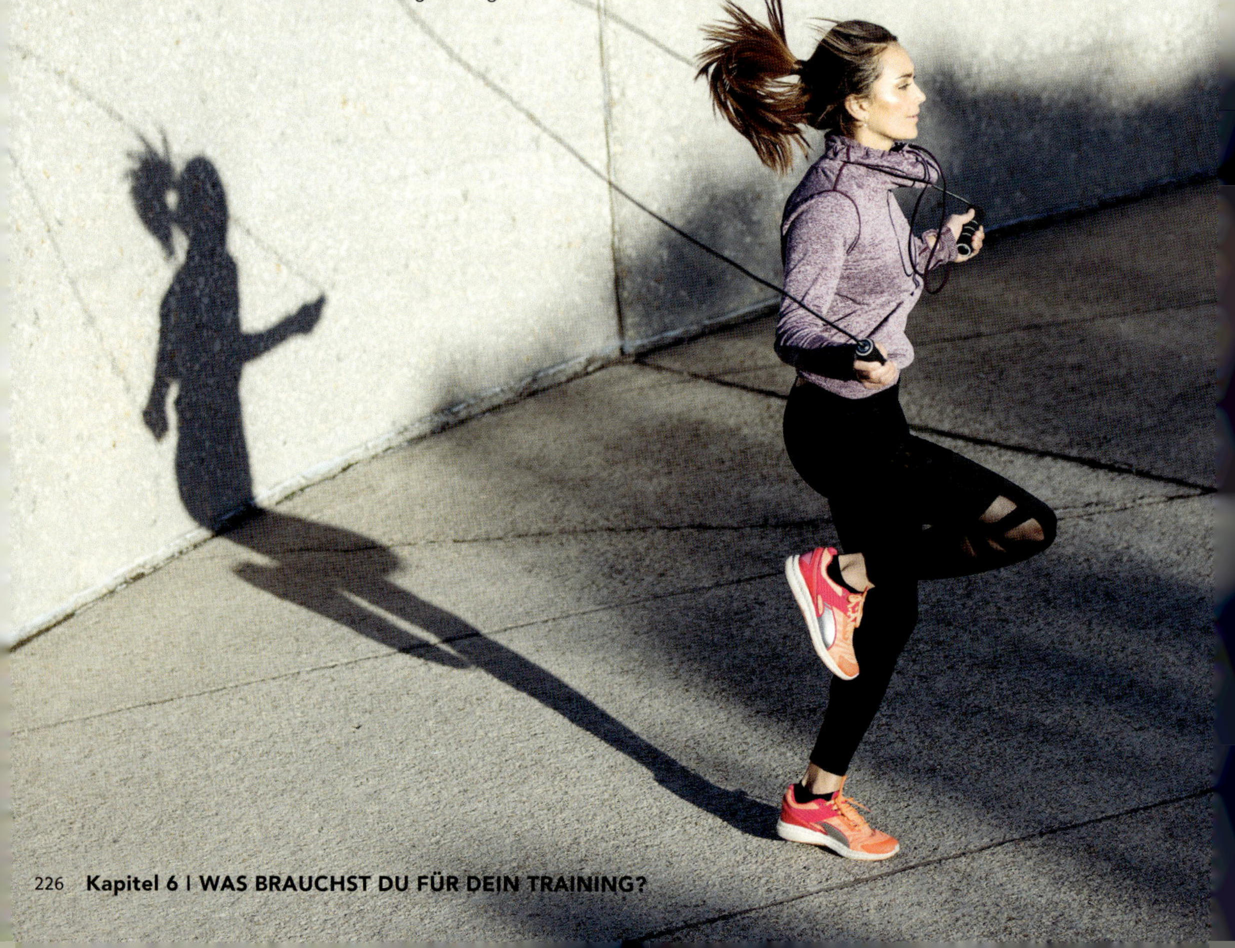

Fitnesstracker und Smartwatches

Eventuell bist du bereits im Besitz eines digitalen Trackers, der …

- … deine Körperdaten ermittelt,
- Schritte zählt,
- Zeiten anzeigt und stoppt,
- Trainingseinheiten dokumentiert,
- Schlaf analysiert,
- Trainingsanweisungen gibt,
- Statistiken über Geleistetes liefert,
- intelligente Körperwaagen, die den Verlauf von Gewicht, Fett- und Muskelmasse dokumentieren, mit einbindet,
- dich zu Aufgaben animiert,
- dich für Erfolge feiert und vieles mehr.

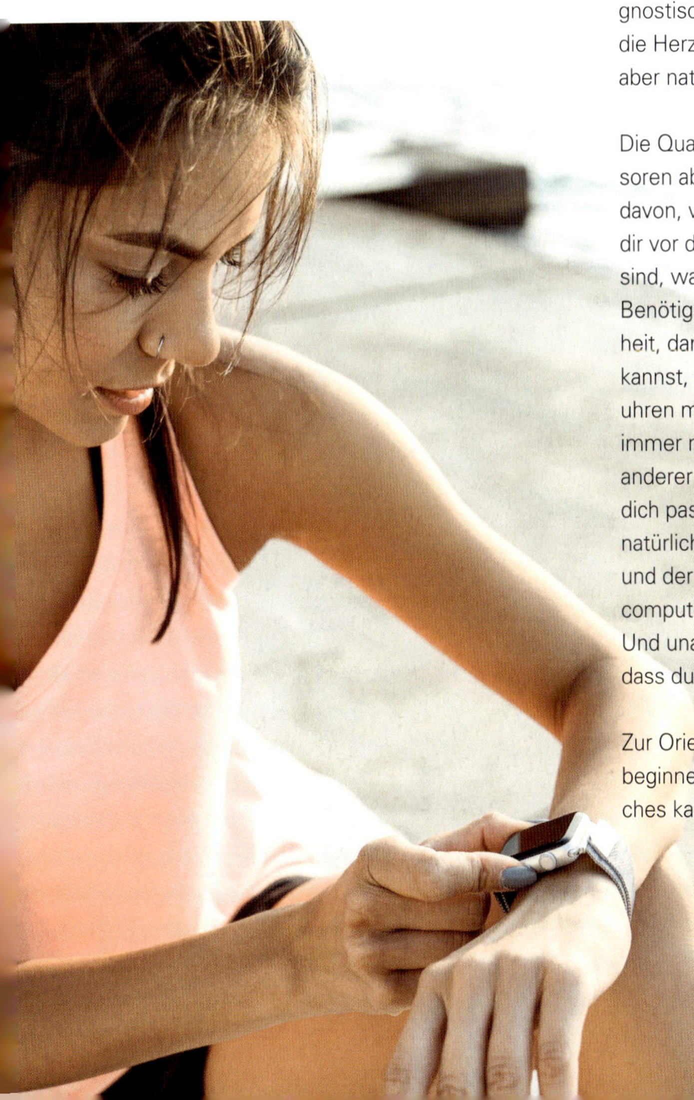

Du siehst: Fitnesstracker oder auch Smartwatches sind extrem praktisch, um dein Training zu steuern und überhaupt dein ganzes Leben zu coachen. Und sie sind hervorragend geeignet, um dich zu motivieren und deinen Zielen näherzubringen. Während Fitnesstracker »nur« Trainingsdaten sammeln (und teils schon ein bisschen mehr können, etwa WhatsApp-Nachrichten anzeigen), sind Smartwatches kleine Smartphones am Handgelenk, die mit WLAN und Smartphone vernetzt sind und Anrufe und Nachrichten entgegennehmen, Musik steuern, Apps abspielen und vieles mehr.
Ob Smartwatch oder Tracker: Die erhobenen Daten werden bei beiden mit jeder neuen Gerätegeneration immer genauer, ermitteln teilweise bereits medizinisch-diagnostische Daten, etwa die Sauerstoffsättigung im Blut, die Herzfrequenzvariabilität und vieles mehr (ersetzen aber natürlich keinen Gang zum echten Arzt!).

Die Qualität der Daten hängt von der Qualität der Sensoren ab, und das Spektrum dessen, was getrackt wird, davon, welche Sensoren überhaupt verbaut sind. Mache dir vor dem Kauf eine Liste, welche Daten dir wichtig sind, was dein Tracker also wenigstens leisten muss. Benötigst du zum Beispiel eine verbaute GPS-Einheit, damit du deine Trainingsstrecken dokumentieren kannst, was früher (und heute auch noch) gute Pulsuhren machen? Ansonsten musst du dein Smartphone immer mitschleppen. Schaue dir zudem Bewertungen anderer an und vergleiche Geräte online, um dem für dich passenden Gerät auf die Spur zu kommen. Was natürlich auch ein wichtiges Kriterium ist, ist das Styling und der »Coolnessfaktor«: Längst sind die Handgelenkscomputer zu Mode- oder Status-Accessoires geworden. Und unabhängig von der Marke zeigst du mit ihnen, dass du zum Club aktiver Menschen gehörst.

Zur Orientierung: Einfache brauchbare Fitnesstracker beginnen bei rund 70 Euro, für aufwändige Smartwatches kannst du dann einige 100 Euro ausgeben.

Nützlich und motivierend: Mit einem Fitnesstracker oder einer Smartwatch hast du Trainingssteuerung, Aufzeichnung, Auswertung und Diagnostik immer am Handgelenk.

Kettlebells

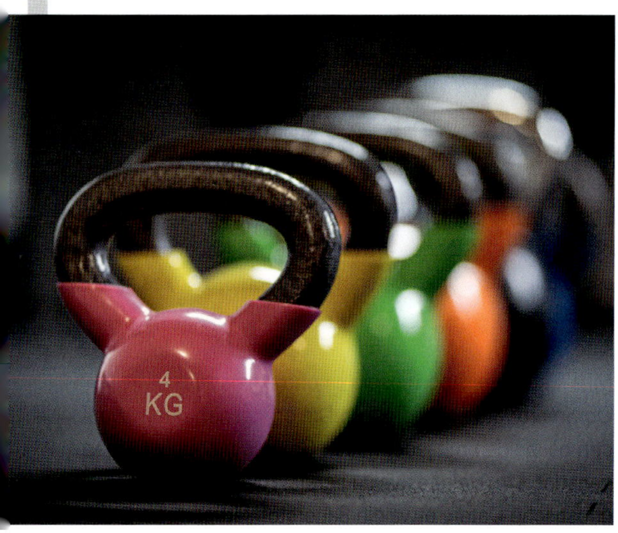

Kettlebells gibt es in vielen Ausstattungsformen – rein gusseisern, wie hier zusätzlich mit Gummi ummantelt, stoffbezogen, innen hohl – und natürlich in vielen verschiedenen Gewichtsgrößen.

Kettlebells sind echte Multitalente und im Prinzip ein Must-have für jedes Home-Gym. Mit den Kugelhanteln kannst du sehr viele Trainingsansätze verwirklichen: Kettlebells ermöglichen dir Kraft- und Ausdauertraining, wirken insgesamt überragend im Funktionellen Ganzkörpertraining mit Schwerpunkt Rumpf, Hüfte, Po und Oberschenkel. Allein der Klassiker, die Kettlebell Swings, pushen deine Kraftausdauer und helfen, Po und Beine zu straffen. Die komplexen Turkish Get-ups kombinieren Kraft mit jeder Menge Koordinationsvermögen. Und das einseitige Umsetzen und Stoßen kannst du mit leichtem Gewicht wunderbar beim HIIT einsetzen, oder aber mit schwerem Gewicht als funktionelle Kraftübung. Setzt du sehr schwere Kettlebells ein, kannst du sogar Schnelligkeit und Maximalkraft verbessern.

Größen und Erscheinungsformen

Die üblichen Kettlebell-Größen liegen zwischen 2 und 32 kg, in der Regel in 2-kg-Schritten, ab 12 kg in 4-kg-Schritten. Einsteigerinnen nutzen 4 bis 10 kg-Modelle; Fortgeschrittene setzen auf 12, erweitern auf 16 kg und oder bei viel Trainingserfahrung auf mehr. Kettlebells gibt es in vielen Erscheinungsformen: In der Old-school-Variante sind sie aus reinem Gusseisen zumeist in Schwarz. Es gibt sie aber auch in allen Farben, zum Beispiel angenehm gummiert, mit Plastik ummantelt oder mit Stoff oder Kunstleder bezogen.
Dann findest du massive Kugeln und auch hohle. Letztere haben einen größeren Durchmesser, was beim Umsetzen schneller dafür sorgt, dass die Kugel auf dem Unterarm ruht. Schließlich gibt es auch Kettlebells als kleine Säcke komplett aus Stoff, gefüllt mit schwerem Granulat o. Ä.
Bei Kettlebells sollte die Oberfläche insbesondere im Griffbereich sauber verarbeitet sein, ansonsten scheuerst du dir beim Schwingen die Handflächen auf.

Variable Kettlebells

Neben Kettlebells mit festem Gewicht gibt es solche, die wie bei einer Systemhantel mit mehreren Gewichtsscheiben in einem großen Block daherkommen. Hier steckst du mit Scheiben ab, wie schwer die Kettlebell sein soll. Eine andere Variante variabel steckbarer Kettlebells funktioniert wie eine Art Kurzhantel, die an einem Ende eine große Grifföse vorweist. Wie bei der Kurzhantel packst du normale Gewichtsscheiben drauf und schraubst diese fest.
Bei beiden variablen Kettlebell-Formen musst du nicht in mehrere Kugelhanteln für verschiedene Gewichte investieren, aber in jedem Fall Abstriche in Sachen Komfort und evtl. auch Einsatzfähigkeit machen, denn die Systemblöcke sind oftmals sperrig und eher unangenehm bei Übungen wie dem Umsetzen. Bei den »Kurzhantelvarianten« kann sich das Gewicht beim Schwung langsam lösen, was zumindest zu einem unangenehmen Geklapper und Gerüttel führen kann. Wenn du die Möglichkeit hast, probiere sie bei Interesse vorher aus.

Preise für Kettlebells

Diese variieren vor allem je nach Gewicht, teils auch nach Verarbeitung: So zahlst du ab 10 Euro für eine 4-kg-Kettlebell, um die 30 Euro für eine 12-kg-Variante. Kettlebell-Sets bekommst du zum Beispiel ab 90 Euro (4, 6, 8, 10 kg) oder ab 120 Euro (8, 10, 12, 16 kg). Ein »System-Kettlebell« gibt's ab 150 bis 200 Euro, die bestückbare »Kettlebell-Kurzhantel« um 30 Euro.

Stepboards

Ein Stepboard ist ein brauchbares Intensivierungstool, bekannt aus Aerobic- und sonstigen Fitnessstudio-Kursen. Du kannst es nutzen für dynamische Sprung- und Schrittfolgen wie Wechselschritte, Step-ups oder Ricochets (beidbeinige Sprünge), was vor allem deiner Po- und Beinmuskulatur zugutekommt, zudem auch für (dynamische) Liegestützvarianten.

Standfestigkeit und Verarbeitung

Stepboards sind zumeist aus Plastik gefertigt. Natürlich gibt es auch (teurere) Alternativen für alle, die natürliche Produkte bevorzugen, etwa aus Holz. Die Plastikvariante ist aber sehr erprobt und aus Trainingssicht zu empfehlen.

Grundsätzlich kommt es beim Stepboard auf Standfestigkeit an, denn in der Regel arbeitest du damit sehr dynamisch: Es darf nicht wackeln oder verrutschen!

Auch die Trittfläche muss trittsicher und rutschfest sein. Das ist natürlich eine Frage der Qualität – in die du investieren solltest, denn spätestens wenn du dich bei einem mangelhaften Board verletzt hast, wirst du den Fehlkauf bereuen.

Verstellmöglichkeiten und Belastbarkeit

Zumeist sind Stepboards mehrfach (oft in drei Höhen) verstellbar. Dazu hat das eigentliche Brett an beiden Seiten untergesteckte Füße, die du abnehmen und/oder drehen kannst. Alle Stellungen sollten mit rutschfesten Füßen versehen sein.

Dein Board sollte im Idealfall das Doppelte deines Körpergewichts aushalten. Viele Bretter haben eine Belastbarkeit um 100 Kilogramm – das könnte für deine Belange zu wenig sein. Auch hier gilt: nicht am falschen Ende sparen.

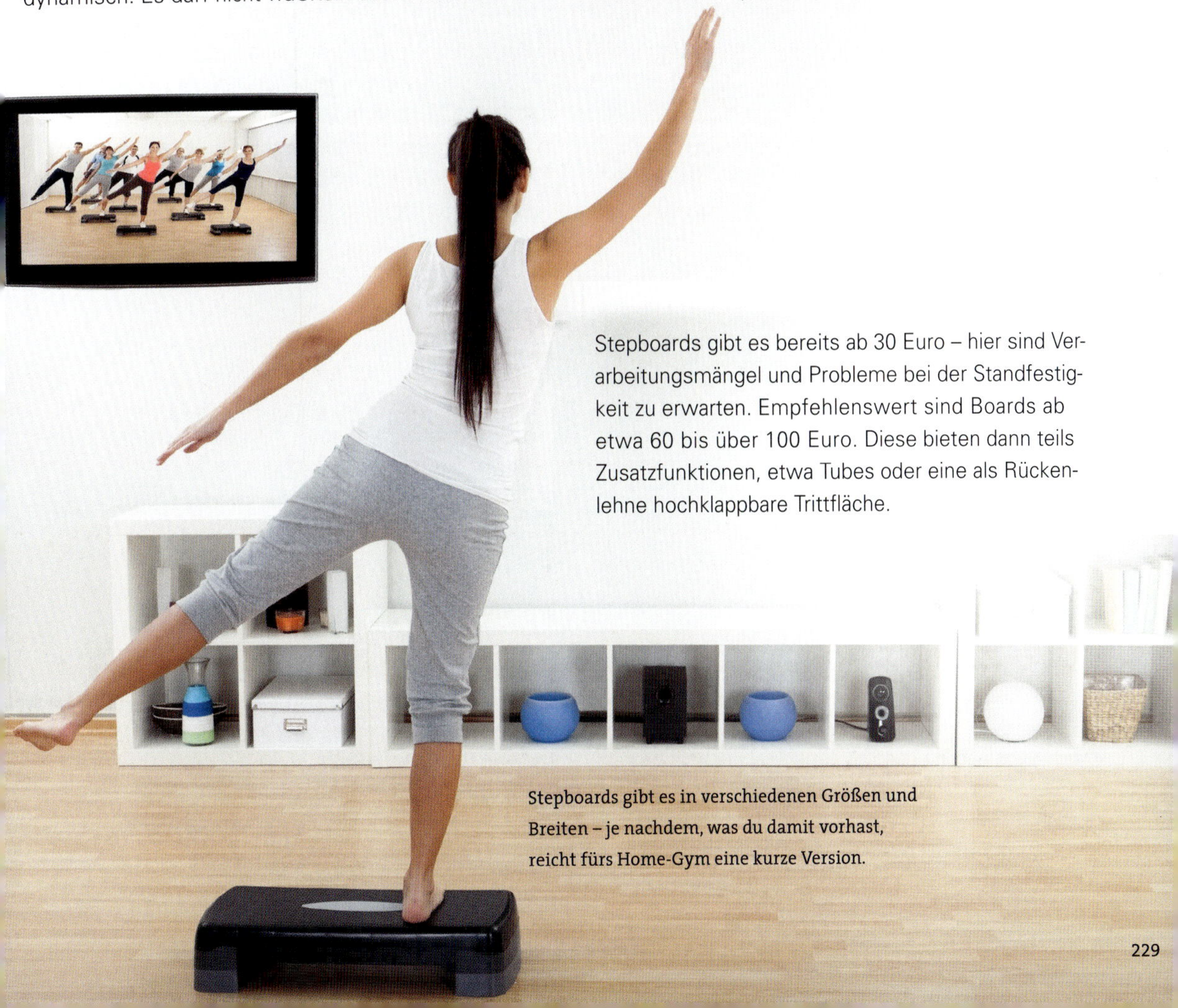

Stepboards gibt es bereits ab 30 Euro – hier sind Verarbeitungsmängel und Probleme bei der Standfestigkeit zu erwarten. Empfehlenswert sind Boards ab etwa 60 bis über 100 Euro. Diese bieten dann teils Zusatzfunktionen, etwa Tubes oder eine als Rückenlehne hochklappbare Trittfläche.

Stepboards gibt es in verschiedenen Größen und Breiten – je nachdem, was du damit vorhast, reicht fürs Home-Gym eine kurze Version.

Kardio-Heimtrainer

Ob Laufen, Biken oder Rudern: Mit Kardiogeräten kümmerst du dich vorrangig um deine Ausdauer. Und da du dabei eine Menge Energie verbrennst, ist das Training darauf perfekt zum Abnehmen geeignet. Welche Gerätschaft zu dir passt, kannst letztlich nur du entscheiden. Denn sicher hast du deine Vorlieben, was die Bewegungsformen angeht. Solltest du zweifeln und nicht sicher sein, welchen Gerätetypus du anschaffen sollst, hier eine Empfehlung: Nimm einen Ruderergometer. Denn Radfahren und Laufen – das kannst du auch jederzeit im Alltag (sofern du Laufschuhe und ein Fahrrad dein Eigen nennst). Ein Ruderboot dagegen hat kaum jemand. Zudem kannst du darauf alles machen: dich locker aufwärmen oder völlig verausgaben. Und immer ist – ein weiterer riesiger Vorteil gegenüber Laufband und Biketrainer – der ganze Körper gefordert! Egal, für welches Kardiogerät du dich entscheidest, auf eins solltest du immer achten: die maximale Belastbarkeit des Geräts in kg (für den schwersten Trainierenden im Bunde).

Digitale Verknüpfung

Bei guten, eventuell hochpreisigeren Modellen ist eine digitale Verknüpfung via Bluetooth oder WLAN möglich: So kannst du Leistungsdaten aufs Handy spielen, auswerten und vergleichen. Oder umgekehrt Daten aus dem Internet auf das Gerät übertragen und damit dein Training steuern. Manche Biketrainer oder Rudergeräte ermöglichen dir, dich mit Freunden oder Fremden in einem virtuellen Wettkampf zu batteln.

Kabellos und mobil

Viele Kardiogeräte wie Bike-Ergometer und Rudergeräte kommen ohne Stecker aus: Den Strom generierst du mit deinem Körpereinsatz, und der »Bordcomputer« hat zumeist Batterien als Backup. Da viele Geräte über Transportrollen verfügen, kannst du diese versetzen und zum Beispiel auch mal auf der Terrasse in der Sonne rudern.

Familientauglichkeit

Hochwertige Kardiotrainer ermöglichen es, verschiedene Personenprofile zu speichern. So findet jeder beim Einloggen am Gerät schon seine Daten, letzten Trainingsergebnisse etc. vor.

Infos und Kaufberatung zu gängigen Kardiotrain

	Vorteile und Nachteile
Biketrainer Brauchbare Geräte ab etwa 500 bis 600 Euro, gute Geräte ab/um 1000 Euro.	Vorteile: → Intensität leicht steuerbar → nutzbar zur Leistungsdiagnostik → Lesen, Film gucken – geht auch mit dem Standrad (auf der Rolle eher nicht) Nachteile: → Das lange Sitzen mit unbewegtem Oberkörper schlä in dieselbe Kerbe wie langes Sitzen am Arbeitsplatz, auf dem Sofa etc. (u. a. mit verkürzter Hüftbeuge- un Beinmuskulatur). → Biken trainiert eher nur Beine und Gesäß.
Crosstrainer & Ellipsentrainer Brauchbare Geräte ab etwa 600 bis 700 Euro.	Vorteile: → gelenkschonender als Laufen, da die Füße nicht abheben → beansprucht den gesamten Körper und mehr Muskel als Laufband oder Rad-Ergometer → Das Training in aufrechter Position ist ein guter Ausgleich für alle Büro-Dauersitzer. Nachteile: → Durch das Mitschwingen der Griffvorrichtung kannst du nicht so gut Vollgas geben. → relativ sperriges Gerät → Günstige Geräte können laut sein.
Laufband Brauchbare Geräte ab etwa 500 Euro für Einsteigerinnen: Laufenthusiasten geben besser ab 1000 Euro aus (jeweils etwas mehr für elektrische Modelle).	Vorteile: → Intensität leicht steuerbar, intuitive Bewegung → in der Regel gelenkschonender als die Laufeinheit draußen → Paralleles Buchlesen oder Filmschauen ist möglich. Nachteile: → Laufen trainiert eher nur Beine und den Po. → im Vergleich zu anderen Kardiogeräten sperrig und eher laut
Rudergerät Brauchbare Geräte ab etwa 700 bis über 1000 Euro (dann auch mit ansehnlichem Design).	Vorteile: → Ganzkörpertraining, obwohl du sitzt → Intensität leicht steuerbar, auch sehr hohe Belastung/Energieverbrauch über 1000 Kalorien/Stunde möglich → Aktiviert alle großen Muskelgruppen, dadurch effektives Training auch des Oberkörpers. → Auch bei hohen Belastungen gelenkschonend. → Perfekt fürs Intervalltraining und über den Tag verteilte kurze Einheiten. → Ideal fürs Warm-up (Ganzkörper!).

Erste Kardioempfehlung fürs Home-Gym: Ein Rudergerät, wie hier mit Wasserwiderstand und aus Holz gefertigt, ist auch ein sehr ansehnliches Wohnaccessoire!

Kategorien

Geräte-Typen	Tipps zum Kaufentscheid
→ Ein **Rad-Ergometer** zeigt deine Leistung in Watt an, wird mit einer Power von bis zu 400 Watt auch zur Leistungsdiagnostik eingesetzt. → Ein **Heimtrainer** kann das eventuell auch, ist aber zumeist weniger leistungsfähig – dafür günstiger. Beide gibt es sowohl in einer klassischen Sitzvariante als auch als Liegefahrrad. → Ein **Spinning- oder Indoor-Bike** ist für kraftvolles Treten in einer sportlichen (Rennrad- oder Triathlon-)Sitzhaltung gedacht. Hier geht's weniger um Diagnostik. → Ein **Rollentrainer** ist eine Rollen-Vorrichtung, auf die du ein vorhandenes Fahrrad stellst.	→ Es sollte diverse Einstellmöglichkeiten geben: Sitzhöhe, horizontale Sattelposition für den Abstand zwischen Sattel und Lenker, Sattelneigung, Lenkerjustierung in Höhe und Neigung. → Gut sind Multipositions-Lenker für viele Griffvarianten. → Ziehe ein Fahrrad-Ergometer vor. → Ein möglichst natürlicher Rundlauf sorgt für ein natürliches, Gelenk schonendes Pedalieren. Das kann eine schwerere Schwungmasse erreichen, vor allem ein hochwertiges Tretlager. → Ein fester Stand ist wichtig. → Der Trainingscomputer sollte gut ablesbar sein und Watt, Zeit, Strecke, km/h, Trittfrequenz (RPM) sowie Kalorienverbrauch anzeigen, dazu Trainingsprogramme und Speicherfunktionen mitbringen. → Zudem ist eine integrierte Pulsermittlung (Kopplung via Brustgurt ist besser als Handsensoren) wichtig. → Zusätzliche praktische Features: individuelle Trainingsprogramme, Getränkehalter für Trinkflasche.
Es gibt front- und heckangetriebene Trainer: → **Ellipsentrainer** haben die Schwungmasse vorn, ermöglichen so tendenziell flüssigere Bewegungen auch mit kleineren Schwungmassen. Der Bewegungsablauf ergibt eine eher flache Bewegung wie beim Nordic Walking. → **Crosstrainer** haben die Schwungmasse hinten. Sie arbeiten häufiger mit größeren Schwungmassen, erzeugen einen höheren Hub beim Gehen ähnlich einer Laufbewegung.	→ Entscheidend ist die Schrittlänge des Geräts, passend zur Körpergröße. Ideal für Frauen zwischen 1,70 und 1,85 m: nicht unter 46 cm. Wer größer ist, ist mit Schrittlängen über 50 cm gut beraten. Lieber eine größere Schrittlänge wählen als eine zu kleine. Gut für mehrere Nutzer: eine Einstellmöglichkeit der Schrittlänge. → Kleine Crosstrainer unter 1,40 m Länge sind nur für Menschen unter 1,70 m geeignet. → Alternative bei Platzproblemen: klappbare Ellipsentrainer. → Der Pedalabstand (auch Q-Faktor genannt) sollte unter 15 cm sein, damit sich das Gehen angenehm anfühlt und die Füße sich bei natürlicher Beinstatik bewegen können. → Die Griffholme sollten beweglich schwingen und im aufrechten Lauf bedienbar sein. → Der Computer sollte Trainingsprogramme anbieten, zudem Widerstand, Distanz, Trainingszeit und Tempo anzeigen. Optimal: Watt- und/oder Herzfrequenz-Steuerung. → Miss daheim am Stellplatz die Deckenhöhe aus, da die Pedale dich recht hoch bewegen.
Es gibt elektrische und mechanische Laufbänder: → Beim elektrischen Laufband bewegt sich die Lauffläche von einem Motor angetrieben von selbst im voreingestellten Tempo. Du musst dich also immer nur nach oben abdrücken. So vermittelt das Band eine Belastung, die dem »echten« Laufen nahekommt. Ein elektrisches Laufband erlaubt schnellere Lauftempi bis etwa 20 km/h. Zudem sind Neigungswinkel und Intensitätsstufen einstellbar. → Beim mechanischen Laufband ist kein Motor verbaut. Du bringst das Band mit Muskelkraft zum Laufen. Dafür hältst du dich zu Beginn fest und neigst dich nach vorn, drückst dann die Fläche nach hinten. Von da an bestimmst du mit deinem Schritttempo, wie schnell du läufst. Dabei müssen deine Beine »unnatürlich« stark arbeiten, denn du drückst bei jedem Schritt das Band auch nach hinten. Das ist mühevoller als bei elektrischen Bändern, aber gut für die Kraft(-ausdauer) deiner Beine und die Fettverbrennung.	→ Auf Dämpfung achten (betrifft vor allem Gummipuffer unter der Fläche sowie die Laufmatte). → Ein stabiler Rahmen sorgt auch für (Lauf-)Ruhe. → Je schneller das Tempo & größer/schwerer der Läufer, desto größer sollte die Lauffläche und desto leistungsstärker der Motor sein. → Achte auf einen gut ablesbaren Trainingscomputer mit diversen Trainingsprogrammen und gegebenenfalls einer Pulsermittlung via Brustgurt.
Es gibt verschiedene Widerstandssysteme: → **Wasserwiderstand** oder **Luftwiderstand:** empfehlenswert, da gelenkschonend und ein realistisches Rudergefühl vermittelnd. → **Hydraulischer Widerstand** oder **magnetischer Widerstand**: weniger empfehlenswert und bei eher billigen Geräten zu finden.	→ Der eingebaute Trainingscomputer sollte gut ablesbar und vom Rudersitz aus erreichbar sein. Auch hilfreich (falls du keine Pulsuhr besitzt): eine integrierte Pulssteuerung. → Die lange Maschine sollte mit Rollen versehen und hochkant aufstellbar sein, nimmt so kaum Platz weg.

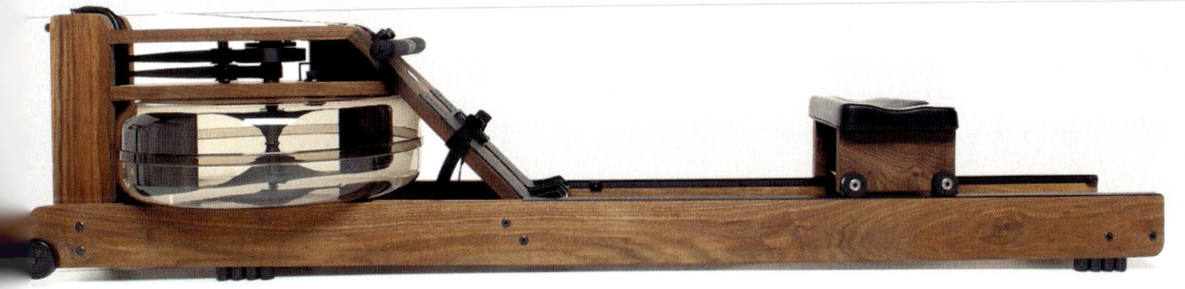

Tools zum (propriozeptiven) Gleichgewichts-Training

Instabilität ist dir ja schon an der ein oder anderen Stelle begegnet (siehe auch zum Propriozeptiven Training auf Seite 178). Mit diesen Tools führst du nun das sogenannte Sensomotorische oder auch Propriozeptive Training in Perfektion aus. Davon profitieren werden unter anderem deine koordinativen Leistungen, dein Gleichgewichtssinn und überhaupt dein gesamtes Körpergefühl. Egal, für welches propriozeptive Hilfsmittel du dich entscheidest: Achte immer auf die maximale Belastbarkeit des Tools (150 kg sollte Minimum sein) und auf zertifizierte Sicherheitsstandards.

Gängige Hilfsmittel für dein Gleichgewichts-Training

	Infos	Preis
Balance Ball 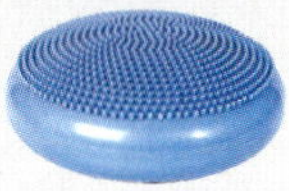	→ luftgefüllte runde Kissen mit ebener oder genoppter Oberfläche (oder beidem) und einem Durchmesser zwischen 30 und 80 cm → passend fürs Gleichgewichtstraining sind Größen von 30 cm bis 50 cm; für Yoga werden oft 50 cm und mehr eingesetzt. → kann auch als rückenfreundliches Sitzkissen dienen → Die Instabilität ist einstellbar: die Menge an Luft im Kissen entscheidet, wie wackelig dieses ist.	ab etwa 30 Euro
Balance Pad 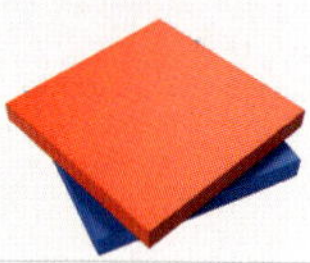	→ dicke Kissen aus Schaumstoff für eine softe, gleichbleibende Form der Instabilität → passend für den (Reha-)Einsatz nach Verletzungen und für Einsteigerinnen in das Gleichgewichtstraining → zumeist sind die Pads rechteckig geschnitten (manchmal auch oval) bei einer Größe von etwa 50 x 40 cm; die Dicke des Kissens liegt meist bei 6 cm. → Bei manchen Anbietern gibt es verschiedene Härtegrade. → auf Rutschfestigkeit achten	ab etwa 40 Euro
Balance Trainer 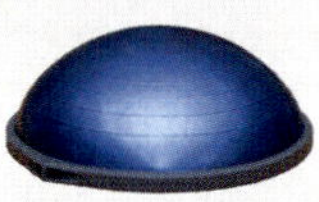	→ auch als Balance Ball oder unter dem Markennamen Bosu Ball bekannt → besteht aus einem halbierten Ball zum Aufpumpen (seltener auch aus Gummi) auf der einen Seite und einer festen, leicht konkav geformten Plastikschale auf der anderen Seite. → Durch diese Konstruktion ist der Balance Trainer eine Art Kombi-Gerät, denn beide Seiten sind verwendbar: Auf der Ballseite zu stehen hat einen ähnlichen Effekt wie beim Balance Ball oben, auf der festen Seite ähnelt der Effekt einem Therapiekreisel. → ermöglicht auch instabile Arm-Stützbewegungen und Haltungen → Es gibt auch Ausführungen mit Zugbändern / Tubes an den Seiten für Curl-Bewegungen etc.	ab etwa 70 Euro bis über 200 Euro
Balance Board 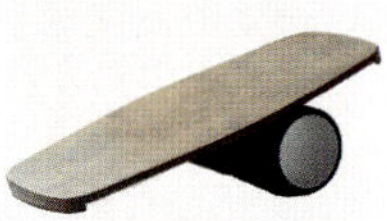	→ gibt es in verschiedenen Formen: a) als Therapiekreisel: runde Bretter mit einer gewölbten runden Standseite – ideal für Einsteiger b) als Wackelbretter: Diese haben eine Standauflage oft in Form einer halben Kugel (dadurch kippeliger und eher was für Fortgeschrittene), zudem manchmal Griffmulden (für Liegestütze etwa). Es gibt aber auch flache Bretter plus extra »Unterlage«: Das kann ein voller Ball sein, der in eine Aussparung am Brett passt, oder auch ein rundes Stück Holz (diese Version ist beliebt bei Skateboardern und Surfern, siehe links). → Profiausführungen haben noch weitere Aufsatz-Ebenen, die alle in verschiedene Richtungen kippen. → 40 cm Standfläche mit rutschsicherer (beschichtet, genoppt, geriffelt) Oberfläche sind Minimum. → Nutze eine Unterlage, um dein Parkett zu schonen. → Balance Boards gibt es mit elektronischer Anbindung, etwa an die Nintendo Wii.	Therapiekreisel ab etwa 20 Euro, Wackelbretter ab etwa 40 Euro (beides bis teilweise weit über 100 Euro je nach Ausstattung und Qualität)
Slackline 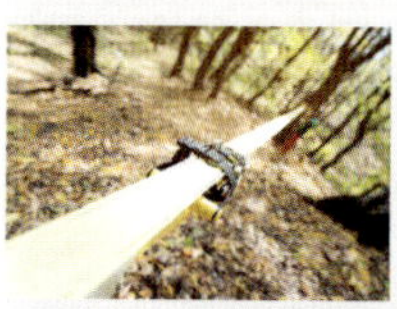	→ Der Spanngurt ist eher ein Sport- und Freizeitgerät, dass aber sehr große propriozeptive Zwecke erfüllt, anspruchsvoll ist und Spaß macht. → Längen: 15 m für den Outdoor-Einsatz passend für Einsteiger; 25 m für Fortgeschrittene (und mehr Möglichkeiten, passende Bäume zu finden); 50 m für Fortgeschrittene mit Longline-Ambitionen (damit ist das Gehen auf Lines ab etwa 40 m Länge gemeint – das ist anspruchsvoller, da die Gurte ins Schwingen geraten) → Breiten: 50 mm für größtmögliche Trittsicherheit und zum Springen auf der Line; 35 mm »Standard« und geeignet für Anfänger; 25 mm für Longlines → In der Regel wird die Slackline zwischen zwei Bäume gespannt (Baumschutz einsetzen – der ist oft im Set dabei). → Alternativ kannst du »baumlos« trainieren mit speziellen Bodenanker-Sets oder Slackline-Gestellen (oft für den Indoor-Einsatz).	ab etwa 50–60 Euro

Trainingsbälle

Eine runde Sache für dein Training – in unterschiedlichster Form: Bälle für das Fitnesstraining (nicht für Spielsportarten) gibt es in ganz verschiedenen Größen und Gewichten für viele verschiedene Einsatzzwecke. Um welche Bälle es geht und welchen Nutzen sie dir bringen, erfährst du hier.

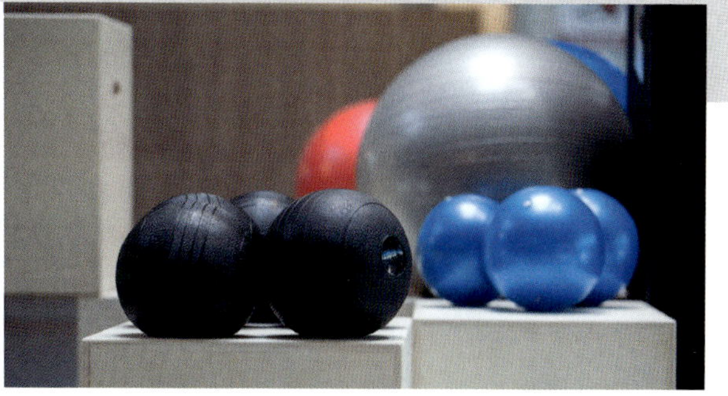

Eine runde Sache fürs Training in verschiedenen Ausführungen: Slam Ball (links), Medizinball (rechts), Gymnastikball (im Hintergrund)

Verschiedene Kategorien von Trainingsbällen

	Infos	Preis
Gymnastikbälle	Diese aufblasbaren Bälle werden auch Swiss Ball oder Pezziball genannt. Es gibt sie in Größen zwischen 45 bis 95 cm Durchmesser, wobei der passende Umfang in der Regel mit der Körpergröße steigt. Die meisten Frauen kommen mit den Größen 55 cm oder 65 cm klar, eventuell noch 75 cm. Gymnastikbälle werden vor allem im Bodyweight- und im Funktionellen Training eingesetzt und dort zumeist zum Drauf-Setzen oder -Legen oder zum Abstützen genutzt: Dann sorgt die runde, nachgebende Form für jede Menge Instabilität. Auf diese Weise sprichst du mehr Muskelfasern an und zwingst vor allem den Rumpf zu intensiver Ausgleicharbeit. Sicherheitsaspekt: Achte auf die Maximallast, eine zertifizierte Herstellung und auf den Qualitätshinweis, dass die Bälle auch unter Belastung niemals platzen können (»antiburst«).	ab etwa 10 Euro
Medizinbälle	Das klassische Trainingsgerät, neudeutsch auch Med Ball genannt, kennst du sicher noch aus dem Schulunterricht. Du setzt den Ball ein als Wurf-, Pass- und Schleuder-Tool, aber auch als Gewichtsalternative zu Hanteln etc. Außerdem kannst du dich auch darauf abstützen und so für Instabilität sorgen, bei Liegestützen auf einem Medizinball etwa. Medizinbälle gibt's in vielen Umfängen und Gewichtsgrößen. Üblich sind Gewichte zwischen 1 kg und 10 kg. Einsteigerinnen kommen mit 2 kg bis 3 kg aus, zur Steigerung sind 5 kg gut. Die Oberfläche des Vollballs (ein Medizinball hat keine reine Luftfüllung) ist zumeist aus Kunststoff beziehungsweise Gummi, Kunstleder oder Leder. Manche Medizinbälle sollen bewusst prellen und zurückspringen, andere nicht (Extremform: der Slam Ball, siehe gleich) – was besser ist hängt davon ab, was du beim Training wünschst. Es gibt Medizinbälle mit Griffen an beiden Seiten – so kannst du den Ball wie eine Hantelscheibe beidseitig oder wie eine Kettlebell einseitig packen.	abhängig von der Größe und dem Material: Ein prellender 5 kg Ball aus Gummi kostet um 30 Euro, ein 3 kg Leder-Ball mit Naturkorkfüllung um 50 Euro.
Slam Balls	Sonderform des Medizinballs, Folge 1: der sogenannte Slam Ball. Diese oft schwere Variante hat eine sehr griffige, rutschfeste Oberfläche, vor allem aber einen sehr »nachgiebigen« Kern, der häufig aus schwerem (Stahl)Sand besteht: Dieser sorgt dafür, dass der Ball nach dem Aufprall platt liegenbleibt. Du nutzt diese Bälle für funktionelle Ganzkörperübungen und weitere Wurf- und Schleuderübungen, zum Beispiel bei CrossFit- oder ähnlichem Training. Gewichtsgrößen gibt es ab zarten 1 kg bis hin zu unfassbaren 100 kg. Der übliche Einsatzbereich liegt zwischen 8 kg (Einsteigerinnen) und 20 kg.	je nach Größe: 8 kg um 30 Euro, 20 kg um 60 Euro.
Tornado Balls	Medizinball-Variante, Folge 2: Dieser Medizinball, üblicherweise erhältlich in Gewichten zwischen 1 kg und 10 kg, verfügt über ein integriertes Seil zum Schleudern des Gewichts. Das nutzt du vor allem für Rumpf-Rotations- und Stabilisations-Übungen im Funktionellen Training, die dir eine Extraportion Explosivität und Gleichgewichtssinn bescheren: So kannst du mit dem Rücken zu einer Wand stehen (die sehr stabil sein sollte, ebenso wie die Nerven der Nachbarn dahinter) und den Ball links und rechts neben dir dagegen schleudern. Das Ganze geht auch im Sit-up sitzend am Boden. Für »normale« Medizinbälle gibt es als Erweiterung ein Rundnetz mit Kordel. Das Netz streifst du über den Medizinball, der so zu einem Tornado Ball wird.	je nach Größe ab 40 Euro aufwärts
Wall Balls	Und Medizinball-Variationen, Folge 3: der Wall Ball. Dieser besonders griffige und große Medizinball mit »weicher« Außenhaut aus PVC, Kunstleder oder Leder ist vor allem für die CrossFit-Übung »Wall Balls« gemacht, darüber hinaus auch als funktioneller Medizinball geeignet. Übliche Gewichtsgrößen: 3 kg bis 12 kg.	je nach Größe und Material ab etwa 35 Euro

Trainingsbänke

Wenn du gern mit freien Gewichten trainierst, dann wirst du früher oder später eine Trainingsbank im Home-Gym haben wollen. Sie ist eine grundlegendes Basis-Tool für viele Übungen, insbesondere beim Hanteltraining für deinen Oberkörper. Erfahre hier, welcher Typ Hantelbank deinen Bedürfnissen gerecht werden kann.

Sicherheit steht an erster Stelle

Achte darauf, dass deine Bank sicher verarbeitet ist und stabil steht. Sie sollte in jedem Fall ein GS- oder TÜV-Siegel tragen, dann bist du zumeist auf der sicheren Seite. Wenn du sie selbst zusammenbaust, dann achte darauf, dass alle Schrauben festsitzen. Ziehe sie dann nach ein, zwei Wochen nochmals nach.

Bei Schrägbänken muss die Arretierung der Polsterpositionen fest und schlüssig funktionieren, ein Bolzen zum Beispiel sauber einschnappen. So kannst du dich nicht klemmen und dir sicher sein, dass das Polster nicht abstürzt, wenn du es belastest. Allein deshalb solltest du nicht die erstbeste Variante erwerben.
Noch ein Aspekt, der die Sicherheit betrifft, sind solide breite Standfüße, mit Gummiaufsätzen, die ein Kippeln verhindern und auch noch dein Parkett schonen.

Belastungsgrenze beachten

Vor dem Kauf solltest du bedenken, mit welchem Gewicht du (oder jemand anderes, der die Bank benutzen wird) maximal die Bank belasten wirst. Um dich auf deine Bank verlassen zu können, rechnest du dein Körpergewicht, das maximal angestrebte Trainingsgewicht plus einen Sicherheitspuffer von etwa 20 Prozent zusammen. Die angegebene Höchstlast für die Bank sollte dann mindestens so hoch oder höher sein.

Verschiedene Trainingsbank-Typen in der Übersicht

Bank-Typ	
Flachbank	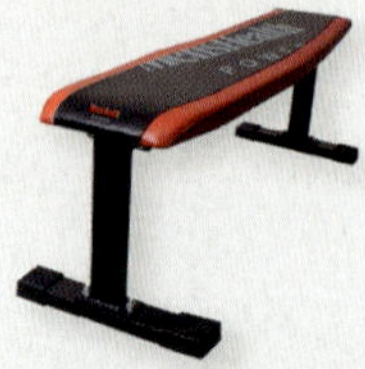
Schrägbank	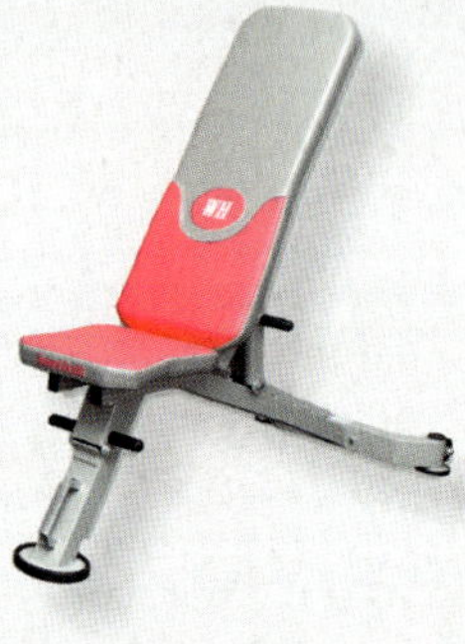
Langhantel-Drückerbank	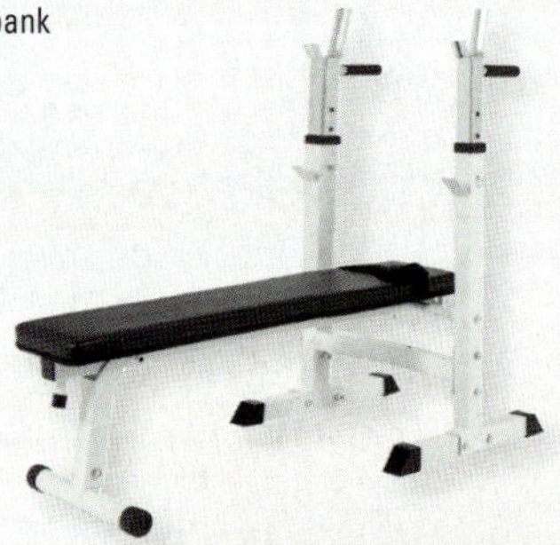
Kombi-Bänke	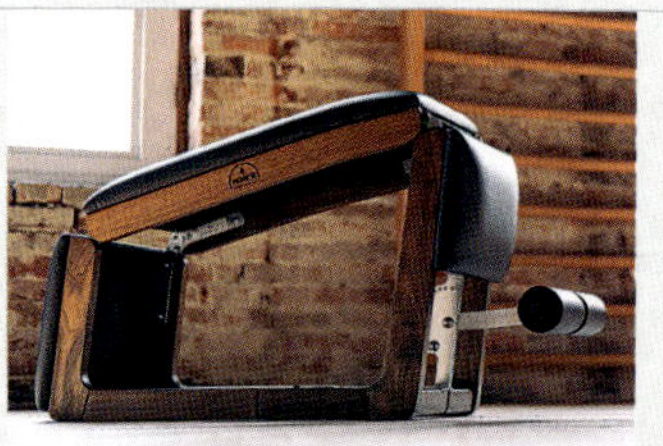
Multifunktions-Bänke	

Eigenschaften	Preis
Die einfachste Variante: eine waagerechte, nicht verstellbare, stabile Ablagefläche, die Übungen wie Bankdrücken oder Flys ermöglicht. Als Fortgeschrittene wirst du eines Tages auf eine Schrägbank zurückgreifen wollen.	stabile Modelle ab etwa 80 Euro
Bei Schrägbänken ist das Polster zweigeteilt in eine längere Lehnfläche und eine kürzere Sitzfläche – die du beide auch waagerecht als Fläche einstellen kannst. Ansonsten verstellst du beide Polster nach Bedarf in verschiedenen Winkeln zueinander (praktisch ist, wenn du die Rückenlehne komplett senkrecht stellen kannst). Die meisten Schrägbänke lassen sich in 15-Grad-Abständen verstellen. Bei Profi-Bänken sind sogar 7,5-Grad-Schritte möglich. In all diesen schrägen Positionen kannst du die Muskeln von Brust, Schultern, Armen, Rücken und Rumpf unterschiedlich ansprechen. Bei den meisten Schrägbänken ist das Rückenpolster nur nach oben verstellbar. Bei einigen kannst du es auch nach unten verstellen für »Incline« oder »Negatives« Bankdrücken, was in deiner Brust andere, eher untere Bereiche der Muskulatur aktiviert.	für eine solide Bank ab 120 Euro
Diese Bank (als Flach- oder Schrägversion) ist erweitert um eine Ablagehalterung für Langhantelstangen: Links und rechts etwa auf Brusthöhe befinden sich dafür zwei Holme. Der Vorteil: Du bestückst die Hantelstange in den Holmen in Ruhe mit schwerem Gewicht, legst dich drunter und trainierst damit. Falls dir diese Gesamtkombi zu sperrig ist: Es gibt extra Ablage-Racks (auch als »Kniebeuge-Ständer« o. Ä. bezeichnet, weil du dort auch bei Übungen im Stehen das Gewicht ablegen kannst), die du nachkaufen und mit einer normalen Hantelbank kombinieren kannst.	beginnt bei etwas über 100 Euro ohne Extras/Gewichte
Der Markt hält noch die ein oder andere besondere Ausführung an Trainingsbänken bereit, zumeist inspiriert von dem Ziel, platzsparende oder ästhetisch ansehnliche Lösungen zu finden, die du gern in deinem heimischen Wohnzimmer zur Schau stellen magst. So wie die mehrfach klappbare Version links mit Beinpolstern.	Für solche Lösungen musst du etwas tiefer in die Tasche greifen, ab 250 Euro geht es hier zumeist los.
Falls dir der Begriff Multifunktionsbank begegnet: Dahinter verbirgt sich letztlich eine mehr oder weniger vollwertige Kraftstation (siehe Seite 239) mit geführten Gewichten.	siehe Seite 239

Auf eine ausreichende Liegefläche achten

Eine ungefähre Faustregel für die passende Länge: deine Körpergröße minus 60 Zentimeter. Die Breite des Rückenpolsters liegt meist zwischen 25 und 35 Zentimeter – ein guter Wert für die meisten Trainierenden. Wenn du dir unsicher bist, probierst du die Fläche am besten vor dem Kauf aus, wenn du die Möglichkeit hast. Dann kannst du auch gleich den Komfort des Polsters testen. In jedem Fall sollte das gut verarbeitet und schweißundurchlässig sein.

Mobiler Einsatzbereich, platzsparendes Parken

Wenn du wenig Platz im Home-Gym hast, könnte eine zusammenklappbare Hantelbank eine Option für dich sein. Bei dem jeweiligen Klappmechanismus solltest du aber besonders auf die Qualität der Verarbeitung (und eventuelle Prüfsiegel) achten.
Als Transporthilfe und um im Home-Gym von A nach B zu kommen, haben sich Rollen an einem Ende der Bank bewährt. Mit einem leichten Ankippen kannst du so selbst schwere Bänke problemlos bewegen.

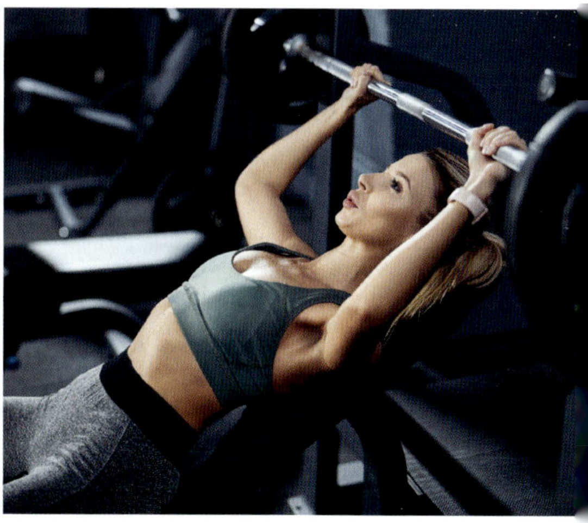

Klimmzugvorrichtungen

Okay, Klimmzüge sind jetzt nicht die Frauenübung Nummer 1. Aber selbst wenn du nur im wahrsten Sinne abhängst, ist das ein hervorragendes Training für deine Körperspannung und deine Griffkraft. Und ganz schnell ausbaufähig zum Beispiel mit Bein- oder Knieheben als echte Rumpf-Burner-Übung. Na, und dann eben Klimmzüge.

»Eine Frau sollte in ihrem Leben wenigstens einen Klimmzug schaffen« – das könntest du zum Beispiel als Trainingsmotto nehmen. Wenn dir das Geklimme dann doch zu anstrengend ist, kannst du die Stange immer noch hervorragend nutzen, um dort Schlingentrainer, Bänder oder auch Turnringe zu befestigen.

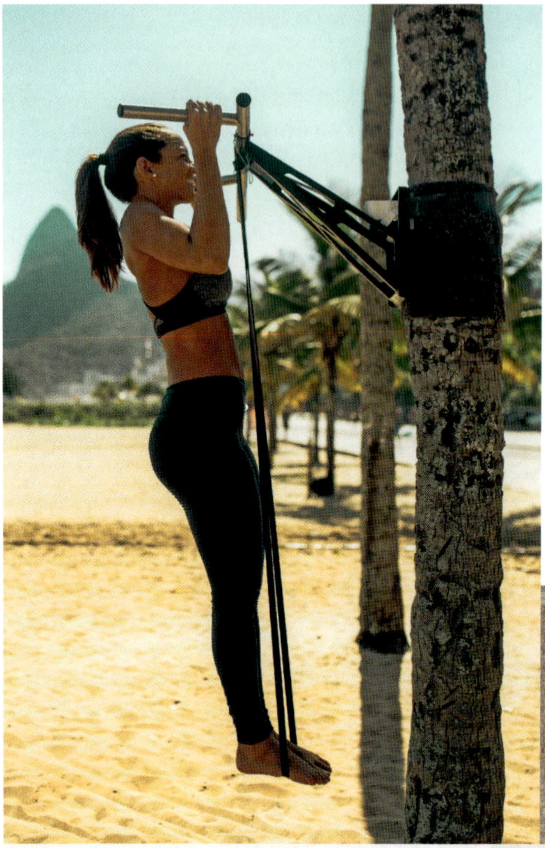

Sehr praktisch: Eine mobile Klimmzugvorrichtung, die du sowohl indoor als auch outdoor verwenden kannst!

Diverse Klimmzug-Vorrichtungen im Überblick

	Info	Preis
Sprossenwand	Empfehlung Nummer 1: Eine Sprossenwand ermöglicht dir unzählige Trainingsmöglichkeiten, weit über Klimmzüge hinaus! Einziger Nachteil: Sie muss sehr stabil über eine größere Wandfläche fest verankert werden. Für die Klimmzüge benötigst du dann einen (zumeist aufsteckbaren) Überhang.	ab 150 Euro
Vorrichtungen für die Tür	Diese gibt's in verschiedenen Befestigungsmöglichkeiten: a) Zum Verschrauben oder Einspannen in den Türrahmen – der Halt entsteht durch die Klemmspannung zwischen den Türzargen, was Spuren in der Tür hinterlassen kann. Der Halt ist abhängig von der Stabilität des Türrahmens. b) Zum Einhängen in den Türrahmen – dies ist die schonendere und stabile Alternative zu der festen Anbringung. Du kannst das Gestell einfach einhängen und – um auch die Tür wieder »gesellschaftsfähig« zu machen – anschließend aushängen. Checke vor dem Kauf aber unbedingt, dass deine Türmaße geeignet sind.	ab 50 Euro zum Verschrauben/ Einspannen, ab 80 Euro zum Einhängen
Vorrichtungen für Wand oder Decke	Diese musst du fest in Wand oder Decke verankern – was dir ultimativen Halt gibt.	um 80 Euro
Stationen zum Aufstellen	Diese sind eigentlich nur dann praktisch, wenn du nichts an Wand oder Decke befestigen kannst. Sie nehmen Platz weg und sind nur bedingt stabil, insbesondere bei Calisthenics-Übungen mit Schwung.	ab 150 Euro
Portable Klimmzug-Sets	Empfehlung Nummer 2: Diese praktischen Sets bestehen zumeist aus einer Basisplatte, an die du die Griffstangen steckst, einer fest zu verschraubenden Wandhalterung für die Heimanwendung sowie einem Gurt, den du um Pfähle, Bäume etc. schlingst, um dort die Klimmzüge auszuführen. Praktisch: Wenn du die Platte umdrehst, kannst du Dips ausführen.	ab 220 Euro

Yogablöcke

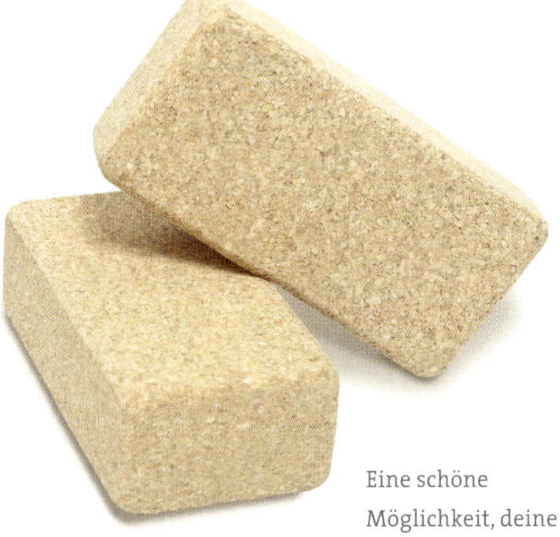

Eine schöne Möglichkeit, deine Asanas an dein Leistungslevel anzupassen: Yogablöcke – hier aus dem Naturstoff Kork.

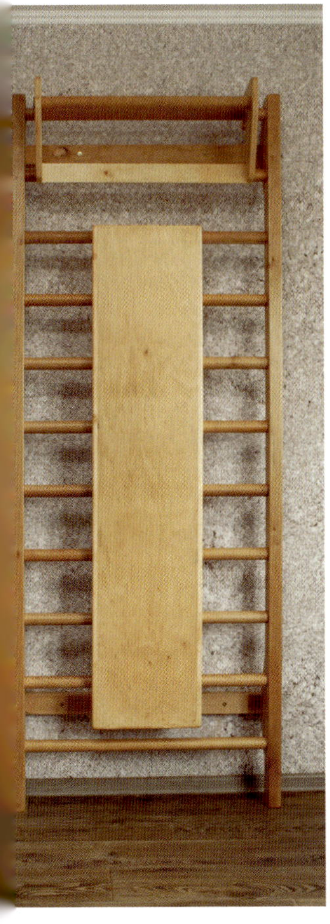

Bietet unzählige Trainingsmöglichkeiten: Die Sprossenwand ist nicht umsonst aus keiner Schulsporthalle wegzudenken.

Neben der Matte ein Klassiker der Yogaausstattung: der Yogablock. Du kannst diesen nutzen, um Abstände bei Asanas, die dir (noch) schwerfallen, zu überbrücken: bei stehenden Posen etwa wie dem Dreieck oder Halbmond, wenn deine Hand nicht auf den Boden kommt. Du kannst damit aber auch Asanas anspruchsvoller gestalten: In der Yogabrücke etwa kannst du den Block zwischen die Knie klemmen, um mehr Spannung zu erzeugen. Schließlich hilft er dir bei der Korrektur von Dysbalancen oder Fehlhaltungen.

Material und Größe

Die Standardgröße eines Yogablocks beträgt um die 23 x 12 Zentimeter, mit einer Dicke von gut 7 Zentimetern. Es gibt noch XXL-Modelle für spezielle Anwendungsgebiete, etwa dann, wenn du besonders unbeweglich bist – aber mit dem Standard bist du in der Regel gut beraten. Ein Yogablock hat unterschiedliche Kantenlängen, sodass er dir längs oder hochkant in verschiedenen Höhen dienen kann, und sollte stabil und leicht zugleich sein. Hier bieten sich die Standardmaterialien an, Hartschaum-Kunststoff (EVA) oder Kork. Seltener gibt es Blöcke aus Bambus, und schließlich auch solche aus Holz, die allerdings schwerer sind als alle Erstgenannten.

Verarbeitungsqualität und Preis

Der Block sollte sich für dich (auf deiner Haut) gut anfühlen – was auch über die Wahl des Materials entscheidet: Wenn du dich nur nur mit einem Block aus Holz wohlfühlst, solltest du dich dafür entscheiden und das höhere Gewicht in Kauf nehmen. Zum anderen ist die Verarbeitungsqualität im wahrsten Sinne greifbar: Es sollte keine scharfen oder unsauberen Kanten geben, die sich unangenehm anfühlen oder dich gar verletzen könnten. Und: Die Oberfläche sollte für deine Belange nicht zu glatt sein, da du sonst unter Belastung abrutschen könntest. Holz und Bambus sind da in der Regel glatter als Modelle aus Kork oder EVA. Gerade zur Unterstützung bei Asanas kann es sein, dass du zwei Blöcke brauchst – da diese zumeist auf beiden Seiten unter den platzierten Händen oder Füßen genutzt werden.

Der Preis liegt zwischen 8 und 20 Euro pro Stück.

Gewichtswesten und Gewichtsmanschetten

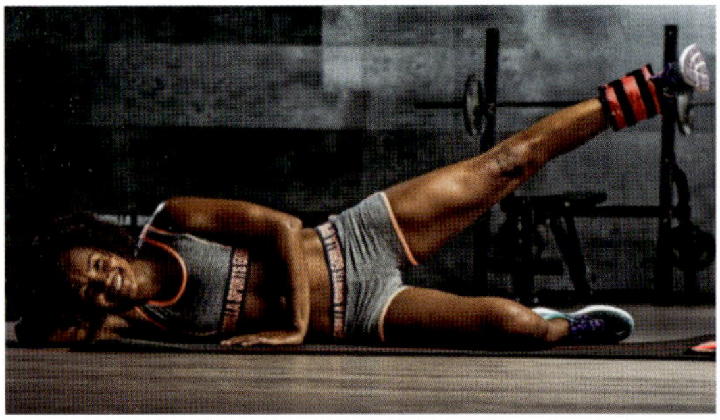

Einfache Physik mit einfachstem Mittel: Die recht leichte Manschette erhöht die Intensität durch den langen Hebel enorm.

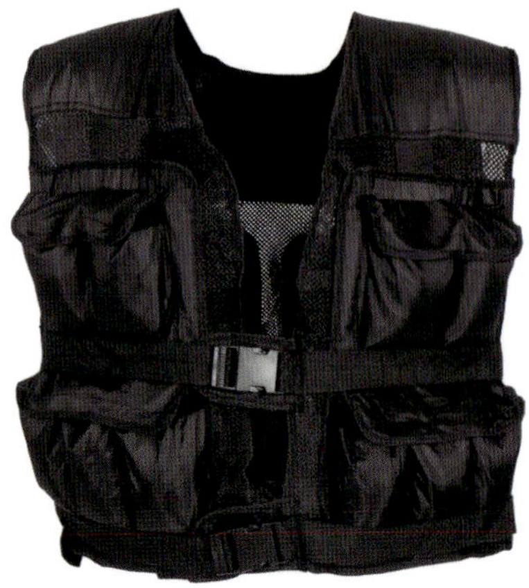

Die ist zwar nicht bullettproof, aber trotzdem was für toughe Mädels: Mit einer solchen Weste willst du's in Sachen Kraft(ausdauer) oder Schnelligkeit wirklich wissen.

Praktisch zur Intensivierung von Bodyweight-Übungen sind Gewichtsmanschetten sowie Westen, mit denen du quasi dein »Körpergewicht« erhöhst.

Gewichtsmanschetten

Gewichtsmanschetten sind klassische Frauen-Tools – aber es gibt keinen Grund, diese Dinger zu unterschätzen, was Männer gern tun. Du nutzt sie an Handgelenken oder Fußfesseln und erhöhst so bei Arm- und Beinbewegungen die Belastung aufgrund der Hebelwirkung deutlich: etwa beim Training der Abduktoren oder Adduktoren, bei Bauchübungen wie dem Beinheben, bei Oberkörperübungen wie dem Schattenboxen oder einfach beim Gehen und Laufen. Zur Sicherung sind die Manschetten mit einem Klettverschluss versehen. Es gibt sie in Größen zwischen 0,5 Kilogramm (Preis pro Paar um die 10 Euro) und 2,5 Kilogramm (Preis pro Paar etwas über 20 Euro).

Gewichtswesten

Eine Gewichtsweste, die für Laien als Kugelweste durchgeht, wirkt manchen Frauen zu männlich. Aber du solltest deine Vorbehalte ablegen – und dir ruhig mal so eine Weste überstreifen. So geschehen verbindest du Vorder- und Rückseite zumeist mittels Klettverschluss. Wofür ist das Ganze gut? Ganz klar für Bodyweight-Übungen: Du wirst den Unterschied spüren, wenn du damit Kniebeugen oder Liegestütze absolvierst – oder dich sogar ganz verrückt an eine Klimmzugstange hängst. Die Weste kann auch gut zum Laufen verwendet werden, was deiner Muskulatur eine ganz neue (Kraftausdauer-)Belastungserfahrung gibt. Sie wird oft im Funktionellen Training (eher von Fortgeschrittenen) eingesetzt, um Kraft, Kraftausdauer oder Schnelligkeit zu verbessern. Anstelle der Weste könntest du dir auch einen schweren Rucksack überstreifen – aber der zieht dich dann nur nach hinten.

Es gibt Westen mit festem Gewicht und solche, die bestückt sind mit mehreren Metallplatten oder Kugeln. Die variablen Westen geben dir mehr Trainingsmöglichkeiten. Denn du kannst dein Wunschgewicht steuern: insgesamt, aber auch gezielt seitlich, vorn oder hinten. Variable Westen gibt es vorrangig in den Gewichtsgrößen 10 Kilogramm (ab 40 Euro), 20 oder 30 Kilogramm (seltener auch schwerer oder leichter) – wobei du jeweils durch Entnahme von Einzelgewichten zumeist in Höhe von 0,5 bis 1,5 Kilogramm reduzieren kannst. Achte darauf, aus welchen Materialien die Weste gemacht ist (auch mit Blick auf mögliche Allergien). Häufig verwendet werden Nylon, Polyester, Neopren und auch Baumwolle. Im Idealfall kannst du sie in der Waschmaschine waschen, denn du wirst sie ordentlich einschwitzen.

Power Racks, Kraft- und Heimstationen

Diese sperrigen, studioähnlichen Gerätschaften sind bislang eine Männerdomäne, sollen aber trotzdem nicht unerwähnt bleiben – denn natürlich kannst du genauso gut daran trainieren. Deshalb ein kurzer Überblick dieser »Großgeräte«.

Kraftstationen

Die eierlegende Wollmilchsau: Diese ausladenden Ungetüme vereinen möglichst viele Einzelgeräte, die du sonst nur im Fitnessstudio findest. Klar, dass du Kompromisse eingehen musst. Fürs gut ausgestattete Krafttraining zu Hause sind sie aber eine gute Investition. Zur Station gehört in jedem Fall eine verstellbare, gut gepolsterte Schrägbank. Gut wäre es, wenn du ein Gerät vor Kauf ausprobieren kannst, denn die Sitzmöglichkeiten müssen zu dir passen, und so kannst du auch gleich ein Gefühl für das Training daran entwickeln. An Übungen sollten Rudern, Beinstrecken, Beincurlen, Bankdrücken, Lat- und Klimmzüge möglich sein, im Idealfall auch ein Training im Stand (Kniebeugen, Kreuzheben etc.). Eine Beinpresse ist zumeist nur bei großen (und teuren) Geräten brauchbar, bei denen viel Gewicht und eine entsprechende Stabilität im Sitzbereich gegeben ist. Preisrange: Akzeptable Stationen mit kleinerer Ausstattung beginnen bei 300 bis 500 Euro, große vielseitige Stationen liegen teils deutlich darüber und können schnell vierstellige Summen kosten.

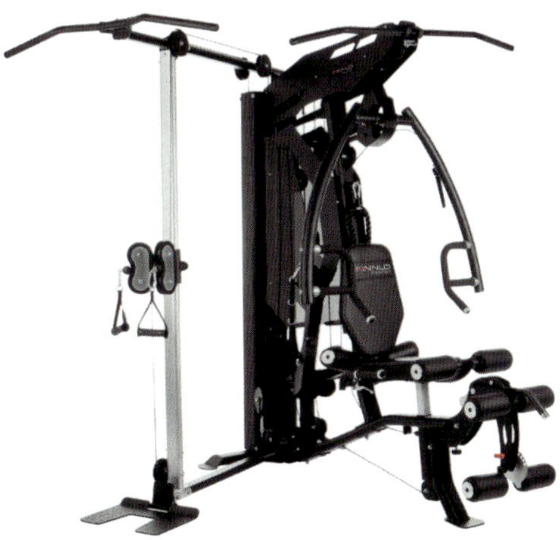

Erfordert Platz und das nötige Kleingeld, aber dann kannst du auch fast ein Fitnessstudio dein Eigen nennen: eine Kraftstation.

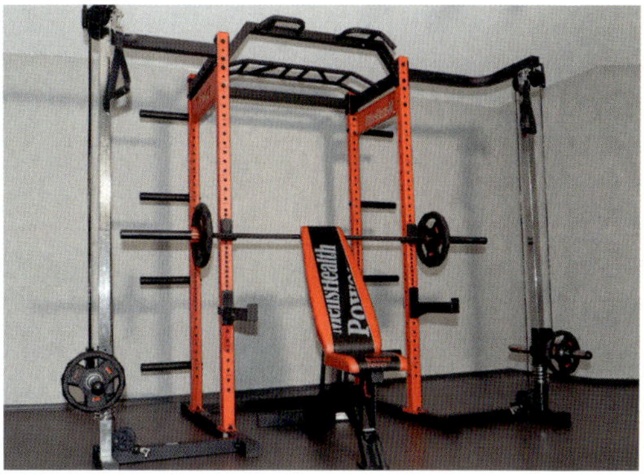

Alle Krafttrainingswünsche sind erfüllt: ein Power Rack, hier schon links und rechts mit Crossover-Kabelzug-Vorrichtungen erweitert.

Power Racks und Cages

Darf es noch etwas sperriger sein? Racks und Cages bieten dir umfassende Bodyweight-Möglichkeiten für Hang- und Klimmzugübungen, und sie dienen dir als Ablage für Langhantelübungen mit schweren Gewichten, etwa Kreuzheben, Kniebeugen oder auch Bankdrücken. Dafür sind höhenverstellbare Stahlschienen für die Ablage der Langhantel unerlässlich. Eine Möglichkeit, Dips auszuführen (etwa durch einsteckbare Holme), ist ebenfalls praktisch. Und das Rack sollte so stabil stehen, dass du auch mit einem Schlingentrainer daran bei maximalem Zug trainieren kannst.
Preisrange: Einfache Racks/Cages gibt es ab 400 bis 500 Euro, größere kosten bis über 1000 Euro. Nicht inklusive sind dann Dinge wie Trainingsbank, Hantelstangen und Gewichte – und wenn, dann bist du in jedem Fall im vierstelligen Bereich.

Kabelzugstationen

Diese bieten dir, wenig überraschend, alle Vorzüge des Kabelzugtrainings. Hierbei solltest du aber »crossover« arbeiten können – die Station muss also breit genug sein. Ansonsten sollten die Züge flüssig und ohne ruckeln laufen. Das ist auch eine Frage der Qualität von Seilführung und Umlenkrollen.
Preisrange: ähnlich wie Power Racks, mit Crossover-Möglichkeit eher bei über 1000 Euro. Lass die Finger von wackeligen Wandhalterungen im 100-Euro-Bereich.

Fitness-Trampoline

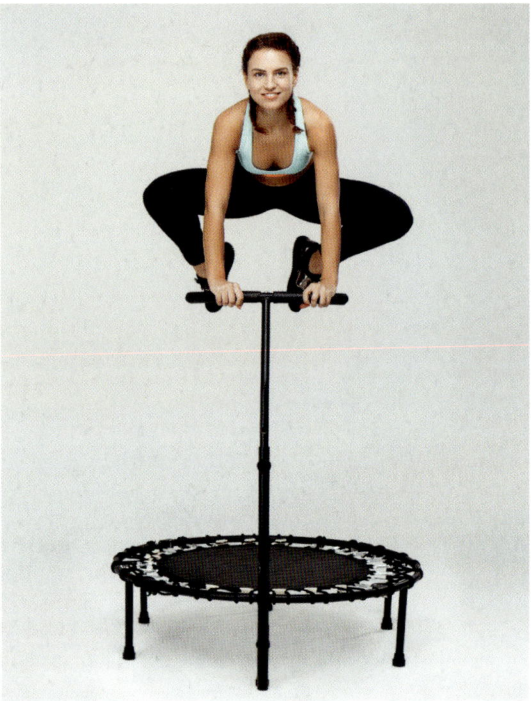

Allen Grund für Freudensprünge: Wenn du beim Jumping Blut geleckt hast, ist ein stabiles und höhenverstellbares Fitness-Trampolin im Home-Gym eine Überlegung wert.

Du kennst sicher diese Minitrampoline, die oftmals von Kindern genutzt werden (ebenso wie die riesigen Gestelle, die in vielen Vorgärten zu finden sind). Und vielleicht ist dir auch schon ein Fitness-Trampolin begegnet, in Studios und Hotels gern mit einem Haltegriff versehen. Ein solches Fitness-Trampolin ist wie ein Minitrampolin, nur hochwertiger – mit ein paar entscheidenden Kriterien, die du beim Kauf deines Trampolins beachten solltest. Übrigens: Alle Vorzüge von Jumping Fitness findest du auf Seite 162.

Größe

Fitness-Trampoline sollten ins heimische Wohnzimmer passen – ihr Durchmesser liegt in der Regel zwischen 80 und 140 Zentimetern. Empfehlenswert sind Modelle um 100 Zentimeter Durchmesser (zwischen 90 und 120 Zentimeter), um eine ausreichende, sichere Trainingsfläche zu garantieren, ohne zu viel Platz einzunehmen.

Aufbau

Ganz wichtig für die Stabilität: Fitness-Trampoline haben einen stabilen Rahmen aus Stahl, der auch unter Belastung nicht nachgibt. Hier unterscheiden sich »billige« Minitrampoline (die es ab 30 Euro gibt) von Fitness-Trampolinen – Letztere sind in der Regel nicht unter 80 Euro zu haben. Geld, das aber gut investiert ist für dein Jumping-Training.

Federung

Fitness-Trampoline haben im Gegensatz zu Minitrampolinen eine andere Federung: Sie sind zumeist mit Gummiseilen gefedert, nicht mit (billigen) Stahlfedern. Das hat vor allem zwei Vorteile: Die Gummizüge ermöglichen ein viel besseres Feder-/Sprungverhalten, und sie sind nahezu geräuschlos – das permanente Knarren wird dir (und deinen Mitmenschen) sonst ziemlich schnell auf den Geist gehen.

Belastbarkeit

Trampoline sollten für eine dauerhafte Belastung ausgelegt sein. Achte darauf, dass die Traglast mindestens bei 100 bis 120 Kilogramm liegt, gern auch darüber hinaus bis 150 Kilo oder mehr. Hier ist auch die Qualität des Sprungtuchs entscheidend – das ist bei Fitness-Trampolinen langlebiger und bleibt dauerhaft in Form.

Haltegriff

Die klassische Anmutung und Unterscheidung der Trampolin-Arten für Laien ist der Haltegriff. Bei Jumping-Fitness-Einheiten, gerade in Studiokursen, wird vorrangig mit diesem Haltegriff gearbeitet. An ihm hältst du dich bei schwungvollen Sprung-, Kick- und Drehbewegungen fest. Das ist insbesondere für Einsteigerinnen in den Trampolinsport hilfreich. Ein Fitness-Trampolin kommt aber auch ohne Griff aus – damit du das Trampolin deinen Bedürfnissen anpassen kannst, ist es praktisch, wenn der Griff an- und abbaubar ist.

Preis

Gute Fitness-Trampoline gibt es wie gesagt ab 80 bis etwa 150 Euro.

Plyo-Boxes

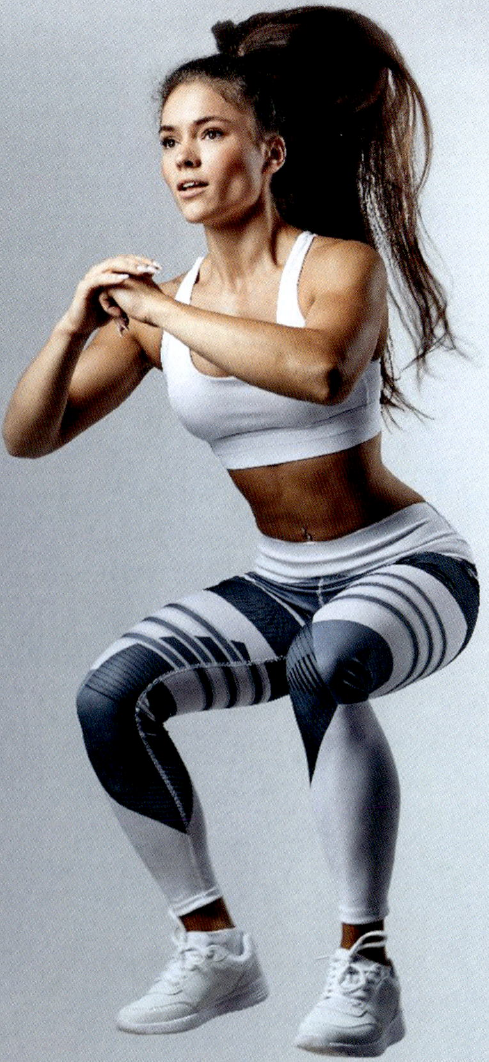

Plyo-Boxes sind für Sprung- und Explosivkrafttraining essenziell, aber auch für Fitnesssportler eine echte Bereicherung: zum Rauf- und Runterspringen, Draufsteigen, Step-ups, Fußablegen für einbeinige Kniebeugen, Abstützen bei Dips und vieles mehr.

Es gibt vor allem vier Varianten:
a) Rechteckige Holzkisten mit drei Kantenlängen – je nachdem, wie du die Kiste stellst, hast du drei verschiedene Höhen (praktischer Allrounder für viele Fitnessanwendungen).
b) Feste hockerartige Stahlgestelle mit rutschhemmender Plattform – für verschiedene Höhen brauchst du mehrere.
c) Softboxes – diese wirken wie ein viereckiges Kissen (für alle, die Hemmungen beim Springen haben).
d) Verstellbare Kästen wie im Sportunterricht (mit Holzebenen) oder als Stahlgestell.

Größe und Verarbeitung
Ideale Höhe: Das kommt auf deine Körpergröße, deine Sprungkraft und den Einsatzzweck an. Beispiel mit einer Holzkiste: Mit den Kantenlängen 30 cm, 45 cm und 60 cm deckst du viele Stütz- und Step-up-Möglichkeiten ab; wer höher hinaus will, greift zu einer Kiste mit 50 x 60 x 75 cm Kantenlängen. Fortgeschrittene (insbesondere bei Sprungkraft orientiertem Training) sollten zu Sets mit verschiedenen Höhen bis über 1 m greifen. Die Einzelboxen lassen sich auch in Reihe nutzen. Achte auf Belastbarkeit (Minimum: 200 kg) sowie absolute Standfestigkeit. Bei Bedarf kannst du die Holzkisten für mehr Halt an eine Wand stellen.

Preise für verschiedene Boxtypen
Preislich beginnt eine kleine Holzkiste bei etwa 60 Euro, eine große bei etwa 150 Euro. Stahlgestelle (45 cm Höhe) kosten ab etwa 70 Euro, Sets mit mehreren Boxen ab 350 Euro. Für eine Softbox (30 cm Höhe) legst du ab 100 Euro auf den Tisch, für Sets um 500 Euro. Und verstellbare Boxes kosten ab etwa 250 Euro.

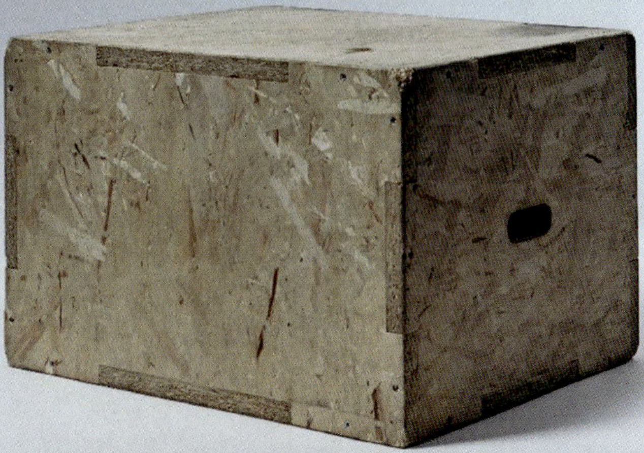

Hula-Hoop-Reifen

Dies ist DAS Gerät schlechthin fürs – wer hätte das gedacht? – Hula-Hoop-Training. Es gibt viele unterschiedliche Reifen und einige Kaufkriterien, die dir Orientierung geben können – die Wichtigsten: Gewicht, Durchmesser, Material und Aufbau. Hinzu kommen ein paar mögliche Special-Funktionen wie Zusatzgewichte, die die Intensität erhöhen, oder Massagenoppen beziehungsweise wellenförmige Strukturen, die die trainierten Areale zusätzlich massieren. Und natürlich kann auch das Design ein Kriterium sein, was am Ende Geschmacksfrage ist.

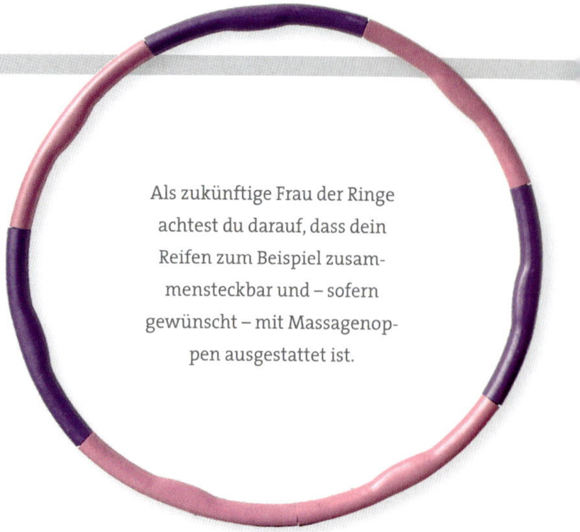

Als zukünftige Frau der Ringe achtest du darauf, dass dein Reifen zum Beispiel zusammensteckbar und – sofern gewünscht – mit Massagenoppen ausgestattet ist.

	Info
Das Gewicht	Einsteigerinnen nutzen eher schwerere, dickere Reifen: Diese halten aufgrund ihres Gewichts gut auf den Hüften – denn die Fliehkraft ist größer. Leichte und dünne Reifen sind dagegen eher etwas für Fortgeschrittene, denn es ist schwerer, diese oben zu halten. Besonders leicht sind Tanz- und Gymnastikreifen für ambitionierte Sportlerinnen und Akrobaten, um den Kraftaufwand zu minimieren. Das Gewicht des Reifens sollte in Relation zu deinem Körpergewicht stehen. Wenn du leichter bist, tendiere eher zu einem leichteren Reifen: von um die 0,7 kg bei 50 kg Körpergewicht bis zu einem Gewicht von 1,2 kg bei 80 kg Körpergewicht, darüber eher 1,5 bis 2 kg. Perfekt zum Einstieg sind zumeist 1,2 bis 1,3 Kilogramm.
Der Durchmesser	In Relation zum höheren Gewicht sind auch eher größere Reifen für Einsteigerinnen geeignet, kleinere Durchmesser für Fortgeschrittene. Die kleinen Durchmesser weit unter 100 Zentimeter werden auch Fitnessreifen genannt und von Fortgeschrittenen zum Beispiel beim Hoop-Dancing genutzt. Die passende Größe probierst du im Idealfall selbst aus. Du kannst aber auch abmessen: Wenn der Reifen aufrecht vor dir auf dem Boden steht, sollte er ungefähr bis in den Bereich zwischen Schambein und Bauchnabel reichen. Mit einem Maßband kannst du diese Höhe ermitteln und das Ergebnis nutzen, um Reifen nach Durchmesser auszuwählen. In der Regel liegt dieser zwischen 60 und 100 cm. Als Einsteigerin ist für dich die Bauchnabelhöhe perfekt.
Das Material	Es gibt Reifen aus Holz, zudem auch (ummantelte) Stahlreifen. Das Gros besteht aber aus Kunststoff – der natürlich frei von Schadstoffen und hautfreundlich sein sollte.
Der Aufbau	Ein Hula-Hoop-Reifen ist nicht zwingend ein sperriges Tool: Insbesondere Kunststoffmodelle bieten verschiedene Möglichkeiten, den Durchmesser zu verstellen, den Reifen platzsparend zu verstauen oder auseinanderzunehmen. Die gängigsten Methoden: a) Zusammenstecken Einige Reifen sind zusammensteckbar – du packst dann die kleinen einzelnen Elemente ein. Ein großer Vorteil dieser Technik bei einigen Reifen: Du kannst den Durchmesser verändern – anstelle von beispielsweise acht Segmenten einen Reifen aus nur sechs Segmenten zusammenstecken. So bietet dir ein Reifen verschiedene Schwierigkeitsgrade. b) Zusammenschieben Wieder andere Reifen bieten die Möglichkeit, den Umfang zu verringern, indem du Teile des Rings unter andere Bereiche schiebst. Wie bei einer runden Teleskopstange quasi. So ergeben sich bei vielen Modellen verschiedene Durchmesser mit verschiedenen Schwierigkeitsgraden – von dir nach Lust und Laune eingestellt. c) Falten Bei einer anderen Form von Reifen ist der Kunststoff so flexibel, dass sie sich zusammenfalten lassen.
Die Extras	a) Massagefunktion Einige Reifen haben innenliegende Noppen oder sind wellenförmig strukturiert. Beides sorgt für einen zusätzlichen Massageeffekt an den Körperpartien, auf denen der Reifen kreist. b) Zusatzgewichte Es gibt beschwerte Hula-Hoop-Reifen für ein noch effektiveres Training. Andere Modelle lassen sich mit Sand oder Reis füllen. c) Beleuchtung Eher eine Frage von Design und Ästhetik – aber ein schöner Hingucker: Reifen mit LED für die kreisende Lightshow im Dunkeln.
Der Preis	Einsteigerreifen kosten zwischen 15 und 30 Euro. Reifen mit Extras wie Massagenoppen beginnen bei etwa 30 Euro und Profi-Reifen bei 75 Euro.

Yogagurte

Ähnlich wie beim Block kannst du dich mit einem Yogagurt ebenfalls an schwierige Asanas herantasten: Er hilft dir, Abstände zu überwinden, etwa zwischen deinen Händen und Füßen in einer Dehnhaltung. So kannst du dich an solchen Asanas Stück für Stück vorarbeiten, bis du die Position ohne Gurt schaffst. Der Yogagurt kann aber auch Stretchingeffekte in Asanas verstärken oder dir helfen, eine Haltung präziser ausführen zu können: Beim Herabschauenden Hund etwa kannst du den Gurt oberhalb der Ellenbogen zwischen den Armen spannen. Drückst du diesen dann nach außen auf Spannung, finden auch deine Schulterblätter leichter nach außen.

Info	Preis
→ Yogagurte gibt es in diversen Längen und Ausführungen. Üblich sind Längen um 2,5 m für ein breites Einsatzspektrum. Es gibt auch deutlich kürzere Gurte um 1,5 m für bestimmte Anwendungen, wenn der »schlappe« ausgefädelte Part des Gurtes nerven würde. → Der Gurt ist zumeist zwischen 3 und 4 cm breit und oft aus Baumwolle gefertigt (Vorteil: hautfreundliche Naturfaser mit gutem Grip) oder aus Polyester, seltener auch aus Jutefasern. Er sollte waschbar sein, um Schweißrückstände loszuwerden. → Für die Längenverstellung verfügen Yogagurte über einen Ring oder eine Schnalle. Beides sollte gut und haltbar verarbeitet sein.	von 10 bis etwa 15 Euro

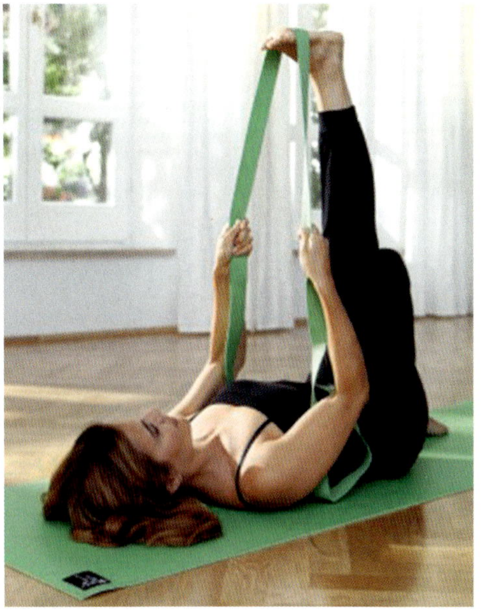

Mit dem Yogagurt kannst du Stretchings intensivieren oder dir Hilfestellung holen, wenn manche Bewegungen noch nicht vollumfänglich funktionieren.

Parallettes

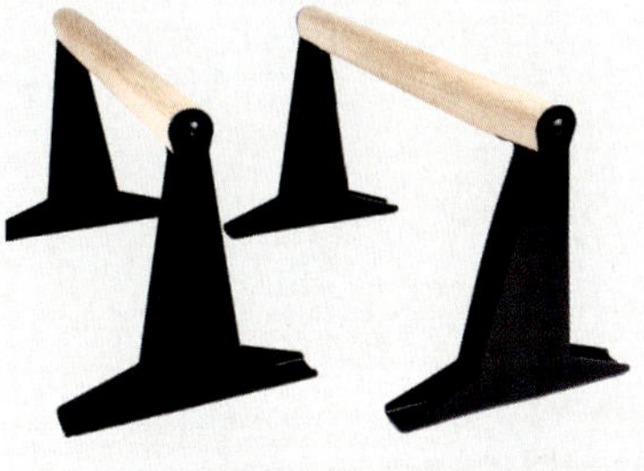

Info	Preis
→ Diese kleinen, mobilen Versionen von Turnbarren sind ein beliebtes Tool für Funktionelles Bodyweight-Training, insbesondere in der Calisthenics-Szene. → An den aufgestellten Griffen förderst du mit oft anspruchsvollen Eigengewichtsübungen (wie Handstand, L-Sit und Dips) massiv deine Kraft(-ausdauer) sowie dein Koordinationsvermögen. → Parallettes gibt's zumeist aus Stahl oder Holz und oft in drei Kategorien: low (ab 10 cm hoch, ideal für L-Sit, Liegestütze etc.), medium (ca. 30 cm hoch, ideal etwa für Handstandliegestütze), high (ab etwa 50 cm, in jedem Fall mehr als Kniehöhe – ideal für Dips, Rudern hängend etc.). → Die Low- und Medium-Varianten können auch gut als Hürden für Sprungfolgen genutzt werden, auch in Kombi mit dem Krafttraining etwa in HIIT-Einheiten. → Achte auf Qualität und Sicherheit: Die Barren müssen je mit mindestens 100 kg belastbar sein, vor allem aber rutsch- und kippsicher stehen.	ab etwa 60 Euro/Paar

Slashpipe

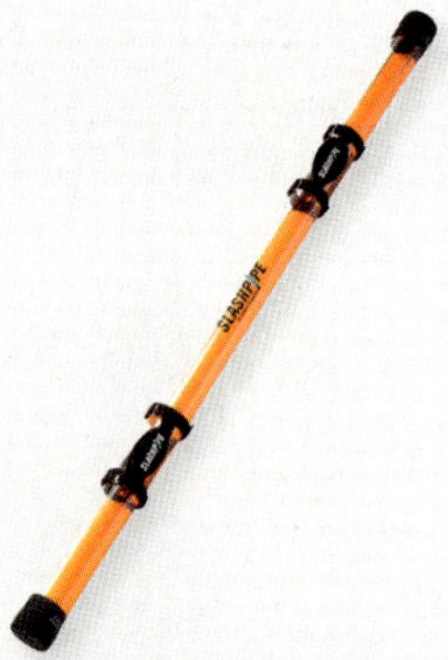

Info	Preis
→ Die bunten, mit Wasser gefüllten Röhren fördern vor allem deine Kraft und Kraftausdauer, wobei durch die nötigen Ausgleichsbewegungen sowohl die inter- als auch die intramuskuläre Koordination verbessert wird. → Das Prinzip des Tools: Wasser schwappt in einer geschlossenen Röhre, entwickelt dabei (z. B. durch Trägheitsmomente und Hebelwirkung) zusätzliche, nicht »vorhersehbare« Kräfte, die dein Körper stabilisierend ausgleichen muss. → Das Ganze ist quasi propriozeptives, sensomotorisches Training für den Oberkörper, wobei das Tool durchaus fürs Ganzkörpertraining geeignet ist. → Röhren gibt es in diversen Größen und Gewichtsklassen: von 2,2 kg bei 120 cm bis 12 kg bei 205 cm, oder auch als Minipaar-»Kurzhanteln« mit je 0,9 kg. → Ausgewählte Studios nutzen es auch als Tool für Gruppenkurse.	je nach Größe ab 140 Euro

Flexi-Bar

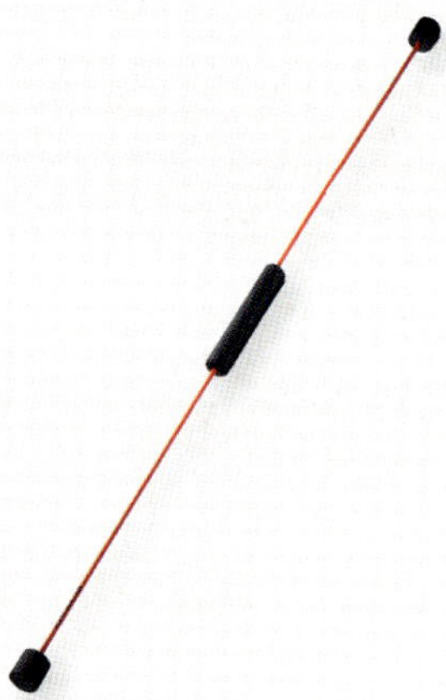

Info	Preis
→ Gesehen hast du diese lange Glasfaserstange mit Schaumstoffgriff und Schaumstoffenden sicher schon. Aber auch schon ausprobiert? Das Konzept ist: Wenn du die Stange in der Mitte am Schaumstoffgriff hältst und dann hin und her bewegst, erzeugst du Schwingungen, die in dein Gewebe übertragen werden und so einen Trainingseffekt hervorrufen, der durchaus nicht von schlechten Eltern ist. Denn mit diesen Schwingungen erreichst du Muskeln und Muskelbereiche, die sich bei »normaler« Belastung nicht angesprochen fühlen. → Ausführung und Vorteile: In der Regel schwingst du im Stand, sodass dein ganzer Rumpf arbeitet, bei jeder Schwingung dagegenzuhalten. Das ist gut für die Figur, aber vor allem ein toller Effekt für die tieferliegende Rumpfmuskulatur, im Bauchbereich zudem entlang der Wirbelsäule. → Einsteiger halten den Stab noch recht körpernah (haue dir aber nicht die Schaumstoffenden an den Kopf). Je weiter weg du den Stab (dann am ausgestreckten Arm) bewegst, desto mehr Effekt geht auch auf die Muskulatur im Arm- und Schulterbereich über. Das soll dann auch Schulter- oder Nackenbeschwerden reduzieren. → Weitere Benefits: Das Schwingen fördert deine Konzentrationsfähigkeit, und von dem dauerhaften Dagegenhalten deines Körpers gegen die Schwingungen soll auch dein Beckenboden profitieren. → Ein wichtiger Hinweis: Schwangere (vor allem im letzten Drittel der Schwangerschaft) sollten nicht mit der Flexi-Bar trainieren. Gleiches gilt, wenn du akute Bandscheiben-Probleme hast. → Größe, Flexibilität und Ausstattung: Eine Flexi-Bar besteht aus Fiberglas und ist in der Regel 1,50 m lang. Griffe und Endenschoner sind oft aus Naturkautschuk, teils aus Kunststoff. Das Originalprodukt (und einige Nachahmer) gibt es in verschiedenen Graden an Flexibilität: je steifer die Glasfaserstange, desto größer der Widerstand und der Impuls beim Zurückschwingen. »Standard« ist in der Regel die flexible (Einstiegs-)Variante, härter sind Modelle wie »intense« oder »athletic«. Ein Farbsystem verdeutlicht dies bei einigen Herstellern: Rot ist flexibel, blau intensiv und schwarz am härtesten. → Hersteller gibt es einige, auch günstigere Nachahmer und No-Name-Produkte. Schwingen tun sie irgendwie alle. Investiere aber etwas mehr in ein teureres Markenprodukt, wenn dir etwa die Qualität des Griffmaterials wichtig ist.	Günstige Modelle gibt es bereits ab unter 20 Euro. Diese können aber in Sachen Qualität nicht mit Markenprodukten mithalten. Gute Flexi-Bars gibt es ab 50 Euro, das Original kostet 80 Euro.

Boxsack

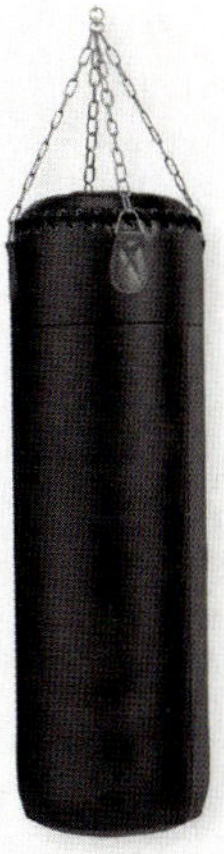

Info	Preis
→ Der Klassiker aus dem Boxsport für mehr Kraftausdauer und Kraft ist ein super intensives Tool, das dir auch beim Abnehmen hilft. → Boxsäcke gibt's aus Leder (robust und haltbar, empfehlenswert für intensive Anforderungen wie Schlagtraining), Kunstleder, Kunststoff oder Canvas (alle drei für Fitnesssportler ebenso geeignet, pflegeleichter als Leder). → Ideale Größe: Für Einsteigerinnen und fürs Fitnesstraining reichen 80 bis 100 cm. Für klassisches Boxtraining sollte der Sack etwas größer bis 150 cm, für spezielle Kampfsportarten noch größer sein. → Ideales Gewicht: zwischen 25 und 50 % deines Körpergewichts bei eher Kraftausdauer orientiertem Fitnesstraining ohne schwere Schläge; 50–100 % deines Körpergewichts für Kraft/Schlagkraft und Kampfsporttraining. → Ideale Füllung: Sand für harte Säcke (vor allem für Fortgeschrittene und Kampfsporttraining geeignet), Stoffreste beziehungsweise Gummigranulat für weichere Füllungen (ideal für Einsteiger und ausreichend fürs Fitnesstraining). → Zur Befestigung benötigst du einen stabilen Deckenhaken, alternativ, sofern vorhanden, eine dafür präparierte Kraftstation. → Qualitätsmerkmale: sichernde Nieten im Aufhängungsbereich und so wenige Nähte wie möglich, diese dafür sauber (und auch gern doppelt genäht). → Nutze ihn möglichst immer mit Bandagen und/oder Handschuhen.	um 100 Euro (Kunststoff, Kunstleder) oder ab etwa 150 Euro (Leder)

Battle Ropes

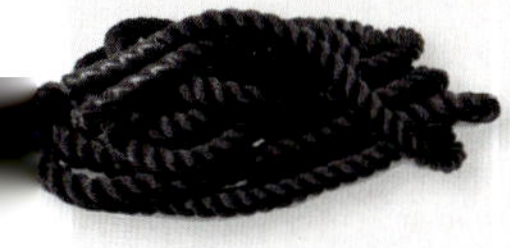

Info	Preis
→ Auch als »Wilde Seile« bekannt: Diese trainieren deine Kraftausdauer bei sehr hoher Belastung (vor allem im Rumpfbereich, der stark stabilisierend arbeiten muss) – perfekt auch für HIIT-Einheiten. → Das Tau ist weniger fürs heimische Wohnzimmer, sondern eher für den Outdoor- oder den Halleneinsatz konzipiert, da du viel Platz benötigst. Es wird entweder am Boden mit einem Gewicht (ideal: Kettlebell) fixiert oder um Baum, Laterne etc. geschlungen (dafür gibt's extra einen Reibschutz aus Schlauchmaterial, den du unbedingt verwenden solltest). → Die typischen Wellenbewegungen des Taus geben dir direkte Rückmeldung, wie sauber du arbeitest (das weichere Polyestertau ermöglicht kürzere, schnellere Wellen). → Ropes gibt es aus relativ steifem Hanf vor allem für den Outdooreinsatz sowie aus Polyester, das zumeist flexibler, deutlich leiser und damit auch indoor zu verwenden ist. → Taue gibt es in einer Länge ab 8 m bis zu 20 m bei einem Durchmesser zwischen 3 und 4 cm. → Die Enden sollten durch einen Schrumpfschlauch, der zugleich einen angenehmen Griff ermöglicht, gegen Ausfransen geschützt sein.	ab etwa 100 Euro

Koordinationsleiter

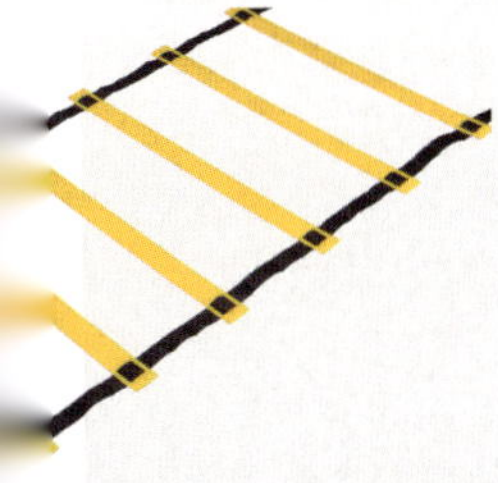

Info	Preis
→ Auch als Agility Ladder bekannt: Diese dient der Verbesserung deines Koordinationsvermögens, deiner Explosivität und Schnelligkeit. Dabei wird die Leiter oftmals zum Sprint- oder Techniktraining in Ballsportarten wie Fußball oder Handball eingesetzt. → Die ausgerollten Leitern aus Gurt mit kleinen Plastik»stufen« sind zumeist 4, 6 oder 8 m lang und haben in der Regel 10 bis 20 Sprossen. Die freien Felder dazwischen nutzt du für schnelle Schritt- oder Sprungübungen oder Liegestützabwandlungen mit teils komplexer Choreografie. → Das Tool gibt es als Einzelleiter, Doppelleiter oder auch im Kreuz angeordnet – oftmals mit Klickverschlüssen erweiterbar.	ab etwa 40 Euro

Ab Matte

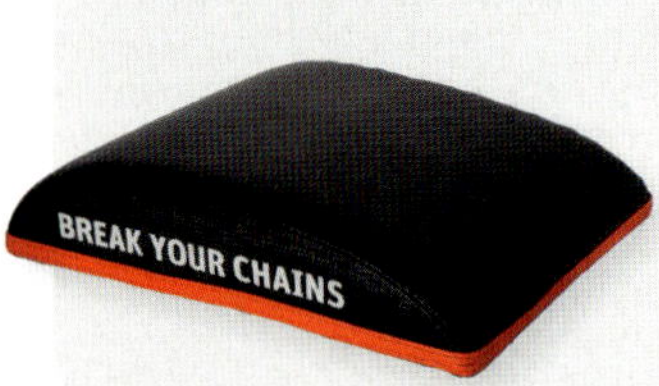

Info	Preis
→ Das gerundete Kissen (»Ab« steht für Abdominal = Bauchmuskel(-training)) schont und entlastet deinen Rücken bei Sit-up-Übungen und stützt den Lendenwirbelbereich. → Salonfähig geworden ist die Matte durch CrossFit-Training, wo Sit-ups (in hoher Zahl) zum Training gehören. → In Kunstlederausführung ist das Tool absolut ausreichend.	um 30 Euro

Gymstick

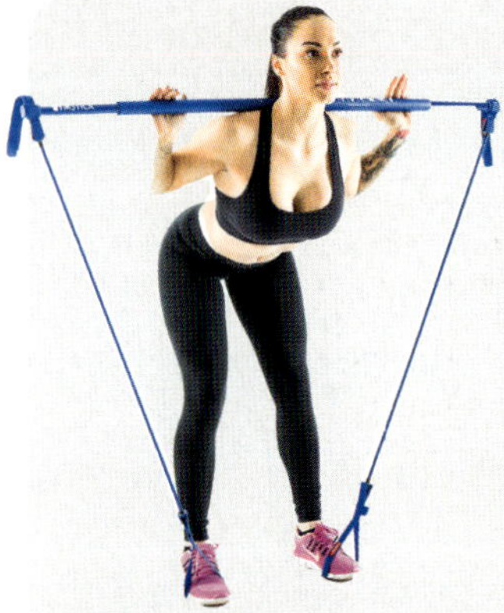

Ein Gymstick in Aktion: Die Schlaufen der Tubes stecken an den Füßen, die Langhantel kannst du oben auf Spannung halten oder über Kopf drücken.

Info	Preis
→ Ein weiterer Fiberglas-Stick, der allerdings nicht schwingt, sondern quasi eine Langhantel ersetzen soll. → Das Trainingsprinzip: Du fixierst entweder die Stange oder die Schlaufengriffe an den Tube-Enden, dann bewegst du dich. Die Tubes werden auseinandergezogen und erzeugen Widerstand. Dementsprechend kannst du den Gymstick bei bestimmten Übungen wie eine Langhantel einsetzen – mit der Besonderheit der zunehmenden Belastung, je länger der Bewegungsweg wird (dieselbe Wirkung wie bei »normalen« Tubes und Widerstandsbändern). → Größe und Ausstattung: Gymsticks gibt es in verschiedenen Widerstandsstufen – wobei vor allem die Tubes variieren. Du kannst dich entscheiden zwischen den leichten Versionen, die bis zu 10 kg Zugwiderstand liefern, und den schwersten Versionen mit bis zu 30 kg Zugwiderstand. Gymsticks gibt's auch als Aqua Fitness-Variante. → Für den Transport sollte die meist 1,3 m lange Stange zerlegbar oder alternativ auch zusammenzuschieben sein.	zwischen 50 und 70 Euro

T-Bar-Row

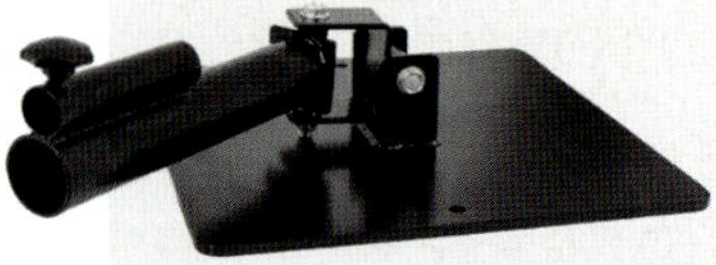

Info	Preis
→ Auch unter dem martialischen (englisch ausgesprochenen) Begriff »Landmine« bekannt: Kern dieses Langhanteltraining-Tools ist ein 360-Grad-Scharnier, in das du das Ende einer Langhantelstange stecken kannst. Am anderen Ende mit Gewicht bestückt, kannst du so an einem langen Hebel Zug- und Drückübungen ausführen. Da das Scharnier frei beweglich ist, muss dein Körper die ebenso bewegliche Stange stabilisieren. → Das Ganze trainiert massiv deinen Rumpf, aber auch deinen Oberkörper, insbesondere die Schulterpartie. → Du kannst wählen zwischen: a) Modellen mit einer Bodenplatte. Die platzierst du an einer Wand(ecke), sodass die Platte mitsamt Scharnier nicht wegrutschen kann. b) einfachen Steckaufsätzen, die du in einen Stapel schwerer (olympischer) Gewichtsscheiben steckst.	ab etwa 50 Euro zum Einstecken in Gewichte, ab etwa 100 Euro mit Bodenplatte

Hantelgriffe

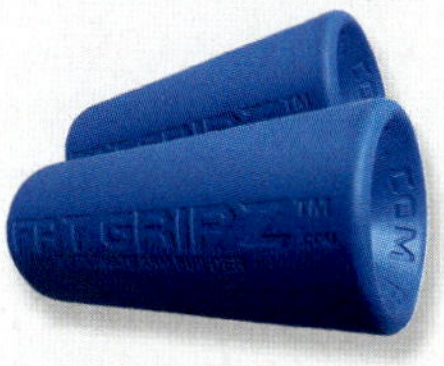

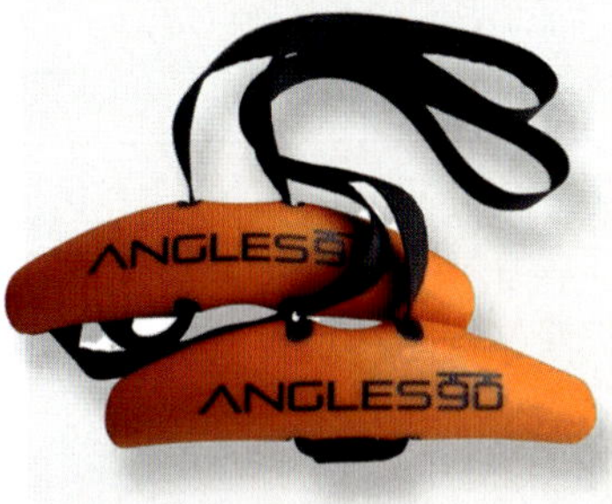

Info	Preis
Feste Hantelgriffe → Streife diese Gummigriffe über die Grifffläche deiner Freihantel (lang, kurz, auch Klimmzugstange etc.). Die Wirkung: Du forderst die Unterarmmuskulatur und stärkst so massiv deine Griffkraft. Das kommt dir auch bei anderen Übungen mit höheren Trainingsgewichten zugute, wenn häufig die Griffkraft das schwächste Glied der Kette ist. → Die festen Hantelgriffe gibt's in verschiedenen Stärken, zumeist zwischen 4,5 und 7 cm Durchmesser (Werte um 5 cm sind am häufigsten).	pro Paar zwischen 20 und 35 Euro mit guter Gummimischung
Dynamische Hantelgriffe → Diese praktischen Helferlein, bestehend aus Gummigriff plus Minigurt, ermöglichen Folgendes: Wenn du die Schlaufen um deine Langhantelstange legst und damit zum Beispiel vorgebeugtes Rudern oder Kreuzheben ausführst, sorgen die Griffe dafür, dass das Gewicht frei schwebt, sich also bewegt, was dir zusätzliche Ausgleichsarbeit abverlangt. → Mindestens ebenso wertvoll ist die Tatsache, dass du deine Griffposition während der Bewegungsausführung ändern kannst – denn die Griffe sind ja nicht starr an der Stange befestigt. Das intensiviert ebenfalls die Bewegung, schont aber vor allem deine Handgelenke: Diese können einer »natürlichen« Bewegung mit Rotation im Unterarm folgen und werden nicht starr in eher ungünstige Positionen gezwungen (einige bekommen zum Beispiel Schmerzen im Handgelenk, wenn sie im Untergriff Klimmzüge ausführen). → Der Minigurt ist längenverstellbar, du kannst diese Griffe dann auch einsetzen für Dip- oder Stützbewegungen wie bei einem Schlingentrainer. Tatsächlich gibt es Erweiterungssets, die aus den Griffen einen vollwertigen Schlingentrainer machen. Achte darauf, dass die maximale Belastbarkeit pro Griff weit über deinem Körpergewicht, bei mindestens 150 kg pro Griff, liegt.	um 30 Euro, der Preis pro Paar liegt um die 40 Euro

Kopfstandhocker

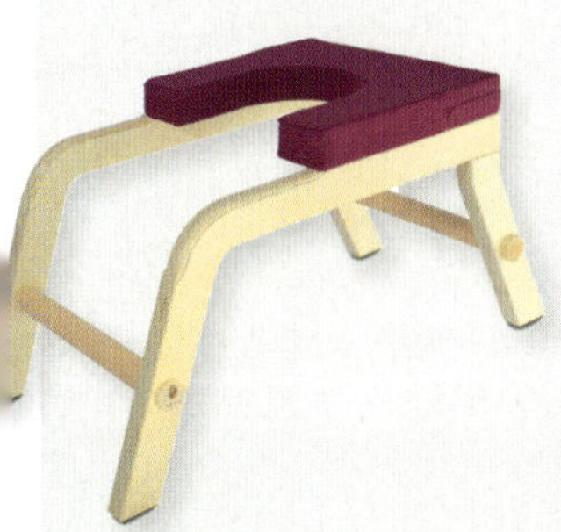

Info	Preis
→ Wenn du auch als Einsteigerin in den wohltuenden Genuss eines Kopfstands kommen möchtest, bei dem kein Druck auf die Wirbelsäule ausgeübt wird, ist der Kopfstandhocker perfekt für dich. Auch für Fortgeschrittene bietet er einige Anwendungsmöglichkeiten, den eigenen Kopfstandhorizont zu erweitern. → Kopfstandhocker sind zumeist aus Holz gefertigt und haben in der Regel immer dieselben Maße, sind rund 65 cm lang sowie jeweils 40 cm breit und hoch. → Die Polster sind oft aus Kunststoff oder Kunstleder (also vegan), aber es gibt auch welche mit natürlicher Oberfläche etwa aus Leder. Achte beim Kauf auf Qualität, denn hier ist Stabilität ebenso gefordert wie Komfort – insbesondere die Polster sollten eine große Auflagefläche bieten und dürfen nicht drücken.	um die 150 Euro

(Indian) Clubbells

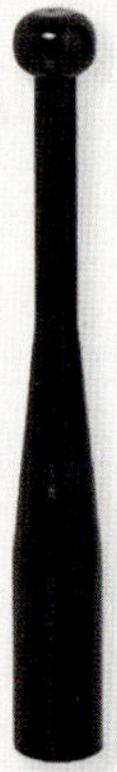

Info	Preis
→ Der an einen Baseballschläger erinnernde Kegel wird auch Turnkeule genannt und ist oft aus Holz oder Gusseisen gefertigt, teilweise mit Gummi ummantelt. → Das Tool ist perfekt für funktionelles, gelenkschonendes Schulter- und Rückentraining: Die typischen Schwünge mit ein oder zwei Keulen dehnen und kräftigen gleichzeitig Arm- und Schultermuskulatur, stabilisieren die Rumpfmuskeln, mobilisieren die Wirbelsäule, verbessern deine Griffkraft und grundsätzlich deine Beweglichkeit und Koordinationsfähigkeit. → Erhältlich sind die Kegel von 1 kg bis zu 20 kg. Einsteigerinnen sind mit 2 oder 2,5 kg gut bedient, Fortgeschrittene benötigen kaum mehr als 5 oder 6 kg: Die Fliehkräfte machen beim dynamischen Bewegungsablauf daraus das Vielfache.	2,5 kg Clubbells ab etwa 30 Euro, 5 kg ab etwa 40 Euro

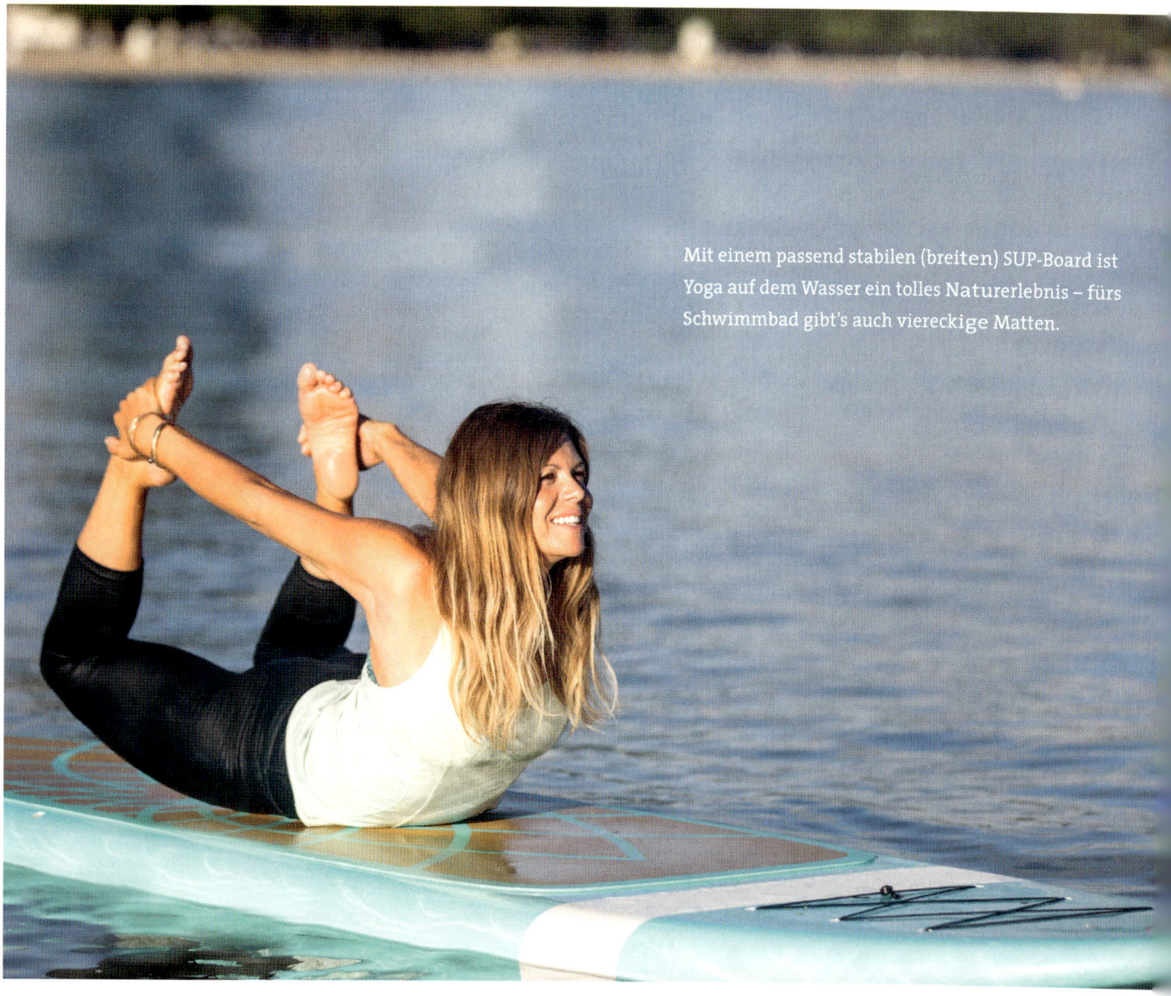

Mit einem passend stabilen (breiten) SUP-Board ist Yoga auf dem Wasser ein tolles Naturerlebnis – fürs Schwimmbad gibt's auch viereckige Matten.

Stichwortregister

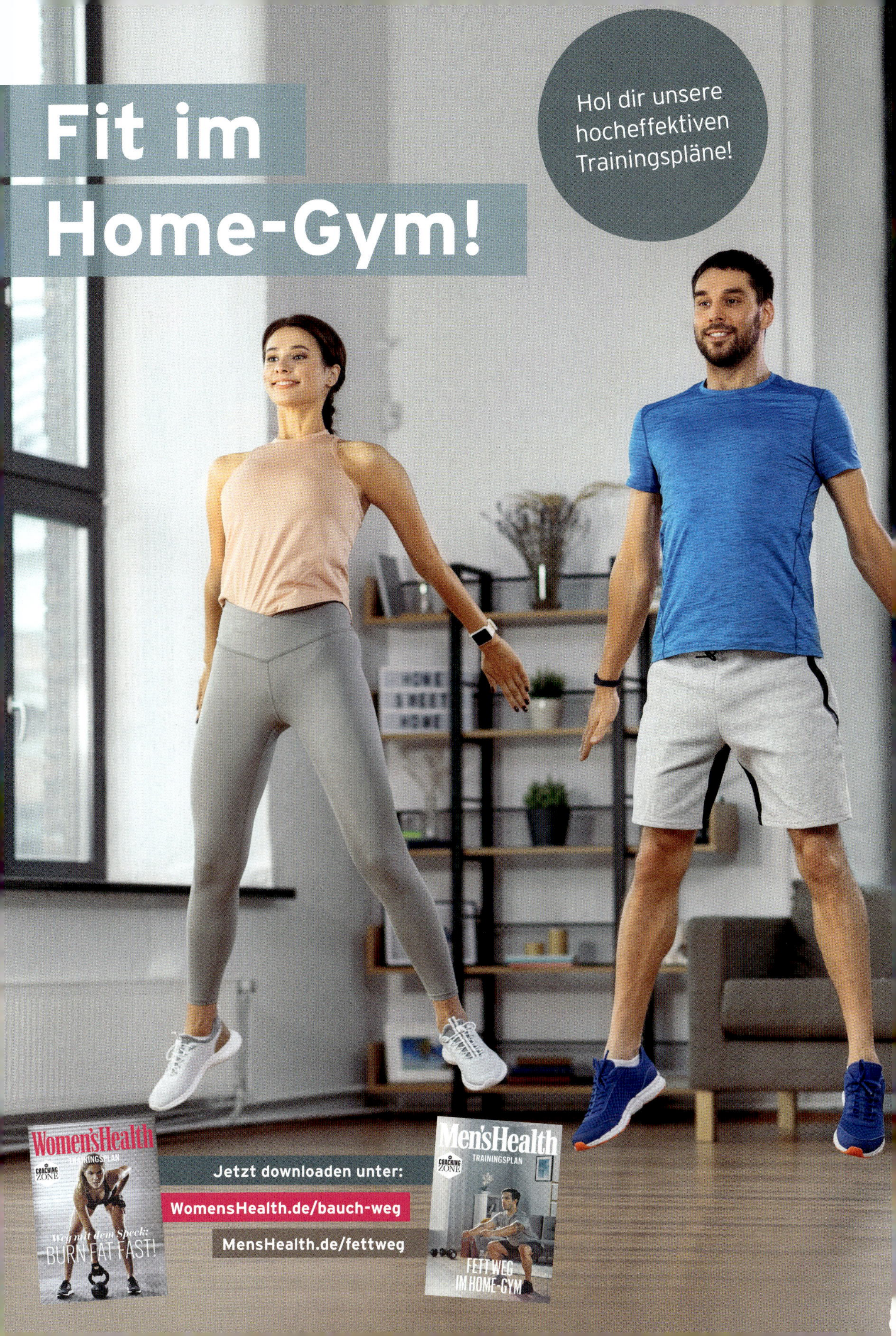

Fit im
Home-Gym!
Hol dir unsere hocheffektiven Trainingspläne!
Women'sHealth
TRAININGSPLAN
Weg mit dem Speck:
BURN FAT FAST!
Jetzt downloaden unter:
WomensHealth.de/bauch-weg
MensHealth.de/fettweg
Men'sHealth
TRAININGSPLAN
FETT WEG
IM HOME-GYM